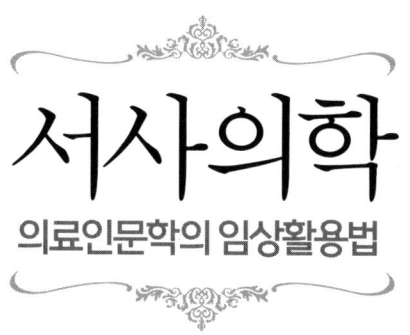

서사의학
의료인문학의 임상활용법

정영화 대표저자
김경옥 · 김민화 · 김병익 · 박능화 · 박성재 · 성정혜 · 안동현 · 안지위
유달석 · 이경란 · 이 돈 · 이주철 · 조민선 · 조용균 · 최순봉 공저

학지사

성경

들어가는 글

　삶의 과정을 함축하는 말 중 하나가 생로병사(生老病死)일 것이다. 이 세상에 태어난 어느 누구도 늙고 병들어 죽는 일을 피할 수 없다는 뜻이다. 우리의 일생이 그럴진대, 살면서 피할 수 없는 일, 늙고 병들어 죽어가는 길에 어찌 등 두드려 줄 동반자가 필요하지 않겠는가? 고독한 삶의 여정에 함께하는 친구 하나 없다면, 치유의 길로 따뜻하게 안내하는 가이드 한 사람 없다면 그 쓸쓸함은 어찌할까?

　자신들의 손을 잡아 주길 기대하는 아픈 이들, 대가 없이 체온을 나눠 줄 것으로 굳게 믿는 사람들, 그 최전선에 의료인이 위치하고 있지 않을까? 누가 뭐래도 의료인은 자신들의 애절한 목소리에 귀 기울여 주지 않을까 하고 환자들은 기대하고 있지 않을까? 의료인은, 그리고 병원과 의료정책 입안자들은 이처럼 애절한 환자들의 요구에 응답할 필요가 있다. 환자와 가족들의 간절한 소망을 외면하지 말아야 한다. 환자중심의 진료, 진료실 그리고 의료체계를 확립해야 할 당위성이 여기에 있다.

　하지만 우리의 의료 현실은 이러한 우리의 바람과 동떨어져 있다. 진료실 곳곳에서 환자와 의료진 사이의 갈등이 목격된다. 환자와 가족들은 의료인들에게 말한다. "당신들은 환자의 이익보다 당신들의 사리사욕에 사로잡혀 있다. 그러니 우리가 어찌 당신들을 믿을 수 있겠는가?"

의료인들은 반문한다. "당신들이 우리의 일거수일투족을 감시하고 모든 사고를 우리 탓이라고 하니 우리도 살 길을 찾아야 하지 않겠는가?"

환자와 의료인 어느 누구도 이런 갈등을 원하지 않을 것이다. 또한 진료실 갈등은 궁극적으로 진료의 성과를 저하시키는 결과를 초래할 것이다. 그러면 환자와 의료인 간의 갈등을 해소하고 의료 본연의 목적을 달성하기 위해 우리가 해결해야 할 과제는 무엇일까? 따뜻하고 효율적인 진료실을 만드는 일, 환자를 중심에 두고 다양한 임상 과제들의 해결책을 구하는 일, 그래서 환자에게 최상의 이익을 돌려주는 의료를 확립하는 일이 시급하게 필요하지 않을까?

우리는 환자중심 의료를 구현하기 위한 방법론으로 서사의학(Narrative Medicine)에 시선을 돌렸다. 환자들이 마음을 열고 자신들의 아픔을 호소할 수 있는 의료, 의료진이 환자의 마음을 이해하고 환자에게 진정 이익이 되는 진료를 행할 수 있는 의료, 다시 말해 환자중심 의료로 가는 길을 탐구해 보고자 하였다.

현대의학은 근거중심의학을 통해 기술적으로 번성기를 누렸다. 그런데도, 아니 그로 인해, 효율만을 추구하는 근거중심의학을 맹신한 나머지 진료현장에서 환자들을 온전한 사람으로 대접하지 않고 한낱 시스템이나 장기의 일부로 취급하고 있는지도 모른다. 이제 환자들은 스스로 사람답게 대접받을 권리를 주장할 필요가 있다. 그리고 의료인들 역시 환자들을 온전한 인간으로 대접하며 진료하고자 하는 의지와 함께 서사의학적 능력을 갖추기 위해 노력해야 할 것이다.

우리 가운데 어느 누구도 공장에서 똑같은 모양으로 생산되는 제품같이 취급되고 싶은 사람은 없다. 나름대로 명확한 목소리를 낼 수 있는 개성적인 인간이고 싶다. 또한 그렇게 대접받고 싶다. 환자가 되어 어쩔 수 없이 자신의 주체성을 유보한 상태라 할지라도 인간으로서 누려야 할 당연한 권리마저 포기하고 싶지는 않다. 그러므로 우리는 전체론적(holistic) 의학을 통해 서둘러 환자중심 의료를 확립할 필요가 있다. 다시 말해, 환자가 가지고 있는 질병뿐만 아니라 환자가 처한 환경이나 그들의 마음에 드리워진 두려움과 좌절까지도 함께 돌볼 수 있는 의료현장을 추구해야 한다. 이를 위해 임상의학은 다방면으로 인간의 삶을 연구해 온 인문학에게 도움을 청해야 한다. 인간을 연구하는 학문인 인문학과 위기에 처한 인간에게 도움을 주고자 하는 의학의 접목, 다시 말해 의료인문학의 역할이 기대되는 시점이다. 인문학과 의학, '다가가기엔 너무도 먼 당신'처럼 보이는 두 존재, 그래도 이들은 끝내 사랑의 결실을 맺어야만 하지 않을까? 갈등과 고통이 따를지라도 인내하고 함께 걸어가노라면 마침내 벅차게 포옹할 날이 오지 않을까?

앞만 보고 달리다가 둔덕을 만나 당황한 의학은 이제 인문학에게 묻는다. 환자와의 따뜻한 동행을 위해 우리가 해야 할 일은 무엇이냐고 묻는다.

지금부터 약 3년 전, 넘치는 자부심으로 누구에게도 눈길을 주지 않던 임상의사 일곱과 한평생 사람 냄새만 좇던 인문학자 여덟은 이유도 모른 채 서로에게 썸을 타기 시작했다. 의료인문학이라는 주제를 담은 서적들을 함께 읽으며 각자의 자존심을 내려놓고 함께 이야기를 나누기 시작했다. 그러는 동안 우리는 감추어 온 속마음을 조금씩 털어놓을 수 있었다. 방향은 같았지만 약간씩 달랐던 행동양식을 차츰 맞추어 갈 수 있었다. 그렇게 2년이 지날 즈음 우리는, 의료인, 환자 그리고 세상에 전하고 싶은 말이 생겼다.

　스스로를 옭아매던, 그래서 꽁꽁 얼어붙었던 마음을 풀어놓으니 잠깐 밝은 하늘이 보였다. 앞에서 누가 맑은 웃음으로 우릴 부르는 것 같았다. 아픈 이들의 속마음이 보이고 그들이 내미는 손이 눈에 들어오는 듯했다. 우리는 그 길을 향해 가는 데 제일 중요한 것이 관계성이라고 생각했다. 의사를 포함한 의료진과 환자 간의 '좋은' 관계가 환자중심 의료로 가는 핵심이라 생각했다. 아픈 이들에게 위로를 주는 길은 끝내 공감이라고 느꼈다. 이를 통해 최선의 진료 성과를 이루고 환자의 이익을 극대화할 수 있을 것으로 믿게 되었다. 비록 우리가 본 그 하늘이 좁쌀만 할지라도, 우리가 오랫동안 마음을 맞춰 확인한 하늘 조각을 그냥 우리만 쳐다보고 있을 수 없어 여기에 그 기쁨을 기록으로 남기려 한다. 우리가 함께한 기록들을 사랑하는 환자, 가족, 의료진 그리고 이웃들과 공유하고자 한다. 우리의 작은 목소리가 진료실에서 환자와 의료진 간에 공감과 소통을 강화하는 윤활유가 되길 소망한다.

　우리의 북클럽은 정기적인 온라인 및 오프라인 모임으로 행해졌다. 함께 선정한 의료인문학 서적들을 순서대로 미리 탐독한 후, 매번 두세 시간 정도 토론을 했다. 우선 회원들 중 한 사람이 발제를 하고 토론할 의제를 제안하면 나머지 시간 동안 모든 참가자가 자유롭게 심도 있는 의견 교환을 했다. 우리가 2년 반 동안 함께 읽고 토론했던 대표적인 저서들은 다음과 같다. (1) Charon R., DasGupta S., Hermann N., 등 저, 김준혁 역, 『서사의학이란 무엇인가: 현대 의학이 나아가야 할 공감과 연대의 이야기』, 동아시아, 2021; (2) Marini M. G. 저, 정영화·이경란 공역, 『이야기로 푸는 의학』, 학지사, 2020; (3) **Larry R. Churchill,**

Joseph B. Fanning, David Schenk 저, 정영화·이경란 공역, 『좋은 의사 나쁜 의사』, 박영사, 2023. 우리 북클럽 토론 과정의 일부를 이 책의 말미에 부록 '서사의학 북클럽 중계'에서 소개한다.

'따뜻하고 효율적인 진료'에서 출발한 우리의 탐구가 끝내 서사의학에 다다르게 되었지만, 애초에 서사의학은 우리 모두에게 꽤나 낯선 분야였다. 하지만 우리는 함께 책을 읽고 토론하면서, 서사의학을 이용하면, 그리고 의료인들이 서사역량을 조금씩 향상시켜 나간다면 언젠가는 틀림없이 환자중심 의료를 구현할 수 있으리라는 확신을 가지게 되었다.

이 책의 앞머리에 우리가 북클럽을 시작하면서 치열하게 토론하며 우리의 생각을 맞추었던 주제들을 실었다. '따뜻하고 효율적인 진료'를 위해 서사의학의 힘을 빌려야 하는 이유는 무엇일까? 의사-환자 간에 공감적인 관계를 형성하는 일이 진료 성과를 향상시키는 데 긍정적인 영향을 미칠 수 있을까? '좋은' 의사-환자 관계성을 회복하는 도구로서 서사역량을 향상시키기 위해 어떤 방법론을 동원할 수 있을까? 서사역량 강화를 위한 교육은 어떻게 해야 하고, 그 방법은 과연 효과적일까?

우리는 이어서 환자들과 의사들이 진료현장에서 직접 겪은 이야기들을 수집하고 분석했다. 특히 진료현장에서 얻은 스토리들을 환자-의사 관계에 초점을 맞추어 분석했다. 이를 통해 '좋은' 관계성 회복을 위한 방안들을 탐색하고자 하였다. 더욱이 치료를 넘어 치유를 목표로 하는 의료인과 환자의 관계 그리고 돌봄에 대해 성찰하였다. 다음으로, 우리는 우리나라 의료가 직면하고 있는 사회문화적 과제들을 탐구하고 이를 개선하기 위해 환자와 가족 그리고 의료인들이 일상적으로 어떤 의료윤리를 실천해야 할지에 대해 고찰하였으며, 이중 행위주체성 이론에 입각하여 바람직한 의사-환자 관계를 확립하기 위한 방안을 제시하였다.

  우리의 탐구 주제와 탐구 과정이 단편적이거나 주관적일 수 있다. 그러나 우리가 북클럽을 통해 공유했던 질문들과 그것들을 해소하기 위해 우리가 쏟았던 노력들이 유사한 논제에 관심을 가지고 있는 연구자들의 진일보한 연구에 도움이 되길 바라는 마음이다. 또한 환자, 보호자 그리고 의료인들이 함께 공감클리닉을 만드는 데, 더불어 의료정책 입안자들이 '환자중심 의료'를 확립해 나가는 데 유익한 기초 자료를 제공할 수 있길 바란다.

2025년 여름
의료인문학연구소 공감클리닉 소장
대표저자 정영화

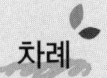
차례

○ 들어가는 글 _ 3

제1부 서사역량 키우기

제1장 서사역량 강화와 서사의학 실천을 위한 길라잡이 톡 • 19
이경란

서사의학을 만나다 _ 19
의학과 내러티브 _ 21
서사역량 키우기 _ 30
서사역량 강화법의 핵심: '자세히 읽기'와 '창의적 글쓰기' _ 34
서사의학의 세 과정 _ 39
심장의 조화로운 운동: 확장과 수축 _ 42

제2장　환자중심 의료를 위한 상호주관성 고찰 • 45

유달석

상호주관성의 방법론 연구 _ 46

상호주관성의 정신분석적 이해 및 서사의학적 적용: 치료적 관계의 역동적 이해 _ 49

상호주관성과 서사의학: 치료적 관계에서 차이와 복잡성을 수용하는 역동 _ 62

임상 사례 분석 _ 65

서사의학을 위한 제언 _ 72

제3장　관계적 공감과 체화된 공감: 서사의학 교육의 새로운 방향 • 79

김민화

서사의학을 통한 공감교육의 필요성 _ 79

공감의 이론적 이해 _ 83

공감교육을 위한 다양한 접근 _ 90

공감교육을 위한 문학 읽기 사례 _ 96

서사의학 공감교육 프로그램 설계 _ 107

서사의학 공감교육의 발전 방향 _ 114

제4장　드라마 〈굿닥터〉에 나타난 의사-환자 관계성 연구 • 123

성정혜

의사-환자 관계 엿보기 _ 123

한국 의학 드라마의 변천사: 의사-환자 관계성을 중심으로 _ 126

드라마 〈굿닥터〉의 대화 유형 _ 129

드라마 〈굿닥터〉에 나타난 의사-환자 관계성: 대화 양상에 대한 분석 _ 135

드라마 〈굿닥터〉가 시사하는 바람직한 의사-환자 관계 _ 149

제5장 소설 『에브리맨』 읽기를 통한 서사역량 강화법 • 155
안동현

서사의학 텍스트로서 노년 내러티브의 의미 _ 155
내러티브의 형식적 요소들에 주의 기울이기 _ 161
시점과 화법에 초점 맞추어 읽기 _ 165
소설 읽기를 통한 서사역량 강화 _ 182

제6장 전문직 수행을 위한 창의적 임상 글쓰기: 병행기록 • 187
안지위

의료인과 창의적 글쓰기 _ 187
의학적 사고방식과 글쓰기 _ 188
의무기록 작성에 대한 비판적 검토 _ 190
임상적 만남의 창의적 특성 _ 194
창의적 글쓰기의 특성 _ 197
임상에서의 창의적 글쓰기, 병행기록 _ 202
의학적 글쓰기와 병행하는 창의적 글쓰기 _ 210

제7장 임상의사의 서사의학 교육경험 • 213
김경옥

임상의사의 인문학 강의 _ 213
서사의학 교육 _ 215
서사의학 교육을 위한 자료수집과 선정 _ 230
서사의학 교육 강화를 통한 '좋은 의사' 키우기 _ 235

제8장 서사의학의 질적연구방법 이해 • 239

김민화

서사의학과 인간중심 연구방법의 필요성 _ 239

서사의학에 적용 가능한 질적연구방법들 _ 242

서사의학에 적용 가능한 혼합연구와 다학제연구 _ 254

서사의학에서 인간중심 연구실행을 위한 제언 _ 258

제2부
환자에게 다가가기

제9장 따뜻한 진료실을 바라는 환자들의 목소리:
의사에게 바란다 • 267

이주철

'좋은' 의사-환자 관계를 소망하며 _ 267

의사-환자 갈등의 원인 _ 270

환자들의 진료경험 분석 _ 271

왜 공감과 소통인가 _ 285

바람직한 의사-환자 관계를 위한 환자들의 목소리 _ 287

발전적인 공감진료 연구를 위한 제언 _ 290

공감과 소통으로 환자중심 진료가 꽃피우길 바라며 _ 292

제10장 의사와 환자의 관계성 향상을 위한 해법: 임상 사례를 통한 분석 · 295

김병익, 조용균, 이돈

진료실 갈등 해결의 열쇠, '좋은' 의사-환자 관계 _ 295
환자들이 기대하는 바람직한 의사상 _ 298
최선을 다해 준 의사에 감사하는 환자와 가족들 _ 310
의사-환자 관계의 장애물 _ 311
때론 의사도 환자의 이웃이고 싶다 _ 320
의사-환자 관계 향상을 위한 제언 _ 322

제11장 서사의학을 위한 의사-환자 관계 모델 탐구 · 325

안동현

의사-환자 관계의 중요성 _ 325
의사-환자 관계 모델 탐구: 이매뉴얼과 이매뉴얼의 의사-환자 관계 네 모델 _ 330
문학작품에 나타난 의사-환자 관계 모델 _ 338
서사의학을 위한 이상적 의사-환자 관계 모델 제안 _ 352
서사의학 확립을 위한 과제 _ 355

제12장 환자중심 의료를 위한 사회문화적 과제와 대책 · 361

박능화, 박성재, 정영화

왜 환자중심 의료인가 _ 361
우리나라 의료의 사회문화적 과제 _ 364
환자중심 의료에 적합한 의료인 양성 _ 373
환자중심 의료환경 조성 _ 376
도전과 과제 _ 386

제13장 질환의 여정에서 되새기는 치유의 의미 • 391

정영화

치료를 넘어 치유로 _ 391

누구에게나 치유가 필요하다 _ 393

질환의 여정에서 치유가 갖는 특별한 의미 _ 394

치유를 돕는 다양한 방법들 _ 398

환자의 치유와 따뜻하고 효율적인 돌봄을 위한 협력 _ 401

인문학의 놀라운 치유력: 문학 읽기와 글쓰기를 중심으로 _ 402

질환의 여정에서 치유가 갖는 의미 _ 414

제14장 죽음 앞에서 성찰하는 사도 바울의 치유: 로마로 가는 마지막 여정 • 417

최순봉

죽음 앞에 선 사도 바울 _ 417

사울-바울-그리스도의 사도 _ 421

로마로 향하는 바울 _ 428

바울의 죽음과 치유 _ 433

제15장 환자중심 의료를 위한 일상적 의료윤리의 재고: 이중 행위주체성을 중심으로 • 437

정영화

우리는 왜 서로 다른 꿈을 꾸는가 _ 437

진료실 갈등 _ 441

환자중심 의료의 필요성 _ 447

이중 행위주체론에 근거한 의료윤리 _ 451

의료에서 생명윤리 원칙의 적용과 문제점 _ 455

의료윤리강령의 문제점과 개선 방향 _ 461

환자중심 의료로 가는 길 _ 467

〈부록〉 서사의학 북클럽 중계

[부록 1]　북클럽 I: 창의성을 가르칠 수 있는가 _ 472
　　　　　발제: 김민화 / 토론 진행: 이경란

[부록 2]　북클럽 II: 교육의 정치학 _ 484
　　　　　발제: 조민선 / 토론 진행: 이경란

[부록 3]　북클럽 III: 근거중심의학과 이야기의학: 조화로운 커플 _ 498
　　　　　발제: 김경옥 / 토론 진행: 이경란

○ 찾아보기 _ 509

제1부
서사역량 키우기

| 제1장 | 서사역량 강화와 서사의학 실천을 위한 길라잡이 톡 • 이경란
| 제2장 | 환자중심 의료를 위한 상호주관성 고찰 • 유달석
| 제3장 | 관계적 공감과 체화된 공감: 서사의학 교육의 새로운 방향 • 김민화
| 제4장 | 드라마 〈굿닥터〉에 나타난 의사-환자 관계성 연구 • 성정혜
| 제5장 | 소설『에브리맨』읽기를 통한 서사역량 강화법 • 안동현
| 제6장 | 전문직 수행을 위한 창의적 임상 글쓰기: 병행기록 • 안지위
| 제7장 | 임상의사의 서사의학 교육경험 • 김경옥
| 제8장 | 서사의학의 질적연구방법 이해 • 김민화

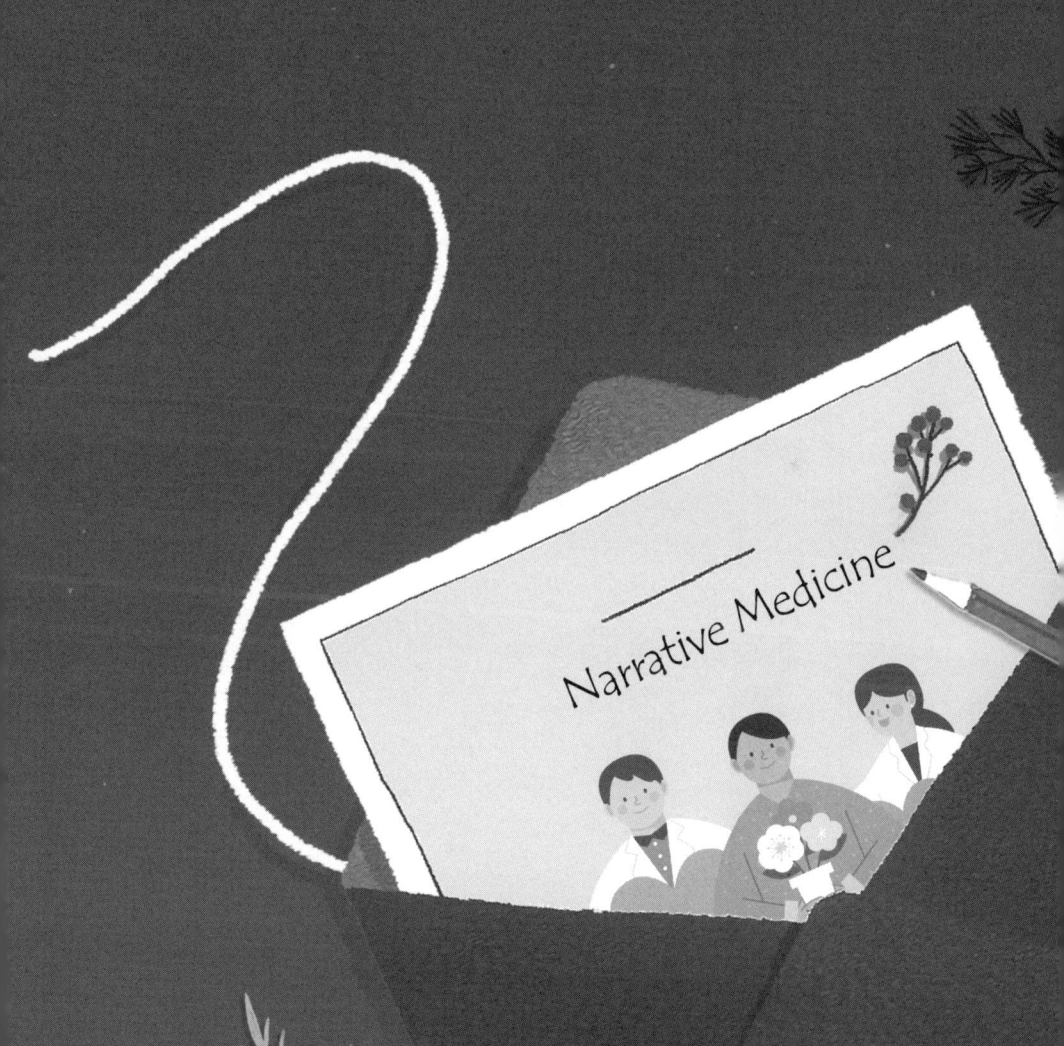

Narrative Medicine

제1장

서사역량 강화와 서사의학 실천을 위한 길라잡이 톡

이경란[1)]

> ... 이 글은 서사의학이 낯선 분들의 이해를 돕기 위해 〈서사역량 강화를 위한 서사의학 워크숍〉이라는 가상 상황을 설정하고 강의 형식의 구어체로 작성하였다. 서사의학이란 무엇이며 어떤 내용과 특성이 있는지, 발전 과정은 어떠한지에 관해 소개하고자 한다.

서사의학(Narrative Medicine)이란 타인이 자신에 대해 설명하는 내용을 능숙하게 수용하는 능력을 통해 보건의료를 강화할 목적으로 시작된 탄탄한 지적·임상적 분야이다. 이는 다른 사람의 이야기를 알아차리고, 흡수하고, 해석하여 그에 의해 행동하게 되는 능력을 말한다.

―리타 샤론

📋 서사의학을 만나다

〈서사역량 강화를 위한 서사의학 워크숍〉에 참석해 주신 여러분을 환영합니다. 현재 의료현장에서 전문적으로 활동하는 의료인, 미래 전문

---
1) 의료인문학연구소 공감클리닉 연구위원장, 이화여자대학교 이화인문과학원 객원연구원.

가가 되기 위해 공부하고 있는 예비 의료인, 의료인은 아니지만 의료인 문학과 서사의학에 관심을 가지고 참여해 주신 모든 분께 감사드립니다. 아마 이번 워크숍에 참여한 대부분의 분들에게 '서사의학' 혹은 '내러티브 메디슨(Narrative Medicine)'이라는 말은 익숙하지 않을 수 있습니다. 의료인에게는 '의학(Medicine)'이라는 말 앞에 '서사' 혹은 '내러티브(Narrative)'라는 말이 같이 오는 것이 낯설 수 있고, '서사' 혹은 '내러티브'라는 말이 익숙한 사람에게는 '서사' 혹은 '내러티브'에 '의학'이 어떻게 결합될 수 있는지 의아할 수 있으리라 생각합니다. 그래서 제가 만난 '서사의학' 이야기가 여러분이 느끼는 낯섦을 넘어서서 서사의학이라는 개념과 실천에 긍정적인 호기심을 갖는 데 도움이 되기를 기대하며 이야기를 시작해 보겠습니다.

저는 '서사의학'이라는 말을 아주 우연한 계기로 만났습니다. 인터넷에서 '내러티브(Narrative)' 관련 글들을 검색하다 'Narrative Medicine'이라는 말을 우연히 마주하게 되었는데 그 우연한 만남이 저에게는 새로운 길을 열어 주었습니다. '서사, 내러티브, 이야기' 등으로 번역될 수 있는 'Narrative'와 '의학, 의료, 진료' 등을 의미하는 'Medicine'이 결합된 그 묘한 이질성과 낯섦이 저의 호기심을 끌었고, 이후 이 영역을 공부하면서 문학과 의학, 이야기와 치유에 대해 더 깊은 관심을 가지게 되었으니까요.

저는 영문학 전공자입니다. 그래서 '내러티브'는 저에겐 아주 익숙한 말입니다. 특정하게는 화자와 청자, 시간과 공간, 플롯과 주제 등의 형식적 요소를 갖춘 구조화된 이야기를 뜻하지만, 더 넓게는 '이야기(story, tale)'라는 말과 호환적으로 사용하는 말이기도 합니다. 그래서 우리나라에서는 흔히 '서사' 혹은 '이야기'로 번역되기도 하고, '서사'라는 말은 좀 낯설고 '이야기'라는 말은 구조화의 형식적 요소들을 충분히 담고 있지 않다고 생각하는 사람들은 영어 단어 그대로 '내러티브'라는 말을 사용하기도 합니다. 이렇게 이야기 혹은 구조화된 이야기를 의미하는 '내러티브', 특정하게는 허구적 진실을 구축한다고 이해되고 있고 주로 문학에서 중요하게 연구되고 다뤄지는 '내러티브'가 어떻게 과학적인 근거와 사실에 기반을 두고 있다고 이해되는 '의학(Medicine)'과 연결되어 '서사의학(Narrative Medicine)'이라는 하나의 개념과 영역을 만들고 있을까? 이 부분이 저의 호기심을 자극했습니다. 그래서 저는 문학·의학·교육학·상담학·신학 등 다양한 전공자들과 '서사의학' 공부를 시작하였고, 그 과정에서 의학은 과학이고 의사는 과학자임이 분명하지만 의학이 과학이기만 할 수도 없고 의사가 과학자이기만 할 수도 없다는 분명한 사실을 다시 한번 깨닫게 되었습니다. 그리고 그러한 사실의 핵심에 내러티브가 있다는 사실을 확인할 수 있었습니다.

의학과 내러티브

사실 20세기 후반부터 가속화된 의학의 과학적 발전은 놀라운 정도입니다. 우리나라에서 1970년에 62.3세였던 기대수명은 2024년엔 84.3세까지 늘어났는데, 이러한 변화의 주된 공은 다른 많은 요인에도 불구하고 분명 근거중심의학의 발전에 돌릴 수 있습니다. 연구와 실험을 통해 얻은 근거를 기반으로 생물학적 질병을 진단하고 치료하는 능력은 비약적으로 발전하였고, 과학적 지식과 기술의 도움으로 많은 질병을 치료할 수 있게 되었음은 절대 부정할 수 없는 사실입니다. 동시에, 다른 한편으로는, 의사들이 "환자의 말을 충분히 들어 주지 않는다." "환자들의 고통에 무관심하다." "만성질환을 앓거나 죽음을 앞둔 상황에서 나름의 의미를 찾고자 하는 환자들의 고투에 충분히 공감해 주지 않는다."라는 아쉬움의 목소리가 들리기도 합니다.

이런 상황은 의사 개개인의 역량이나 성품의 문제일 수도 있지만, 특정 의료시스템의 결과(소위 '3분 진료')임을 지적하는 목소리도 있고, 의료인들의 소진('의사도 인간인데 어떻게 자신이 만나는 모든 환자의 아픔을 나의 아픔처럼 느끼고 관여할 수 있겠는가?' '감정적 연루를 어느 정도는 억제해야 의사로서의 이성적인 판단도 가능하고 소진도 막고, 그래야 더 오래 더 효과적으로 더 많은 환자에게 좋은 의사로서의 역할을 다할 수 있지 않겠는가?')의 문제로 접근하기도 합니다. 응급의학과 의사로서 응급실에서 만난 환자들 이야기를 설득력 있고 실감 나게 쓴 의사-작가 남궁인은 『만약은 없다』(2016)라는 책에서 의사들이 경험하는 어려움을 '과학자'로서의 의사와 '인간'을 다루는 의사 사이에서의 간극에서 찾아냅니다.

> 의사는 과학자다. 과학자는 정해진 사실과 축적된 자료를 근거로 이성적인 판단을 내린다. 학문적인 통계와 수없이 쌓인 증거와 사례를 바탕으로 가장 합당한 결과를 도출하여 이를 사람에게 적용한다. 한 명도 같은 사람이 없는 인간에게(23).

흔히 EBM이라고 하는 '근거중심의학(Evidence-Based Medicine)'에 기반을 둔 과학적 지식과 기술을 철저하게 갖추고 있어야 하면서 동시에 그런 지식과 기술을 '한 명도 같은 사람이 없는' 인간에게—삶의 역사도 몸의 상태도 삶과 죽음에 대한 가치도 경제적 상황이나 사회문화적 맥락도 각각 다른 '인간'들에게—최선의 결과를 내기 위해 적용해야 하는 임상 상황에서 어려움과 당황스러움을 경험하지 않는 의사는 아마 없을 듯합니다. 남궁인 의사-작가가 응급실 경험을 적어 나가는 과정은 바로 이러한 과학자-임상의사로서 최선을 다하려는 노력과 이 노력이 '한 명도 같은 사람이 없는 인간'에게 적용하는 과정에서 경험하는 당혹스러움, 고뇌, 보람, 슬픔을 스스로 성찰하고 감당하고자 하는 노력으로 보입니다.

과학적 지식을 '한 명도 같은 사람이 없는 인간'에게 적용해야 하는 임상의사의 어려움을 조금 다른 맥락에서 실감 나게 다룬 글을 하나 더 읽어 보겠습니다. 다음에 소개하는 글은 현재 미국 컬럼비아 의과대학 교수이면서 컬럼비아 대학교에서 서사의학(Narrative Medicine) 프로그램을 시작하고 서사의학을 임상 현장과 교육 현장에 접목하고 실천하고자 애쓰고 있는 리타 샤론(Rita Charon, 1949~)[2]이라는 미국 의사의 글입니다. 그녀는 1978년 하버드 의과대학을 졸업하고 뉴욕 몬테피오레 메디컬 센터(Montefiore Medical Center)에서 레지던트 과정을 마친 후 뉴욕 프레스비테리언 병원(Presbyterian Hospital)에서 초임 의사로서 환자들을 만나며 느꼈던 당황스러움을 다음과 같이 말합니다.

---

[2] 2006년에는 『Narrative Medicine: Honoring the Stories of Illness』를, 2016년에는 컬럼비아 서사의학 프로그램 팀의 오랜 실천 경험을 담아낸 공저 『The Principles and Practice of Narrative Medicine』을 출간하였고, 『Stories Matter: The Role of Narrative in Medical Ethics』(2002), 『Psychoanalysis and Narrative Medicine』(2008) 같은 흥미로운 책들의 출간에도 공저자이면서 공동 편집자로 참여하였다. 이러한 흥미로운 저서들 가운데 우리나라에는 『The Principles and Practice of Narrative Medicine』이 『서사의학이란 무엇인가: 현대의학이 나아가야 할 공감과 연대의 이야기』(2021)로 번역되어 소개되고 있다.

여러 해 전 내과 레지던트 과정을 막 마쳤을 때, 나는 프레스비테리언 병원의 작은 진료실에 앉아 [앞으로] 20년 넘게 나의 환자가 될 비교적 낯선 사람들을 알아 가고 있었다. 그들 대부분은 가난하고 병든 고령의 유색인종 여성들로서, 도미니카 공화국, 푸에르토리코, 중앙아메리카, 미국 남부에서 온 사람들이었고, 현재는 맨해튼의 워싱턴 하이츠나 할렘에 거주하는 사람들이었다(Charon, 2006: 4).[3]

미국에서 최고 수준의 의과대학 공부와 병원 수련을 마친 샤론이지만 그녀는 초임 임상의사로서 뉴욕의 가난한 지역에 사는 '가난하고 병든 고령의 유색 인종 여성들'을 환자로 만나면서 내과의사로서 자신에게 필요한 역량이 그 무엇보다도 환자들의 질환 이야기를 듣는 역량임을 절감하게 됩니다.

점차로 내과의사로서 내가 해결해야 할 문제가 환자들의 복잡한, 때로는 모순적인 질환 이야기들을 받아들이는 데 필요한 기술을 개발해야 하는 것임을 깨닫게 되었다. 환자들이 요구하는 것은 정말로 복잡하게 얽힌 내러티브들, 말로, 몸짓으로, 침묵으로, 흔적으로, 이미지로, 검사실 검사 결과로, 몸의 변화로 말해진 내러티브들을 '전문적으로, 그리고 주의를 기울여' 들으라는 것임을 그리고 이 모든 이야기를 통합해서 임시적인 것이지만 충분히 말이 되는 어떤 것, 그것에 의존해서 어떤 행동을 할 수 있게 하는 그런 일관성 있는 어떤 것을 만들어 내라는 것임을 이해하게 되었다. 이

---

[3] 앞으로 Rita Charon, 『Narrative Medicine: Honoring the Stories of Illness』(Oxford University Press, 2006)에서의 인용문은 페이지 번호로만 표시한다.

복잡하게 얽힌 내러티브들은 많은 화자에 의해 말해지고 있었다. 환자 본인은 물론 가족 구성원과 친구들, 응급실 간호사, 퇴원 요약서를 작성하는 인턴, 사회복지사, 치료사 그리고 의무기록에 글을 남긴 모든 다른 의사들 모두가 이야기를 말하는 화자들이었다. 내가 주의를 기울여 듣고 있는 것, 읽고 있는 것 모두가 환자 증상의 생물학적 원인이나 정서적 원인을 식별하는 데 도움이 되는 진단적 단서였고, 이러한 증상을 겪는 이 사람이 어떤 사람인지 이해하는 데 도움이 되는 자서전적 배경이었고, 그 작은 방에 마주 앉아 있는 우리 두 사람을 개인적으로 연결하는 토대였다(4).

물론 여기서 이야기되는 초임 의사 샤론의 경험과 당황스러움은 그녀가 일하는 그 특별한 병원 환경에 기인한 것이라고도 이해할 수 있습니다. 프레스비테리언 병원은 민간 비영리 병원으로서 역사적으로 가난한 사람들과 취약 계층을 지원하는 데 상당한 역할을 한 병원이었고, 특히 워싱턴 하이츠 지역으로 이전한 후에는 뉴욕시에서 저소득층이 밀접한 지역인 워싱턴 하이츠와 할렘에 거주하는 이민자와 저소득층 주민들에게 중요한 의료서비스를 제공하는 병원이었으니까요. 백인 중심 국가인 미국에 살고 있지만 언어도 문화도 다르고 경제적으로도 가난한 여성 이민자 환자들의 질환 이야기를 제대로 듣고 그들에게 꼭 필요한 도움을 주려면 '복잡하게 얽힌 내러티브들을 전문적으로 그리고 주의를 기울여 듣기'가 꼭 필요했을 것입니다.

이 모든 것을 동시에 하기 위해 나는 모든 의사가 (이상적으로라면) 그들이 깨닫고 있든 아니든, 하고 있는 것을 해야만 했다. 환자의 이야기 실마리를 따라가면서 그들이 사용하는 은유나 이미지를 알아차리고, 이야기가 전개되는 동안 나타나는 모호함과 불확실성을 견디고, 말해지지 않은 하위 텍스트를 파악하고, 하나의 이야기를 이 환자의 다른 이야기와 연관 지어 들어야 했다. 이 모든 것을 물 흐르듯 자연스럽게 하는 소설 독자나 드라마 시청자처럼, 나도 내가 들은 것에 대한 나의 반응을 알아차려 내가 그 환자를 위해 그 환자 편에서 행동하도록 허용해야 했다. 나는 본질적으로 다루기 어렵고 포착하기 어려운 이러한 질환 사건들의 이야기들을 해석하는 사람(the interpreter)이었다. 나는 나에게 주어진 '듣기(listening)' 과제가 매우 어려움을 깨달았지만, 환자의 '말하기(telling)' 과제는 그보다도 훨씬 더 어려운 일임을 알게 되었다. 왜냐하면, 아프고, 고통스럽고, 걱정되고, 고뇌하고, 무언가 잘못되었다는 느낌은 말로 표현하기가 불가능하지는 않을지라도 매우 어려운 상태이기 때문이다(4).

초임 의사인 샤론이 비교적 동질적인 백인 중산층 환자들을 주 환자로 만났다면, "말로, 몸짓으로, 침묵으로, 흔적으로, 이미지로, 검사실 검사 결과로, 몸의 변화로" 말해지는 이 모든 이야기를 통합해서 그것에 근거해 어떤 행동을 할 수 있게 하는 그런 일관성 있는 내러티브를 만들라는 환자들의 요구를 뼈아프게 의식하고 인정하는 데 시간이 조금은 더 걸렸을 수도 있습니다. 하지만 '한 명도 같은 사람이 없는' 인간들인 환자들의 이야기를 전문적으로 의도적으로 잘 듣는 것이 과연 '가난하고 병든 고령의 유색인종 여성' 환자들에게만 필요한 것이었을까요? 그들만큼 복잡하고 모순적이지는 않을지라도 모든 아픈 사람이 적절한 도움을 받으려면 그들의 말을 전문적으로 의도적으로 잘 들어 주는 의사가 꼭 필요하지 않을까요? 왜냐하면, 샤론이 앞에서 말한 것처럼, 아프고 고통스럽고 걱정되고 고뇌하고 무언가 잘못되었다는 느낌은 말로 표현하기가 불가능하지는 않아도 매우 어려운 것일 테니까요. 말로 표현하기 어려운 질환 사건들, 여러 환자가 생성하는 복잡하게 얽힌 내러티브들을 잘 통합해서 어떤 판단과 결정을 하고 행동하는 것은 의사들이 실제로 하고 있는 일이면서 동시에 해야 하는 일이라고 샤론은 말합니다. 독특한 점이 있다면 그것은, 샤론이 그 과정을 마치 '소설 독자나 드라마 시청자'가 자연스럽게 내러티브들을 파악하고 해석하고 분석하고 통합하는 바로 그 과정과 매우 유사하다고 인식하게 되었다는 점 그리고 자신을 '근거중심 의과학자'로만 인식하지 않고 '질환 사건에 대한 이야기들의 해석자'로 자리매김하고 있다는 점일 것입니다.

샤론과는 조금 다른 관점에서 이야기가 의학과 진료의 핵심적인 요소임에도 근거중심의학이 강조되면서 종종 간과되고 있다고 주장하는 또 다른 의학 연구자의 이야기를 살펴보겠습니다. 미국에서 원주민 부족의 전통적인 치유방법을 현대의학과 결합하는 방식으로 작업하는 루이스 E. 멜-마드로나(Lewis E. Mehl-Madrona)는 이야기와 이미지의 치유적 역할에 관해 이야기합니다. 그는 병을 단순히 신체적 질병으로만 볼 것이 아니라 인간의 이야기를 통해 이해해야 하며 치유 과정은 환자들이 자신의 이야기를 풀어내고 자신에게 의미 있는 내러티브를 구성함으로써 이루어진다고 말합니다. 사회적 구성주의의 관점에서 질병이 개인의 내러티브와 그가 속한 사회적·문화적 맥락에 따라 다르게 이해될 수 있음을 강조하면서 멜-마드로나는 '서사의학'을 다음과 같이 정의합니다.

> 모든 치유적 예술/기술(healing art)에서 우리는, 우리가 다른 어떤 것을 하든 이야기를 통해 치료한다. **서사의학**(Narrative Medicine)이라는 말은 '치료(treatment)'를 '치료에 대해 말해진 이야기들, 그 이야기들의

청자 그리고 그 이야기들이 말해진 맥락'에서 분리할 수 없다는 데서 나온 말이다. 이것은 전통적인 [서양] 의학적 접근에도, 그리고 다른 치유적 방법에도 똑같이 진실이다.

우선, 우리는 다양한 증상들이 진행되어 온 과정에 대해서 들은 것을 포함해 시간 순서로 된 내러티브를 구성한다. 이것은 '질환의 역사(병력)'라고 불린다. 우리는 이 병력을 검사실 검사와 영상 촬영에서 나온 근거와 결합해 환자와 가족에게 문제의 원인을 설명하는 하나의 해석적 이야기(그 원인은 악령일 수도 있고, 수은 아말감일 수도 있고, 바이러스 감염일 수도 있다.)를 만든다. 이 이야기를 수사적으로 사용해서 우리는 우리 자신을 신뢰할 만한 전문가로, 믿을 만한 전문가로 자리매김한다. 그러고는 이 질환을 제거하기 위한 처방을 제시한다(Mehl-Madorona, 2007: 6-7).

어떤가요? 의사와 환자가 만나 병력을 말하고/듣고, 진단을 제시하고/받아들이고, 치료를 하고/받는 과정 자체가 믿을 만하고 설득력 있는 이야기를 구축하고 제시하는 과정이라는 멜-마드로나의 주장이 여러분에게는 설득력 있게 들리는지요? 만약 의사가 구축한 이야기를 환자가 수용할 수 없게 되면, 환자는 의사의 처방과 치료 제안에 따르지 않을 것입니다. 그래서 멜-마드로나는 환자의 순응도를 높이려면 의사는 환자가 하는 이야기를 통해 드러나는 문화와 가치에 주의를 기울여야 한다고 강조합니다.

실제로 다양한 전공의 연구자들과 서사의학을 같이 공부하는 과정에서 그 무엇보다 저에게 큰 깨달음으로 다가온 것은 우리가 일상에서 경험하는 의료 행위와 의사-환자 관계에 담겨 있는 이야기적 특성이었습니다. 우리가 아파서 병원에 갔을 때를 생각해 보면, 우리는 제일 먼저

"어떻게 오셨나요? 어디가 아프신가요? 언제부터 그러셨나요?"와 같은 질문을 받습니다. 그리고 우리는 그 질문에 대한 답을 가능하면 정확하게 말해 보려고 애씁니다. 현재 몸에 나타나는 증상만을 이야기하기도 하지만, 언제부터 그랬는지 시간적 역사를 이야기하기도 하고, 몸의 어느 부위에서부터 증상이 시작되어 지금은 어떤 부위로 확장되고 있는지 증상의 변화를 이야기하기도 합니다. 상황이 허락된다면, 이런 증상들이 나의 삶에 어떤 영향을 미치고 있는지, 어떤 생활 태도 때문에 이런 일이 벌어지고 있다고 생각하는지, 어떤 상태로 몸과 마음을 회복하고 싶은지 나의 삶과 질병의 관련성에 대한 이야기를 풀어내기도 합니다. 면담과 진찰과 검사 후 의사는 나름대로의 진단과 치료 방법을 제안합니다. 그러한 제안의 근거로 생의학적 지식과 검사실 검사 결과를 제시하기도 합니다. 하지만 진단과 치료가 늘 선명하고 명확하기만 한 것은 아닙니다. 때로는 원인이 모호하기도 하고, 때로는 장점과 단점이 섞여 있는 여러 치료 선택지 중 하나를 선택해야 하는 곤경에 빠지기도 합니다.

흔히 공기처럼 일어나고 경험하는 이 과정을 '내러티브'라는 관점으로 다시 바라보니, 환자 당사자가 말하는 이야기에 더하여 다양한 화자들(검사실 결과까지 포함한)의 때로는 모순되기도 하고 때로는 모호하기도 한 내러티브들을 전문적으로 주의 깊게 듣고, 그것들을 종합하여 전문적인 진단과 치료를 위한 내러티브를 구성하여 환자에게 제시한다는, 일견 너무나 당연해서 특별한 주의를 기울이지도 않았던 과정이 선명하게 눈에 들어오더군요. 그래서 저는 효과적인 치유, 환자중심의 치유를 위해서는 과학적인 의학 지식과 더불어(이 부분이 절대 간과되거나 약화되어서는 안 될 것입니다.) 아픈 사람을 둘러싼 혼란스러운 이야기들을 잘 파악해 내는 내러티브 기술과 역량이 의료인에게 꼭 필요하다는 샤론의 말에 동의할 수 있게 되었습니다.

서사역량 키우기

환자와 질환을 둘러싼 다양한 이야기들을 더 잘 듣고 더 잘 파악하고 더 잘 해석할 수 있는 서사역량을 키우기 위해 리타 샤론은 다양한 방법을 시도합니다. 그중 하나가 샤론이 초임 의사로 근무하기 시작하던 당시 미국에서 성장하기 시작한 '문학과 의학(Literature and Medicine)'에 대한 관심입니다. 의학을 조금이라도 더 인간적인 것으로 만들기 위한 간학제적 운동인 의료인문학의 한 영역이라고 할 수 있는 '문학과 의학'은 주로 대학의 학부 프로그램과 의과대학 과정에서 영향력을 얻고 있었습니다. 1972년에 펜실베이니아 주립대학교 허시 의과대학(The Pennsylvania State University College of Medicine-Hershey)이 문학 비평가 조안 트라우트만 뱅크스(Joanne Trautmann Banks)를 미국 최초로 의과대학 교수로 임명한 것은 의과대학 커리큘럼에 문학을 처음 도입한 사건으로 매우 중요한 의미를 가집니다. 당시에 '문학과 의학'을 의학교육에 활용하는 근거로 첫째, 환자 이야기 읽기와 그들의 경험에 대해 글을 쓰는 것은 의학 교육을 받는 사람들이 환자들을 더 잘 이해하게 돕고, 둘째, 문학을 토론하고 반영하는 것은 의사들의 편견과 가정을 명확하게 하여 자각을 높이고, 셋째, 문학을 읽는 것은 의학에서의 윤리적 문제에 대해 비판적 사고와 공감적 인식을 요구한다는 의견이 제시되고 강조되었습니다(Hawkins, 2000: 304). 따라서 이 사건은 20세기 후반에 미국 의학교육의 패러다임을 확장시키고, 의학을 단순한 과학적 접근에서 벗어나 인간적인 측면도 고려하는 더 넓은 시각을 갖게 한 중요한 변화였다고 볼 수 있습니다.

초임 의사인 리타 샤론은 바로 이 조안 트라우트만 뱅크스가 주관하는 '문학과 임상적 상상력(Literature and Clinical Imagination)' 집중교육 세미나에 참여하여 의학에 중요한 문학이론, 텍스트, 방법론 등에 대한 교육을 받게 됩니다. 샤론에게 특히 인상적이었던 경험은 자신의 임상 진료에 대해 일반적인 산문으로 글을 써 보는 과정이었는데, 샤론은 세미나를 시작하기 직전 자신이 만난, 그리고 그 과정에 마음이 불편했던 어떤 젊은 여성 환자에 대한 글을 쓰게 됩니다. 그 여성 환자의 관점에서 어느 정도는 상상력을 발휘하며 이야기를 풀어내 보았던 샤론은 그 후에 자신이 쓴 글이 자기도 모르는 사이에 환자 편에서 환자를 더 잘 이해하게 해 주었고 환자가 말하지 않았던 것까지 알게 해 주었다는 사실을 확인합니다.

이후 샤론은 병원에서의 임상 진료와 컬럼비아 의과대학에서의 의학 교육을 병행하면서 이야기, 내러티브, 문학이 의학을 위해 어떤 것을 할 수 있을지 더 구체적인 방법들을 모색하기 위해 컬럼비아 대학 영문과 교수들에게 도움을 요청하게 됩니다. 결국은 영미문학 작가들 중에서도 까다롭고 섬세한 글쓰기로 정평이 난 소설가 헨리 제임스(Henry James)의 글쓰기와 의학에서의 문학의 역할에 대한 논문으로 영문학 박사학위까지 받습니다(1999년). 그리고 2000년에는 문학, 의학, 서사윤리, 의료인문학, 보건의료, 커뮤니케이션학, 일차 진료 등 다양한 영역에서 활동하는 연구자들과 함께 '서사의학(Narrative Medicine)'이라는 도전적인 영역을 수립합니다. 보건의료 영역에서 문학과 창의적 작업이 가져올 수 있는 결과에 대해 여러 질문을 제기하고 답을 얻으려는 지속적인 노력과 수많은 서사의학 워크숍을 통해 서사의학 이론과 실천을 선명하게 만들고자 하는 시도들은 마침내 2009년에 컬럼비아 대학교 서사의학 석사과정 신설이라는 가시적인 결과로 나타납니다.

  리타 샤론과 컬럼비아 대학을 중심으로 한 서사의학의 발전 과정을 염두에 두고 앞에 인용한 샤론의 글을 다시 읽어 본다면, 복잡하고 모순적이기까지 한 질환 이야기들을 잘 듣고 잘 해석하고 잘 통합하려는 의사로서 자신의 작업을 "이 모든 것을 물 흐르듯 자연스럽게 하는 소설 독자나 드라마 시청자들의 작업과 유사하다."라고 비유한 문장이 조금은 덜 뜬금없다고 느껴질 듯합니다. 20여 년간의 진료 경험을 토대로 다양한 전공의 연구자들과 더불어 문학 텍스트와 내러티브가 의학과 진료에 어떤 도움이 될 수 있는지 다학제적으로 연구하면서 많은 워크숍을 진행했던 샤론과 그 동료들은 "질환 서사들을 귀 기울여 듣고, 그것들이 의미하는 바를 이해하고, 이러한 이야기들에 대한 풍부하고 정확한 해석을 획득하고, 환자들의 곤경을 그 모든 복잡함과 더불어 파악하는 데 필요한 기술"(3)을 '**서사기술**(narrative skills)'이라고 정의합니다. 그리고 이러한 기술은 "텍스트를 읽고, 쓰고, 해석하는 법; 타인들의 관점을 체계적으로 받아들이는 법; 개별적인 것과 보편적인 것을 동시에 인식하고 존중하는 법; 개개인의 언어, 침묵, 행동이 지닌 의미를 파악하는 법; 독자나 청자로서 작가, 이야기하는 사람, 텍스트와 진정한 관계를 맺는 법; 그리고 자신의 생각과 감각을 언어로 형상화하는 법"(10)을 배움으로써 길러질 수 있다고 말합니다.

  서사의학은 때로는 '서사기술로 실천되는 의학' 때로는 '서사역량으로 실천되는 의학'으로 정의되곤 합니다. 그래서 두 개념이 좀 혼란스럽다고 느껴질 수도 있습니다. 서사기술과 서사역량은 밀접하게 관련되어 있지만, 다음과 같이 구분할 수 있겠지요. 즉, '서사기술'은 환자의 이야기를 잘 듣고 해석하고 공감할 수 있는 기술적 능력에 초점을 맞춘다면, '서사역량'은 이러한 기술들을 종합적으로 활용해서 이루어지는 포괄적 역량을 의미하는 것이라고 볼 수 있습니다. 서사기술을 활용해 환자의 이야기를 따라가면서, 이야기가 전개되는 동안 나타나는 모호함과 불확실성을 견디고, 말로 표현되지 않은 이야기도 파악하고, 하나의 이야기를 그 환자의 다른 이야기들과 그리고 환자를 둘러싼 다른 많은 화자의 다양한 이야기와 연관 지음으로써 환자의 경험을 전체적으로 이해하고 이를 바탕으로 적절한 의료적 대응을 할 수 있는 능력이 향상된다면, 우리는 **서사역량**(narrative competence)'이 향상되었다 말할 수 있겠지요.

이렇게 "질환 이야기를 알아차리고, 흡수하고, 해석하여 그것에 의해 행동하게 되는 내러티브 역량으로 실천되는 의학"(vii)을 의미하기 위해 샤론은 '**서사의학**(Narrative Medicine)'이라는 용어를 사용하게 된 것이지요. 그리고 2006년에 출간한 저서 『내러티브 메디슨: 질환 이야기 존중하기(Narrative Medicine: Honoring the Stories of Illness)』의 서문 첫 줄에서 "나와 나의 동료들이 '서사의학'이라고 부르게 된 이러한 형태의 임상적 실천을 같이 살펴보자."(viii)라고 독자들을 초대합니다. 그리고 건강을 잃은, 아픈, 죽어 가는 상황에서도 의미를 찾고자 하는 환자들을 돕기 위해서는 "과학적인 역량과 더불어, 환자의 이야기를 들어 주고 병이 주는 고난을 이해하고 환자들의 질환 이야기의 의미를 존중하고 자신들이 보는 것에 마음이 움직여 궁극적으로 환자들 편에서 행동할 수 있게 하는 능력"이 필요하다고 강조합니다.

서사역량 강화법의 핵심: '자세히 읽기'와 '창의적 글쓰기'

그렇다면 이런 서사기술은 어떻게 향상시킬 수 있을까요? 사실 "건강을 잃은, 아픈 혹은 죽어 가는 상황에서도 의미를 찾고자 하는 환자를 돕기 위해 무엇이 필요할까요?"라는 질문을 받는다면, 우리 중 많은 사람은 아마 '공감' '연민' '따뜻한 마음' 등을 생각해 볼 듯합니다. 그런데 다시 "그럼 공감하고 연민하는 마음과 능력을 어떻게 기를 수 있을까요? 따뜻한 마음은 어떻게 기를 수 있을까요?"라는 질문을 받는다면, 그 질문에 대한 답은 쉽지 않을 듯합니다. 특히 이미 어른이 된 의과대학교 학생들 혹은 현장에서 일하고 있는 의료인들의 공감 능력을 새삼스럽게 어떻게 키워 줄 수 있을지 답하기는 쉬운 일이 아닙니다. 심지어 의과대학생들의 공감 능력은 의학 공부를 많이 하면 할수록, 학년이 오르면 오를수록 더 억제되고 약해진다는 연구 결과(Hojat, 2009)도 있는 상황입니다. 샤론은 이미 어른이 된 의료인들의 공감 능력을 새삼스럽게 키워 주는 일은 어려울지라도 공감과 연민이 발휘될 수 있는 다음과 같은 필요조건은 갖추게 할 수 있지 않겠느냐 말합니다.

의학 교육자들이 학생들에게 환자의 고통에 연민으로 반응하라고 요구할 수는 없을지라도, 학생들이 연민의 **필요조건들**(compassion's prerequisites)을 갖게 할 수는 있지 않을까? 다시 말해서, 고통을 인식하는 능력, 자신들이 인식한 것을 정확하게 해석하는 능력, 동일시와 거리두기 사이에서의 불가피한 오고감을 다룰 수 있는 능력, 여러 사람의 관점에서 질환 사건을 볼 수 있는 능력, 질환의 결과들을 상상해 보는 능력, 그리고 그것에 바탕을 두고 행동할 수 있는 능력은 갖추게 할 수 있지 않을까(8)?

리타 샤론은 바로 이러한 공감과 연민을 발휘할 수 있는 필요조건적 능력들이 내러티브 훈련을 통해 길러질 수 있다고 말합니다. 즉, 좋은 문학 텍스트와 내러티브를 '자세히 읽기(close reading)', 방금 읽은 이야기와 관련된 글쓰기 지시문에 따라 '창의적 글쓰기(creative writing)'를 한 후, 나의 글을 소리 내어 읽고 다른 사람의 글을 들으며 나의 반응을 알아차리고 동료들의 다른 반응과 관점을 이해해 보는 작업을 꾸준히 진행한다면, 다른 사람의 아픔을 공감하고 연민하는 데 필요한 선행조건을 갖출 수 있지 않겠느냐고 반복해서 강조합니다. 그래서 서사의학 교육을 위해 '좋은' 텍스트는 꼭 질환에 관련된 텍스트일 필요는 없다고 말합니다. 그보다는 "독자를 창의적 경험으로 끌어들여 이야기의 틈을 메우는 자리로 위치시키고, 등장인물에 대해 추론하게 하고, 뉘앙스와 복잡성에 민감하게 하는" 텍스트, "등장인물의 감정과 사고를 추측하기 위해 유연한 해석적 자원을 끌어들여야만 하는"(Charon et al., 2021: 42) 텍스트가 필요하며, 그런 텍스트는 대체로 좋은 문학 텍스트에서 찾아볼 수 있다고 말합니다.

여러분이 오늘 저와 함께할 〈서사역량 강화를 위한 서사의학 워크숍〉도 주어진 내러티브를 '자세히 읽기' 그리고 글쓰기 지시문에 따라 '창의적 글쓰기' 두 단계로 진행될 것입니다. 그리고 각각의 단계는 본인이 읽어 낸 것과 쓴 글을 동료들과 나누는 작업이 병행될 것입니다. 두 단계의 작업에 대해 조금 더 자세히 설명해 보겠습니다. 첫 번째 단계인 '자세히

'읽기'는 제시된 내러티브를 주의 깊게 내용만이 아니라 형식적 요소에도 관심을 두어 자세하고 꼼꼼하게 읽어 보는 단계입니다. 워크숍 내내 여러분은 내러티브의 내용만이 아니라 형식에도 관심을 두어야 한다는 말을 반복해서 듣게 될 것입니다. 사실, 우리는 의식하든 아니든 우리가 듣거나 읽는 이야기의 내용만이 아니라 이야기의 형식적 요소들을 통해서 많은 것을 알게 됩니다. 어떤 어조로 말을 하는지, 누가 이야기를 하고 있는지, 누구의 눈으로 본 사건을 이야기하고 있는지, 말하는 사람이 어느 정도나 믿을 만한 화자인지, 어떤 이미지와 비유를 사용하고 있는지, 사건을 어떤 시간 순서로 전달하고 있는지, 말하는 사람(화자)이 이야기를 듣는 나(청자)와 어떤 관계를 맺고 있는지 등 내러티브의 형식적 요소에 따라 우리는 주어진 이야기의 내용을 어떻게 파악해야 할지에 대한 단서를 얻게 됩니다. 내러티브의 형식적 요소가 말해 주는 것을 민감하게 알아차리는 능력을 향상할 수 있다면, 복잡하게 얽혀 있는 질환 이야기를 더 잘 파악할 수 있지 않을까요?

　서사의학 워크숍에서의 '자세히 읽기'가 전통적인 문학 수업과 다른 점이 있다면 그것은 내러티브에 대한 분석 그 자체에 초점을 두기보다는, 내러티브를 자세히 읽어 내면서 동시에 내용과 형식적 요소들에 대한 나 자신의 반응에도 주의를 둔다는 점일 것입니다. 타인의 이야기를 잘 들으려면 그러한 이야기에 내가 어떻게 반응하는지도 미리 알고 있어야 하니까요. 그래서 첫 번째 단계인 '자세히 읽기'는 읽어 낸 것을 다른 참가자들과 나누는 작업이 병행됩니다. 나의 생각과 느낌을 다른 사람들에게 말로 표현해 보고 나와 다른 관점을 가진 다른 사람의 이야기를 주의 깊게 듣는 과정을 통해 일상에서 자동적으로 행해지던 나의 사고방식이나 행동방식을 거리를 두고 알아차리게 될 것입니다.

두 번째 단계에서는 앞에서 꼼꼼하고 자세하게 읽은 텍스트와 관련된 짧은 지시문(프롬프트)이 주어질 것입니다. 5분 정도의 짧은 시간에 지시문에 따라 짧은 글을 써 보라고 요구될 것입니다. 흥미로운 것은 짧은 지시문만 주어질 뿐 어떤 내용으로든 어떤 형식으로든 자유롭게 써 보라고 허용한 경우에도 많은 참여자가 바로 앞에서 꼼꼼히 읽고 토론한 텍스트의 내용과 형식의 영향을 받은 글을 창작해 내곤 한다는 사실입니다. 그래서 서사의학 교육자들은 흥미롭고 '좋은' 내러티브, 풍부한 논의와 성찰이 가능하고 상상력이 발휘될 수 있는 텍스트를 선택하는 것이 매우 중요하다고 강조합니다. 짧은 글을 쓴 후에는 자신이 쓴 글을 다른 참가자들에게 읽어 주고 다른 참가자들의 피드백을 듣는 작업을 할 것입니다. 참가자들은 자신의 글을 설명하기보다는 자신이 쓴 글을 그대로 읽도록 요청될 것입니다. 말로 주어지는 이야기를 주의 깊게 들어야 하는 다른 참가자들은 이야기의 내용에만 초점을 두기보다 이야기의 형식적 특징에도 초점을 맞춰 반응해 달라는 요청을 받을 것입니다. '자세히 읽기'와 나누기 작업이 복잡하게 얽혀 있는 질환 이야기들을 잘 이해하고 파악하고 분석하는 서사역량을 길러 준다면, '창의적 글쓰기'와 나누기 작업은 자신의 생각과 경험을 재현해 보고 창의력을 발휘해 보고 타인의 관점을 이해해 보는 과정을 통해, 환자 편에서 환자를 위해 환자가 이해할 수 있고 환자에게 도움이 되는 방식으로, 그리고 환자와 더불어 행동하게 할 역량을 키워 주리라 기대해 봅니다.

지금까지 리타 샤론이 초임 의사로 경험했던 어려움, 그 어려움을 극복하고자 시도했던 다양한 방법들, 그 과정에 필요한 역량이 서사역량과 기술임을 깨닫고 보건의료 영역에서 문학과 창의적 작업이 가져올 수 있는 것에 대해 여러 학문 영역의 동료들과 지속적으로 질문하고 답을 찾아가면서 서사의학을 수립해 간 과정을 살펴보았습니다. 사실, 서사의학이라는 말은 컬럼비아 대학교에서 리타 샤론과 그 동료들이 수립한 그런 형태의 서사의학만 존재하는 것은 아닙니다. 좁게는 『이야기로 푸는 의학(Narrative Medicine: Bridging the Gap between Evidence-Based Care and Medical Humanities)』을 쓴 마리아 마리니(Maria G. Marini)처럼 환자들의 질환 이야기들을 모아 분석하는 서사의학 연구자들도 있고, 넓게는 『서사의학: 치유 과정에 역사와 이야기 사용하기(Narrative Medicine: The Use of History and Story in the Healing Process)』를 쓴 멜-마드로나처럼 세계의 다양한 문화권에서 실천되는 의학이 각각 나름대로의 역사와 지식과 실천양식을 담고 있는 하나의 이야기라는 점을 강조하는 서사의학 연구자도 있습니다. 그럼에도 제가 여러분에게 리타 샤론과 그 동료들이 구축한 서사의학을 소개하는 이유는, 이 서사의학이 이상적인 의사-환자 관계나 이상적인 의사가 갖춰야 할 자질들을 선언적으로 말하는 데 그치지 않고, 의료인의 임상역량을 강화하는 데 서사역량이 필요하다고 주장하면서 동시에 서사역량을 키우기 위한 구체적인 방법들을 제시하고자 애쓰고 있기 때문입니다. 이러한 서사의학 교육방법이 이번 서사의학 워크숍에 참여하는 여러분들로 하여금 복잡하기도 하고 모순되기도 한 이야기들을 이전보다는 더 잘 파악할 수 있게 하는지, 말로 명확하게 말해진 것만이 아니라 몸짓으로 눈짓으로 어조로 말해진 것, 돌려 말해진 것, 침묵으로 말해진 것, 심지어 말해지지 않은 것까지도 이해하고 파악하는 데 도움이 되는지, 나 자신은 알지 못하던 나의 반응 방식, 나의 판단 방식, 나의 관점 등을 알아차리고 성찰할 수 있게 하는지, 그 결과로 나와 다른 다양한 관점들을 더 존중하고 나와 다른 목소리와 생각을 더 잘 인정하고 수용할 수 있게 하는지 등에 대해 생각해 보고 경험해 볼 수 있기를 기대합니다.

서사의학의 세 과정

이제 여러분과 본격적으로 서사의학 워크숍을 시작하기 전에 마지막으로 서사의학의 세 과정인 '주의, 재현, 연합(Attention, Representation, Affiliation)'에 대해 이야기해 보겠습니다. 이 세 과정은 서사기술과 서사 역량이 의료현장에서 발휘되는 세 가지 실천 단계라고도 할 수 있고, 이 개념들은 정적인 것이 아니라 유기적으로 연결된 흐름을 이루기 때문에 서사의학의 세 역동으로도 이해할 수 있습니다.

의료서비스를 제공하기 위한 노력은 무엇보다도 환자에게 주의 기울이기(Attention)에서 시작합니다. 진지하게 주의를 기울여 상대방이 말하는 것, 암시하는 것, 드러내는 것, 수행하는 것, 의미하는 것을 파악하고 흡수하는 것은 효과적인 진단과 치료에 필수적이니까요. 그런데 샤론은 의료인의 전문가적 의무인 환자에게 주의 기울이기가 생각보다 쉬운 일이 아니라고 말합니다. 왜냐하면 상대방이 다양한 방식으로 표현하는 것을 잘 파악하고 이해하고 흡수하려면 나의 중심성을 비운다는 선행조건이 우선적으로 이뤄져야 하기 때문입니다. "자아를 비움으로써, 그리고 환자의 관점과 입장을 받아들임으로써 임상의는 환자의 고유한 고통으로 자신을 채울 수 있고 그로 인해 마치 환자의 내부에서 그들의 필요와 욕망을 들여다보는 듯한 통찰을 얻을 수 있다"(134). 샤론의 이런 말은 서사의학에서 첫 번째로 실천되어야 할 의료인의 '주의 기울이기'가 단순한 집중을 넘어 의료인이 자기-중심성을 비우고 타인의 경험을 온전히 받아들이는 것, 즉 환자의 말과 몸짓, 표현과 의미를 열린 마음으로 받아들이고 그것을 해석하는 과정을 의미한다고 할 수 있습니다.

이러한 주의 기울이기는 '재현(Representation)'을 위해 필요하고 또 재현을 요구합니다. 임상의는 자신이 듣고 목격한 질환 이야기를 재현해야 하고 또 실제로 재현하고 있습니다. 일반적으로 실천되는 재현은 환자들에게 제시되는 진단과 치료 제안일 수 있고, 또 의사들이 관습적이고 도식화된 방식으로 작성하는 의무기록(Hospital Charts)도 이에 해당됩니다. 하지만 샤론은 일상 언어를 활용한 성찰적 글쓰기와 창의적 글쓰기라는, 의료인 자신이 목격하는 환자의 질환 사건을 재현하는 또 다른 글쓰기의 중요성을 강조합니다. 병행기록(Parallel Charts)처럼 일상어로 글을 쓰게 되면 언어로 자신의 경험을 포착해서 그것을 다른 사람에게 전달할 수 있는 힘이 강화된다고 강조합니다. "만약 그들이 자신들의 경험을 더 강력하고 정확하게 포착할 수 있다면, 그것은 그 경험이 발생할 때 그것을 더 정확하게, 그리고 더 완전하게 지각하고 있음을 의미한다. 글쓰기는 환자의 고통의 부름에 응답하게 도울 뿐 아니라 환자의 고통의 부름을 들을 수 있게도 돕는다."(139)라고 말합니다. 이러한 주장은 매우 혁신적인 주장이라고 할 수 있습니다. 보통 우리는 무엇인가를 듣고 이해한 후 그것을 표현하고 재현한다고 말하곤 하기 때문입니다. 샤론은 역으로 재현(글쓰기)이 주의(듣기)에 도움이 된다며, "이러한 사건들을 재현하는 것이 그것들에 주의를 기울이게 한다."(139)라고 감히 말하고 싶다고 강조합니다. 그러니 주의와 재현, 잘 듣기와 글쓰기는 '잘 들으면 잘 들은 것을 잘 재현할 수 있다.'라는 단선적인 관계가 아니라 듣기와 글쓰기가 서로 영향을 주고받으며 순환하는 구조로 작동한다고 할 수 있습니다. 의사가 환자의 이야기를 주의를 기울여 잘 들으면 그 모든 이야기를 잘 통합해 적절하고 일관된 내러티브로 재현할 수 있게 되지만 동시에 역방향도 가능합니다. 즉, 환자의 질환 사건을 글로 재현해 보는 작업을 통해 듣는 방식과 듣는 감각을 확장시킬 수 있고, 그것을 통해 더 깊은 이해가 가능하게 된다는 말입니다.

이제 서사의학의 실천적 삼중 구조에서 주의와 재현을 거치면서 등장하는 세 번째 요소인 연합(Affiliation)에 대해 말해 보겠습니다. 리타 샤론은 "이제 이러한 내러티브 실천들이 임상의와 환자 사이에 그리고 임상의들 사이에 새로운 형태의 연합을 만들어 내고 있음을 알게 되었다."(149)라고 말합니다. 앞에서 강조한 것처럼 임상 실무에서 주의는 재현과 상호적 관계를 맺고 있습니다.

> 주의와 재현 과정에 관여한 모든 사람(환자, 가족, 임상의들)은 서로 차례를 바꾸어 주의를 기울이거나 재현하기를 한다. 한 사람이 재현하는 동안 다른 사람은 주의를 기울인다. 상호보완적 역할로 들어간다. (…) 의료인들은 최선을 다해 환자와 내담자의 이야기를 들으려 애쓰고 환자를 전문적으로 볼 때마다 자신들이 보고 생각한 것을 이러저러한 방식으로 글로 재현한다(148).

흥미로운 것은 그러한 과정에서 "우리가 그러고 있다는 생각이 전혀 없었음에도 공동체를 구축하고 있었다."라는 리타 샤론의 깨달음입니다. 그녀는 말합니다. "처음에는 이것[공동체 구축]이 서사 훈련의 행복한 부수적 효과라고만 생각했다. 하지만 이제는 이것이야말로 서사의학의 근본 동력임을 알게 되었다. 즉, 우리의 공유된 서사적 행위가 개별 환자와의 관계에서 효과적인 치료적 관계를 형성하게 하였고, 동료 의료진과 응집력 있는 전문 공동체를 형성하게 하였다"(150). 저는 여러분이 이번 서사의학 워크숍에서 '자세히 읽기'와 '창의적 글쓰기' 그리고 '생각과 글 나누기'를 통해 '주의'와 '재현'과 '연합'이라는 서사의학의 세 역동적인 과정을 경험할 수 있게 되기를 기대합니다.

심장의 조화로운 운동: 확장과 수축

마지막으로, 리타 샤론이 서사의학적인 의학을 실천하고자 하면서 자신의 작업을 심장의 운동에 비유해 설명한 말로 저의 서사의학 소개를 마무리하고자 합니다.

> 이러한 형태의 의료 실천을 발전시키면서, 나는 심장(heart)에 대해 생각해 보게 되었다. 진료실에서 환자와 마주 앉아 있는 동안, 나는 두 가지 모순된 행동을 동시에 수행한다. 하나는 적극적이고 능동적으로 체계를 세우는 방식으로 두뇌를 사용한다―진단을 내리고, 해석하고, 의미를 유추해 가설을 세우고, 앞으로 나아갈 방향을 결정한다. 일을 추진하고, 플롯을 짜고, 행동을 이끈다. 이것이 바로 의사의 수축기 작업이다. 거의 동시에 혹은 이러한 수축기 작업과 교대로 이완기 작업이 일어난다. 긴장을 풀고, 환자가 전하는 것을 흡수하며 내 안에 그것을 받아들일 공간을 만든다. 이 이완기 작업에서 나는 기다리고, 주의를 기울이고, 환자의 존재로 내 마음을 채운다. 심장은 수축과 이완을 반복하며 기능한다. 이 두 가지 움직임이 함께 작동할 때 온전한 심장 기능이 이루어진다. 이 중 하나라도 제대로 작동하지 않으면 심각한 기능 장애가 발생한다(131-132).

적극적으로 수축해서 피를 내보내는 심장의 수축 운동과 들어오는 피를 편안하게 받아들이는 이완 운동이라는 심장의 상반되지만 동시적인 두 운동이 서사의학적 실천을 설명하는 은유로 제시되고 있는 것에 대해 여러분은 어떻게 생각하시는지요? 한편으로는, 근거중심의학만을 중시하는 보건의료를 개선하기 위해 서사의학을 발전시키면서도 동시에 근거중심의학을 결코 간과해서는 안 된다고 주의를 환기시키는 말로 들립니다. 동시에, 필요한 진단을 내리고 해석하고 가설을 세우고 환자에게 필요한 행동을 이끌어 내는 의사의 능동적이고 적극적인 역할과 환자의 경험을 받아들이고 환자의 고통이나 감정을 존중하고 공감하는 이완적이고 수동적인 역할, 두 상반된 역할과 움직임이 건강한 심장에 꼭 필요한 움직임인 것처럼 좋은 의사 역할에도 꼭 필요한 움직임임을 잊지 말자는 강조로도 들립니다. 좋은 의사가 된다는 것은 참으로 어려운 일이지만 참으로 보람 있고 가치 있는 일인 듯합니다. 이번 서사의학 워크숍을 통해 서사기술과 서사역량이 무엇인지 경험해 보고, 좋은 의사가 된다는 것은 어떤 것인지 생각해 보는 그런 소중한 기회가 되기를 바랍니다.

참고문헌

남궁인(2016). **만약은 없다.** 문학동네.

Charon, R. (2006). *Narrative Medicine: Honoring the Stories of Illness.* Oxford University Press.

Charon, R., DasGupta, S., Hermann, N., Irvine, C., Marcus, E. R.,

Rivera-Colon, E., Spencer, D., & Spiegel, M. (2021). 서사의학이란 무엇인가: 현대 의학이 나아가야 할 공감과 연대의 이야기. (김준혁 역). 동아시아. (원본출판 2017).

Hawkins, A. H., & McEntyre, M. C. (2000). Teaching literature and medicine. *The Modern Language Society*, 3-4.

Hojat, M., Vergare, M. J., Maxwell, K., Brainard, G., Herrine, S. K., Isenberg, G. A., Veloski, J., & Gonnella, J. S. (2009). The devil is in the third year: A longitudinal study of erosion of empathy in medical school. *Academic Medicine, 84*(11), 1616. https://doi.org/10.1097/ACM.0b013e3181b5db1b

Marini, M. G. (2020). 이야기로 푸는 의학: 공감과 소통으로 가는 여정. (정영화, 이경란 공역). 학지사. (원본출판 2016).

Mehl-Madrona, L. (2007). *Narrative Medicine: The Use of History and Story in the Healing Process.* Bear and Company.

제2장

환자중심 의료를 위한 상호주관성 고찰

유달석[1]

    상호주관성(Intersubjectivity)은 인간의 사회적 삶과 행동을 이해하는 핵심 개념으로, 복잡하고 역동적인 인간관계의 본질을 탐구하는 이론적 틀을 제공한다. 에드문트 후설(Edmund Husserl)은 타인지각(Einfuhlung) 개념을 통해 상호적 관계 속에서 공감(empathy)의 의미를 강조한다. 후설이 분석한 타인지각은 단순한 감정적 교감이나 정서적 동조를 넘어, 타인의 존재와 의식을 인식하고 수용하는 인식적 활동이다. 즉, 타인지각 개념을 기반으로 한 공감이란 자기반추(self-reflection)를 통해 타인의 존재와 생각을 인식하는 것으로, 이때 나와 타인은 서로의 경계를 잘 유지한 채 이루어진 관계 속에 존재한다. 이는 공감이란 개별적 존재의 주체성 및 주관성을 존중하는 가운데 상대방을 보다 정확히 이해하기 위한 인식적 활동임을 보여 준다.

    마르틴 부버(Martin Buber) 또한 인간이 본질적으로 관계적 존재임을 강조하며, 개인의 주관성이 타자와의 상호작용 속에서 형성된다고 보았

---

[1] 서울성경신학대학원대학교 상담학과 조교수.

다. 그는 '나-너(I-Thou)' 관계 개념을 통해 타인을 단순한 객체(it)로 대상화하는 것이 아니라, 온전한 주체(Thou), 즉 전인적인 존재로 인정해야 한다고 주장했다. 후설이 상호주관성을 인식적 차원에서 분석했다면, 부버는 이를 존재론적이고 치유적인 관계로 확장시킨다. 부버는 사랑의 개념을 통해 후설의 상호주관성을 보다 심도 있게 설명하며, 공감이란 단순한 인지적·정서적 이해를 넘어, 두 주체가 사고와 감정을 공유하고 소통하는 과정임을 강조한다(Buber, 1937). 나아가, 진정한 공감은 한 개인의 일방적인 이해나 수용이 아니라, 둘 이상의 주체적 존재가 공동으로 의미를 형성하고 인식을 공유하는 과정이며, 이는 인간관계의 상호주관적 본질을 밝히는 중요한 개념적 기반이 된다.

후설과 부버의 개념에서 알 수 있듯이, 인간의 만남(encounter)은 분리된 주체가 서로를 경험하고 인식하며, 상호주관적 관계를 발전시키는 과정이다. 이때 만남의 주체는 전인적 존재이자 전체적 존재로서 타인과 관계하며 차이를 넘어 공감과 소통을 통해 서로를 수용하고, 의미를 공동으로 창조하는 경험을 하게 된다. 이러한 상호주관적 관계에 대한 이해는 현대 의학의 치료적 관계를 다루는 서사의학(Narrative Medicine)에서도 중요한 역할을 한다. 서사의학은 치료를 일방적 행위가 아니라 환자와 의료진이 공동으로 의미를 창조하는 상호주관적인 과정으로 이해한다.

상호주관성의 방법론 연구

상호주관성은 타인과의 만남 속에서 소통하며 의미를 형성하는 과정으로, 이는 서사의학과 밀접한 관련이 있다. 서사의학은 환자가 질병을 통해 겪는 경험과 고통을 단순한 생물학적 현상으로 보지 않고, 타인과의 관계 속에서 형성되는 의미 있는 경험으로 이해하려는 학문적 접근이다. 후설의 상호주관성 개념에 따르면, 환자는 치료의 대상일 뿐 아니라 관계의 주체로서 자신의 질병 경험을 구성하고 의료진과의 소통을 통해 상호주관적 의미를 형성한다. 따라서 서사의학에서는 환자의 경험과 감각을 공감적으로 이해하는 것이 중요하며, 이를 통해 치료 과정의 총체적 의미를 파악할 수 있다고 강조한다. 상호주관성의 방법론 연구는 이러한 서사의학의 관점을 더욱 체계적으로 탐구하며 그 효율성·적절성을 확인하는 데 도움을 준다. 알렉스 길레스피(Alex Gillespie)와 플로라 코르니쉬(Flora Cornish)의 연구에 따르면, 지금까지의 상호주관성의 연구방법론은 자기보고(self-report), 행동 관찰, 민족지학적 접근, 대화분석으로 나누어 볼 수 있으며, 이들은 각각 상호주관성의 명시적·암묵적·문화적 그리고 언어적 측면을 조명하는 데 기여하였다. 그들의 연구에서 제시한 각 연구방법론의 특징은 다음과 같다.

첫째, 자기보고 방식은 상징적 상호작용 이론(symbolic interactionism)에 기반하여 사람들이 서로의 관점을 얼마나 정확히 이해하는지를 평가하는 방법이다. 이는 타인의 관점을 수용하는 방식이 언어적 표현과 사회, 문화 및 역사적 맥락에 따라 다르게 나타난다는 점을 강조하며, 가족이나 군인, 학생들처럼 비슷한 문화와 역사, 사회적 경험을 공유하는 집단일수록 상호이해가 용이하다고 설명한다(Mead, 1934; Stryker, 1956).

둘째, 행동 관찰은 신체적 모방과 무의식적인 반응을 분석하여 상호주관성이 암묵적으로 형성되는 과정을 탐구한다. 예를 들어, 기대기, 미소 짓기, 움츠리기 등의 행동은 상호작용 속에 나타나는 무의식적이고 자동적인 행동 역학의 표현이다. 이는 상호작용 속에서 발생하는 자동적이고 비언어적인 요소로서 암묵적 의미 전달 및 상호주관성 형성에 중요한 역할을 한다(Gallese et al., 2004; Rizzolatti & Craighero, 2004).

셋째, 민족지학적 연구는 상호주관성이 특정한 사회적·문화적 맥락에서 어떻게 형성되고 유지되는지를 탐색하는 방법이다. 민족지학적 연구는 삶의 모든 일상이 의미 있는 상호주관적 창조물이라는 가정에서 출발한다. 민족지학적 연구자는 대상 집단의 생활세계로 직접 들어가 참여하며 삶의 전반에 걸쳐 발생하는 다양한 상호작용을 분석한다. 이러한 접근은 상호주관성의 암묵적이고 맥락적 측면에 대한 통찰력과 함께 상호주관적 관계에서 주체의 위치성을 강조한다. 즉, 안에서 밖을 바라보는 '내부자적 관점(emic)'과 밖에서 안을 바라보는 '외부자적 관점(etic)'의 차이를 인정하고, 이를 통합할 때, 진정한 상호이해가 이루어짐을 보여 준다.

넷째, 대화 분석은 상호주관성이 실시간 대화 속에서 어떻게 구성되는지를 연구하는 방법으로, 사회적 상호작용에서 발생하는 언어적 단서와 피드백을 탐구한다. 대화 분석 방법론에 따르면, 대화 중 "어-허"와 같은 짧은 언어적 반응이나 고개 끄덕임과 같은 비언어적 반응은 자연적으로 발생하는 상호이해의 신호로 볼 수 있다. 또한 대화 중 오해를 수정하거나 상호동의를 확인하는 현상은 상호작용 내에서 상호주관성이 지속적으로 조정되고 강화되는 방식에 대한 통찰을 제공한다.

이러한 방법론적 연구를 통해 우리는 상호주관성이 감정적·인지적 타자경험을 통합하는 상호이해의 과정임을 확인할 수 있다. 이는 상호주관성이 단순한 객관적 정보의 전달을 넘어, 관계적 경험 속에서 이루어지는 의미공유의 과정으로서 다층적이고 맥락의존적인 특성을 지닌다는 점을 보여 준다.

그러나 알렉스 길레스피(Alex Gillespie)와 플로라 코르니쉬(Flora Cornish)는 자신들의 연구에서 설명한 상호주관성의 방법론들조차 개인 중심적 접근에 기반하고 있으므로 이로 인해 인간 상호작용 속에서 나타나는 역동성과 관계적 요소의 다면적·다차원적 측면을 충분히 반영하지 못하는 한계를 지닌다고 비평하고 있다(Farr, 1996; O'Donnell, Tharp, & Wilson, 1993). 이러한 한계를 보완하기 위해, 이 글에서는 인간 상호작용에서 드러나는 역동적 관계와 정서적 요소들이 상호주관성에 미치는 영향을 정신분석적 관점에서 탐구하고자 한다. 특히 정신분석학의 핵심 개념 중 '합의적 검증' '전이공간' '놀이'를 중심으로 상호주관적 관계를 이해하며, 이를 서사의학의 맥락 속에 적용해 보고자 한다.

상호주관성의 정신분석적 이해 및 서사의학적 적용: 치료적 관계의 역동적 이해

서사의학은 리타 샤론(Rita Charon)에 의해 발전된 개념으로, 환자의 질병 경험을 단순한 생물학적 현상이 아니라 하나의 이야기로 이해하고, 이를 의료적 맥락에서 적극적으로 활용하는 접근법이다. 이는 환자의 주관적 경험을 경청하고 공감하는 것을 강조하며, 의료진이 환자와 더욱 깊이 있는 관계를 형성할 수 있도록 돕는다. 근거중심의 진단과 객관성 중심의 교육을 받은 의사를 환자의 주관적 경험을 이해하고 반영할 수 있도록 훈련하는 것은 겉보기에는 역설적으로 보인다. 그러나 흥미롭게도, 상호주관성은 서사의학 연구에서 핵심 주제일 뿐만 아니라 지속적으로 탐구되고 있는 영역이다. 이는 치료적 관계 역시 주관성을 가진 인간의 만남이므로 주체 간의 상호작용에 의해 영향을 받기 때문이다.

문제는 의사가 마주하는 환자들이 신체적·정서적·영적으로 매우 취약한 상태에 있다는 점이다. 이러한 취약성으로 인해 환자는 자신의 상태 및 고통의 정도를 (의료진이 이해할 수 있도록) 잘 설명하지 못할 때가 있다. 더불어, 의료진과 신뢰적 관계 형성이 실패한 경우 혹은 치료에 대한 기대가 좌절된 경우 환자들은 의료진에게 거친 말과 행동으로 자신의 감정을 표출한다. 동시에, 의사 역시 환자와의 만남에서 무의식적으로 내면적 역동을 경험하며 이에 반응할 수 있다. 이는 의사 또한 삶의 경험과 기억을 가진 인간이라는 사실에 근거한다. 질병으로 고통받는 환자들의 절박함을 고려할 때, 의사가 마주하는 일상은 고통과의 치열한 대면이라 할 수 있다. 이러한 극한의 상황에서 의사와 환자 간 상호작용의 질과 방법은 치료의 효율성과 무관하지 않다. 따라서 서사의학은 상호주관성을 바탕으로 한 치료적 관계 형성을 통해, 환자의 서사를 존중하는 의료환경을 조성하고, 이를 통해 의사와 환자 간 신뢰와 이해를 증진하는 것을 목표로 한다.

상호주관성에 대한 심리학적 분석은 인간 상호작용의 복잡성과 해석적 측면을 이해하는 데 강력한 틀을 제공한다. 다양한 심리학 이론 중에서도 정신분석학은 치료자와 환자 간의 관계에서 발생하는 명시적 및 암묵적 상호작용에 초점을 맞추며, 이러한 상호작용이 치료 과정과 결과에 미치는 영향을 설명하려고 노력해 왔다. 초기 정신분석은 프로이트(Sigmund Freud)의 내적 갈등과 욕동 이론(drive theory)을 중심으로 인간의 발달과 정신 병리학을 설명했으나, 이후 안나 프로이트(Anna Freud)

와 멜라니 클라인(Melanie Klein)을 통해 관계적 역동으로 그 초점이 확장되었다. 특히 클라인은 투사적 동일시(projective identification) 개념을 도입해 전이(transference)를 단순히 내담자의 문제로 국한하지 않고, 내담자와 치료자 간의 관계적 역동의 결과로 재해석했다. 이는 치료적 관계를 단순한 객관적 분석의 장이 아니라, 두 주체가 상호작용하며 공통의 경험을 형성하는 상호주관적 장으로 재정의하는 데 기여했다(Mitchell & Aron, 1999). 이러한 접근은 타자를 단순히 욕구나 인지의 대상으로 바라보는 일차원적 시각에서 벗어나, 상호작용을 통해 새로운 역동을 창출하는 동등한 개별적 주체로 이해하는 관점으로의 전환을 의미한다. 정신분석학에서 나타난 이와 같은 시각의 변화는 상호주관성 개념의 확립으로 이어졌으며, 이는 서사의학이 강조하는 의사-환자 간의 공감과 소통의 과정을 더욱 깊이 이해하는 데 중요한 이론적 틀을 제공한다.

상호주관성은 정신분석 이론에서 인간관계의 본질을 이해하는 핵심 개념 중 하나로 자리 잡고 있다. 해리 스택 설리반(Harry Stack Sullivan), 도널드 위니컷(Donald W. Winnicott), 제시카 벤자민(Jessica Benjamin) 등의 학자들은 개인이 관계 속에서 형성되며, 타인과의 상호작용이 자아 발달에 필수적임을 강조하였다. 설리반은 인간의 정신 병리를 심리 내적(intrapsychic) 현상이 아닌 상호작용적(interactional) 관점에서 설명했다. 그는 인간이 대인관계(interpersonal relationships)에서 분리될 수 없으며, 오랜 기간 경험된 관계와 관계 패턴이 개인의 성격 형성에 결정적인 영향을 미친다고 보았다. 한편, 위니컷은 영아와 주 양육자 간의 상호작용과 환경이 영아의 심리적 발달에 미치는 영향을 깊이 탐구하며, 적절한 양육 환경이 영아가 독립적인 존재로 성장하는 데 필수적이라고 보았다. 위니컷의 "충분히 좋은 어머니(good-enough mother)"(Winnicott, 1964, 1971, 1986)는 이러한 관계의 상호의존적 측면을 강조하는 대표적인 개념이다. 또한 벤자민의 상호주관성 이론은 대인관계 내 두 주체 간의 상호인정(recognition)을 강조하며, 그 가운데 발생하는 긴장감을 유지할 때 동등하고 상호존중되는 상호주관적 관계가 형성될 수 있음을 주장하였다(Benjamin, 1988, 1992).

위니컷과 벤자민의 이론은 영유아기의 양육과 돌봄 관계를 전제로 하고 있기 때문에, 이를 의료인과 환자 간의 치료적 관계에 그대로 적용하는 데에는 한계가 있다. 그럼에도 불구하고 이들의 이론은 관계의 주체들 사이에서 발생하는 감정적 역동성과 무의식적 상호작용을 이해하는 데 중요한 통찰을 제공한다.

상호주관성의 정신분석학적 이해 및 서사의학과의 연계성은 인간이 고립된 자율적 존재가 아니라, 타인과의 관계를 통해 자신의 주관성을 형성하는 존재임을 강조한다. 환자와 치료자의 관계를 중심으로 생각할 때, 치료자는 단순한 관찰자가 아니라 환자의 이야기 속에서 함께 의미를 구성하는 공동 창조자(co-creator)로서 기능한다. 이러한 치료적 관계는 의학적 처치의 장(actual space)을 제공할 뿐 아니라, 의사와 환자가 서로의 주관성을 공유하며 의미를 형성하는 안전한 공간(virtual space) 역할을 한다. 즉, 서사의학이 추구하는 효율적인 치료적 관계는 환자와 의사 사이에 상호주관적 상호작용이 형성될 때 비로소 가능하며, 이는 치료 과정의 핵심 요소로 작용한다. 이에 관해 설리반의 합의적 검증 개념과 위니컷의 전이공간 및 놀이 개념을 통해 서사의학과 상호주관성을 기반으로 한 치료적 개입에 대해 다뤄 보려고 한다.

합의적 검증

인간은 타인과의 상호작용을 통해 정체성을 형성하고, 경험을 공유하며, 관계의 의미를 창조하는 상호주관적 존재이다. 이러한 맥락에서 설리반은 인간의 성격과 행동이 고정된 내적 속성이 아니라, 두 주체 간의 지속적인 상호작용을 통해 공동으로 형성되는 과정이라고 주장한다. 이는 개인의 경험과 인식이 타인과의 상호작용 속에서 형성되고 조정된다는 상호주관성의 핵심 개념과 깊이 연결된다. 이러한 맥락에서 해리 스택 설리반(Harry Stack Sullivan)은 대인관계 속에 합의적 검증(consensual validation)의 필요성을 강조하였고, 이는 대인관계의 역동을 주로 다루는 집단상담에서 주요 개념으로 다루어져 왔다.

합의적 검증은 개인이 자신의 생각과 감정을 타인과 공유하며, 서로의 이해를 비교하고 조정하는 과정을 의미한다. 설리반(Sullivan, 1942, 1953)은 인간이 자신의 주관적 현실이 타인의 현실과 일치하는지를 확인하고자 하며, 이를 통해 보다 안정적이고 신뢰할 수 있는 의미 구조를 형성한다고 보았다. 이는 단순한 사실 확인을 넘어서, 정확한 상호이해를 바탕으로 관계 속에서 새로운 의미를 창출하는 과정으로 이해할 수 있다. 이러한 합의적 검증의 필요성은 앞서 설명한 상호주관성 연구방법 중 네 번째인 대화분석에서 제기된다. 대화분석은 대화 중 오해가 발생할 경우, 이를 수정하거나 상호동의를 확인하는 과정을 통해 상호작용 속에서 상호주관성이 지속적으로 조정되고 강화된다고 설명한다. 이러한 맥락에서 합의적 검증은 상호이해 및 공유된 의미의 창출을 위해 필수적인 요소로 볼 수 있다. 이러한 합의적 검증 과정은 치료적 관계에서 의료인과 환자 모두가 자신의 경험을 보다 명확히 인식하고 해석할 수 있도록 돕는다. 그러나 의료인은 종종 과학적 근거에 기반한 진단이라는 명분 아래 환자의 주관적인 표현이나 고통의 호소를 무시하거나 간과하는 경향이 있다. 또한 환자의 상태를 설명하는 과정에서 의학적 용어나 약어를 사용하여 환자가 아닌 의료인 중심 의사소통을 하는 경우도 적지 않다. 이는 치료적 관계에서 상호이해를 방해할 뿐만 아니라, 환자에게 자신의 상태에 대한 왜곡된 인식을 초래할 수 있다. 따라서 의료인은 환자가 합의적 검증을 통해 자신의 상태를 정확하게 이해할 수 있도록 돕고, 이를 수용할 수 있는 태도를 갖추는 것이 중요하다. 더불어, 환자와 의료진은 치료적 관계 속에서도 과거의 부정적 타자 경험이 현재 대상에게 투사되는 '관계적 왜곡(parataxic distortion)'이 발생할 수 있으며, 이 경우 신뢰 관계가 손상되고 치료에 필수적인 정보의 교환 및 해석에 왜곡이 생길 수 있다. 그러므로, 환자와 의료진 모두 합의적 검증을 통해 자신의 감정적·인지적 왜곡을 인식하고 수정해 나갈 뿐만 아니라 보다 건강한 방식으로 대인관계를 형성하려는 노력이 필요하다.

이와 같이 합의적 검증은 상호이해와 공유된 의미의 형성을 위한 핵심적 절차일 뿐 아니라, 상호주관성 연구에서 강조되는 자기보고 방법론과도 긴밀하게 연결된다. 자기보고 방법론은 인간의 경험이 고정된 내면의 산물이 아니라, 타인과의 상호작용 속에서 의미를 부여받고 지속적으로 재구성된다는 점에 주목한다. 즉, 개인의 경험은 관계 속에서 언어적·비언어적 교류를 통해 공유되고 조정되며, 이러한 과정을 통해 더 풍부하고 정교한 이해가 형성된다. 합의적 검증은 바로 이와 같은 관계적 의미형성의 실제적 방식으로 작용하며, 개인이 자신의 경험을 재구성하고 새로운 통찰을 도출하는 데 중요한 역할을 한다.

상호주관성 방법론은 인간 경험의 다층적 복잡성을 해석하고, 관계적 상호작용이 상호주관적 의미 형성에 미치는 영향을 탐구하는 데 초점을 둔다. 치료적 관계에서 합의적 검증은 환자가 자신의 경험을 재구성하고 내러티브를 조정하는 과정으로 작용하며, 이는 상호주관적 현실을 구축하는 핵심적인 방법이 된다. 예를 들어, 환자가 치료적 관계 속에서 과거의 경험으로 인해 특정 감정에 압도될 때, 치료자는 충분한 공감과 격려를 통해 이를 극복하도록 돕는 것이 필요하다. 그 과정 속에 의료인들은 적절한 경계선을 지키며 환자의 고통을 간접적으로 경험하고 참여한다. 이러한 노력은 고통의 상호주관적 이해를 통해 환자가 직면한 상황을 다른 관점에서 재해석할 수 있도록 도울 뿐만 아니라 객관적 혹은 근거중심적 질병 이해를 넘어서 새로운 질환 서사(illness narrative)를 시작하게 할 것이다. 이는 상호주관적 이해를 통해 기존의 대인관계 패턴을 수정하고, 보다 건강한 방식으로 관계를 형성할 수 있도록 하는 데 기여한다. 이는 설리번의 합의적 검증 및 참여적 관찰자(participant observer) 개념과 연결되며, 치료적 관계에서 공유된 의미를 구성하는 과정의 중요성을 강조한다. 특히 창의적이고 자기반영적인 글쓰기(self-reflective writing)는 의사가 자신의 경험을 탐구하고 수정하는 데 유용한 도구가 될 수 있다. 주어진 텍스트를 읽거나 프롬프트에 따라 글을 쓸 때, 의사는 자기 생각과 경험을 글로 표현하게 되는데 이때 무의식적으로 형성된 왜곡과 방어기제가 드러날 수 있다. 또한 그룹에서 자신이 쓴 글을 읽고 공유하는 과정에서 상호인정과 수용의 기회를 얻게 되며, 다른 사람의 글을 듣는 과정에서 새로운 관점을 통해 자신의 주관성을 확대할 수 있게 된다.

결과적으로, 합의적 검증과 상호주관성에 기반한 연구방법은 모두 인간 경험의 관계적 본질을 강조하며, 개인의 정체성과 관계의 의미가 타인과의 상호작용 속에 구현된다는 점에서 공통된 입장을 취한다. 이러한 관점은 임상 현장에서 상호주관성이 구체적으로 어떻게 작동하는지를 이해하는 데에도 중요한 통찰을 제공한다. 특히 합의적 검증은 치료적 관계 속에서 환자와 의료인이 어떻게 상호이해를 형성하고, 환자의 경험에 새로운 의미를 부여하는지를 보여 주는 실제적 과정이다. 이러한 의미 구성의 과정은 서사의학(Narrative Medicine)에서 강조하는 핵심과도 맞닿아 있다. 서사의학은 환자의 질환 서사와 삶의 맥락을 경청하고, 그 의미를 재구성함으로써 치료적 변화를 이끌어 내는 것을 목표로 한다. 의료인은 이 과정을 통해 환자의 과거 경험을 새로운 시각에서 조명하고, 환자가 자기 삶의 주체로서 통제력을 회복할 수 있도록 돕는 역할을 수행하게 된다.

전이공간

도널드 위니컷(Donald Winnicott)이 제시한 전이공간(transitional space) 개념은 상호주관성을 구체적으로 실현할 수 있는 환경적 조건을 제공한다. 전이공간은 내면과 외부 세계를 구분하면서도 상호 연관성을 유지하는 안전한 영역으로, 개인이 새로운 관계 패턴을 실험하고 자신의 정체성을 형성할 수 있도록 돕는다. 위니컷에 따르면, 유아는 성장 과정에서 전이현상(transitional phenomenon)을 경험하며, 이를 통해 주관적 전능감에서 객관적 현실을 인정하는 방향으로 나아간다. 이 과정에서 어머니는 유아의 모든 요구를 즉각적으로 충족시키지 않음으로써 유아가 적절한 좌절을 경험하도록 하며 이는 외부 세계를 독립적인 존재로 인식하는 데 기여한다.

전이현상 과정에서 유아는 테디 베어나 담요와 같은 전이대상(transitional object)을 필요로 한다. 전이대상은 유아가 처음으로 소유하는 '나 아닌(not me)' 존재로서, 내적 세계와 외부 환경을 연결하는 역할을 한다. 유아는 전이대상과의 창의적 관계를 통해 불안을 조절하고, 양육자와의 상상적 유대를 유지하며, 대상을 독립적인 존재로 서서히 받아들인다. 이러한 관계가 형성되는 전이공간은 완전히 내적이지도 완전히 외적이지도 않은 중간 영역(intermediate area)으로서 상징적 의미를 지닌다. 환상과 실제가 공존하는 이 제3의 공간(the third space)에서 유아는 전이대상을 활용하여 창의성을 발휘하고 전능감을 유지한다. 이때 전이대상은 유아의 공격성을 견뎌야 하며, 이를 통해 유아는 전이대상이 자신과 동일하지 않다는 사실을 깨닫는다. 즉, 주관적으로 인식한 대상과 객관적으로 존재하는 대상 사이에 차이가 있음을 인식하는 경험을 하게 되며, 이는 유아가 대상을 외부의 객관적 존재로 받아들이는 중요한 전환점이 된다. 이러한 과정은 유아가 자신의 주관적 관점에서 벗어나, 객관적 현실을 인지하고 확인하는 것이 필요함을 시사한다(Winnicott, 1964, 1988).

전이공간에서 유아가 보이는 공격성은 대상을 파괴하려는 것이 아니라, 환상과 실제를 구별하려는 본능적 욕구를 반영한다. 따라서 어머니가 유아의 공격성을 견디고 살아남을 때, 유아는 외부 현실에 대한 신뢰와 자신감을 형성할 수 있으며, 이를 통해 특정 대상에 대한 의존을 넘어 더 광범위한 사회적 관계 및 문화적 참여로 나아가게 된다. 이는 유아와 어머니 간의 절대적 의존 관계를 넘어서 독립성을 향해 나아가는 과정과 연결된다. 이러한 개념은 의료환경에서도 적용될 수 있으며, 환자들이 의료진에게 보이는 공격성을 자기방어 기제로 해석할 수 있다. 즉, 환자는 자신의 취약성을 드러내고 의지할 수 있는 대상인 의료진을 시험하거나 공격할 수 있다. 이때 치료자가 환자의 공격성에 보복하지 않고 잘 견뎌 내면, 두 사람 사이 관계의 질적 변화가 일어나며 견고한 신뢰 관계가 형성된다.

　전이공간에서 이루어지는 이러한 과정은 유아기 발달에 국한되지 않으며, 성인기의 치료 과정에서도 동일한 원리가 적용된다. 전이공간은 객관적 현실과 주관적 경험이 상호작용하는 중간 영역으로, 환자가 새로운 정체성을 탐색하고 기존의 관계 패턴을 수정할 수 있는 안전한 환경을 제공한다. 치료자는 '충분히 좋은 어머니'로서 환자의 이야기에 적절한 반응을 제공하며, 환자가 자신의 경험을 보다 깊이 이해하고 수용할 수 있도록 돕는다(Winnicott, 1986). 또한 치료자는 '참여적 관찰자'로서 적극적으로 개입하여 환자와 함께 새로운 의미를 창출해 나간다. 이는 초기 정신분석에서 전이를 일방적인 투영으로 간주했던 관점과 달리, 전이를 상호적이고 역동적인 과정으로 이해하는 상호주관적 접근과 연결된다. 이러한 접근은 환자의 과거 관계 패턴이 단순히 반복될 뿐 아니라 새로운 가능성을 재구성하는 과정으로 작동할 수 있음을 보여 준다. 설리반의 관계적 왜곡 개념과도 연결되는 이 접근법은 과거의 왜곡된 경험이 치료적 관계 속에서 수정되고 보다 건강한 대인관계로 확장될 수 있음을 시사한다.

　전이공간 개념은 서사의학과도 깊은 관련이 있다. 서사의학은 의료인들이 기존의 고정된 서사를 보다 유연하게 이해하고 수용하며, 이를 자유롭게 표현할 수 있도록 돕는다. 이 과정에서 서사는 단순한 정보(information)를 넘어 변화와 역동성을 지닌 사연(narrative)으로 전환된다. 이러한 전환을 통해 의료인은 자신의 경험을 응집력 있게 조직하고,

자기 이해는 물론 타인과의 관계 속에서 새로운 관점을 형성하게 된다. 이는 부정적인 과거 경험을 창조적으로 재해석하고, 개인의 서사를 새롭게 구성하는 데 기여한다.

이와 같은 서사의 전환 과정에서 서사의학은 의료인에게 전이공간으로서 작용하며, 변화와 성장을 위한 심리적 기반을 제공한다. 나아가 서사의학을 통해 의료인은 환자와의 관계 속에서도 전이공간의 역할을 수행할 수 있게 된다. 의료인이 제공하는 상호주관적 치료 관계는 환자중심의 의료를 실현하는 핵심 요소로 작용하며 환자가 질병으로 인한 고통 속에서도 삶의 의미를 발견하고, 새로운 질환 서사를 창조해 나갈 수 있도록 돕는다.

놀이

위니컷은 놀이를 단순한 유희가 아니라 본질적으로 관계적이며 상호주관적인 경험으로 보았다. 그는 놀이를 통해 개인과 집단의 심리적 성숙과 치유가 가능하다고 설명하며, 이를 인간 발달의 핵심 과정으로 이해하였다. 놀이(Play)는 주관과 객관, 상상과 현실의 경계에서 이루어지는 독특한 경험으로, 창조와 파괴, 사랑과 공격성의 역동성을 수용하는 과정을 통해 심리적 자율성과 통합을 촉진한다. 즉, 개인은 놀이를 통해 자신의 내적 세계와 외적 세계를 연결하며, 점차 독립적이고 주체적인 존재로 성장해 나간다(Winnicott, 1971, 1986, 1987).

놀이의 경험은 초기 돌봄 관계에서도 중요한 역할을 수행한다. 유아는 부모와의 상호작용 속에서 놀이를 통해 보호받는 동시에 새로운 객관적 세계를 탐색하고 확장시킨다. 위니컷은 놀이가 삶의 기본적인 형태이며, 시간과 공간의 연속성 안에서 이루어지는 경험임을 강조하였다. 문화적 경험 또한 이러한 놀이의 맥락에서 출발하며, 이는 현실과 환상이 만나는 '중간 공간(transitional space)'에서 전개된다. 이 공간에서 개인은 단순히 수동적으로 반응하는 것이 아니라, 긴장과 노력을 통해 능동적이고 역동적으로 변화하고 성장한다. 즉, 놀이는 단순한 생각이나 바람이 아닌, 실질적인 행동이며 수행적(performed) 경험이다.

이러한 맥락에서 위니컷은 놀이와 치료 모두를 과도기적 경험(transitional experience)으로 보았다. 그는 놀이와 치료가 환상과 현실을 연결하는 매개체로 기능한다고 보았으며, 이를 통해 개인은 자신만의 안전한 환경을 창조하고 내적 세계를 구성할 수 있다고 설명한다. 나아가, 놀이 경험은 돌봄 관계에서 일방적인 보호를 넘어 상호적이고 동반자적인 관계로의 전환을 촉진한다. 위니컷은 이를 단순한 독립성의 달성이 아니라, 자율성과 상호의존성이 균형을 이루는 성숙한 상태로 이해하였다. 이러한 관점은 상호주관적 공간에서 개인의 주관성이 서로 영향을 주고받으며 '공유된 주관적 앎(shared knowledge)'을 형성한다는 그의 이론적 틀과 맞닿아 있다.

위니컷은 놀이를 단순한 유희가 아닌 신뢰를 바탕으로 이루어지는 본질적으로 상호주관적이고 창조적인 경험으로 이해하였다. 그는 놀이가 개인의 내적 현실과 외적 세계가 상호작용하는 중간 공간에서 이루어지며, 이러한 상호작용이 친밀하고 안전한 관계 속에서 이루어질 때, 개인은 더욱 자유롭고 창조적으로 자기 경험을 표현할 수 있다고 보았다. 유아가 놀이를 통해 자기 세계를 탐색하고 확장하는 과정에서, 보호자가 민감하게 반응하고 이를 반영해 줄 때 놀이 경험은 더욱 깊이 있게 전개된다. 이러한 놀이의 발달은 초기의 독립적인 탐색에서 점차 상호놀이로 전환되며, 타인과의 협력, 조율, 상호이해 능력을 키워 나가게 한다.

이와 같은 위니컷의 놀이 개념은 앞서 논의한 상호주관성과 합의적 검증의 과정 그리고 서사의학의 실천적 구조와 깊이 맞닿아 있다. 놀이에서 주관성과 타자성이 만나는 방식은 서사의학에서 의료인이 자신의 내면적 서사를 탐색하고 그것을 바탕으로 환자와의 관계에서 공동의 의미를 창조해 나가는 과정과 유사하다. 서사의학 교육에서 의료인은 문학적 서사를 통해 자신의 경험, 감정, 환상을 표현하고 조직하는 훈련을 받으며, 이는 혼자놀이가 상호놀이로 확장되듯 자기 서사의 표현이 상호주관적 서사 창조로 발전하는 기초가 된다.

결국 치료적 맥락에서 이루어지는 이러한 공동의 서사 형성은 의료인과 환자가 함께 의미를 구성해 나가는 상호적 공간, 즉 전이공간이자 놀이 공간으로 기능하게 된다. 이 공간에서 양측은 수동적인 역할이 아니라, 능동적으로 참여하며 자기 통합과 주체성 회복을 향해 나아간다. 위니컷이 강조한 놀이의 창조적 잠재력(Winnicott, 1971)은 바로 이와 같은 상호주관적 관계 속에서 실현되며, 이는 서사의학이 지향하는 환자 중심 치료의 본질과도 일치한다.

궁극적으로, 위니컷이 제시한 놀이 개념에서 출발한 상호주관적 관계와 의미의 공유 경험은 개인은 물론 공동체의 심리적 성장과 치유로 이어질 수 있다. 이는 서사의학에서 나타나는 치료적 상호작용의 본질과도 깊이 연결된다. 상호놀이로서의 치료 관계에서는 환자와 의료인이 서로 다른 주관성을 지니고 있음에도 불구하고, 신뢰를 바탕으로 상호작용하며 만족스러운 관계를 형성할 수 있다. 이러한 관계 속에서 치료는 더 이상 일방적인 개입이나 단순한 문제 해결에 머무르지 않는다. 오히려 그것은 의미를 함께 창조해 나가는 상호적인 과정으로, 환자와 의료인 모두의 내적 회복과 성장을 이끄는 심리적 공간이 된다.

상호주관성과 서사의학: 치료적 관계에서 차이와 복잡성을 수용하는 역동

설리반은 심리치료를 환자와 치료자 간의 주관성에 기반한 상호작용으로 보며, 이는 정신분열증 환자에게도 예외가 아니라고 강조했다(Sulivan, 1953). 그는 기존 정신의학의 객관성과 환자와의 정서적 분리 및 거리두기를 비판하며, 치료자의 정서적 개입과 관계 속에서의 진정성 있는 만남이 치료적 변화를 가능하게 한다고 주장했다. 이러한 관점은 단순히 환자-치료자 관계의 평등성만을 의미하는 것이 아니라, 치료적 관계에서 발생하는 힘의 불균형과 사회문화적 차이를 적극적으로 인식하고 조율할 필요성을 제시한다.

이러한 관점은 제시카 벤자민(Jessica Benjamin)의 상호주관성 이론을 통해 더욱 구체화된다. 벤자민은 상호주관성이 단순한 교감이 아닌, 긴장과 갈등을 포함한 조율의 과정이라고 보았다. 상호인정(recognition)은 이 과정의 핵심으로, 주체들이 서로를 독립적 존재로 존중하며 상호적으로 영향을 주고받는 공간을 만들어 낸다(Benjamin, 1988). 이러한 상호인정은 치료자가 일방적으로 환자를 분석하거나 해석하는 관계에서 벗어나, 주체-주체 관계로 전환되기 위한 토대를 제공한다.

그러나 현실에서는 이와 같은 상호인정이 항상 원활하게 이루어지는 것은 아니다. 우리는 타인에게 영향을 주고 싶어 하면서도 동시에 타인의 영향을 받지 않으려는 심리적 긴장과 이중성을 경험한다. 이러한 상호인정의 실패는 종종 치료 관계를 지배-복종의 권력 관계로 변질시킬 수 있다. 이는 마틴 부버(Martin Buber)가 말한 '나-너(I-Thou)' 관계가 '나-그것(I-It)' 관계로 퇴행되는 것과 유사하다. 이 지점에서 목회상담자 보니 밀러 맥리모어(Bonnie J. Miller-McLemore)는 치료자가 환자를 일방적 해석의 대상으로 보지 않고, 상호주관적 관계 속에서 살아 있는 존재로 이해해야 한다고 주장하며, 기존의 '살아 있는 인간 문서(The Living Human Document)' 개념을 '살아 있는 인간 망(The Living Human Web)'으로 확장했다(Miller-McLemore, 1993). 치료자는 더 이상 해석자나 관찰자가 아닌, 서사의 공동 창작자가 되어야 한다는 주장이다.

현대 의료시스템에서 치료자는 제도적 권한과 임상적 지식을 바탕으로 환자의 이야기를 해석하는 특권적 위치에 있다. 이러한 권력의 역학은 환자가 자신의 과거 경험—특히 사회적 계층 구조, 소외, 권위적 관계에서의 외상—을 치료 관계에 반영하게 만들 수 있다. 예를 들어, 역사적으로 소외된 그룹에 속한 환자는 치료자의 중립적 태도를 무관심이나 판단으로 해석할 수 있으며, 이로 인해 치료 과정에서 차별과 배제를 경험한다고 느낄 수 있다. 이를 해결하기 위해서는 설리반의 합의적 검증(consensual validation) 개념을 적용하여, 치료자가 자신의 위치성과 편견 가능성을 적극적으로 인식하고, 환자의 경험을 열린 태도로 수용해야 한다. 또한 검증 과정이 치료자의 세계관에 의해 일방적으로 형성되지 않도록 주의해야 한다.

이러한 복잡한 상호작용은 위니컷이 말한 전이공간(transitional space)에서 구체화된다. 전이공간은 개인의 내면과 외부 현실, 현실과 환상이 교차하며 새로운 의미를 실험하고 재구성할 수 있는 공간이다. 치료자는 이 공간에서 환자의 심리적 갈등뿐 아니라, 그 갈등이 생성된 사회문화적 맥락과 권력 역학까지 함께 조망해야 한다. 이러한 전이공간의 핵심은 위니컷이 강조한 놀이(play)의 기능과 밀접하게 연결된다. 놀이란 단순한 유희가 아니라, 신뢰를 기반으로 내면의 갈등을 탐색하고, 창조성을 발휘하는 수행적 경험이다(Winnicott, 1971). 치료적 맥락에서 놀이 개념은 환자와 치료자가 질환서사의 공동 창작이라는 놀이적 상호작용을 통해, 새로운 서사와 자기 감각을 구성해 가는 과정으로 기능한다. 이와 같은 놀이의 전개는 환자의 내적 주체성 회복과 치료자의 관계적 개입 능력 모두를 확장시키며, 기존의 권력 위계와 정체성 고착을 넘어서는 새로운 가능성을 창출한다. 이 과정에서 치료 관계는 단순한 치료적 개입의 장이 아니라, 복잡성과 차이를 수용하는 창조적 공간으로 전환된다.

결론적으로, 상호주관성과 서사의학은 치료적 관계에서 발생하는 갈등과 차이, 힘의 불균형, 문화적 다양성 등을 단순한 장애물이 아니라 공동 창작과 해석의 자원으로 이해할 수 있는 토대를 마련해 준다. 설리반과 위니컷의 이론은 인간 정체성과 주관성이 본질적으로 관계 안에서 형성되고 조율된다는 점을 강조하며, 서사의학은 이를 실천적으로 구현한다. 치료자는 스토리텔링과 공감, 공동 의미 구성의 과정을 통해 환자의 서사에 개입하며, 상호주관성의 조율을 통해 환자가 보다 적응적인 자기 감각을 형성하도록 돕는다. 이는 개인의 치유뿐 아니라, 사회적 관계 속에서 자기 방어를 해체하고 유연한 관계 맺기로 이어지는 심리적 성장을 가능하게 한다. 이러한 논의를 바탕으로 본 연구에서는 상호주관성과 서사의학 개념이 실제 임상 사례에서 어떻게 적용될 수 있는지를 분석 함으로써 치료적 관계의 재정의를 시도하고자 한다.

📋 임상 사례 분석

김씨는 20대 초에 한국에 파병된 흑인 미군을 만나 결혼한 뒤 미국으로 이주하여 살았다. 그녀의 보고에 따르면, 김씨는 약 30년 이상 주요우울장애[2])에 해당하는 여러 가지 증상 및 다양한 신체적·심리적 통증을 경험한 것으로 보였다. 하지만 30년 전 응급실에서의 충격적인 경험으로 인해 그녀는 서양 의사나 상담사를 만나본 적이 없다고 했다. 김씨는 50대 초반쯤 폐경기가 시작되면서 간헐적으로 가슴이 답답하고 심한 가슴의 통증을 경험했다고 하였다. 어느 날 심장이 너무 빨리 뛰는 것을 느꼈고 고통을 견디기 힘들어서 남편과 함께 응급실에 갔다. 응급실에서 만난 백인 의사는 김씨의 상태를 잠시 물어본 뒤 여러 가지 검사를 진행했다. 한참 뒤에 의사가 나타나서 검사 결과상 김씨에게 아무런 문제가 없다고 말했다. 의사의 소견을 듣고 있는 중에도 김씨는 통증을 호소했으나, 의사는 더 이상 해줄 것이 없다며 퇴원을 권유했다. 이에 김씨의 남편은 아내가 거짓말을 하고 있다며 화를 냈고, 아내를 병원에 혼자 내버려둔 채 나가 버렸다. 이때 김씨는 마치 자신이 길거리에 내버려진 기분이었다고 표현했다. 극심한 고통에 시달리던 김씨는 퇴원 수속을 마친 뒤 한의사를 찾아갔다. 한의사는 김씨의 상태와 여기까지 오게 된 경위에 대해 한참 동안 듣고 난 뒤 맥을 짚고 화병(Hwa-byung)이라고 진단하였다. 순간 김씨는 남편도 응급

---

[2]) 주요우울장애(Major Depressive Disorder: MDD)는 지속적인 슬픔과 주요 우울 삽화의 기타 증상을 특징으로 하지만 조증 또는 경조증의 삽화 또는 우울증과 조증 또는 경조증의 혼합 삽화가 동반되지 않는 기분 장애로, DSM-IV-TR, DSM-5 및 DSM-5-TR에 포함되어 있으며, 주요 우울증이라고도 한다. 자세한 내용은 DSM-5의 진단 기준을 참고하라.

실 의사도 믿어 주지 않았지만 한의사와 그의 진단이 자신의 고통을 인정해 주는 것 같아서 위로가 되었다고 한다. 한의원을 다니며 계속적인 치료를 받은 결과, 김씨의 상태는 차츰 회복되었다고 한다. 인터뷰 당시 김씨는 고통을 호소하는 환자에게 검사 결과만을 되풀이해 말하던 의사의 태도에 무례함과 모욕감을 느꼈다고 말했다. 더불어, 의사의 말만 믿고 아내를 나무라며 떠난 남편에게도 깊은 분노와 억울함이 느껴졌다고 했다.

서사의학의 관점에서 김씨의 사례는 환자의 이야기가 의료 과정에서 어떻게 간과될 수 있는지, 그리고 그로 인해 치료적 관계가 어떻게 실패할 수 있는지를 보여 주는 중요한 사례이다. 이는 리타 샤론이 강조한 '서사의 경청(narrative listening)'의 중요성을 상기시키며, 의료진이 환자의 이야기를 단순한 증상 보고가 아닌 개인적·문화적 맥락 속에서 수용해야 함을 시사한다.

왜곡

김씨의 응급실 경험은 의료환경에서 상호주관적 이해가 결여될 때 발생하는 관계적 왜곡(parataxic distortion)과 이를 해소하기 위한 합의적 검증(consensual validation)의 필요성을 구체적으로 드러낸다. 응급실 의사는 의학적 기준에 따라 필요한 검사를 시행하고, 이상이 없다는 근거로 퇴원을 권유했지만, 김씨는 이 과정에서 자신의 고통이 무시되고 거부당하는 경험을 했다고 설명한다. 이는 전적으로 의료진의 냉정한 태도 때문이라기보다 언어적·문화적 장벽과 함께 김씨가 과거 부모와의 관계 속에서 겪었던 심리적 거절 경험이 재현(reenactment)된 결과로 해석될 수 있다. 또한 김씨는 자신의 증상을 한국 문화권에서 이해되는 화병 개념을 통해 해석하고 있었으나, 서구의학적 진단 체계에 익숙한 의사는 이를 고려하지 못했다. 이처럼 질병에 대한 해석틀의 차이는 환자-의료인 간의 의미 공유 실패로 이어지며, 상호주관성의 단절을 야기할 수 있다.

이러한 단절은 김씨의 남편 반응에서도 나타난다. 그는 의료진의 판단을 절대적으로 신뢰하며 아내의 지속적인 통증 호소를 받아들이지 못하고 분노를 표출했는데, 이는 그 역시 고통에 대한 주관적 이해를 공유할 수 있는 틀을 갖추지 못한 상태였음을 보여 준다. 동시에, 이는 그가 내면화한 '감정 표현에 대한 억제' 또는 '합리성에 대한 과도한 의존'과 같은 문화적·심리적 스크립트의 작용일 가능성이 있다.

결과적으로 이 사례는 치료현장에서 상호주관성과 서사의학적 접근이 결여될 때 의료적 판단은 정당했음에도 불구하고, 환자 경험은 무시되었다고 인식될 수 있음을 보여 준다. 환자의 주관적 고통을 이해하고 수용하는 과정은 단순한 공감이나 경청을 넘어서 의료인 스스로의 위치성과 편견, 문화적 지식의 한계를 자각하는 '합의적 검증'의 실천이 수반되어야 한다. 이러한 인식과 태도는 환자와 의료인 간의 신뢰 회복은 물론, 문화 간 의료 커뮤니케이션의 핵심 요소로 작용한다.

합의적 검증

김씨의 사례에서 치료적 관계 형성에 실패한 원인은 마르틴 부버(Martin Buber)가 제시한 "I-It" 관계와 "I-Thou" 관계 개념을 통해 설명할 수 있다. 응급실 의사는 김씨를 전인적인 존재(Thou)로 존중하기보다 하나의 질병 사례 또는 검사 결과로만 판단되는 대상(It)으로 간주했다. 만약 의사가 김씨의 고통을 생물학적 지표로 해석하는 데 그치지 않고, 정서적·사회적 맥락 속에서 이해하려는 태도를 가졌다면, 이들의 상호작용은 전혀 다른 방향으로 전개될 수 있었을 것이다. 비록 생의학적 질환 모델로는 이상이 발견되지 않았더라도, 김씨가 표현한 고통을 의미 있는 현실로 받아들이고 공감 어린 언어와 태도로 반응했어야 했다. 예컨대, "생의학적 질병 모델 검사 결과에 큰 이상은 없어서 다행이지만, 환자분이 느끼는 고통은 분명 실제적인 것 같습니다. 어떻게든 도와드리고 싶은 마음입니다."와 같은 표현은 환자의 주관적 경험을 존중하고, 신뢰를 바탕으로 한 치료적 관계 형성에 기여할 수 있었을 것이다.

두 번째 실패 요인은 응급실 의사, 김씨, 남편 사이에 공유된 이해(shared understanding)가 형성되지 않았다는 점이다. 설리반(H. S. Sullivan)에 따르면, 효과적인 상호작용은 합의적 검증을 통해 이루어지며, 이는 서로 다른 현실 인식을 조율하고 조정해 나가는 과정이다. 그러나 김씨는 자신의 고통을 진지하게 전달했음에도, 의사는 객관적 검사 결과만을 근거로 더 이상의 개입을 중단했고, 남편은 의사의 권위에 의존하여 김씨의 감정을 과장되거나 불필요한 것으로 판단했다. 결과적으로, 세 사람은 동일한 상황을 전혀 다르게 인식하게 되었고, 이에 따라 상호공감의 가능성은 차단되었다.

이러한 상황에서 의사가 참여적 관찰자(participating observer)로서 역할을 수행했다면, 김씨의 내면적 경험을 좀 더 깊이 탐색하고, 의미를 함께 나누려는 시도를 할 수 있었을 것이다. 예컨대, "이 고통은 환자분께 어떤 의미인가요?" "비슷한 증상을 겪으셨던 이전 상황이 있다면 말씀해 주시겠어요?"와 같은 질문은 객관적 정보 수집을 넘어서, 환자와 함께 고통의 의미를 공동으로 탐색하려는 태도를 반영한다. 이러한 대화는 김씨로 하여금 자신의 경험이 과장된 것으로 무시되는 것이 아니라, 보다 넓은 정서적·문화적 맥락에서 이해되고 있다는 감각을 제공했을 것이다.

결과적으로, 이 사례는 의사의 역할이 단순한 질병의 진단과 처치를 넘어, 환자의 경험을 공감하고 검증하는 상호주관적 관계 형성에 적극적으로 참여하는 것임을 보여 준다. 합의적 검증은 단순히 환자의 말을 확인하는 절차가 아니라, 서로 다른 세계 인식을 맞추어 가는 실천적 과정이며, 이를 통해 치료자는 환자의 신뢰를 획득하고, 치료적 관계의 회복적 가능성을 열어 갈 수 있다.

권력의 불균형

김씨의 경험은 의료환경에서 경험할 수 있는 권력의 비대칭이 어떻게 치료적 관계를 왜곡시킬 수 있는지를 잘 보여 준다. 응급실 의사는 백인 남성이자 의학적 전문성을 지닌 다수자(majority)로서 제도적 권력의 중심에 위치해 있었다. 반면, 김씨는 흑인 남편과 함께 미국 사회에서 살아가는 이민자 여성으로서 언어적·문화적 취약성과 함께 소수자(minority)의 위치에 놓여 있었다. 권력의 불균형은 김씨가 자신의 고통을 자유롭고 충분하게 표현하고 정당하게 인정받는 것을 어렵게 만들었다. 응급실 의사는 생물학적 검사 결과를 근거로 김씨의 고통을 부정했으며, 이는 그녀가 느끼는 정서적 고통과 문화적 맥락을 의료적 판단의 기준 밖으로 밀어내는 결과를 초래했다. 만약 의료진이 권력의 차등 구조를 자각하고, 문화적 겸손(cultural humility)을 바탕으로 한 공감적 태도로 김씨에게 접근했다면, 이는 환자에게 심리적 권한 부여(empowerment)를 가능하게 했을 것이다.

예컨대, "검사 결과는 특별한 이상이 없지만, 환자분의 고통은 분명 실제하는 것으로 보입니다. 함께 이해해 나가도록 하겠습니다."라는 태도는 협력적 관계 형성의 출발점이 될 수 있다. 이러한 접근은 치료자가 권력의 주체에서 관계의 동반자로 전환되는 과정을 보여 주며, 환자가 느낀 소외와 무력감을 완화시키는 역할을 했을 것이다.

문화적 맥락과 전이공간

김씨가 한의사를 찾아간 경험은 문화적 차이가 치료 경험에 결정적 영향을 미칠 수 있음을 보여 주는 사례이다. 김씨는 한국 문화에서 질병과 감정 표현을 연결 지어 이해하는 맥락에서 화병(Hwa-byung)이라는 개념을 통해 자신의 고통을 설명하려 했다. 그러나 응급실 의사는 이러한 문화적 서사를 인식하지 못한 채, 서구 생물의학 모델에 근거한 판단만을 내렸다. 반면, 같은 문화권에 속한 한의사는 김씨의 고통을 문화적으로 재해석하고, 그녀의 이야기에 귀 기울이며 정서적 공감을 표현했다. 그 결과, 김씨는 자신의 고통이 인정되고 이해받는 안전한 심리적 공간을 경험하게 되었다.

이 과정에서 형성된 한의사와 김씨의 관계는 단순한 진단-치료의 상호작용을 넘어, 전이공간(transitional space)으로 작동하였다. 전이공간은 내면의 주관성과 외부 현실이 조화롭게 연결되는 심리적 장으로 이 공간 안에서 김씨는 자신의 감정과 고통을 자유롭게 탐색하고 의미화할 수 있었다. 한의사는 단순히 병명을 부여하는 역할이 아니라, 서사를 함께 구성하는 동반자(co-author)로서 김씨가 다시금 자신의 삶에 의미를 부여하고 참여할 수 있도록 돕는 치료적 전이를 제공했다.

더 나아가 이 전이공간은 상호놀이(mutual play)의 영역으로 확장되며, 치료자와 환자가 각자의 주관성을 존중하면서도 유연하게 조율해 나가는 장이 되었다. 이는 위니컷이 말한 '놀이'를 통해 자아가 성장하고 회복되는 과정과 맞닿아 있으며, 의료적 관계를 역동적이고 창의적인 공동창작의 장으로 전환시킨다.

결론

김씨의 사례는 단지 한 명의 환자가 겪은 개인적 경험이 아니라, 현대 의료환경에서 상호주관성, 권력, 문화의 교차지점이 어떻게 치료적 관계에 영향을 미치는지를 보여 주는 중요한 사례이다. 생물의학 중심의 치료모델이 환자의 고통을 완전히 설명하지 못할 때, 의료인은 서사의학의 관점에서 환자의 이야기를 경청하고, 정서적·문화적 맥락 속에서 주관적 경험을 이해하고 의미화하는 노력을 기울여야 한다.

이를 위해 의료인은 단순한 질병의 해석자나 전문가가 아닌, '공동 창작자(co-creator)'로서의 정체성을 갖고, 환자와 함께 새로운 이야기와 의미를 구성해 나가야 한다. 이러한 서사적·상호주관적 접근은 의료 관계 속 힘의 불균형을 완화하고, 치유를 가능하게 하는 관계적 공간을 확장시킴으로써, 환자의 자기 이해와 회복을 촉진한다. 김씨의 사례는 이러한 실천이 현실에서 얼마나 중요한지를 뚜렷하게 보여 준다.

📋 서사의학을 위한 제언

인간은 관계적 존재로서 타인으로부터 인정받고 존엄하게 대우받고자 하는 근본적 욕구를 지닌다. 이러한 욕구는 고통의 순간 더욱 강하게 표출되지만, 환자의 질환 서사와 고통 표현이 주관적이라는 이유로 충분히 인정받지 못하거나 오해되는 경우가 많다. 따라서 의료적 돌봄은 단순한 질병 치료를 넘어서 환자의 경험과 내면을 깊이 이해하고 존중하는 과정이어야 한다.

치료자는 신체적 증상만 아니라, 개인이 개인적·문화적 맥락 속에서 고통을 어떻게 경험하는지를 이해해야 한다. 환자를 임상적 대상으로만 보지 않고, 고유한 삶의 이야기를 지닌 존재로 인식하는 것이 필수적이다. 고통은 사회적으로 용인된 방식으로 표현되며, 질환 서사는 문화적 맥락 속에서 해석될 필요가 있다. 이 과정에서 환자와 의사 사이에 형성되는 상호주관적 전이공간은 치유와 재연결의 장으로 기능한다.

환자의 주관적 경험은 사회문화적 배경 속에서 형성되므로, 이를 충분히 이해하지 못하면 치료 과정에서 중요한 의미를 놓칠 수 있다. 따라서 의료진은 환자의 언어적·비언어적 표현에 세심한 주의를 기울이며, 그 속에 담긴 암묵적 의미까지 파악하려는 노력이 필요하다. 이는 인간의 고통이 단순한 생물학적 반응이 아니라, 관계적·문화적·정서적 맥락 속에서 형성된 복합적 경험이기 때문이다.

상호주관성의 민족지학적 방법론에 따르면, 문화에 대한 이해는 '내부자적 관점(emic)'과 '외부자적 관점(etic)'에 따라 달라질 수 있음을 강조한다. 따라서 진정한 문화적 이해를 위해서는 '안에서 밖으로'와 '밖에서

안으로'의 시각을 통합해야 한다.

질환 서사의 공동창조에는 환자의 개인적 이야기뿐만 아니라 그 관계에 영향을 미치는 사회적·체계적 요인에 대한 인식도 포함된다. 의료진은 환자의 고통이 사회적 불평등, 문화적 낙인, 역사적 억압 등의 외부적 요인과도 연결되어 있음을 인식해야 한다. 이러한 복잡성과 힘의 불균형을 다루기 위해, 치료자는 문화적 겸손(cultural humility)과 반영적 태도(reflective attitude)를 갖춰야 한다.

이는 단순한 신체 질환 치료를 넘어, 환자의 고통을 해석하고 다양한 문화적·사회적·정서적 요소를 인정하는 치료적 틀을 제공하는 과정이다. 이러한 접근은 치료 관계에서 의미의 공동창조를 촉진하는 핵심 요소가 된다. 즉, 의사는 획일적인 의료 기준에 머무르지 않고, 환자와 소통하며 다양한 문화적 배경을 포용함으로써 '공유된 주관적 앎(shared subjective knowing)'을 발전시켜야 한다. 더 나아가, 이러한 공유된 앎을 바탕으로 문화적 차이를 해소하고, 인간의 고통을 보다 통합적이고 조화롭게 이해할 수 있어야 한다.

이러한 의료적 태도는 리타 샤론의 서사역량(narrative competence) 개념과도 연결된다. 그녀는 다음과 같이 강조한다.

> 과학적으로 유능한 의학만으로는 환자의 건강 상실과 싸우거나 고통 속에서 의미를 찾는 데 충분하지 않다. 의사는 과학적 능력뿐만 아니라, 환자의 이야기에 귀 기울이고 그 의미를 파악하며 존중할 수 있는 능력, 그리고 환자를 대신해 행동할 수 있는 감동을 주는 능력이 필요하다(Charon, 2001: 3).

의료 현장에서 환자의 이야기를 경청하고, 그들의 고통을 다양한 맥락에서 이해하려는 노력은 단순한 치료를 넘어서 진정한 치유로 나아가는 길이다. 이를 위해 서사적 역량이 필수적이다. 서사의학은 공감과 성찰, 전문성과 진심이 담긴 치료적 만남을 통해 의사와 환자가 일방적 관계가 아닌, 동반자로서 함께 성장하는 역동적 관계를 형성하도록 이끈다. 이 과정은 때때로 긴장과 노력을 요구하지만, 그만큼 깊은 만족과 직업적 성취를 가져다줄 수 있다. 환자는 자신의 고통이 존중받고 이해받는 경험을 통해 자기 주체성을 회복하고, 치료자는 환자의 이야기를 통해 자신의 직업적 의미와 소명을 되새기게 된다. 이러한 의료적 관계는 철학자 마르틴 부버의 '나와 너(I and Thou)' 관계 개념과도 맞닿아 있다. 부버는 진정한 사랑이란 "상대를 도와주고, 치유하며, 높여 주고, 가르쳐 주고, 구원하는 것이다. 그러므로 사랑은 너에 대한 나의 책임"이라고 말했다(Buber, 1937: 15). 이처럼 치유란 타인에 대한 깊은 책임감과 상호존중의 관계에서 비롯되며 이는 의사와 환자 간의 만남에서도 동일하게 적용된다.

이러한 관점에서 볼 때, 치료적 만남은 단순한 진단과 처방을 넘어서 의사와 환자가 서로의 존재를 깊이 인정하며 함께 성장하는 과정이 된다. 이러한 상호주관적 만남을 통해 환자는 자신의 삶을 보다 온전하게 수용하게 되고, 치료자는 의료 행위 속에서 보다 깊은 의미를 발견하게 된다.

결론적으로 서사의학은 인간의 고통과 치유가 단순한 의학적 개입이 아니라, 상호주관적인 이야기의 공동창조 과정임을 보여 준다. 이는 통합적이고 인간중심적인 치료 관계를 가능하게 하며 환자와 치료자가 함께 성장하고 서로에게 의미와 기쁨을 창출하는 상생적 치료환경을 실현하는 길이 된다.

참고문헌

박용익. (2022). **서사의학: 의료인문학 교육을 위한 이야기 활용 방법론**. 역락.

문희경. (2006). 대상관계이론의 관계중심 목회상담적 적용 가능성 연구 (박사학위논문). 총신대학교.

신호재. (2017). 후설의 현상학과 정신과학의 정초 (박사학위논문). 서울대학교.

이남인. (2001). 상호주관성의 현상학: 후설과 레비나스. **철학과 현상학 연구**, 18, 13-63.

이영준. (2014). 그림책 『내 사랑 뿌뿌』와 『알도』에 나타난 아동의 놀이 공간: 도날드 위니컷의 '전이대상'과 '중간영역'을 중심으로. **동화와 번역**, 27, 189-209.

이은영. (2008). 립스 감정이입론에 대한 에디트 슈타인의 논쟁. **철학과 현상학 연구**, 36, 101-129.

이종주. (2012a). 타자경험(Fremderfahrung)의 세 가지 층위의 구분 근거와 전거. **철학사상**, 51, 115-151.

이종주. (2012b). 타자 경험의 발생적 현상학 (박사학위논문). 서울대학교.

장정은. (2020). 상호주관적인 영향으로서의 목회상담 관계 연구. **목회와 상담**, 35, 168-202.

황임겸. (2021). **의료인문학이란 무엇인가: 의학과 인문학의 경계 넘기**. 동아시아.

American Psychiatric Association. (2000). *Diagnostic and Statistical Manual of Mental Disorders: DSM-IV-TR* (4th ed.). American Psychiatric Association.

Aron, L. (1992). Interpretation as expression of the analyst's subjectivity. *Psychoanalytic Dialogues, 2*(4), 475-507. https://doi.org/10.1080/10481889209538947

Aron, L. (1996). *A Meeting of Minds: Mutuality in Psychoanalysis.*

Routledge.

Benjamin, J. (1988). *The Bonds of Love*. Pantheon Books.

Benjamin, J. (1992). Recognition and Destruction: An outline of Intersubjectivity. In N. J. Skolnick & S. C. Warshaw (Eds.), *Relational Perspectives in Psychoanalysis* (pp. 43-60). Analytic Press.

Benjamin, J. (2004). Beyond doer and done to: An intersubjective view of thirdness. *Psychoanalytic Quarterly, 73*, 5-46.

Buber, M. (1937). *I and Thou* (R. G. Smith, Trans.). T. & T. Clark.

Charon, R. (2001). Narrative medicine: A model for empathy, reflection, profession, and trust. *Journal of American Medical Association, 286*(15), 1897-1902.

Charon, R. (2006). *Narrative Medicine: Honoring the Stories of Illness*. Oxford University Press.

Charon, R., DasGupta, S., Hermann, N., Irvine, C., Marcus, E. R., Rivera-Colon, E., Spencer, D., & Spiegel, M. (2016). *The Principles and Practice of Narrative medicine*. Oxford University Press.

Charon, R., DasGupta, S., Hermann, N., Irvine, C., Marcus, E. R., Rivera-Colon, E., Spencer, D., & Spiegel, M. (2021). 서사의학이란 무엇인가. (김준혁 역). 동아시아. (원본출판 2017).

Cooper-White, P. (2020). Intersubjectivity. In D. A. Leeming (Ed.), *Encyclopedia of Psychology and Religion* (3rd ed., pp. 1183-1188). Springer.

Farr, R. M. (1996). *The Roots of Modern Social Psychology: 1872-1954*. Blackwell.

Gallese, V., Keysers, C., & Rizzolatti, G. (2004). A unifying view of the basis of social cognition. *Trends in Cognitive Sciences, 8*(9), 396-403.

Garfinkel, H. (1984). *Studies in Ethnomethodology*. Polity Press.

Gillespie, A., & Cornish, F. (2009). Intersubjectivity: Towards a Dialogical

Analysis. *Journal for the Theory of Social Behaviour, 40*(1), 19-44.

Greenberg, J., & Mitchell, S. (1983). *Object Relations in Psychoanalytic Theory*. Harvard University Press.

Husserl, E. (1973). Zur Phänomenologie der Intersubjektivität. *Texte aus dem Nachlass. Dritter Teil: 1929-1935* (I. Kern, Ed.). Martinus Nijhoff.

Kjosavik, F., Beyer, C., & Fricke, C. (Eds.). (2019). *Husserl's Phenomenology of Intersubjectivity: Historical Interpretations and Contemporary Applications*. Routledge.

Mead, G. H. (1934). *Mind, Self, and Society from the Standpoint of a Social Behaviorist* (C. Morris, Ed.). University of Chicago Press.

Miller-McLemore, B. J. (1993, April 7). The human web: Reflections on the state of pastoral theology. *Christian Century*.

Mitchell S. A. & Aron, L. (1999). *Relational Psychoanalysis: The Emergence of a Tradition,* Routledge

Mitchell, S. A., & Black, M. J. (1995). *Freud and Beyond*. Basic Books.

Mori, J., & Hayashi, M. (2006). The achievement of intersubjectivity through embodied completions: A study of interactions between first and second language speakers. *Applied Linguistics, 27*(2), 195-219.

Mosse, D. (2005). Cultivating development: An ethnography of aid policy and practice. Pluto Press.

O'Donnell, C. R., Tharp, R. G., & Wilson, K. (1993). Activity settings as the unit of analysis: A theoretical basis for community intervention and development. *American Journal of Community Psychology, 21*(4), 501-520.

Prus, R. C. (1996). *Symbolic Interaction and Ethnographic Research: Intersubjectivity and the Study of Human Lived Experience*. State University of New York Press.

Ritivoi, A. D. (2016). Reading stories, reading (others') lives: Empathy, intersubjectivity, and narrative understanding. *Storyworlds: A Journal of Narrative Studies, 8*(1), 51-75.

Rizzolatti, G. & Craighero, L (2004) The mirror-neuron system. *Annual Review of Neuroscience, 27*, 169-192

Stryker, S. (1956). Relationships of married offspring and parent: A test of Mead's theory. *The American Journal of Sociology, 62*(3), 308-319.

Sullivan, H. S. (1964). *The Fusion of Psychiatry and Social Science*. W. W. Norton & Co.

Sullivan, H. S. (1953). *The Interpersonal Theory of Psychiatry*. Norton.

Sullivan, H. S. (1955). *Conceptions of Modern Psychiatry: First William Alanson White Memorial Lecture*s. Tavistock Publications.

Winnicott, D. W. (1964). *The Family and Individual Development.* Tavistock.

Winnicott, D. W. (1971). *Playing and Reality*. Routledge.

Winnicott, D. W. (1986) *Home Is Where We Start From: Essays by a Psychoanalyst*, W. W. Norton & Company

Winnicott, D. W. (1987). *The Child, the Family, and the Outside World*. Perseus.

Winnicott, D. W. (1988). *The Maturational Processes and the Facilitating Environment: Studies in the Theory of Emotional Development*. International University Press.

제3장

관계적 공감과 체화된 공감:
서사의학 교육의 새로운 방향[1]

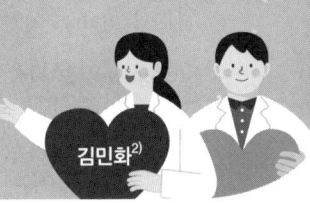

김민화[2]

📋 서사의학을 통한 공감교육의 필요성

공감(empathy)은 의학 교육의 핵심 역량이다. 공감을 통해 환자중심적 치료가 가능하기 때문이다(안덕선, 2014; 전민영, 유상호, 박훈기, 2015). 공감은 의료진이 단순히 환자의 정서를 공유하는 데 그치는 것이 아니라, 환자의 경험을 체화하여 치료 과정에 통합할 수 있도록 한다. 또한 공감은 의료진과 환자 간 상호 신뢰를 형성하는 기반이 되며 의료실천에서 윤리적 의사 결정을 내리는 데 중요한 역할을 한다. 때문에 공감은 '좋은 의사'가 갖추어야 할 역량으로서 강조되는 것이다.

그러나 실제로 의학 교육과정에서는 '의과대학 3학년의 악마(the devil is in the third year)'라는 말이 있을 정도로, 학생들이 학년이 올라갈수

---

[1] 이 글은 『탈경계인문학』 제18권 제1호(2025)에 실린 논문 「관계적 공감과 체화된 공감-초연결시대 서사의학 기반 공감교육」을 교육 방안에 중점을 두어 수정·보완한 것이다.
[2] 신한대학교 유아교육과 교수, 내러티브 상담 전문가 및 슈퍼바이저.

록 의학적 응시에 더 익숙해지면서 공감 능력이 저하되는 현상이 발견된다(Hojat et al., 2009; Marini, 2020; Riess, 2017; Nunes, Williams, & Stevenson, 2011). 학생들이 의료현장으로 나가야 할 시기가 가까워질수록 공감 능력이 저하되는 것은 '좋은 의사'를 길러내고자 하는 의학교육의 목적과 멀어지는 결과를 초래할 수 있다. 따라서 의학교육에 공감 역량을 강화하기 위한 교육 프로그램이 포함되어야 한다는 필요성이 꾸준히 제기되어 왔다.

안타깝게도, 최근까지의 연구결과를 통해 공감 능력을 향상시킬 수 있는 프로그램을 어떻게 구성할 것인가에 관해 명확한 정보를 얻기는 어렵다. 스테피엔과 반스타인(Stepien & Baernstein, 2006)은 1977년부터 2004년까지 의과대학생과 인턴을 대상으로 한 공감훈련 프로그램 효과 논문 13편에 대한 메타분석 연구를 통해 이러한 프로그램들이 참여자의 공감 능력을 향상시킨다는 긍정적인 결과를 보고했으나 프로그램의 내용과 효과에 관해서는 상세한 정보를 제공하지 못했다. 이후 첸, 황 및 예(Chen, Huang, & Yeh, 2017)가 서사의학 교육을 통해 의과대학생들의 공감 능력을 향상했다는 연구를 발표했으나 이들의 연구에서도 서사의학 교육의 방법과 내용을 자세하게 제공하지 않았다. 더구나 의과대학생들의 공감 능력에 관한 연구들(전민영, 유상호, 박훈기, 2015; Hojat, Gonnella, & Nasca, 2002; Hojat et al., 2001; Hojat et al., 2002)에서 주로 사용된 '제퍼슨 공감 척도(The Jefferson Scale of Empathy: JSE)'는 주로 공감의 중요성에 관한 인식과 태도를 측정하고 있을 뿐 실제 공감표현과 행위에 관한 정보는 주지 못한다는 한계가 있음이 지적되었다. 허예라, 조아라와 김선(2014)은 제퍼슨 공감 척도가 '나는 환자에게 공감하는 것이 의학적 치료에서 중요한 치료 요소라고 믿는다.'와 같은 문항으로 주로 공감에 대한 인식과 태도를 측정하여 공감을 잘할 수 있는지를 확인할 뿐, 실제 학생들이 공감표현을 제대로 하고 있는지에 대한 정보는 얻을 수 없다며 한계를 지적했다. 이들이 와인필드와 슈어-한센(Winefield & Chur-Hansen, 2000)이 개발한 지필식 '공감평정검사(Pencil-and-Paper Empathy Rating Test)'를 사용하여 의과대학생들의 공감표현 능력을 평가했을 때에는 70% 이상의 학생들이 중간 점수에도 미치지 못하는 저조한 점수를 얻었다고 밝혔다. 이는 공감의 중요성을 인식하고 있다고 하더라도 공감적 표현을 잘하는 것과 연결되지 못함을 시사한다. 따라서 의학교육에서 공감이 유명무실한 목표가 되지 않도록, 공감 능력을 강화할 수 있는 실질적인 교육이 이루어져야 할 것이며, 이를 위한 구체적인 방법과 내용이 개발되어야 할 것이다.

공감을 가르친다는 생각을 할 때, 우선 고려해야 할 것은 공감적 태도의 중요성 인식과 공감적 행동 사이에 거리(gap)가 있다는 점이다. 우리는 '공감의 중요성을 안다.'라는 것을 '공감할 수 있다.'와 연결 짓고, 또 그것을 '공감을 표현한다.'로 당연하게 연결 짓는다. 그래서 공감표현에 서툰 것은 공감 능력이 부족하기 때문이라고 생각한다. 더 나아가 공감표현을 친사회적 행동과 동일한 것으로 간주하기 때문에, 친절한 태도와 행동을 나타내지 않으면 공감을 하지 못한 것이라고 생각한다. 그러나 공감은 단일 양상의 심리적 특성이 아니며, 공감을 표현하고 이에 따른 실천적 행동을 나타내기까지는 다양한 요인이 영향을 미친다(Barrett-Lennard, 1981, 2011; Bloom, 2019; Breithaupt, 2011; Meneses & Larkin, 2017). 또한 공감의 표현은 맥락에 따라서 다양한 행동으로 나타날 수 있다.

따라서 공감 능력을 강화하기 위한 교육을 하고자 한다면 공감이 어떤 심리사회적 과정을 통해 나타나는 것이며 어떠한 양상으로 표현되는가에 관한 이해가 필요하다. 또한 공감교육이 인식을 강조하는 교육이 되거나 좁은 시각에서 바라본 결과로서의 공감표현만을 강조하는 것이 되지 않으려면 공감에 관한 태도, 인식, 표현, 가치판단 등 다각적인 측면에서의 교육이 이루어져야 할 것이다.

서사의학은 이러한 공감교육을 위한 대안이 될 수 있다. 리타 샤론(Rita Charon)은 서사의학 교육의 목적을 공감 능력의 향상에 두고 문학 읽기를 제안한 바 있다(Charon, 2006; Charon, et al., 2021). 그녀는 문학 텍스트의 자세히 읽기(close reading)를 통해 삶에서 벌어지는 일들에 관해 호기심을 가지고 바라봄으로써 더 많은 것을 바라볼 수 있는 능력을 기를 수 있다고 한다. '알고 있는 것'이 아니라 '알고자 하는 것을 알게 되는 것'이 핵심이다. 즉, '무엇을 알고 있으며 무엇을 했는가?'의 결과를 보는 것이 아니라 '알아 나가는 과정'을 교육할 수 있는 것이 서사의학 교육이다.

이 장에서는 공감의 머리와 꼬리만 강조되는 것이 아닌 과정적 접근이 가능한 공감교육이 어떻게 이루어질 수 있는가를 서사의학적 접근을 통해 설명하고자 한다. 우선, 공감의 다차원적·과정적 측면에 관한 심리사회적 이론들을 알아보고, 이를 기반으로 어떻게 문학 읽기를 할 수 있는지에 관한 예시를 살펴볼 것이다. 그런 다음, 문학 읽기를 바탕으로 한 공감교육을 위한 프로그램 구성 방안과 고려해야 할 사항들에 관해 논의하고자 한다.

공감의 이론적 이해

공감의 다층성 이해

공감은 하나의 심리적 소질로 설명될 수 없다. 무의식적 모방 기제 (involuntary copying mechanisms), 감정 모방(emotional mimicry), 타인의 고통을 관찰할 때 느끼는 고통, 타인의 생각, 상태 또는 감정의 해독, 무언가를 경험하는 기분에 대한 상상, 타인을 위해 울기 등 연구자들이 관심을 두는 바에 따라 공감은 다양한 측면에서 연구되어 왔다(Leiberg & Anders, 2006). 더 나아가 블룸(Bloom, 2019)은 우리의 공감에 편견과 선호가 반영되기 때문에, 공감의 대상도 선택적이며 공감할 수 있는 대상의 범위 역시 매우 제한적이라고 한다. 공감의 결과가 항상 도덕적이거나 도움 행동으로 이어지는 것도 아니라고 한다.

공감의 복잡성과 다면적 성격을 체계적으로 이해하기 위해서는 공감을 인지적 공감(cognitive empathy), 정서적 공감(emotional empathy), 직관적 공감(intuitive empathy)이라는 세 층위로 나누어 그 다층성을 살펴보는 것이 유용하다. 배슨(Batson, 2009)은 인지적 공감을 "타인의 관점에서 정서를 상상하는 과정"이라 정의한다. 이는 논리적이고 분석적인 과정이 중심이 되는 것으로, 타인의 관점을 '머리로' 이해하려는 시도를 포함한다. 환자가 자신의 고통을 말할 때 의료진이 그 고통이 환자의 일상과 사회적 관계에 어떤 영향을 미치는지 논리적으로 분석하는 것이 그 예가 될 수 있다. 한편, 정서적 공감은 다른 사람이 겪고 있을 것으로 기대되는 감정과 유사한 특정 감정 반응을 경험하는 것이다. 환자가 암 진단 후 느끼는 두려움과 슬픔에 대해 의료진이 함께 감정적으로 반응하는 것과 같이, 정서적 공감은 타인과의 심리적 연결감을 강화한다. 그러나 최근 연구들(Barrett-Lennard, 2011; Breithaupt, 2012; Meneses & Larkin, 2017)은 감정적 요소에만 치중한 공감이 상대의 감정을 공유하고 있다는 착각이나 상대방의 감정을 동일시하는 자기가 상실된(self-loss) 감정 표현일 수 있음을 경고한다. 따라서 연민(sympathy)과 구별되는 공감이 돌봄(caring)의 행위로 귀결되기 위해서는 타인의 고통을 내가 아닌 타인의 것으로 느낄 수 있어야 한다는 것이다. 즉, 정서적 공감에는 다른 사람의 마음 읽기(theory of mind, imagination 등)와 같은 인지적 이해가 보완되어야 한다고 강조한다. 공감의 세 번째 층위로 설명될 수 있는 직관적 공감은 비언어적 신호를 통해 타인의 감정을 즉각적으로 느끼는 능력으로 정의되며(Meneses & Larkin, 2017), 환자가 말을 하지 않아도 표정, 몸짓, 목소리, 어조 등을 통해 의료진이 환자의 정서적 상태를 알아차리는 과정을 포함한다. 이는 언어로 표현되는 환자의 상태에 관한 형식지(explicit knowledge)를 넘어서 암묵지(tacit knowledge)가 동원되어야 함을 의미한다.

공감에 관한 다층적 접근은 공감을 단순히 하나의 감정적 반응으로 보는 것을 넘어, 포괄적인 경험 과정으로 설명한다. 따라서 의료진에게 기대하는 공감적 반응 또한 어느 한 가지로 평가할 수 없다.

공감의 순환적 과정

공감교육에 도움이 되는 또 다른 이론으로는 배럿-레너드(Barrett-Lennard, 1981)의 공감 순환 과정에 대한 이론이 있다. 배럿-레너드는 공감을 개인 간의 상호작용적이고 순환적인 과정으로 설명한다. 그는 공감이 단순히 한 사람의 관점에서 끝나는 것이 아니라, 상호작용의 과정에서 계속해서 형성되고 강화된다고 본다. 이 이론은 특히 상담과 심리치료에서 많이 활용되었지만, 서사의학 교육에서도 효과적으로 적용될 수 있다.

배럿-레너드는 공감 과정을 '표현(expressiveness)' '수용(receptivity)' '이해(understanding)' '피드백(feedback)' 네 단계의 순환 구조로 설명한다. 표현단계에서는 한 사람이 자신의 감정, 생각 또는 경험을 언어적·비언어적 수단을 통해 타인과 공유하려는 시도가 이루어진다. 의료장면이라면, 환자가 자신의 건강상태, 고통, 삶의 맥락을 이야기하는 단계가 될 것이다. 그다음 수용단계에서는 다른 사람이 이 표현을 적극적으로 듣고, 그 표현에 열린 자세로 반응하게 된다. 이 단계에서 수용은 단순히 듣는 것을 넘어, 상대방의 이야기를 진심으로 이해하고 받아들이려는 태도를 포함한다. 의료장면에서는 의사가 환자의 이야기를 경청하며 그 내적 경험을 이해하려고 노력하는 모습과 관련된다. 세 번째, 이해단계는 듣는 사람의 이야기 핵심을 파악하고, 이를 자신의 경험과 연결 지어 이해한다. 여기서 중요한 것은 듣는 사람이 표현된 감정을 단순히 "그렇구나!" 하고 받아들이는 것이 아니라 그 안에 담긴 정서적·주관적 의미를 인식하는 것이다. 의료장면에서는 의사가 환자의 이야기에서 발견되는 맥락적·정서적 메시지를 이해하려는 과정에 해당한다. 마지막 피드백단계는 이해한 내용을 표현한 사람에게 다시 전달하고 확인받는 과정이다. 피드백은 단순히 "나는 당신을 이해했다."라는 메시지를 전달하는 것이 아니라, 상대방이 느낀 감정과 경험을 얼마나 제대로 이해했는지 확인하고, 잘못된 이해가 있었다면 수정하는 과정을 포함한다. 의료장면에서는 의사가 환자의 이야기를 반영하며, 환자에게 "제가 이해한 것이 맞습니까?"라고 묻는 단계와 연결된다.

이러한 배럿-레너드의 공감 순환 과정은 서사의학 교육에서 환자와 의료진 간의 관계와 소통을 심화하는 데 실질적인 도구로 활용될 수 있다. 즉, 표현, 수용, 이해, 피드백 네 단계를 기반으로 의료진이 환자의 이야기를 효과적으로 경청하고, 환자의 이야기를 듣는 동안 환자가 표현한 감정을 인식하고, 이를 명확히 이해했는지 확인하는 피드백을 연습하며 공감하는 능력을 훈련할 수 있다. 또한 배럿-레너드의 이론은 의료진이 자신의 공감 능력을 점검하고, 환자의 경험을 얼마나 잘 수용하고 이해했는지를 되돌아보도록 돕는 자기 성찰(Self-Reflection)의 틀을 제공할 수 있다.

관계적 공감

배럿-레너드(2011)는 이후 공감을 관계적 맥락에서 재정의하면서, '수용과 공명(reception and resonation)' '표현적 소통(Expressive Communication)' '받아들여진 공감(Received Empathy)'의 3단계로 공감의 과정을 다시 설명한다. 이 과정에서 그는 '관계적 공감'이라는 개념을 강조하는데, 관계의 역동성에 초점을 두어 공감이 개인적 경험일 뿐만 아니라 관계 내에서 공유된 경험임을 강조한다. 관계적 공감의 첫 단계는 수용과 공명 단계이다. 수용과 공명 단계는 상대방의 감정과 상태를 인식하고, 이를 자신의 감정과 연결하는 단계이다. 이 과정에서 공감하는 사람은 타인의 고통이나 상황을 민감하게 받아들이고 자신의 감정과 연결 짓고 공명하기 시작한다. 두 번째인 표현적 소통 단계는 상대방의 감정을 수용한 후 자신이 그의 감정을 이해하고 있다는 사실을 언어나 행동을 통해 나타내는 단계이다. 세 번째, 받아들여진 공감 단계는 공감이 완전히 이루어지는 단계로, 상대방도 공감을 표현한 사람을 통해 자신이 공감받았다고 느끼며 그로 인해 상호의 감정적 연결이 이루어지는 상태를 의미한다.

배럿-레너드의 후속 이론인 관계적 공감 개념은 공감을 공감한 개인이 가지고 있는 성향이나 심리적 특성으로만 이해하는 것이 아니라, 공감을 하는 사람과 공감을 받는 사람 간의 관계의 맥락에서 구성되는 것으로 이해할 수 있게 한다는 점에서 의미를 갖는다. 즉, 공감을 개인의 고정된 심리적 특성이 아니라 사회 구성적이며 변화할 수 있는 과정으로 볼 수 있게 한다. 배럿-레너드는 또한 관계적 공감의 전제 조건으로 '공감적 주의갖춤 상태(empathic attentional set)'를 강조하는데, 이는 다른 사람이 느끼는 경험에 대한 공감적 인식을 불러일으킬 수 있도록 완전히 현재에 존재하고 참여하는 것을 말한다.

체화된 공감과 상호주관성의 형성

관계적 맥락 내에서 공감을 탐구하는 시도는 더못 모란(Dermot Moran, 2020)에 이르러 더욱 심화된다. 모란은 현상학적 관점에서 공감과 상호주관성(intersubjectivity)을 깊이 탐구한 철학자로, 주로 에드문트 후설(Edmund Husserl)의 현상학적 전통을 바탕으로 이 주제들을 다루었다. 그는 공감을 체화(體化, embodiment)[3]된 상호주관적 경험으로 정의

---

3) 『훈민정음 국어사전』(금성출판사)은 '체화(體化)'를 '어떤 능력을 자동적, 무의식적으로 발휘할 수 있도록 몸에 익히는 것'으로 풀이한다.

하며, 공감은 타인의 주관적 세계를 단순히 추론하는 것이 아니라 신체적 감각을 통해 직관적으로 이해하는 과정이라고 설명한다. 예를 들어, 우리가 누군가의 미소나 슬픈 표정을 볼 때, 우리는 단순한 시각적 정보만을 받아들이거나 언어적 추론을 통해 그 감정 상태를 이해하는 것이 아니라, 타인의 관점으로 자신을 이동시켜 자신의 신체적·감각적 경험을 통해 타인의 주관적 세계를 직접적으로 이해하게 된다는 말이다. 다시 말해, 타인의 그 감정 상태를 '우리 자신의 방식으로' 이해한다는 것이다. 이것이 체화된 상호주관성을 형성하는 기초가 된다. 이런 관점에서 보면 공감은 단순히 타인의 내적 세계를 '재현'하거나 인지적으로 이해함으로써 이루어지는 것이 아니라, 그 세계를 상호주관적으로 구성하는 과정이 된다.

모란은 상호주관성을 타인의 존재를 통한 나 자신의 세계 확장으로 해석하면서, 이는 단순한 개인 간 관계를 넘어, 공동체와 문화적 차원으로 확장된다고 주장한다. 우리가 다른 사람의 의식과 감정을 이해하는 과정에서 점차적으로 공유된 현실(shared reality)이 구축되기 때문이다. 따라서 공감은 다른 문화적·사회적 배경을 가진 사람들 간의 상호이해와 협력을 촉진하는 이론적 기초로 사용될 수 있으며, 현대 사회의 갈등과 분열, 인권 문제를 해결하는 데 윤리적으로도 중요한 기초가 된다. 모란의 논의는 [그림 3-1]과 같은 발전 과정으로 정리될 수 있다. 즉, 우리

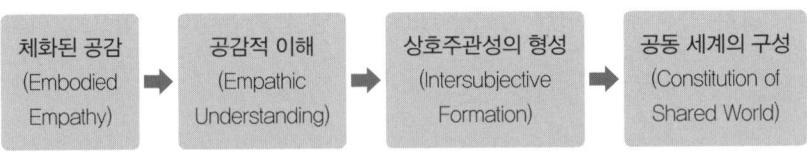

[그림 3-1] 공감에서 상호주관성으로의 발전 과정

가 타인의 몸짓과 행동을 통해 그들의 감정을 직접적으로 경험하는 '체화된 공감'을 기초로 타인의 내적경험을 이해하는 '공감적 이해'를 형성하며 이러한 공감적 이해가 반복되면서 타인과의 관계를 통해 공유된 세계, 즉 '상호주관성을 형성'하게 되며, 결국 이러한 상호주관성이 우리의 객관적 세계를 구성하는 기초가 된다는 것이다.

모란은 공감이 직관적이고 본질적인 인간 능력이라고 설명하면서도, 이러한 공감 능력을 발전시키는 구체적인 방법에 대해 직접적으로 논의하지는 않았다. 그러나 공감의 본질과 작동 방식을 설명하는 과정에서, 공감 능력을 키우는 데 도움이 될 수 있는 몇 가지 요소와 시사점을 제공한다. 첫째, 모란은 공감이 타인의 주관성을 인식하는 직관적 행위라고 강조한다. 이는 타인의 경험을 개방적으로 받아들이고, 선입견 없이 그들의 관점을 이해하려는 태도가 중요함을 시사한다. 이를 위해 다양한 관점을 탐구하고, 타인과의 진정성 있는 상호작용을 실천할 필요가 있다. 둘째, 공감은 단순히 논리적 추론이나 상상적 투영이 아니라 체화된 경험에서 비롯된다. 앞서 '공감의 다층성 이해'에서 살펴본 직관적 공감과 같이, 타인의 표정, 목소리, 몸짓을 주의 깊게 관찰하고 이를 직관적으로 이해하는 연습이 공감 능력을 강화할 수 있다. 셋째, 모란은 예술 감상이 공감을 촉진할 수 있다고 언급한다. 문학, 연극, 영화 등 예술 작품은 다양한 상황과 감정을 간접적으로 체험하게 함으로써, 타인의 감정을 이해하는 능력을 키울 수 있는 도구로 작용한다. 즉, 예술 작품을 통해 다양한 감정적·정신적 상태를 탐구하는 것이 공감 능력을 발전시키는 데 기여할 수 있다. 넷째, 공감은 타인의 감정을 단순히 흡수하거나 정서적으로 전염된 상태를 말하는 것이 아니다. 이는 타인의 감정과 나의 감정을 구분하고 이를 인식하는 감정적 자기 인식(self-awareness)

과 정서 조절 능력을 개발하는 것이 공감 능력을 키우는 데 핵심적임을 암시한다. 마지막으로, 모란은 공감이 사회적 맥락에서 작용한다고 설명한다. 이는 사회적 상호작용을 통해 공감을 연습하고, 공동체 안에서 공감적 태도를 실천하는 것이 중요함을 시사한다. 예를 들어, 다른 문화적 배경을 가진 사람과의 교류는 다양한 관점과 경험을 이해할 수 있는 기회를 제공할 것이다.

모란의 공감 이론은 서사의학에서 강조하는 공감과 맞닿아 있다. 서사의학에서 모란의 공감 이론은 의사들이 환자의 이야기를 단순히 듣는 데 그치지 않고, 그 이야기에 내재된 정서적·주관적 경험을 재구성하고 상호작용적으로 이해하도록 가르치는 데 활용될 수 있다. 상호주관성의 관점에서 의사는 환자의 이야기를 통해 환자의 세계를 경험하며 이를 자신의 경험과 연결 지으면서도 환자의 독립적인 주체성을 존중하도록 훈련할 수 있다. 즉, 환자와 의료진 간의 관계가 단순히 정보를 교환하는 관계가 아니라, 상호적인 이해와 의미를 공동 구성하는 관계임을 강조한다. 또한 서사의학에서 환자의 이야기를 경청하고 이해하는 과정은 의료진이 환자의 가치, 필요, 삶의 맥락에 기반한 윤리적 의사결정을 내리는 데 필수적이다. 모란의 이론을 적용하면 의료진이 공감의 윤리적 차원을 인식하고, 환자의 이야기를 통해 형성된 관계 속에서 윤리적 문제를 더 깊이 탐구하도록 장려할 수 있다.

📋 공감교육을 위한 다양한 접근

앞서 공감 이론들을 통해 살펴본 바와 같이, 공감은 인지적·정서적 · 직관적 요소가 결합된 다차원적 능력이며, 개인 내적인 역량이기보다는 사회적 맥락에 의존하여 상호주관적 과정에 의해 형성되는 것이다. 따라서 공감 능력을 강화하기 위한 접근 또한 단일 차원이 아닌 다양한 차원의 교육적 접근이 필요하다. 리타 샤론을 비롯한 서사의학 교육자들은 문학 읽기를 글쓰기, 토론, 역할극 등 다양한 활동과 연결 짓는다. 이러한 활동은 서사성을 가지고 있는 다양한 예술 작품을 활용할 수 있다. 문학작품은 물론 영화, 그림, 연극, 그림책에 이르기까지 다양한 매체를 활용한 상호주관성과 다문화적 관점의 학습, 시뮬레이션, 자기성찰 등을 통합적으로 구성하여 학습자가 다양한 공감 차원에서 몰입과 체화된 공감을 경험하고, 상호주관성을 바탕으로 공감을 실천하도록 도울 수 있다.

문학을 활용한 공감교육

문학은 공감 능력을 개발할 수 있는 가장 강력한 도구이다. 문학은 명료한 언어적 텍스트를 가지며 서사의 근간이 된다. 때문에 문학작품은 영화나 연극으로 재구성되어 상연되기도 한다. 문학작품의 이야기는 독자에게 등장인물의 삶과 정서를 경험하게 함으로써 다양한 관점과 복합적인 정서를 탐구할 기회를 제공한다. 모란(2020)의 체화된 공감 이론에 따르면 문학은 독자가 텍스트 속 인물의 주관적 경험을 체화하게 하며, 배럿-레너드(2011)의 공감 순환 과정으로 보면 문학은 독자가 수용과 공명의 단계를 학습하고 공감의 소통에 관한 감상을 통해 자신의 관점을 발전시킬 수 있게 한다. 김민화(2024b)는 서사의학의 공감교육을 위한 자료로서 활용할 수 있는 단편소설 읽기 방안을 제안한 바 있다. 이는 단편의 읽기 편의성과 함축성을 장점으로 들어 활용을 제안한 것이지만, 충분한 시간이 있다면 장편의 문학작품 또한 훌륭한 자료로 활용될 수 있다. 이렇듯 문학작품을 통해 공감을 경험하게 하고 시의적절하게 공감을 표현하게 하며, 공감이 성공적으로 완성되는 공감의 과정을 이해하게 하는 것은 서사의학 교육 장면은 물론 의료 실천 현장에서의 돌봄 실천에도 도움이 될 수 있다.

그림책을 활용한 공감교육

아직 서사의학 분야에서 많이 언급되거나 활용되고 있지는 않지만, 그림책 또한 훌륭한 교육 매체가 될 수 있다. 그림책은 텍스트와 이미지의 상호작용을 통해 독자의 능동적 참여를 유도하기 때문이다. 특히 현대 그림책에서 글 텍스트와 그림 이미지의 다양한 상호작용 양식과 표현 기법을 고려하는 것은 언어화되지 않은 타인의 정서상태, 고통, 삶의 양식과 역사를 포착하는 직관적 공감훈련에 효과적일 수 있다. 텍스트와 이미지가 서로 상충하거나 보완되는 가운데 다층적 의미가 생성되고 있기 때문이다. 독자는 글 텍스트와 그림 이미지의 상호작용을 감상하면서 스스로 의미 생성을 위한 단서들을 찾고 해석하며 이야기를 재구성한다. 이러한 독자의 능동적 참여는 현대 그림책으로 오면서 더욱 크게 요구되고 있다. 김민화(2024 a)는 이러한 현대 그림책의 특성에 관심을 두어, 공감교육을 위한 포스트모던 그림책의 활용을 제안한 바 있다. 유사하게, 그래픽 노블[4]이나 만화, 웹툰 등 글 텍스트와 이미지의 독특한 상

---

4) 그래픽 노블(graphic novel)은 그림(graphic)과 소설(novel)의 합성어로, 만화와 소설의 중

호작용을 특징으로 하는 장르들도 독자가 외현적으로 드러나는 언어와 시각적 단서만을 고려하는 것이 아니라 드러나지 않는 암묵적 단서들을 능동적으로 찾아가면서 감상하도록 한다. 독자는 이러한 작품을 감상하면서 자신의 관점과 입장을 다양한 위치로 변형시킬 수 있다. 이러한 독자의 능동적 읽기는 공감을 위한 기본 역량을 기르는 데 도움이 될 것이다. 따라서 그림 이미지가 포함되거나 주된 역할을 하는 매체의 활용은 향후 더 연구되어야 할 흥미로운 분야이다.

시뮬레이션 공감훈련

시뮬레이션은 실제와 유사한 상황을 바탕으로 하여 학습자가 현실감을 느끼며 공감을 실천적으로 배울 수 있도록 설계된 교육 방법이다. 이는 소설의 장면들이나 실제 환자와 의료진의 상호작용 상황을 묘사한 시나리오를 작성하고, 이를 학습자가 읽어 나가면서 자신이 대처할 수 있는 유용한 실천 행동의 레퍼토리를 생성하도록 하는 것인데, 이때 시나리오는 현실적이고 구체적인 상황을 반영해야 하며 환자와 의료진, 때로는 보호자의 역할도 포함하도록 해야 한다. 시뮬레이션을 활용한 교육은 읽기를 넘어 역할극까지 수행하게 할 수 있는데, 이때 학습자들은 관찰과 실습을 통해 비언어적 신호를 해석하고, 공감적 의사소통을 연습할 기회를 갖게 된다. 정계아(2019)의 연구에서는 자궁근종으로 복식 전자궁절제술을 위해 입원한 환자를 대상으로 공감이 필요한 상황을 시

간 형식을 취하는 작품을 말한다. 일반 만화보다 철학적이고 진지한 주제를 다루며 작가 주의 화풍과 복잡한 서사 구조와 완결성을 가진 단행본 형식으로 발간된다.

뮬레이션으로 구성하고, 환자가 수술을 전후로 느끼는 불안감과 통증 그리고 퇴원하기 전에 느끼는 자궁의 상실에 대한 슬픔에 대한 공감을 기반으로 하는 간호술기[5]를 진행하면서 간호대학생들의 공감 능력을 향상시키도록 하였다. 서사의학이 추구하는 것은 읽기 자료에 제시된 바를 교훈처럼 배우고 따라 하는 것이 아니라 학습자들이 스스로 상상하고 추론하고 대안을 생성하는 역량을 기르는 것이다. 따라서 시뮬레이션은 학습자가 직관적 공감을 연습하고, 실시간 피드백을 통해 개선점을 파악할 수 있는 강력한 도구가 될 수 있다.

감정 일기를 통한 자기 성찰

자기 성찰은 공감교육의 핵심적인 활동이다. 환자와 의료진 간의 관계를 심화하고 인간적 가치를 강조하며 치료 과정에서 환자의 경험을 이해하는 것을 목표로 하는 서사의학에서 감정 일기를 활용한 자기 성찰은 의료진이 환자의 경험을 더 깊이 체감하고 공감을 형성하는 데 효과적인 도구로 강조되기 때문이다. 모란(2020)의 공감이론에 따르면, 공감은 단순히 타인의 감정을 인지하거나 상상하는 데 그치는 것이 아니라, 그 감정을 신체적으로 경험하고 체화하는 과정을 포함한다. 따라서 감정 일기를 작성하는 과정은 자신의 감정을 탐구하고, 환자의 경험을 몸으로 이해하려는 노력을 통해 공감을 심화하는 것을 목표로 한다(Decety & Fotopoulou, 2015).

---

[5] 간호술기는 간호 지식과 대비하여 간호 실무 역량을 가리키는 용어로, 간호학에서는 핵심 간호술기 교육을 강조한다.

감정 일기의 작성은 몇 가지 주요 내용을 중심으로 이루어질 수 있다. 첫째, 특정 환자와의 상호작용에서 느낀 자신의 신체적 반응을 기록한다. 예를 들어, 환자가 고통을 호소하는 순간 느꼈던 긴장감이나 심박수의 변화와 같은 신체적 반응은 자신이 공감 과정을 경험하고 있다는 신호가 될 수 있다. 둘째, 환자의 신체적 상태와 자신의 신체적 반응을 비교하며, 환자의 고통이 자신의 몸에 어떻게 투영되는지를 탐구한다. 이를 통해 의료진은 환자의 고통을 신체적으로 체감하려는 노력을 기울일 수 있다(Halpern, 2001). 셋째, 감정과 신체의 연결성을 탐구하며, 환자의 경험이 자신의 정서적 상태에 미친 영향을 서술한다. 예를 들어, 환자의 슬픔을 듣는 동안 느꼈던 자신의 정서적 변화는 환자의 고통을 이해하는 데 도움이 된다(Riess, 2017). 또한 감정 일기를 통해 자신과 환자의 경험 간의 차이를 반성적으로 인식하는 과정이 필요하다. 의료진은 환자의 고통을 체화하려는 과정에서 느꼈던 한계나 실제 환자의 경험과 달랐던 부분을 기록함으로써 공감의 범위를 확장할 수 있다. 마지막으로, 공감의 과정에서 자신이 성장한 점을 기록하고, 이를 바탕으로 환자와의 상호작용에서 어떤 태도 변화를 시도할지 계획한다. 예를 들어, 환자의 말을 듣는 동안 신체적 긴장을 완화하고, 환자의 감정을 더 깊이 받아들이는 태도를 발전시키는 것이다.

공감교육의 과정에서 감정 일기를 작성할 때는 학습자가 자신의 감정과 신체적 반응을 솔직하고 정직하게 기록하며, 구체적이고 세부적으로 기술하도록 안전과 비밀보장의 장치를 제공하는 것이 중요하다. 또한 주관적인 경험을 기록하되, 이를 객관적으로 분석하여 환자의 경험과 어떻게 연관되는지 반성적으로 탐구해야 한다. 이러한 방식으로 감정 일기를 작성하면 체화된 공감 능력을 강화할 수 있으며, 이는 서사의학 실천에서 공감의 지속 가능성과 돌봄의 윤리적 태도를 확립하는 데 크게 기여할 수 있다.

공감교육을 위한 문학 읽기 사례

문학작품을 어떻게 읽어야 공감의 과정을 체화하고 상호주관성을 형성하는 역량을 기르는 데 도움을 줄 수 있을까? 리타 샤론은 서사의학에서 문학 읽기의 중요성을 강조하며, 문학작품을 단순히 읽는 것이 아니라, 심층적이고 주의 깊은 방식으로 접근해야 한다고 주장한다. 즉, 문학작품을 자세히 읽고 해석하며, 등장인물의 경험과 감정을 상상하는 과정을 통해 공감을 체화하여야 이를 환자와의 관계에 적용할 수 있다는 것이다. 따라서 공감교육을 위한 문학 읽기의 핵심 요소를 '자세히 읽기(Close Reading)' '해석과 상상(Interpretation and Imagination)' '다양한 관점 이해(Understanding Multiple Perspectives)' '공감적 반응의 체화(Embodied Empathetic Response)'로 정리할 수 있다. 자세히 읽기는 문학작품 속 등장인물의 목소리와 맥락을 세심히 관찰하며 이야기의 세부적인 감정을 포착하는 훈련이다. 이는 환자의 이야기를 듣는 의료진의 태도와 밀접하게 연관된다. 해석과 상상은 문학 속 상황과 인물의 감정을 해석하고, 이를 상상력을 통해 자신의 정서적 경험과 연결하는 과정이다. 다양한 관점 이해는 다양한 등장인물과 복합적인 이야기를 통해 독자가 여러 관점을 이해하고 공감하는 것이다. 이는 의료진이 환자의 복잡한 경험과 배경을 수용하는 데 도움을 준다. 마지막으로, 공감적 반응의 체화는 등장인물의 감정의 흐름과 상호작용의 과정에 몰입하고 그 감정과 자신의 감정의 연결과 분리를 통해 공감을 체화하는 과정이다. 여기서는 레이먼드 카버(Raymond Carver)의 「별것 아닌 것 같지만 도움이 되는(A Small, Good Thing)」(1983)[6]과 칼레드 호세이니(Khaled Hosseini)의 『연을 쫓는 아이(The Kite Runner)』(2003)[7] 읽기를 어떻게 공감교육에 활용할 수 있는지 간단히 살펴보겠다.

「별것 아닌 것 같지만 도움이 되는」 읽기를 통한 공감교육

「별것 아닌 것 같지만 도움이 되는」은 교통사고로 아들을 잃는 부모의 이야기이다. 앤은 여덟 살 생일을 맞이하는 아들 스코티의 생일 케이크를 주문하고 생일날 아침에 빵집으로 찾으러 가기로 약속한다. 그러나 그날 아침 스코티는 뺑소니 차에 치이는 사고를 당한 후 병원에 입원하는데, 이후로 잠이 들어 깨어나지 않는다. 담당의사인 닥터 프랜시스는 스코티가 가벼운 뇌진탕으로 두개골에 약한 골절이 있지만 일반적인 쇼크 반응일 뿐 곧 깨어날 것이니 걱정할 필요가 없다고 한다. 앤과 남편 하워드는 교대로 아이를 간병하며 집에 다녀오는데 집으로 계속 이상한 전화가 걸려 온다. 전화를 받으면 "스코티를 잊은 거요?" 하고는 뚝 끊어 버린다. 부모는 안 그래도 불안한 상황에 이런 이상한 전화를 받으니 더 화가 치밀어 오른다. 한편, 앤은 집에 들르기 위해 병원을 나서던 중 아들이 칼에 찔려 중상을 입은 흑인 부부를 만난다. 처음에는 그들의 상

---

[6] 우리나라에서는 2014년에 문학동네에서 출간된 『대성당』의 한 장에 「별것 아닌 것 같지만 도움이 되는」으로 번역되었다.
[7] 우리나라에서는 2009년에 현대문학에서 『연을 쫓는 아이』로 번역서가 출간되었으며, 2008년에 〈The kite Runner〉(Marc Forste 감독)라는 동일 제목의 영화가 개봉되었다.

황이 자신의 상황이 되지 않기를 바라지만 결국 스코티의 죽음으로 동병상련을 느낀다. 닥터 프랜시스는 스코티의 죽음에 대해 부모에게 설명하고 위로를 건네지만, 그의 위로는 도움이 되지 못한다. 집으로 돌아온 부모는 다시 이상한 전화를 받게 되고 문제를 해결하기 위해 빵집에 찾아간다. 빵집 주인은 주문한 케이크를 찾아가지 않는 부모로부터 아이가 죽었다는 말을 듣는다. 빵집 주인은 부모에게 사과하고 따뜻한 빵과 커피를 대접한다. '별것 아닌 것 같지만 도움이 되는 것(A Small, Good Thing)'이라는 말은 빵집 주인이 부모에게 빵을 건네면서 한 말이다. 부모는 빵을 맛있게 먹고 빵집 주인과 새벽까지 이야기를 나눈다.

김민화(2024b)는 이 문학작품을 공감교육의 자료로 사용하기 위한 텍스트 분석 연구를 하였다. 그 연구에서는 공감의 다차원적 특성과 과정적 특성에 초점을 둔 텍스트 분석과 활용 방안을 보여 주었다. 그러나 여기서는 텍스트 분석보다는 자세히 읽기, 해석과 상상, 다양한 관점의 이해, 정서적 경험을 중심으로 어떻게 문학작품을 활용할 수 있는지 살펴보고자 한다.

먼저, 이 문학작품을 자세히 읽으면서 등장인물 간의 대화, 상황, 감정표현, 행동을 세심하게 관찰하게 촉진할 수 있다. 예를 들어, "빵집 주인이 부모의 슬픔을 이해하기 전까지 그의 태도와 언어는 어떠했는가? 어떤 단어와 표현이 무관심을 나타내는가?"와 같은 질문을 통해 한 인물의 태도와 감정, 행동, 상황 등에 초점을 두어 다시 생각해 보도록 할 수 있다. 학생들은 소통에 실패한 빵집 주인의 초기 언행에서부터 따뜻한 빵을 대접하면서 공감을 표현하기까지의 변화과정을 탐색하고 그에 따른 감정의 흐름과 관계의 변화를 추적할 수 있다. 더 나아가 다른 인물들에 관해서도 주의 깊게 읽어 나가며 스코티의 부모와 의사, 흑인 부모,

빵집 주인 사이에서 일어나는 상호작용을 비교 분석하면서 인물들에 대해 더 깊게 이해하게 할 수 있다.

해석과 상상은 텍스트에서 구체적으로 제시되지 않은 면까지 고려하여 등장인물의 감정과 행동을 해석하고 이를 상상력을 통해 스스로 경험해 보는 것이다. "빵집 주인은 어떤 계기로 부모의 고통을 깨닫게 되었을까?"와 같은 질문으로 정서적 갈등이 공감으로 전환되는 과정을 탐구할 수 있다. 이 단계에서는 역할극이나 시뮬레이션 활동을 연계할 수 있다. 예를 들어, 닥터 프랜시스가 부모에게 아들의 죽음과 그 원인을 파악하기 위한 부검을 제안하는 장면을 역할극으로 실행할 수 있다. 또는 부모의 입장이 되어 빵집 주인과 대화하는 상황을 재현하거나 빵집 주인의 시점에서 부모의 슬픔을 이해하기 위한 새로운 대화를 만들어 볼 수 있다. 이러한 활동 외에도 각 등장인물의 입장이 되어 특정 상황에서 느낀 감정을 일기 형식으로 글쓰기를 해 볼 수도 있다. 이러한 활동들은 공감의 체화를 도울 수 있다.

다양한 관점을 이해하기 위한 활동으로 '논쟁적 토론(debate)' 활동을 적용해 볼 수 있다. 예를 들어, "빵집 주인의 초기 태도가 비난받을 만한가, 아니면 그의 행동에도 나름의 이유가 있는가?" 또는 "닥터 프랜시스가 부모에게 아들의 죽음 이후 바로 부검을 요청한 것은 윤리적으로 적절한가?"와 같은 주제를 제시하고 양쪽 입장을 정당화하는 토론을 할 수 있다. 이러한 활동은 서로 충돌하는 가치와 감정을 정리하는 데 도움이 된다. 그 외에도 "부모와 빵집 주인의 초기 상호작용에 문제가 되는 것은 무엇인가?" "닥터 프랜시스의 위로가 도움이 되지 못한 이유는 무엇인가?" "앤과 흑인 부모 사이에 공감적 상호작용의 어떤 단계가 필요한가?" "빵집 주인이 '별것 아니지만, 도움이 되는 것'을 건넬 수 있었던 것은 무엇이 가능했기 때문인가?" 등의 질문으로 토론하면서 공감의 과정적이며 상호주관적 특성에 접근할 수 있다.

또한 이 작품의 중요한 장면을 '다시 쓰기' 해 보는 활동이나 등장인물의 입장이 되어 역할극을 해 보는 활동은 학습자들의 정서적 경험을 확장시킬 수 있으며, 스스로의 정서반응과 연결되어 체화된 반응을 하도록 지지할 수 있다. 다시 말해, 문학작품 읽기를 기반으로 하여 글쓰기, 그림 그리기, 극화하기, 사진이나 영상 작업과 같은 창작적 작업이 연계될 때, 안전한 상황에서 학습자의 체화된 공감적 반응을 표현할 기회를 제공하게 된다.

「별것 아닌 것 같지만 도움이 되는」에서 빵집 주인이 부모의 슬픔을 체화하고 그들의 이야기를 듣는 장면은 의료진이 어떻게 환자의 고통을 수용하고 공감할 수 있는가에 관한 통찰을 준다. 빵집 주인은 부모에게 어떤 조언을 해 주기보다 먼저 듣고자 했고, 지금 여기(here and now)에서 이들에게 필요한 것이 무엇인지 알아차릴 수 있었으며, 이들의 슬픔과 비탄에 대한 공감을 자신의 경험에 빗대어 표현할 수 있었다. 빵집 주인은 서두르지 않았다. 그리고 아이를 잃은 부모의 슬픔만이 아니라 그들의 신체적 상태까지 공감할 수 있었다. 빵집 주인이 대접한 작은 빵 한 덩이가 부모에게 위안을 줄 수 있었던 것은 그들 사이에 상호주관적 관계가 형성되었기 때문이다. 의료진과 환자의 관계에서도 공감을 위해서는 상호작용의 시간이 필요하다. 단순히 환자의 감정에만 초점을 두는 것이 아니라 그 이면에서 환자가 경험하는 것들을 체화할 수 있어야 한다. 빵집 주인이 '별것 아니지만 도움이 되는 것'이라는 말과 함께 따뜻한 빵을 내오는 장면을 통해 관계적 공감의 복잡성을 이해할 수 있고 고통 속에서도 환자를 위하는 아주 작은 행동으로 표현된 공감을 통해 치유와 연대가 가능함을 배울 수 있다.

『연을 쫓는 아이』 읽기를 통한 공감교육

『연을 쫓는 아이』는 아프가니스탄의 정치적 격변 속에서 두 소년(아미르와 하산)의 우정, 배신 그리고 구원의 여정을 다룬 소설이다. 이 작품은 아프가니스탄과 미국을 배경으로 하는데, 주인공 아미르의 시점으로 이야기가 진행된다. 아미르는 파슈툰(Pashtun) 계층으로 카불의 부유한 가정에서 아버지 바바와 함께 살고 있다. 그는 계층의 차이에도 하자라(Hazara) 계층 하인의 아들인 하산과 깊은 우정을 나누며 어린 시절을 보낸다. 그러나 하산이 동네 불량배에게 성폭행당하는 장면을 목격하고도 도움을 주지 못한 죄책감에 하산을 집에서 내보낸다. 이후, 소련의 아프가니스탄 침공으로 미국으로 이주한 아미르와 바바는 아프가니스탄에서의 지위와 자부심을 잃은 채 경제적으로 어려운 생활을 하게 된다. 아미르는 미국에서 대학에 진학해 작가가 되고자 하며 소로야라는 여성과 결혼하여 행복한 삶을 꿈꾼다. 그러나 어린 시절 하산을 배신한 기억은 계속 그를 괴롭힌다. 그러던 중, 바바의 오랜 친구 라힘 칸의 전화를 받고 파키스탄으로 간다. 여기서 아미르는 하산이 사실 바바의 사생아로 자신의 이복형제라는 사실을 알게 된다. 라힘 칸은 하산이 탈레반에 의해 살해당했고 그의 아들 소랍이 고아가 되어 탈레반에게 잡혀 있으니 그를 구출하여 미국으로 데려가라고 한다. 아미르는 하산에게 속죄하기 위해 이 요청을 받아들이고 아프가니스탄으로 가서 소랍을 찾는다. 그러다 탈레반의 지도자를 만나게 되는데, 그가 어린 시절 하산을 성폭행했던 불량배 아세프라는 것을 알게 된다. 소랍을 구해 미국으로 데리고 오지만 복잡한 입양 절차와 관계 문제를 겪게 된다. 그러나 아미르는 소랍을 위해 끊임없이 노력한다. 아미르가 소랍에게 연날리기를 가르치는 이 소설의 마지막 장면에서는 어린 시절 하산이 아미르를 위해 연을 쫓았던 것처럼 아미르가 소랍을 위해 연을 쫓는다.

　이 작품은 우정, 배신, 속죄라는 주제를 통해 정서적 몰입을 경험하며 공감을 학습하도록 돕는다. 특히 이 작품을 주의 깊게 읽는 동안 문화적 차이에 관한 공감을 생각할 수 있게 한다. 아미르와 하산의 관계는 아프가니스탄 사회의 계급 구조와 문화적 차이를 상징적으로 보여 주는데, 아미르는 파슈툰 출신으로 사회적으로 우위를 점하는 계층이지만, 하산은 하자라족으로 사회적 소수자이자 하위 계층에 속한다. 둘은 같은 집에서 자랐지만, 이러한 계급 차이는 관계에 깊은 틈을 만들어 낸다. 연날리기 대회 후, 하산이 연을 되찾아 오는 과정에서 성폭행을 당하는 장면은 아미르가 자신의 특권을 선택하고 하산의 희생을 외면하는 모습을 보여 준다. 여기서 학습자는 계급과 문화적 차이에서 오는 권력의 불균형과 그것이 인간관계에 미치는 영향을 생각할 수 있다. "아미르가 하산의 고통에 대해 침묵한 것은 그의 문화적 특권 때문일까, 아니면 개인적인 두려움 때문일까?" "아미르가 하산의 고통을 외면했을 때 그의 심리적 반응은 무엇이었으며, 이것이 그의 이후 행동에 어떤 영향을 미쳤는가?" 학습자는 아미르에 관해서만이 아니라 장편의 긴 이야기 속에 포함된 다양한 인물과 그들의 감정, 행동, 상호작용을 추적하며 그들의 감정적 단서를 찾는 워크시트를 작성해 볼 수 있다.

　시간이 흐름과 공간의 이동으로 이 소설의 이야기는 복잡하게 전개되지만, 이러한 맥락 속에서 학습자는 상상과 자기 적용을 통해 등장인물들에 대한 다층적이고 과정적인 공감의 과정을 밟아 나갈 수 있다. "아미르가 하산을 배신하게 된 심리적 이유는 무엇일까? 당신이라면 같은 상황에서 어떻게 행동했을 것인가?" "아미르와 하산의 관계, 아미르와 바바의 관계, 아미르와 소랍의 관계 등을 통해 어떤 공감과 통찰을 얻을 수 있는가?" "현대 사회에서도 이와 비슷한 문화적 차별과 계급 갈등의 사례를 발견할 수 있는가?" 등의 질문은 학습자가 관계적 맥락에서 상호주관적 공감이 어떻게 가능한가를 생각하며 다양한 관점으로 공감의 폭을 넓혀 나갈 수 있게 한다.

아미르가 미국으로 이주한 후, 같은 아프가니스탄 출신 이민자인 소라야와 결혼하는 과정에서도 문화적 차이에 대한 흥미로운 논의가 가능하다. 아미르의 가족은 전통적인 결혼 방식을 중시하지만, 소라야는 이미 한 차례 결혼 경험이 있는 여성으로, 가족의 명예와 관련된 아프가니스탄의 전통적 관념에서 벗어나 있기 때문이다. 만약 아미르와 소라야가 아프가니스탄에서 계속 살았더라면, 이 둘의 결혼이 가능했을까? 이민자로 사는 삶의 특수성과 관련하여 토론하면서 이것이 의료현장에 어떤 의미를 갖는가를 생각해 보도록 할 수 있다. "소라야를 통해 문화적 맥락과 여성의 지위에 관해 어떤 이야기를 할 수 있는가? 이를 환자를 이해하는 데 어떻게 적용할 수 있는가?" "이민자들이 새로운 문화에 적응하면서도 고유의 전통을 유지하려는 과정에서 어떤 딜레마가 발생하는가? 이것이 의료진과 환자와의 관계에 어떻게 영향을 미치는가?"와 같은 토론 주제들은 문화적 차이에 관해서도 공감하는 입장에 서게 할 것이다. 특히 아미르가 미국 생활을 하면서 겪게 되는 다양한 사건과 그 배경에 관한 토론은 의료현장에서 만나게 될 다양한 문화적 배경의 환자들을 대할 때, 그들의 증상이나 병력만이 아니라 삶의 이야기에 귀를 기울여야 한다는 것을 생각해 보게 할 수 있다.

『연을 쫓는 아이』는 등장인물들의 관계 속에서 애정과 인정의 욕구, 우정, 배신감, 죄의식, 속죄와 신뢰 등 복잡한 감정들을 탐구할 수 있다. 따라서 작품 속에서 느낀 감정을 일기로 기록하면서 어떤 감정에 몰입하게 되었는지, 그 이유가 무엇인지를 성찰해 볼 수 있다. 또한 소설 속 등장인물이 되어 다른 인물에게 편지를 쓰는 활동을 할 수 있다. 예를 들어, 하산의 입장에서 아미르에게 편지를 쓰면서 하산이 느꼈을 감정에 공감하게 될 뿐만이 아니라 학습자가 이입한 감정을 넘어 자기화된 감정을 표현하게 될 것이다. 또 다른 글쓰기 활동으로, 등장인물들의 갈등과 감정적 상호작용을 역할극을 할 수 있는 시나리오로 작성하거나 환자와 가족의 관계로 재구성한 이야기 쓰기를 해 볼 수 있다. 글쓰기는 문학작품 속 정서적 반응을 자신의 신체적·감정적 경험으로 체화하는 데 도움이 되며 의료장면 같은 다른 상황으로 공감적 이해를 확장할 수 있는 자원을 만드는 과정이 된다.

문학의 다양한 장르를 활용한 공감교육의 확장

문학을 활용한 공감교육은 소설 외에도 다양한 문학 장르를 활용함으로써 더욱 풍부하게 확장될 수 있다. 시, 희곡, 소설과 같은 장르는 각기 다른 방식으로 이야기를 전달하기 때문에, 그 장르 특성에 따라 감상과 의미 형성의 방식에 차이가 있다. 따라서 다양한 장르의 문학작품 활용으로 학습자가 다각적인 방식으로 인간의 감정을 이해하고 수용하도록 도울 수 있다.

먼저, 시는 함축적이고 직관적으로 감정을 전달하는 장르로, 보다 강한 감정적 몰입을 경험할 수 있다. 마야 안젤루(Maya Angelou)의 「그래도 나는 일어서리라(And Still I Rise)」(1978)[8]는 억압과 차별을 극복하고 인간 존엄성을 유지하는 개인의 힘을 보여 주는 시로, 학습자는 시의 운율과 상징을 통해 시적 화자가 차별을 극복해 나가는 과정에서 느끼는 정서적 반응을 탐구할 수 있다. 시가 주는 강렬한 정서는 감정 일기 쓰기나 낭송, 창작 시 활동으로 연결하여 내면화된 감정표현 훈련에 활용하기에 용이하다.

희곡은 대사를 중심으로 전개되며, 등장인물의 대화와 행동을 통해 정서를 직접적으로 전달한다. 로렌 한스베리(Lorraine Hansberry)의 『태양 아래 새로운 집(A Raisin in the Sun)』(1959)[9]은 인종차별 속에서 가족과 정체성 문제를 다룬 작품으로, 억압 속에서 인물의 심리와 갈등을 분석할 수 있다. 학습자는 주요 장면을 재현하며 등장인물의 입장이 되어 대사를 분석하고 정서적 변화를 탐구할 수 있다.

소설은 복잡한 관계와 감정의 변화를 깊이 있게 다루기에 공감교육에 매우 효과적인 문학장르이다. 앞서 소설의 활용을 설명하면서 영문 소설을 예로 들었지만, 한국에서 출간된 소설들도 훌륭하게 활용될 수 있다. 한국의 역사적·문화적 맥락 또한 공감교육을 위한 갈등의 상황과 연결되기 때문이다. 이청준의 『눈길』(1977)은 한국전쟁 이후 어머니와 아들 간의 복잡한 관계를 통해 상처와 속죄의 과정을 담고 있으며, 박완서의 『엄마의 말뚝』(1980)은 전쟁과 분단 속에서 가족의 상실과 재구성

---

[8] 우리나라에서 이 시는 「그리고 일어나리라」, 「그래도 나는 일어나리라」, 「여전히 나는 일어서리라」 등 여러 제목으로 번역되어 인용되고 있는데, 여기서는 최영미(2017)의 『시를 읽는 오후』(해냄, 2017)에 실린 번역시 제목을 인용하였다.

[9] 한국에서는 2015년에 『태양 아래 새로운 집』으로 번역되었다. Hansberry, L. (2015). **태양 아래 새로운 집(A Raisin in the Sun).** (임영희 역). 지만지드라마. (원본 출간 1959년).

을 다루며 모성을 중심으로 한 정서적 공감을 이끌어 낸다. 최근 한강의 『소년이 온다』(2014)는 광주 민주화 운동을 배경으로 폭력과 상실 속에서 인간의 연대와 치유를 탐구한다. 역사적 사건과 연결 짓지 않더라도 한 개인의 이야기를 통해 소외와 연결이 일어나는 다양한 맥락에 접근할 수 있다. 황석영의 『삼포 가는 길』(1973)은 산업화한 사회 안에서 소외된 개인들의 고독과 인간적 연대를 조명하며, 김영하의 『살인자의 기억법』(2013)[10]은 치매에 걸린 전직 살인자의 시각에서 이야기를 진행하기 때문에 질병이 인간의 정체성과 도덕적 선택에 어떤 영향을 미치는지를 탐구할 수 있는 작품이다. 이러한 소설들은 역사적·사회적 맥락에서 인간관계와 정서를 이해할 수 있는 풍부한 자료를 제공하여 공감교육의 장면을 더 풍요롭게 할 수 있다.

다양한 장르의 문학작품을 활용할 때에도 학습자의 참여 활동이 중요하다. 문학작품을 읽고 난 후의 역할극, 감정 일기 작성, 토론, 글쓰기 등 다양한 활동을 통해 공감교육의 효과를 증진시킬 수 있다. 문학작품의 해석은 본질적으로 주관적이기 때문에 관점의 차이가 발생하는 것은 당연하다. 학습자들이 자신의 해석을 공유하고 피드백을 주고받는 가운데 다양한 관점이 존중될 수 있는 분위기를 조성하는 것이 중요하다. 일부 학습자는 문학적 상상력을 통해 공감을 학습하고 표현하는 데 어려움을 느낄 수 있다. 이를 돕기 위해서는 구체적인 교육 목표를 설정하고, 작품 분석을 위한 명확한 질문과 활동을 제시하는 것이 필요하다.

---

10) 이 작품은 2017년 원신연 감독에 의해 동명의 영화로 제작되었다.

서사의학 공감교육 프로그램 설계

공감교육 프로그램 설계 필요성

공감은 선천적으로 타고난 능력만으로 발휘되는 것이 아니라 체계적인 학습과 반복적인 실천을 통해 개발되는 기술이다. 따라서 의과대학 교육과 의료진을 위한 재교육 과정에서 공감교육은 의료진이 다양한 문화적 맥락과 복잡한 환자 경험에 효과적으로 대응할 수 있는 역량을 강화하는 데 필수적이다. 그러나 공감교육이 단순히 이론 전달에 그치거나 단편적인 태도와 인식 교육에 머무른다면 공감 자체가 스트레스로 인식되어 의료현장에서 공감 피로[11]가 발생할 위험이 크다. 공감이 환자의 정서적 요구와 문화적 배경을 이해하고 이에 적합한 의료서비스를 제공하기 위한 기술로 발휘되고 윤리적이고 올바른 의사결정을 내릴 수 있는 기반이 되기 위해서는, 실질적이고 반복적인 활동을 통해 공감 능력을 내면화할 수 있도록 체계적으로 설계된 공감교육이 필요하다. 체계적인 프로그램 설계는 교육 목표와 과정이 명확하게 정리되고, 이를 단계적으로 실행함으로써 학습 효과를 극대화할 수 있다. 특히 공감교육은 단순한 일회성 활동이 아니라 지속적으로 개선되고 발전될 수 있도록 구조화되어야 하며, 이는 학습자의 실질적 변화를 이끌어 내는 데 필수적이

---

11) 공감 피로(empathy fatigue)는 타인을 돌보거나 돕는 전문직종 종사자들에게 흔히 발견되는 것으로, 공감적 상호작용을 하는 과정 중에 에너지를 많이 소진하게 되면서 스트레스와 피로감을 경험하는 것을 말한다. 공감 피로는 과도한 감정이입과 불분명한 경계, 스트레스 대처의 미숙함과 관련된다.

다. 여기서 다룬 공감교육 프로그램 설계 방법은 하나의 예로서 제시된 것이며, 다른 다양한 프로그램 설계 또한 가능하다.

공감교육 프로그램 설계 원칙

공감교육 프로그램 설계는 〈표 3-1〉에 정리된 바와 같이 네 가지 원칙을 기반으로 한다. 첫째, 공감 이론을 프로그램 설계 과정에 통합함으로써 실질적 공감 능력을 키울 수 있도록 한다. 공감의 인지적·정서적·직관적 측면을 균형 있게 발전시키는 **체계적 접근**으로 학습자가 적극적으로 참여하여 공감을 체화하도록 돕는 것이 중요하다. 따라서 **참여 중심 학습**을 구성하는 것이 두 번째 원칙이다. 또한 **지속적인 피드백과 성찰**을 통해 학습자가 자신의 공감 능력을 점진적으로 개선하며, 맥락적 유연성을 바탕으로 다양한 문화적 상황에서도 효과적으로 공감을 실천할 수 있도록 도와야 한다. 넷째, **맥락적 유연성**의 원칙을 적용한다. 공감교육 프로그램은 학습자의 직업적 역할과 문화적 맥락에 맞게 조정될 수 있어야 하며, 다문화적 사례를 활용하여 다양한 상황에 적용할 수 있는 공감 능력을 개발한다.

표 3-1 공감교육 프로그램 설계 원칙

원칙	내용
체계적 접근	공감 이론에 근거한 공감의 다차원적 접근 및 체화 과정 학습
참여중심 학습	학습자의 실습, 역할극, 토론, 글쓰기 등의 능동적 참여를 통한 자기 경험 공유
지속적 피드백과 성찰	동료 피드백과 감정 일기 작성을 통한 공감 표현의 점진적 개선
맥락적 유연성	다양한 문화적 배경을 고려한 내용 구성

공감교육 프로그램의 단계

공감교육 프로그램은 [그림 3-2]와 같이 네 단계로 구성되며, 각각의 단계는 학습자가 공감 능력을 효과적으로 배우고 실천할 수 있도록 설계한다. 이 과정에서 고려해야 할 사항은 교육 목표의 명확성, 학습자 참여를 극대화할 수 있는 환경 조성, 실질적인 평가 및 성찰 방법의 도입 등이다.

먼저, 준비단계는 프로그램의 학습 목표를 명확히 설정하고, 학습자가 공감의 개념과 이론적 기초를 이해하도록 돕는 과정이다. 배럿-레너드의 공감 순환 과정과 관계적 공감 이론과 모란의 체화된 공감과 상호주관성 형성에 관한 이론을 교육하여 공감 능력에 관한 실질적이면서도 확장된 이해를 도모한다. 이 단계에서는 학습자가 공감에 대해 개념적으로 이해할 수 있는 자료와 강의를 제공하며, 프로그램의 전반적인 방향성을 전달한다.

학습활동단계는 학습자가 다양한 관점을 탐구하고 공감을 실천할 기회를 제공하는 핵심 과정이다. 문학작품, 영화, 환자 서사와 같은 서사적 자료를 활용하여 학습자들이 공감의 다양한 측면을 경험하도록 한다. 시뮬레이션과 역할극을 통해 현실감 있는 상황에서 공감적 행동을 실천하면서 학습자들은 공감 능력을 자연스럽게 체화하게 된다. 학습활동은 학습자의 몰입도를 높이고, 이론을 실제 상황에 적용할 수 있는

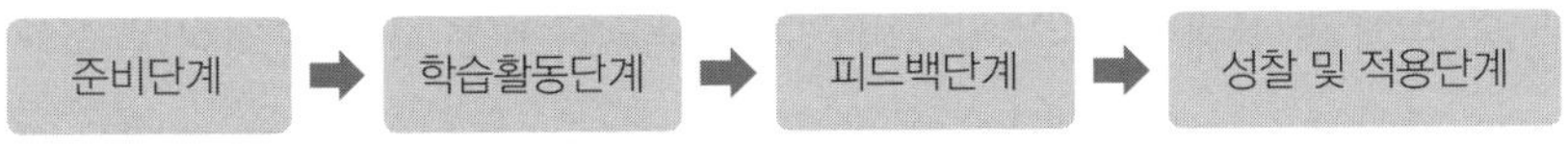

준비단계 ➡ 학습활동단계 ➡ 피드백단계 ➡ 성찰 및 적용단계

[그림 3-2] 공감교육 프로그램의 단계

환경을 조성하는 데 중점을 둔다.

피드백단계는 학습자가 공감 표현의 강점과 개선점을 점검할 수 있도록 돕는다. 동료 피드백은 학습자 간 상호작용을 통해 다양한 관점을 탐구할 수 있도록 한다. 프로그램을 운영하는 교수나 지도자의 피드백은 전문적인 관점에서 정답을 주는 것이 아니라, 학습자의 반응과 토론을 지원하며 학습의 방향을 조정하는 지지가 되는 것이 중요하다. 이 단계에서는 개별 학습자가 평가에 대한 두려움 없이 공감에 관한 의견을 듣고 말하는 가운데, 자신의 이해를 재구성해 나가며 공감 이해를 개선할 수 있다.

마지막 단계인 성찰 및 적용단계는 학습자가 프로그램을 통해 배운 내용을 내면화하고, 실질적인 현장에 적용할 수 있는 계획을 수립하는 과정이다. 학습자는 감정 일기를 작성하여 프로그램 동안 느낀 공감 경험과 변화 과정을 기록하며, 자신의 학습 성과를 점검한다. 또한 구체적인 실천 계획을 통해 공감 능력을 실질적으로 적용할 수 있는 방안을 모색한다. 이 단계는 학습자들이 공감을 단순히 학습에서 끝내는 것이 아니라, 일상과 직업적 환경에서 실천할 수 있도록 돕는다.

공감교육 프로그램의 학습 활동 구성

공감교육 프로그램에서 학습자에게 제공하는 학습 활동은 [그림 3-3]에서 보는 바와 같이, 네 가지 유형의 활동으로 구성할 수 있다. 이들 활동은 순서가 정해진 것은 아니며, 모든 활동이 반드시 제공되어야 하는 것도 아니다. 그러나 서사의학에서 '자세히 읽기'가 핵심적인 활동인 만큼 이 활동을 기초로 하여 다른 활동들을 연결할 수 있다.

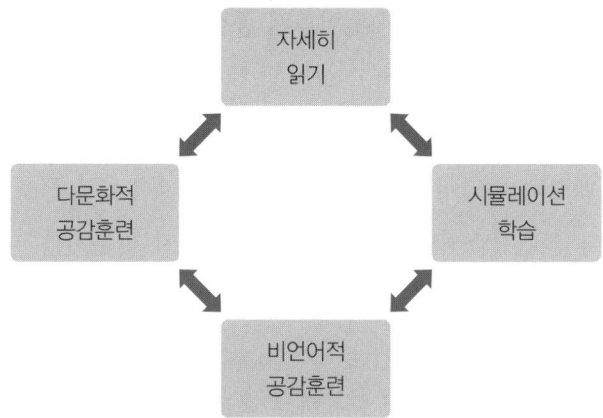

[그림 3-3] 공감교육 프로그램의 학습 활동

첫째, 자세히 읽기는 등장인물 간 심리적·문화적 차이와 갈등이 드러나는 문학작품이나 영화를 선택하여 이들의 정서적 갈등과 화해의 과정에 영향을 미치는 요인들을 탐구하는 활동이다. 자세히 읽기의 자료는 문학, 영화, 그림, 역사 등 다양하게 선택될 수 있으나 학습자가 정서적 갈등을 둘러싼 여러 요인과 이들의 관계 속에서 드러나는 관계적 공감에 관해 깊이 있게 생각할 수 있도록 핵심 질문이나 토론의 주제를 제공하는 것이 중요하다.

둘째, 시뮬레이션 학습 활동은 자세히 읽기 활동에서 활용된 문학작품이나 자료 중에서 인물 간 상호작용이 두드러지게 나타난 일부분을 역할극으로 옮기거나 실제 의료현장에서 발생할 수 있는 사건들을 가상의 시나리오로 작성하여 실제 실천적 대응을 재현하도록 하는 활동이다. 학습자는 스스로 소리 내고 표정 짓고 행동하는 연기를 하기 위해 인물에 대해 더 깊이 있게 많은 것을 해석하고 상상해야 하며 이것이 어떻게 표현되는가를 생각해야 한다. 역할극과 시나리오 기반 활동에 참여함으로써 학습자는 공감을 체화하며 어떻게 공감적 상호작용이 시작되고 완성될 수 있는가를 직접 체험하고 실천할 기회를 제공한다.

셋째, 비언어적 공감훈련 활동은 관찰과 실시간 반응 연습을 통해 학습자가 상대방의 비언어적 신호를 인식하고 해석하는 능력을 향상시킨다. 마치 상대의 제스처만 보고 무엇을 말하고자 하는지를 알아맞히는 게임처럼 진행할 수도 있고, 미리 준비된 영상이나 그림을 보고 인물의 내적 상태를 추론하고 해석해 보는 활동을 할 수 있다. 이 활동은 학습자가 비언어적 신호에 적절히 반응하는 직관적 공감 능력을 향상하는 데 도움이 된다.

넷째, 다문화적 공감훈련 활동은 다양한 문화적 배경의 인물 이해를 통해 문화적 차이에 따른 공감의 표현과 수용 방식을 학습한다. 앞서 문학 읽기의 사례로 든 작품들을 활용할 수도 있으며, 환자의 사례를 활용하여 그의 입장을 대변하는 비경쟁토론[12] 형식으로 활동을 운영할 수도 있다. 이러한 활동은 문화적 차이에 따른 공감 표현과 수용 방식을 학습하게 된다.

학습활동 단계에서 다양한 활동을 한 후에는 성찰 및 적용단계와 연결하여 감정 일기나 자기 성찰 일지를 쓰는 활동을 이어 나갈 수 있다. 이러한 활동은 학습자가 자신의 공감 표현과 변화를 기록하며, 공감 능력 향상을 위한 새로운 목표를 설정하는 것을 중심으로 글쓰기를 하도록 안내한다. 글쓰기의 결과를 동료와 공유하는 과정을 갖는 것은 다양한 공감의 양상을 이해하고 차이를 수용하는 데 기여한다.

---

12) 비경쟁토론(Non-competitive debate)은 참여자들이 주장과 반박으로 '승패'를 가리기보다 '경청 → 확인질문 → 의견확장'의 순환 구조를 통해 다양한 관점을 탐색하면서 공동으로 이해를 넓히고 해법을 모색하는 협력적 의사소통모델이다.

공감교육 프로그램의 지속 가능성

　서사의학의 공감교육 프로그램의 목적은 학습자가 공감의 과정을 이해하고 관계적 공감의 체화를 통해 상호주관성을 형성할 수 있는 역량을 갖추어 다양한 의료 관계와 다문화적 맥락에서도 공감을 효과적으로 표현하고 실천할 수 있도록 돕는 데 있다. 이러한 교육이 단회성 프로그램으로 그치지 않고 지속적이고 체계적인 교육과정으로 자리 잡기 위해서는 의학교육의 정규 교육과정에 통합되는 것이 필수이다. 이를 위해서는 실천적 교육에 적합하면서도 다양한 평가 방법을 도입해야 한다. 동료평가나 학습성과 평가를 위한 정량적 평가 척도를 개발하여 학습자의 발전 정도를 구체적으로 확인할 수 있다. 또한 학습자의 감정 일기와 사례분석 글쓰기 등에 관한 정성적 평가를 위한 루브릭[13]을 학습자와 함께 개발하는 것도 좋은 방법이 될 수 있다.

　그러나 더 중요한 것은 교수자의 역량 개발이다. 교수자가 공감교육을 체계적이면서도 효과적으로 이끌어 낼 수 있을 때, 공감교육 프로그램이 더욱 강력한 역할을 할 수 있기 때문이다. 이를 위해 사전에 교수자 연수를 실시하거나 병행할 수 있다. 끝으로, 공감교육에 활용할 수 있는 자료의 개발이 필요하다. 보다 다양한 문학작품의 활용 방안을 개발하고 환자의 사례를 발굴하여 풍성한 교육자료를 가지고 있을 때, 학습자의 특성에 따라 맞춤형 교육을 제공할 수 있기 때문이다.

---

[13] 루브릭(rubric)은 붉은색 잉크를 뜻하는 라틴어 루브리카(rubrica)에서 유래한 말로, 원고 수정 사항을 붉은색 잉크로 표시하는 것과 같이 평가의 의미를 담고 있다. 오늘날에서는 학습자의 학습 결과물이나 성취 정도를 평가하기 위해 사용하는 사전에 공유된 기준을 말한다.

공감교육 프로그램은 의과대학 교육만이 아니라, 상담과 간호 관련 전문인력을 양성하는 교육에도 활용할 수 있다. 또한 의료현장이 아닌 기타 사회적 돌봄 현장에 종사하는 인력들을 위해 맞춤형 공감교육 프로그램을 제공할 수 있다. 어떠한 현장에서 공감교육이 이루어진다고 하더라도 중요한 것은 학습자가 공감에 대한 다층적·과정적 이해와 체화된 실천과 성찰이 가능하도록 지속적이고 체계화된 교육을 제공하는 것이다.

서사의학 공감교육의 발전 방향

공감의 과정과 체화에 초점을 둔 공감교육

서사의학은 환자의 이야기를 중심으로 인간의 주관적 경험을 이해하고, 이를 치료와 돌봄의 과정에 통합하는 학문이다(Charon, 2006). 의료 환경이 변화함에 따라 서사의학 교육의 중요성은 더욱 강조되고 있으며, 공감은 서사의학의 핵심 역량이다. 그러나 기존 서사의학 공감교육에서 공감의 과정적 접근에 관한 언급은 찾아보기 힘들다. 배럿-레너드(1981)는 공감을 단절된 감정이 아닌 순환적 과정으로 보며, 지속적인 상호작용 속에서 형성된다고 설명한다. 마찬가지로, 의료진과 환자 간의 공감은 단순히 어떤 한순간에 발휘되는 기술이 아니라 시간의 흐름 속에서 교류되고 발전되는 것이다. 따라서 공감교육은 이성적 차원의 이해로 그칠 것이 아니라, 과정적인 경험을 제공해야 한다. 즉, 환자의 이야기를 경청하고 대화하고 적절한 피드백을 줄 수 있는 일련의 실천 속에서 공감을 배울 수 있어야 한다. 이를 위해서는 공감교육의 다차원적 접근이 필요하다. 공감은 정서적·인지적·직관적 요소가 결합된 복합적인 개념이기 때문이다. 또한 공감은 단순히 타인의 감정을 이해하는 것이 아니라 신체적·정서적 경험을 통해 내면화되는 과정이므로(Moran, 2022), 공감교육에서는 단순한 개념적 이해를 넘어 감각적·신체적 경험을 통한 학습을 포함해야 한다. 따라서 의료현장에서의 공감교육은 이론적 학습에 그치지 않고 문학 읽기, 시뮬레이션과 역할극, 비언어적 공감훈련, 감정 일기를 통한 자기 성찰 및 서사적 글쓰기 등 다양한 학습 방법이 활용되어야 하며(Stepien & Baernstein, 2006), 윤리적 판단과 상호작용적 피드백을 포함하는 다원적인 학습 경험을 제공해야 한다(Decety & Jackson, 2004).

일련의 상호작용 속에서 일어나는 관계적 공감과 공감의 체화를 바탕으로 한 상호주관성 형성을 강조하는 서사의학의 공감교육의 새로운 접근은 기존의 전통적 교육 방식에 비해 다음과 같은 장점이 있다. 첫째, 공감 능력의 지속성과 실천 가능성을 높인다. 단순한 개념적 이해를 넘어 신체적·정서적 경험을 포함한 학습은 학습자가 공감을 실질적으로 체화할 수 있도록 하며, 이는 장기적으로 유지되는 공감 능력으로 발전할 수 있다. 둘째, 의료진과 환자 간 신뢰 형성을 강화한다. 관계적 공감을 학습한 의료진은 환자의 정서와 요구를 보다 깊이 이해하며, 이를 통해 환자와의 관계에서 신뢰를 형성하고 유지할 가능성이 높아진다(Halpern, 2001). 셋째, 다양한 의료 상황에서 공감을 유연하게 적용할 수 있도록 한다. 의료현장은 예측 불가능한 상황이 많으므로, 단순한 이론적 교육이 아닌 실제적 경험을 통한 공감 학습은 의료진이 복잡한 환자 상황에서도 적절한 공감을 발휘할 수 있도록 돕는다. 넷째, 공감 피로를 줄일 수 있다. 공감의 체화는 단순히 환자의 고통을 그대로 받아들이는 것이 아니라, 의료진이 자신의 정서적 회복력을 키우고 감정을 조절할 수 있도록 돕는다(Figley, 2002). 이를 통해 의료진이 지속적으로 환자를 공감하며 돌볼 수 있는 환경을 조성할 수 있다. 다섯째, 의료진의 직무 만족도를 향상시킨다. 상호주관성을 바탕으로 한 공감 역량을 갖춘 의료진은 환자와의 관계에서 피로감이나 소진보다는 정서적 보람을 느끼게 되는데, 이러한 역량을 기를 수 있는 공감교육은 결과적으로 의료진의 직무 만족도와 정신적 웰빙을 높이는 데 기여할 것이다.

서사의학 공감교육의 미래 방향

서사의학 공감교육이 지속적으로 발전하기 위해서는 전략적 접근과 거시적 발전 방향이 함께 고려되어야 한다. 먼저, 전략적 접근으로는 관계적 공감과 공감의 체화에 따른 상호주관성 형성에 관한 교육이 개념적 이해에서 끝나지 않도록 의과대학 교육과 의료진의 재교육 현장에서 실질적으로 활용할 수 있는 실습형 학습 방법들이 개발되어야 한다. 따라서 정규 교과에서도 충분히 활용할 수 있는 교수학습 방법에 기반하여 공감교육을 실행할 수 있는 연구들이 이루어져야 할 것이다. 이에 덧붙여, 공감 피로를 예방하고 의료진이 감정적으로 소진되지 않도록 도울 수 있는 자기 돌봄과 회복력 강화 프로그램을 공감교육에 포함함으로써 교육 장면에서만이 아니라 의료현장에서도 실질적 도움을 줄 수 있는 프로그램을 구성하여야 할 것이다.

거시적 측면에서의 발전 방향을 살펴보면, 먼저 공감교육을 의과대학의 정규 교육과정에 통합하는 것이 필요하다. 공감교육을 의료 학문의 필수 교육과정으로 설정하고, 임상 실습 과정에서 공감적 상호작용을 평가하는 체계를 마련할 수 있다면, 환자중심 의료를 실천하기 위한 역량교육의 질적 개선이 이루어질 수 있을 것이다.

둘째, 공감교육에 관한 정책적 지원과 연구 기반을 강화해야 한다. 공감교육의 효과를 검증하고 이를 확대하기 위해서는 국가 차원의 재정적, 정책적 지원이 필수적이다. 공감교육 프로그램을 연구하고 발전시키는 전문기관과 연구소를 설립하여 지속적인 개선을 도모하는 것도 방법이 될 것이다.

셋째, 의료현장에서의 공감교육 확대가 필요하다. 의과대학에서의 교육만이 아니라 의료현장에서 의료진이 실제로 환자를 대할 때 공감을 실천할 수 있도록 의료 기관 내에서 지속적인 교육이 이루어질 필요가 있다. 정기적인 공감교육 세미나를 개최하고 피드백 시스템을 통해 공감적 의료 실천을 장려하는 제도와 지원책이 마련되어야 한다.

넷째, 공감교육에 입각한 다문화 및 윤리 교육이 강화되어야 한다. 공감은 사회문화적 맥락과 한 개인의 삶의 역사를 고려하는 것으로 다양한 문화적·윤리적 상황에서 적절하게 적용될 수 있다. 따라서 기존의 윤리교육이 어떠한 강령 중심의 교육이었다면, 이제는 공감과 실천적 판단이 중심이 된 교육이어야 할 것이다. 의과대학생을 포함한 의료진들은 관계적 공감이 어떠한 과정을 거쳐 진행되는지, 왜 체화된 공감으로 상호주관성을 형성하는 것이 중요한가를 이해하고 경험해 봄으로써, 타문화를 수용하고 윤리적 판단을 내려야 할 때 무엇이 그리고 어떻게 하는 것이 환자중심 의료 실천인가를 단지 머리로 이해하는 것이 아니라 경험적으로 알게(not understanding but see) 될 것이다.

이 글에서는 서사의학 공감교육이 관계적 공감과 체화된 공감을 기반으로 한 상호주관성 형성을 강조하는 실천적 학습의 방향으로 나아가야 한다고 주장하였다. 이를 위해 다양한 체험 및 실습 중심의 학습 활동이 가능함을 보였으며, 공감교육이 단회성 교육으로 끝나지 않도록 체계적 프로그램을 설계하는 방법과 앞으로의 발전 방향에 관해 살펴보았다. 또한 공감 피로를 예방할 수 있도록 정서적 회복력 강화 교육이 병행되어야 하며, 다문화적 맥락에서의 공감 표현을 익힐 수 있는 프로그램이 필요하다고 강조하였다. 더 나아가, 의학 교육과정에서 공감 학습을 필수적으로 포함하고, 객관적 평가 체계를 도입하여 지속적인 피드백과 개선이 이루어져야 한다고 주장하였다. 이러한 노력들이 유기적으로 결합될 때, 서사의학 공감교육은 의료현장에 더 효과적으로 정착되고 보다 실질적으로 활용될 수 있을 것이다. 앞으로 수행되어야 할 더 큰 과제가 있다면, 이 장에서 제안한 서사의학 공감교육이 의학 교육과 의료현장에서 실행되었을 때 그 효과를 검증하는 일일 것이다. 이러한 현장 연구가 가능하도록 더 많은 관심과 지원이 주어지기를 기대해 본다.

참고문헌

김민화(2024a). 그림책 읽기를 통한 내러티브역량 강화, 다차원적 공감 능력의 증진과 사회정서지원. 제30차 한국독서치료학회 추계학술대회 독서치료와 사회정서. 건국대학교, 2024년 11월 9일.

김민화(2024b). 서사의학 교육을 위한 읽기 자료 개발 연구: 레이먼드 카버의 「별것 아닌 것 같지만, 도움이 되는」을 통한 공감의 대안적 이해. **독서치료연구**, 16(3), 1-19.

김영하(2013). **살인자의 기억법**. 문학동네.

박완서(1980). **엄마의 말뚝**. 문학과지성사.

안덕선(2014). 한국의 의사상. **대한의사협회지**, 57(1), 3-7.

이청준(1977). **눈길**. 문학과지성사.

전민영, 유상호, 박훈기(2015). 의과대학생의 공감능력과 환자-의사 관계에 대한 영향. **대한의사협회지**, 27(4), 283-290.

정계아(2019). 간호대학생을 위한 시뮬레이션 기반 공감능력 향상 프로그램 개발 및 적용 효과. 강원대학교 박사학위논문.

한강(2014). **소년이 온다**. 창비.

허예라, 조아라, 김선(2014). 의과대학생들의 공감 표현 능력은 어떠한가? **대한의사협회지**, 26(3), 217-221.

황석영(1973). **삼포 가는 길**. 문학사상.

Barrett-Lennard, G. T. (1981). The empathy cycle: Refinement of a nuclear concept. *Journal of Counseling Psychology, 28*(2), 91-100.

Barrett-Lennard, G. T. (2011). *The Empathy Cycle Revisited: Insights for Therapeutic Practice*. Springer.

Batson, C. D. (2009). These things called empathy: Eight related but distinct phenomena. In J. Decey & W. Ickes (Eds.), *The Social Neuroscience of Empathy* (pp. 3-15). MIT Press.

Bloom, P. (2019). **공감의 배신**. (이은진 역). 시공사. (원본출판 2016).

Breithaupt, F. (2012). A three-person model of empathy. *Emotion Review, 4*(1), 84-91.

Carver, R. (2014). **대성당**. (김연수 역). 문학동네. (원본출판 1983).

Charon, R. (2006). *Narrative Medicine: Honoring the Stories of Illness*. Oxford University Press.

Charon, R., DasGupta, S., Hermann, N., Irvine, C., Marcus, E. R., Rivera-Colon, E., Spencer, D., & Spiegel, M. (2021). **서사의학이란 무엇인가: 현대 의학이 나아가야 할 공감과 연대의 이야기**. (김준혁 역). 동아시아.

(원본출판 2017).

Chen, P., Huang, C., & Yeh, S. (2017). Impact of a narrative medicine programme on healthcare providers' empathy scores over time. *BMC Medical Education, 17*(108), 1-8.

Decety, J., & Fotopoulou, A. (2015). Why empathy has a beneficial impact on others in medicine: Unifying theories. *Frontiers in Behavioral Neuroscience, 9*, Article 457. https://doi.org/10.3389/fnbeh.2015.00457

Decety, J., & Jackson, P. L. (2004). The functional architecture of human empathy. *Behavioral and Cognitive Neuroscience Reviews, 3*(2), 71-100.

Figley, C. R. (2002). *Compassion Fatigue: Psychotherapists' Chronic Lack of Self-Care.* Brunner-Routledge.

Halpern, J. (2001). *From Detached Concern to Empathy: Humanizing Medical Practice.* Oxford University Press.

Hansberry, L. (2015). 태양 아래 새로운 집. (임영희 역). 지만지드라마. (원본출판 2011).

Hojat, M., Gonnella, J. S., & Nasca, T. J. (2002). Physician empathy: Definition, components, measurement, and relationship to gender and specialty. *American Journal of Psychiatry, 159*(9), 1563-1569.

Hojat, M., Gonnella, J. S., Mangione, S., Nasca, T. J., Veloski, J. J., Erdmann, J. B., Callahan, C. A., & Magee, M. (2002). Empathy in medical students as related to academic performance, clinical competence and gender. *Medical Education, 36*(6), 522-527.

Hojat, M., Mangione, S., Gonnella, J. S., Nasca, T., Veloski, J. J., & Kane, G. (2001). Empathy in medical education and patient care. *Academic Medicine, 76*(7), 669.

Hojat, M., Vergare, M. J., Maxwell, K., Brainard, G., Herrine, S. K., Isenberg, G. A., Veloski, J., & Gonnella, J. (2009). The devil is in the third year: A longitudinal study of empathy erosion in medical school.

Academic Medicine, 84(9), 1182-1191.

Hosseini, K. (2009). 연을 쫓는 아이. (왕은철 역). 현대문학. (원본출판 2003).

Leiberg, S., & Anders, S. (2006). The multiple facets of empathy: A survey of theory and evidence. *Progress in Brain Research, 156*, 419-440.

Meneses, R. W., & Larkin, M. (2017). The experience of empathy: Intuitive, sympathetic, and intellectual aspects of social understanding. *Journal of Humanistic Psychology, 57*(1), 332.

Moran, D. (2022). From empathy to intersubjectivity: The phenomenological approach. In A. Bortolan & E. Magri (Eds.), *Empathy, Intersubjectivity, and the Social World: The Continued Relevance of Phenomenology. Essays in Honour of Dermot Moran* (pp. 23-44). De Gruyter. https://www.npr.org/templates/story/story.php?storyId=5394853

Nunes, P., Williams, S., & Stevenson, K. (2011). A study of empathy decline in students from five health disciplines during their first year of training. *International Journal of Medical Education, 2*, 12-17.

Riess, H. (2018). *The Empathy Effect: Seven Neuroscience-based Keys for Transforming the Way We Live, Love, Work, and Connect across Differences*. Sounds True Inc.

Stepien, K. A., & Baernstein, A. (2006). Educating for empathy. *Journal of General Internal Medicine, 21*(5), 524-530.

제4장
드라마 <굿닥터>에 나타난 의사-환자 관계성 연구[1]

성정혜[2]

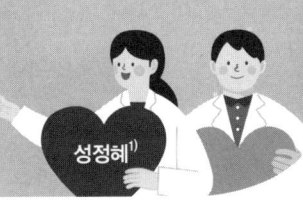

📋 의사-환자 관계 엿보기

전문가는 일반적으로 "고도의 전문적 교육을 거쳐 일정한 자격 또는 면허를 취득함으로써 전문적 지식이나 기술을 독점적으로 사용할 수 있는 직업인"(김인섭, 1996: 238)으로 정의된다. 애봇(Abbott)은 이에 더해 전문가를 "특정한 사건들에 어느 정도의 추상적 지식을 적용할 수 있는 독점적 직업군"(Abbott, 1988:8)으로 규정한다. 이러한 정의들이 드러내 듯, 전문가란 전문적 기술만이 아니라 전문직 서비스를 필요로 하는 사회적 문제의 본질을 규정하고 그에 대한 해결방안을 제시하거나 재정의 할 수 있을 정도의 이론적 기반과 실천적 역량을 갖춘 직업인이라고 할 수 있다.

전문직은 이러한 전문가들이 수행하는 직업을 의미하며, 일반적인 직

---

[1] 이 글은 『Journal of Humanities Therapy』 제16권 제1호에 실린 논문 「A Study on the Doctor-Patient Relationship in the Drama <Good Doctor>」를 수정·보완한 것이다.
[2] 영문학 박사, 이화여자대학교 호크마교양대학 강사.

업들과 구분되는 몇몇 특성을 지닌다. 김현수와 김미숙(2003)은 전문직을 "이론적이고 체계적인 지식 및 기술을 갖추고 있으면서 독특한 직업조직, 직업윤리, 직업문화를 형성하고 있을 뿐만 아니라 사회에 대한 봉사지향적인 직업으로 일반 직업들에 비해 고도의 직업적 자율성을 사회적으로 보장받은 직업"(25)으로 정의한다. 이런 특성은 전문직 집단이 특정 분야의 지식을 배타적이고 독점적으로 운영하게 되는 구조와 맞물려 있으며, 현대 사회에서 중요한 역할을 수행하게 되는 요인이 된다. 특히 전문직은 전통적인 직업군과 달리 독점적 지식의 활용을 통해 사회로부터 상당한 수준의 직업적 자율성을 보장받는다.

전문직의 대표적 예로 흔히 의료 영역이 언급되며, 의사는 그 핵심에 있다. 구혜란(2003)은 전문직이 지식과 기술을 독점하며, 스스로 업무를 통제할 수 있는 직업적 자율성을 지닌다는 점에 주목했고, 강윤식(2010)은 의료 영역에서의 전문적 지배와 자율성을 근거로 의사를 대표적인 전문직으로 간주했다. 엘리엇 프리드슨(Eliot Freidson) 역시 의사 전문직의 핵심적 요소로 "전문적 자율성"을 강조하면서 이것이 의료전문가들이 자신의 지식과 기술을 독점적으로 관리하고 활용할 수 있는 기반이 된다고 설명한다(Risca, 2010: 339, 재인용).

의사는 우리 한국 사회와 의료현장에서 그 권위와 직업적 위상이 근대화 이후 빠르게 상승하였으며, 일반인의 인식에서도 의사의 전문가적 지식은 크게 존경받는 경향이 있다. 그러나 이러한 독점적 지식과 고도의 기술적 전문성은 의사와 환자 간의 관계를 동등하게 유지하기보다는 위계적으로 형성될 가능성을 높인다. 특히 현대 의료시스템에서 의사의 전공 분야가 세분화되고 병원이 대형화됨에 따라, 환자들이 의료진과 의료기관에 대해 느끼는 심리적 거리감은 더 커지는 경향이 있다. 의사에 대한 존경심이 높아질수록 환자들은 의료진과의 관계에서 위축될 가능성이 커지며 이는 자연스럽게 권위적이고 일방적인 관계로 이어질 수 있다. 그러나 의사와 환자의 관계는 단순히 위계적인 구조로 작동될 수 없으며, 신뢰, 커뮤니케이션, 공감과 같은 다양한 요소에 의해 영향을 받는다. 권위적이거나 가부장적인 관계보다는 오히려 공감적이고 상호주관적인 관계가 환자의 치료 결과와 진료의 질에 긍정적인 영향을 미칠 수 있다. 이러한 상반된 관계의 가능성을 이해하는 것은 의료현장에서 보다 효과적인 의사-환자 관계를 이해하고 형성하는 데 중요한 의미를 가진다.

의사와 환자의 관계는 주로 진료실에서의 직접적인 만남을 통해 형성되지만, 대중문화, 특히 텔레비전 드라마를 통해 간접적으로 경험되기도 한다. 마우라 스피겔(Maura Spiegel)과 대니얼 스펜서(Daniel Spencer)는 문학 텍스트가 "독자들을 복잡한 관계로 끌어들이며, 임상 자료가 전달할 수 없는 방식으로 세계를 독자에게 제시한다."(Spiegel & Spencer, 2010: 43)고 말한다. 이러한 관점에서 보면, 텔레비전 드라마 역시 문학 텍스트와 유사한 역할을 하며, 다양한 인간관계를 시청자가 관찰하면서 경험할 수 있게 할 수 있다. 특히 의학 드라마는 '대중문학'으로 간주될 수 있으며, 김은하는 "영상의 언어로 소통하는 세대에게 드라마는 한 편의 대중소설과 같다."(김은하, 2012: 19)라고 평가한다. 최근 한국 의학 드라마는 의료 현장의 현실을 반영하면서도 극적인 요소를 가미하여 높은 대중적 인기를 얻고 있다. 이러한 특성으로 인해 의학 드라마는 시청자에게 의사-환자 관계의 다양한 유형을 간접적으로 학습할 수 있는 장이 될 수 있다.

따라서 한국 의학 드라마에서 재현되는 의사-환자 관계의 유형을 분석하고, 그 의미를 탐색하는 것은 의료현장에서의 실제 의사-환자 상호작용을 이해하는 데 중요한 틀을 제공할 수 있다. 나아가, 이러한 연구는 단순히 드라마 속 관계를 분석하는 것을 넘어, 현실 의료환경에서의 의사-환자 관계 개선을 위한 시사점을 도출하는 데 기여할 수 있다.

한국 의학 드라마의 변천사: 의사-환자 관계성을 중심으로

최초의 의학 드라마는 KBS 일요 주간 드라마였던 〈소망〉(1980~1983)이다. 동네 병원과 종합병원을 배경으로 주요 등장인물이 의사와 간호사였으며 환자들과 관련된 갈등과 화해, 인간 생명의 존엄성에 대한 의사들의 사명, 진료와 치료 등이 소재로 사용되었다. 이후 1984년 〈사이코드라마 당신〉(MBC), 1988년 〈제7병동〉(KBS) 그리고 1994년 〈종합병원〉(MBC), 1998년 〈해바라기〉(MBC) 등 의학 드라마가 간헐적으로 방영되면서 의료현장을 다룬 콘텐츠가 점차 시청자에게 친숙해지기 시작했다. 이렇듯 1980년대와 1990년대의 초기 의학 드라마들은 의료환경을 본격적으로 조명하는 데는 한계를 보였지만, 이후 장르적 발전의 기반을 마련하는 데 중요한 역할을 했다. 2000년대 이후 의학 드라마는 더욱 본격화되었으며, 높은 시청률을 기록한 작품들도 다수 등장했다. 대표적으로 2007년 〈하얀거탑〉(MBC), 〈외과의사 봉달희〉(SBS), 2011년 〈브레인〉(KBS2), 2013년 〈굿닥터〉(KBS2), 2016년 〈낭만닥터 김사부 1〉(SBS), 2018년 〈라이프〉(JTBC), 2020~2021년 〈슬기로운 의사생활 1〉과 〈슬기로운 의사생활 2〉(tvN), 2020년 〈낭만닥터 김사부 2〉

(SBS), 2023년 〈낭만닥터 김사부 3〉(SBS), 2024년 〈닥터 차정숙〉(JTBC) 등이 있다. 이처럼 한국 의학 드라마는 1980년대 이후 점진적으로 발전해 왔으며, 2000년대 이후에는 의료시스템의 현실을 반영하는 동시에 드라마적 요소를 가미하여 대중적 인기를 얻는 장르로 자리 잡았다.

초기의 의학 드라마는 의료환경과 치료 과정을 깊이 있게 다루기보다는, 등장인물들의 사랑과 삶을 보여 주는 배경적 요소로 병원을 활용하는 경향이 강했다. 기존 드라마에서 흔히 다루던 연애, 권력 다툼 등의 소재를 유지한 채 단순히 무대를 병원으로 옮겼다는 한계가 지적되곤 했다. 그러나 2000년대 이후, 특히 2010년 이후부터 의학 드라마는 보다 전문적인 방향으로 발전하기 시작했다. 의사의 전문적 지식과 병원 내에서 이루어지는 의료적 장면들이 단순한 배경이 아닌 핵심 서사 요소로 자리 잡았다. 또한 다양한 장르적 시도가 더해지면서 의학 드라마의 인기는 더욱 높아졌다. 이 과정에서 의료진의 전문성이 강조됨과 동시에, 환자들을 치료하는 과정에서 발생하는 고뇌와 딜레마 그리고 삶과 죽음이라는 근본적인 문제들이 진지하게 다뤄지기 시작했다. 그 결과, 의학 드라마는 단순히 의료 사건을 다루는 것을 넘어, 인간의 본질적인 갈등과 성장 그리고 사회적 문제를 조명하는 장르로 자리 잡게 되었다.

2015년 이후에는 연구 범위가 더욱 확장되었으며, 다양한 주제의 논문이 발표되었다. 예를 들어, 캐릭터 분석(주효진·임훈, 2017; 황영미, 2011), 의료인의 이미지 연구(김윤지, 2016), 의료 현실을 다루는 방식(이헌정, 2015; 원용진 외, 2019), 한국 의학 드라마 연구의 현황과 전망(최성민, 2020), 한국과 미국의 가치관 비교 연구(전하나, 2022) 그리고 의사-환자 관계 분석(김민정, 2017; 이하민, 2023) 등이 이루어져 왔다. 특히 의사-환자 관계성과 관련하여 이하민은 드라마 속 의사와 환자 간 커뮤니케이션을 '도구적/정서적 행위'와 '의사중심형/환자중심형'이라는 기준으로 분류하였고, 이를 기반으로 PCC(Patient-Centered Communication), BBN(Breaking Bad News), SDM(Shared Decision Making)이 드라마 내에서 어떻게 나타나는지를 서사적 특성과 연관 지어 분석하였다(이하민, 2023: 12). 한편, 의사 코칭에 대한 연구를 수행한 나현숙 등은 관계 유형을 다섯 가지 단계(관계 형성, 변화 주제 인식, 관점의 획득, 문제 해결 및 의사소통 역량 강화, 목표 설정 및 지원)로 정리하였는데(나현숙·권영대·노진원, 2013: 335), 이 연구는 주로 환자와의 의사소통 기술 향상과 관계 개선을 위한 코칭에 초점을 맞추고 있어, 의사-환자 관계의 구체적인 유형과 의사소통 방식에 대한 심층적인 논의는 상대적으로 부족하다.

이처럼 기존 연구들은 의학 드라마 속 캐릭터 분석, 의료인의 사회적 역할 및 이미지 그리고 의료 현실을 반영하는 방식 등에 초점을 맞춰 왔다. 반면, 일반적인 전문가-고객 관계와 달리 대다수 사람들이 경험하는 필수적인 상호작용이면서 치료가 필요한 상황에서 발생하는 특수 관계인 의사-환자 관계의 유형을 체계적으로 분석한 연구나 이상적인 관계 형성에 대한 논의는 상대적으로 부족한 실정이다.

이 연구는 한국 의학 드라마에서 의사-환자 관계가 어떻게 형성되고 재현되는지를 심층적으로 분석하기 위해 〈굿닥터〉(2013)를 연구 대상으로 선정하였다. 〈굿닥터〉는 자폐 스펙트럼을 가진 주인공이 종합병원에서 레지던트로 시작해 외과의사로 성장하는 과정을 그린 작품이다. 기존 의학 드라마에서 의사는 전문적 지식을 갖춘 권위적인 존재로 그려지는 경우가 많으며, 이에 따라 환자들은 의사를 존경하면서도 위축되는 관계를 형성한다. 그러나 〈굿닥터〉에서는 독특하게 자폐 스펙트럼을 가진 의사가 등장하여 전형적인 의사-환자 관계뿐만 아니라 공감과 신뢰를 기반으로 한 상호주관적이고 서사의학적인 관계도 함께 제시된다. 이 연구는 이러한 다양한 관계 유형을 분석함으로써, 한국 의학 드라마가 의료현장에서의 의사-환자 관계를 어떻게 반영하고 있으며, 이를 통해 어떤 의미를 전달하는지 탐색하고자 한다.

드라마 〈굿닥터〉의 대화 유형

KBS 2TV에서 방영된 〈굿닥터〉는 2013년 8월 5일부터 10월 8일까지 매주 월요일과 화요일 오후 10시에 방송된 총 20부작 드라마로, 기민수 감독이 연출하고 박재범 작가가 집필한 작품이다. [그림 4-1]은 〈굿닥터〉의 기본 인물 관계도이다(유영희·김수영, 2016: 153).

이 연구는 〈굿닥터〉 전 회차를 대상으로 의사와 환자 간의 커뮤니케이션이 이루어지는 장면을 분석하고 이를 유형별로 분류하였다.[3] 분석 대상은 의사와 환자 또는 환자 보호자 간의 대화 장면으로 한정하였으며, 치료와 직접적인 관련이 없는 대화는 제외하였다. 예를 들어, 장이식 수술을 받기 위해 입원한 인해의 언니 인영과 의사 진욱 사이의 개인적인 대화는 연구 대상에서 제외하였다. 그러나 환자 또는 보호자가 치료와 관련하여 의사와 나눈 모든 대화는 분석에 포함하였다.

연구 결과, 총 59개의 장면이 의사와 환자/보호자 간의 커뮤니케이션 사례로 기록되었으며, 이 장면들을 다섯 가지 유형으로 분류하였다.

---

3) 〈굿닥터〉의 전체 플롯과 캐릭터 분석은 유영희·김수영의 논문을 참조(pp. 154-159).

130　제4장　드라마 〈굿닥터〉에 나타난 의사-환자 관계성 연구

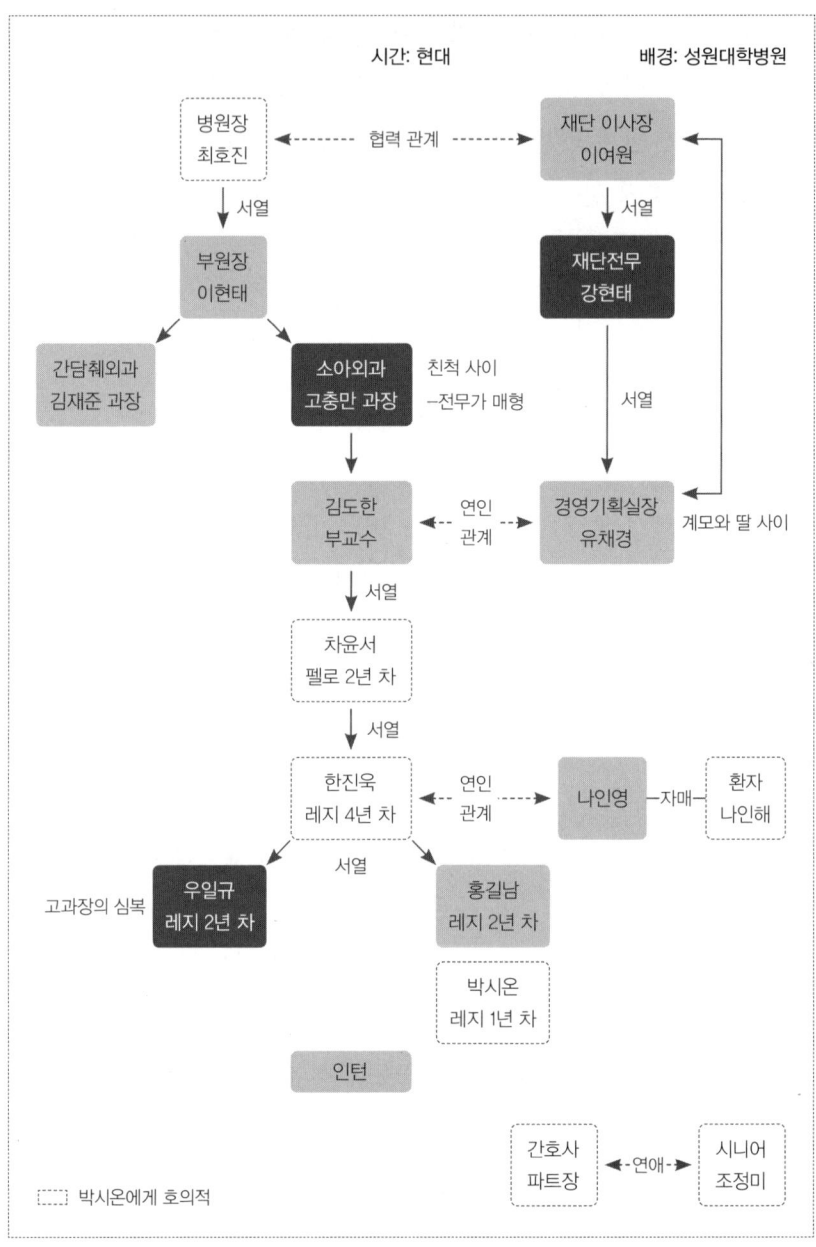

[그림 4-1] 〈굿닥터〉 인물관계도(유영희 · 김수영, 2016: 153)

① 진료실(진료 유사) 장면: 의사가 환자에게 병을 진단하고 치료 방안을 설명하는 장면
② 진료실 외 치료 안내 장면: 병실, 응급실 등에서 치료 과정과 예후를 설명하는 장면
③ 환자 항의 장면: 치료 결과나 의료진의 결정에 대해 환자/보호자가 항의하는 장면
④ 환자 설득 장면: 환자가 치료/수술을 거부하는 상황에서 의사가 설득하는 장면
⑤ 상호주관적 관계 장면: 의사와 환자가 정서적 교류를 통해 친밀한 관계를 형성하는 장면

각 유형별 장면의 세부 내용은 〈표 4-1〉에 정리하였으며, 번호는 59개의 장면을 구분하는 기준으로 사용되었다. 번호의 순서는 드라마의 순서와 일치한다.

표 4-1 장면별 분류

대분류	장면 묘사
1. 진료실(진료 유사) 장면	20: 의사가 임부 수진에게 아기의 예후에 대해 설명하는 장면 23: 민 교수의 진료실. 수진이 시어머니의 수술 동의가 필요없다고 말하는 장면 28: 수술실 안, 응급상황 시 아기를 살려 달라고 말하는 수진, 의사의 따뜻한 위로. 35: 동구의 진료 장면 38: 응급실 안, 윤서가 미국 병원으로 보내준 메일을 보고 한국으로 치료받으러 왔다는 준영이의 말을 따뜻하게 들어주는 장면 41: 병실로 올라온 준영을 도한이 진찰하는 장면

	42: 준영의 아버지(부원장)가 일본행을 고집하고, 도한과 의견 충돌
	44: 주남의 병실, 아들의 수술이 곧 시작될 거라는 통보 후 시온이 도한에게 주남이 자신의 고향 친구라고 말하는 장면
	47: 고 과장이 환아와 보호자에게 입원과 수술 과정을 설명
	49: 인해의 병실 안, 약을 꼭 챙겨 먹으라고 당부
	50: 준영에게 더 이상 야구를 할 수 없다는 사실을 알려 주는 장면
	56: 인영에게 수술이 잘되었음을 알리는 장면
	59: 깨어난 인해를 보고 의사들이 대화하는 장면
2. 치료 안내 장면	2: 수술불가통보 (괴사성장염)
	3: 수술동의서를 구하는 장면
	4: 아기 수술 후 결과를 전달하는 장면, 경과를 지켜봐야 한다고 말함
	6: 수술불가통보
	7: 수술불가통보
	8: 사망통보, 이후 환자의 항의 장면
	11: 규현의 엄마에게 수술 후유증을 설명. 규현이 더 이상 노래를 부를 수 없을 것이라고 알림
	31: 윤정의 수술 결과를 부모에게 통보
	45: 응급실로 들어온 태민을 진찰하고 CT를 찍어야 한다고 부모에게 말하는 장면
3. 환자 항의 장면	10: 학대와 굶주림 속에서 자란 은옥을 병원에서 치료하고 돌보는 것에 대해, 은옥의 고모가 병원에 항의하는 장면
	12: 규현의 어머니가 병원에서 제공한 물이 마음에 들지 않는다며, 자기가 사 온 물만 마시게 하겠다고 항의하는 장면
	13: 규현의 어머니가 규현의 수술을 반대하며 의료진에게 강하게 항의하는 장면
	24: 임부 수진이 쓰러지고 시어머니가 화내는 장면
	33: 동진의 수술을 앞두고, 동진의 어머니가 자폐 증상이 있는 시온이 수술에 참여하지 못하게 해 달라고 요청

		34: 수술 후 동진이 담즙을 토한 사실을 숨긴 채 응급 상황이 발생. 이에 대해 윤서가 동진의 어머니에게 정중히 사과하는 장면
		37: 응급실 밖에서 도한과 준영 아버지(부원장)가 대화. 부원장은 성원병원에서 아들을 수술받게 하고 싶지 않다며 당분간만 입원시키겠다고 말함
		53: 시온의 자폐 사실을 알고 아이들의 어머니들이 이에 대해 항의하는 장면. 승현 어머니가 주치의를 바꿔달라고 말하는 장면
4. 환자 설득 장면		14: 자살을 하려는 규현을 설득하는 장면
		15: 규현이 수술을 받을 수 있도록 규현의 엄마를 설득하는 장면
		16: 규현의 어머니가 수술을 거부하고 독일로 가려 하자, 이를 설득하는 장면
		17: 독일에 가서도 수술하지 않을 거 아니냐고 의료진이 규현의 엄마에게 항의하는 장면
		19: 규현의 엄마를 설득하는 장면
		21: 규현이 수술을 받도록 설득하는 장면
		27: 수진이 이혼서류에 도장을 찍고 아이를 낳으려고 하자 윤서가 이혼까지 하여야 하느냐고 말리는 장면
		43: 인해가 약을 제대로 먹지 않아 감염된 이후, 약을 꼭 잘 챙겨 먹어야 한다고 설득하는 장면
		55: 도한이 시온의 아버지 춘성의 병실로 가서 시온을 더 이상 아이로 대하지 말아 달라고 설득하는 장면
5. 상호주관적 관계 장면		1: 수술을 받지 못해 죽을 위기에 있던 신생아 성호의 병실. 수술이 성공한 후, 성호의 부모가 시온에게 감사를 전하며 "성호가 열심히 살라고 할 것"이라고 말함
		5: 시온이 도화지에 그림을 그려 아기에게 전달하는 장면
		9: 응급실에 늦게 도착한 민희가 수술 중 사망. 장례식장에서 도한을 만난 민희 부모가 현실을 받아들인다고 말하는 장면
		18: 규현이 목 수술을 하고 난 이후에 노래를 부를 수 없게 되는 것에 대해 윤서와 규현이 나누는 진솔한 대화

22: 가족의 반대로 아이를 포기해야 할지 고민하는 임부 수진을 시온이 따뜻하게 위로하는 장면
25: 수진이 수술 후 아기의 상태를 걱정하며 묻자, 의료진이 조심스레 안심시키며 위로하는 장면
26: 시온이 인해를 위로해 주는 장면, 인해가 수술을 받아야 하는 소장이식의 엄청난 비용을 마련하기 위해 인해의 언니가 술집을 다닌다는 것을 알게 되고 이에 대해 함께 이야기를 나누는 장면
29: 윤서가 수진의 남편에게, 수진이 이혼까지 결심하면서 아이를 지키려는 의지를 존중해야 한다고 말하는 장면
30: 수진의 병실에서 윤서가 남편과 통화했냐고 물어보는 장면
32: 병실 안 윤정이와 대화하는 장면
36: 인해가 시온을 좋아한다고 대화하는 장면
39: 시온이 인영에게 진욱의 마음을 전달하는 장면
40: 윤서가 인해를 집으로 데려오고, 서로 솔직한 대화를 나누는 장면
46: 준영이 병실에서 시온이 야구를 모른다고 말하자, 준영이 가르쳐 주는 장면
48: 도한이 준영의 수술을 끝낸 후 준영의 아버지에게 자신이 어떻게 수술을 끝까지 성공적으로 할 수 있었는지에 대해 말하는 장면
51: 인해의 병실, 죽을 수도 있다는 사실에 무서워하는 인해의 마음을 이해하고 들어 주는 진욱
52: 인해가 죽음에 대한 두려움을 표현하고, 진욱이 이를 이해하고 공감하며 들어 주는 장면
54: 수술 전에 지금까지 살면서 행복했던 일을 적는 인해와 이를 바라보는 진욱
57: 깨어나지 못하는 인해를 향해 미안하다고 말하는 시온
58: 깨어나지 못하는 인해가 깨어나기를 바라며 병실을 지키는 윤서, 의식을 되찾는 인해

📋 드라마 〈굿닥터〉에 나타난 의사-환자 관계성: 대화 양상에 대한 분석

권위적인 정보전달 관계

첫 번째 유형의 대화는 권위적이고 정보전달 중심적인 관계로 분류할 수 있다. 주로 진료실이나 응급실에서 이루어지는 이 유형의 대화는 병의 진단과 치료 과정에 대한 설명을 중심으로 한다. 〈굿닥터〉에서 이러한 진료실 대화 장면(〈표 4-1〉의 1.)은 총 59개의 장면 중 11개 장면으로 전체의 약 1/6을 차지한다. 응급실이나 기타 공간에서 이루어지는 치료 과정 안내 장면(〈표 4-1〉의 2.)도 9개 장면으로, 전체에서 차지하는 비중이 크지 않다. 이들 장면은 대부분 짧고 간결하며, 일반 시청자가 병원에서 쉽게 경험할 수 있는 전형적인 진료 상황을 재현하는 방식으로 구성된다.

다음에 제시한 진료실 장면을 예를 들어 보면, 의사가 모니터를 보면서 질병의 증상을 설명하지만 수술이 어려운 이유에 대한 구체적인 설명은 생략된다. 환자는 이미 다른 병원에서도 같은 설명을 들었고, 서울까지 와서도 다시 한번 수술이 어렵다는 진단을 받으면서 불안감을 느낀다. 결국 환자는 "잘 부탁드립니다."라는 말 외에는 다른 말을 할 수 없는 상태에 놓인다. 시청자는 이러한 진료실 장면을 현실적인 묘사로 받아들일 수 있지만, 동시에 병원 내 권위적인 의사-환자 관계가 당연한 것으로 인식되는 재현 효과를 유발할 가능성도 있다. 이러한 장면에서 의사는 환자에게 정보를 전달하는 역할에 집중하며, 정서적인 공감보다는 진단과 치료 계획을 설명하는 데 초점을 맞춘다. 이러한 의사는 '원칙주의적 태도를 견지하는 의사 유형'(황영미, 2011: 270)으로 볼 수 있으며, 여기서 재현되는 의사-환자의 관계는 권위적이고 정보전달 중심적인 관계라고 정의할 수 있다.

[도한의 진료실 안 (D)]

- 모니터를 보며 동구(시온의 옛 친구)에게 설명하는 도한. 그 옆에 진욱, 일규, 길남, 선주 서 있고.

도한 천미골 종양이 직장과의 경계가 불분명하고, 요도 및 다리로 내려가는 신경을 누르고 있기 때문에, 수술이 다소 어려울 것으로 생각됩니다.
동구 수술이 잘되면, 완치는 될 수 있나요?
도한 종양적출 후 조직검사 결과에 따라 예후가 달라집니다만, 양성인 경우에는 완치 가능합니다.
동구 어렵다 그래서 강원도에서 여기까지 왔습니다. 잘 부탁드립니다.
도한 예. 최선을 다하겠습니다.
동구 감사합니다.

(『굿 닥터 II』, 248)

이 장면이 보여 주는 의사-환자 관계는 근대화된 전문가 사회에서의 효율적이고 체계적인 방식이라고 말할 수도 있다. 환자는 의사를 만나 치료와 관련된 정보를 얻고, 의사는 짧은 시간 내에 필요한 진단과 치료 계획을 전달함으로써, 양측이 설정한 '목표'를 효과적으로 달성했다고 평가할 수도 있다. 그러나 이러한 진료 방식은 의사와 환자 간의 관계를 기계적이고 도식적인 수준에 머물게 하며, 환자를 단순히 치료의 대상으로 바라보게 만드는 한계를 가진다.

르네 데카르트(René Descartes)의 철학에서 "나는 생각한다, 고로 존재한다."라는 명제는 자아의 확실성을 강조하며 근대적 주체 개념의 기초를 형성했다. 이때 자아는 절대적으로 확신할 수 있는 존재이지만, 타인은 그러한 확실성을 갖지 못한 채 객체로 대상화될 수밖에 없다. 김원식은 "데카르트에서 출발하여 독일 관념론에서 정립된 근대적 주체 개념에 대한 비판이 현대 철학의 주요 논의로 이어지고 있다."(김원식, 2002: 192)라고 지적하며, 근대적 주체의 자기중심성이 문제시되는 지점을 강조했다.

이러한 맥락에서 진료실에서 묘사되는 의사와 환자 간의 권위적 정보 전달 관계는 근대적 주체 개념을 반영하는 대표적인 사례로 볼 수 있다. 이성적 주체에 대한 절대적 신뢰와 합리적 지식의 우위가 강조되는 상황에서, 의사는 권위적 위치에서 일방적으로 정보를 제공하고, 환자는 이를 수동적으로 받아들이는 구조가 형성된다. 이는 효율성을 극대화할 수는 있지만, 인간적 교류를 배제한 채 환자를 대상화하는 방식으로 이어질 위험이 있다. 따라서 이러한 권위적이고 정보전달 중심적인 의사-환자 관계는 근대적 주체성이 만들어 낸 한 가지 양상이며, 궁극적으로는 기계적이고 도식적인 의료 커뮤니케이션 형태라고 할 수 있다. 다만, 환자의 목숨이 위태로운 응급 상황과 같은 경우에는 정보전달이나 일방적인 결정이 필요한 순간도 있음을 배제할 수는 없다.

갈등적·회피적 관계

두 번째 유형은 환자가 의료진에게 항의하는 장면에서 나타나는 유형으로, '갈등적·회피적 관계'로 분류할 수 있다. 총 8개의 장면에서 이러한 갈등이 묘사되며, 특히 〈굿닥터〉에서는 주인공 박시온이 자폐 스펙트럼을 가지고 있다는 점이 주요 갈등 요소로 작용한다. 대부분의 항의 장면은 박시온의 자폐 특성에 대한 동료 의료진이나 환자 및 보호자의 불신에서 비롯되며, 그 외에도 의료진에 대한 신뢰 부족, 수술 결정의 어려움, 퇴원을 강행하려는 상황 등이 이 관계 유형에 포함된다.

이 유형에서 가장 중요한 특징은, 의사-환자 관계의 근본적인 요소인 의사의 전문성에 대한 신뢰가 흔들리는 상황이 발생한다는 점이다. 일반적으로 환자는 의사를 전문가로 인식하고 신뢰해야 하지만, 이러한 장면에서는 신뢰가 약화되거나 부정되는 모습이 나타난다. 특히 박시온의 의학적 능력에 대한 의심과 항의는 '자폐증'에 대한 사회적 편견과 두려움에서 기인한다. 시온은 병원 내의 다른 인턴이나 레지던트들보다 뛰어난 의학적 지식을 갖추고 있다. 그럼에도 그의 어눌한 말투, 삐뚤어진 어깨, 어색한 걸음걸이 그리고 낯선 대화 방식은 시온을 능력 있는 의사라기보다 부족한 사람으로 보이게 하는 요소로 작용한다. 그러나 시간이 지나면서 이러한 인식은 점차 변화한다. 병원 내 의료진뿐만 아니라 환자들 역시 박시온의 실력을 점점 인정하게 된다. 다음 장면에서 새로 병원에 들어온 승현 엄마는 주변에서 들은 이야기와 자신의 눈으로 확인한 바에 따라 시온을 부정적으로 평가한다. 그러나 시온이 어떤 의사인지를 이해하고 있는 의사와 주변 엄마들은 이러한 판단이 오류임을 지적해 주고 있다.

4인방 병실 안 (D)

> - 윤서에게 항의하는 승현母! 난처해 하는 윤서. 옆에서 바라보는 동진母, 우람母!

승현母 처음부터 말투가 좀 이상하다 했어요. 아니 그런 분한테 어떻게 주치를 맡겨요?

윤서 박시온 선생, 뛰어난 레지던트예요. 걱정하실 일, 없을 겁니다.

승현母 선생님 자식 같으면 장애인이었던 사람한테 맡기겠어요? (이때)

우람母 말씀이 좀 과하시다. 우리 애도 박시온 선생님이 주치의세요.

동진母 저희 애도요. 박 선생님, 전혀 문제 없으세요. 얼마나 아이들한테 잘하시고, 꼼꼼하게 진료하시는데요.

승현母 그럼 어머님들이나 맡기세요. 전 됐어요. (이때)

시온 (화면 밖 목소리) 다른 사람으로 해 드리겠습니다!

일동 (놀라서 보고)!

시온 (의연하게) 주치의는 보호자 뜻대로 바꾸실 수 있습니다. 차 선생님, 어머님 말씀대로 해 주십시오.

윤서 (바라보고)…….

(『굿 닥터 II』, 352)

이러한 장면은 이 드라마를 단순히 개별 인물의 성장 서사가 아니라 우리 사회가 가지고 있는 폐쇄성과 전문가 집단에 대한 고정관념을 반영하는 드라마로 만드는 서사적 장치로 해석할 수 있게 한다. 즉, 박시온을 둘러싼 갈등은 단순한 개인의 문제가 아니라, 사회 전반에서 '전문성'

과 '다름'이 어떻게 인식되는지를 보여 주는 사례라고 볼 수 있다.

그러나 의사-환자 관계에서 가장 중요한 특성은 의사의 전문성에 대한 신뢰에 있으므로, 의사의 입장에서는 신뢰를 회복해야 갈등 상황에서 벗어날 수 있다. 이 장면에서 승현의 어머니는 시온에 대한 신뢰가 전혀 없는 상태이다. 우람이나 동진의 어머니는 처음에는 시온에 대해 의심하였으나 몇 차례 치료 과정을 통해 시온에 대해 신뢰가 쌓여 왔기 때문에 승현의 어머니를 설득할 수 있었다. 따라서 갈등 관계가 발생할 수는 있지만, 그것이 영원히 회복 불가능한 것은 아니며, 상호 간의 신뢰를 회복하려는 노력과 시간이 필요한 관계로 재현되고 있다.

상호주관적이며 서사의학적인 관계

네 번째와 다섯 번째 유형은 환자를 설득하는 장면과 의사와 환자 간의 따뜻한 관계를 형성하는 장면으로 구분할 수 있다. 진료실이나 치료 과정에 대한 설명 장면은 대체적으로 권위적이고 정보전달 중심적인 방식으로 이루어지는 경우가 많다. 특히 수술이나 복잡한 치료와 관련된 설명을 들을 때, 환자는 불안감과 두려움을 쉽게 드러내지만 환자의 불안한 감정이 제대로 다루어지는 경우는 드물다. 예를 들어, 수술이 끝난 후 보호자에게 결과를 설명하는 장면에서 의사는 구체적인 수술 과정보다는 간략하게 결과를 전달하는 경우가 많으며, 보호자는 무엇을 물어야 하는지도 모른 채 안도하며 감사 인사를 하거나 눈물을 흘리는 모습으로 마무리된다. 이러한 장면들은 대체로 의사가 정보를 일방적으로 제공하는 방식으로 구성되며, 감정적 교류보다는 절차적 소통에 집중하는 경향을 보인다.

그러나 〈굿닥터〉의 다음과 같은 장면에서는 의사와 환자 간의 관계가 보다 공감적이고 상호적인 방식으로 묘사된다. 예를 들어, 의사인 윤서는 의사들이 환자의 생명을 위해 최선을 다하고 있음을 강조하며, 비록 치료 성공 가능성이 낮더라도 희망을 가질 수 있음을 전달한다. 이러한 접근은 환자의 불안을 완화하는 동시에, 의사로서의 책임감과 최선의 노력을 다하겠다는 의지를 보여 줌으로써 환자와 보호자에게 정서적 안정감을 제공한다. 즉, 단순한 정보 전달을 넘어, 의사가 환자의 감정을 이해하고 지지하는 태도를 보이는 경우, 의사-환자 관계는 더 깊이 있는 신뢰와 공감을 바탕으로 형성될 수 있음을 보여 준다.

―아기의 부모에게 수술동의서를 받는 윤서

윤서　최대한 빨리 수술을 진행할 겁니다. 아시다시피 아기 상태가 좋지 않습니다. 하지만 마지막 희망이라도 잡아 보려고요. 여기 동의서에 수술 방법과 관련 합병증 등이 기재돼 있으니. 읽어 봐 주세요.
아기父　예. (읽고)
아기母　정말 감사합니다……. 감사합니다!
윤서　아기가 다행히 살아 준다면 그때, 저희 교수님께 감사하시면 돼요.
아기母　예. 선생님.
윤서　동의서에 기재돼 있지만……. 이 수술. 위험률은 높고, 성공률은 낮아요.
아기父　(걱정스럽고) 지금 막 읽었습니다.
윤서　하지만 최선 다하겠습니다. 진심으로요.
엄마　살아나면 너무 좋겠지만. 혹시 잘못 돼도 선생님들 원망 안 할 거예요.
일동　…….

> 엄마 우리 아기가 힘낼 기회를 주셨으니까요……. 있는 힘껏, 버틸 수 있는 기회를 주셨으니까요…….
>
> 윤서 (걱정되지만 애써 미소 보이고)…….
>
> (『굿 닥터 I』, 143)

　이 유형은 의학 드라마에서 의사-환자 관계를 긍정적으로 묘사하며, 이상적인 관계의 방향을 제시한다는 점에서 의미 있는 재현이라고 볼 수 있다. 이러한 유형을 보여 주는 또 다른 예는 정치적·경제적으로 명망 있는 가문의 며느리인 수진의 태아가 종양을 갖고 있어서 수술을 하여야 한다는 진단을 받은 경우이다. 시어머니는 아기가 기형아라고 스스로 판단하고 유산시킬 것을 강력히 주장하지만, 수진은 아기에 대한 깊은 애정을 바탕으로 시어머니의 반대에도 불구하고 출산을 결심한다. 심지어 그녀는 자신의 결정을 지키기 위해 이혼까지 감행한다. 안타깝게도, 수진의 남편은 부모의 뜻을 거스르지 못하는 수동적이고 의존적인 인물(소위 '마마보이')로 묘사되며, 아내에게 충분한 지지를 제공하지 못한다. 다음의 장면에서 윤서는 수술이 끝난 후 몰래 찾아 온 남편과 대화를 나누면서, 수진의 결정을 존중하며 그녀의 선택이 잘못된 것이 아니라는 점을 설득력 있게 설명한다.

　이러한 장면은 의사가 단순한 진료 행위를 넘어, 환자의 개인적 선택과 삶의 철학까지 이해하고 지지하는 역할을 수행할 수 있음을 보여 준다. 또한 의학적 판단과 윤리적·감정적 요소가 결합된 이상적인 의사-환자 관계를 형성하는 모습을 통해, 시청자들에게 의료인이 갖추어야 할 공감과 소통의 중요성을 강조하는 메시지를 전달한다.

NICU 안 (D)

> －아기를 내려다보는 윤서와 욱현

윤서 (차갑게) 수술은 잘 끝났어요. 회복도 잘되고 있고요.

욱현 …….

윤서 아내분껜 다녀오셨어요?

욱현 …….

윤서 지금 가장 힘든 사람은 산모님이세요. 근데 옆에 아무도 안 계시네요.

욱현 장모님께선 안 오셨습니까?

윤서 아이 낳은 것도 모르세요. 걱정하신다고 나중에 말씀드린대요.

욱현 (한숨)…….

윤서 (나직이) 수진 씨가 왜 대단한지 아세요?

욱현 …….

윤서 누구도 원망하지 않기 때문이에요. 수진 씨를 안 지 며칠 안 됐지만, 누굴 미워하거나 원망하는 말, 한 번도 한 적 없어요.

욱현 …….

윤서 수진 씨가 바보 같거나 너무 착해서요? 아니요……. 그게 수진 씨가 가족을 사랑하는 방법이에요. 다른 가족들이 그걸 모를 뿐이죠.

욱현 (마음 아프고)…….

윤서 그래서 수진 씨는 강해요. 그 누구보다도 좋은 엄마가 될 거고요.

> －욱현, 가슴이 아파서인지……. 차마 있지 못하고 밖으로 나가고, 윤서는 바라본다.

(『굿 닥터 Ⅱ』, 64-65)

다음의 사례가 보여 주는 또 다른 장면에서도 의사와 환자 간의 대화는 진지하고 솔직하게 이루어진다. 교통사고로 인해 소장의 대부분을 절제한 인해는 면역력이 극도로 약화되어 있어, 병원 외부에서 생활하는 것이 어려운 상황이다. 그녀가 정상적인 삶을 유지하기 위해서는 소장 이식이 꼭 필요해서 기증자를 간절히 기다리는 상황이 그려진다. 인해는 기증자가 나타났다는 기쁜 소식을 듣게 되지만, 결국 그 기증자가 자신의 친언니라는 사실을 알게 된다. 언니가 수술비를 마련하기 위해 술집에서 일하고 있다는 사실도 알게 되면서, 인해는 이식 수술이 언니가 자신을 위해 희생하는 일이라는 죄책감과 그로 인한 현실적인 부담을 견디지 못한다.

이러한 심리적 갈등 속에서 인해는 점점 자포자기하는 태도를 보이며, 스스로에게 가혹하게 행동한다. 면역력을 높여 주는 약을 거부하는 것은 사실상 삶을 포기하는 것과 다름없는 행위임에도 불구하고, 그녀는 자신이 처한 현실의 무게를 감당하지 못한 채 감정적으로 대처한다. 이때 시온과 인해가 나누는 대화는 단순한 의료적 조언을 넘어, 진정한 공감과 정서적 유대감을 바탕으로 이루어진다. 시온은 인해의 건강을 진심으로 걱정하며 그녀를 애틋하게 바라보고, 진심이 느껴지는 장면이 연출된다.

이러한 대화 장면은 의사가 단순히 환자의 신체적 치료만 담당하는 것이 아니라, 환자의 심리적 상태와 감정적인 어려움을 이해하고 지지하는 존재가 될 수 있음을 보여 준다. 또한 환자의 내면적인 고통을 존중하고 그들과 함께하는 태도가 의료진에게 얼마나 중요한 요소인지 강조하는 의미 있는 장면이라 할 수 있다.

인해의 병실 안 (D)

> −성원대학병원 외경과 함께

시온 (화면 밖 목소리) 이제 일어났니?

> −힘겹게 말하는 인해와 대화 나누는 시온

인해 나 죽었는 줄 알았어요.
인영 네가 죽긴 왜 죽어…….
인해 미안해요……. 괜히 저 때문에…….
시온 괜찮아.
인해 차 쌤한테도 죄송하다고 전해 주세요…….
시온 그래. 알았어. 이제 약도 잘 먹고 치료도 잘 받아야 해.
인해 (눈물 그렁해)…….
시온 울지 마. 네 주위에는 너 사랑하는 사람들밖에 없어…….
인해 예……. 이제 안 울게요…. (애써 웃으며) 그리고 나요…… 죽기 싫어요…….
시온 그래……. (눈물 닦아 주며, 계속 불안한 기분이 든다)…….

(『굿 닥터 Ⅱ』, 294)

드라마 〈굿닥터〉의 주요 의사들인 김도한, 차윤서, 박시온이 환자들과 나누는 대화는 환자들의 직접적인 요구사항을 파악하고 그들의 말에 귀를 기울여 주는 상호적인 관계이다. 앞서 살펴본 근대적 주체의 틀은 주체와 객체의 분리를 전제로 하기 때문에, 우리는 나와 세계 혹은 나와 대상 사이의 단절을 마주하게 된다. 이런 틀에서는 타자가 분리된 대상이기 때문에 나 이외의 모든 것을 '그것'으로 대상화하여 사유하는 방식을 취하게 된다는 한계를 가진다. 타자를 이처럼 구분된 대상으로 한정하여 사유할 때 나의 주체됨, 나의 주인됨은 성립할 수 있지만 타인과의 진정한 관계 맺음은 기대하기 어렵다. 그러므로 근대적 주체에 대한 반성적 사고가 도래할 수밖에 없다.

이러한 반성적 능력은 에드문트 후설(Edmund Husserl), 알프레드 슈츠(Alfred Schutz), 위르겐 하버마스(Jurgen Habermas) 등의 철학자들이 연구하고 발전시켰다. 현상학의 창시자인 후설은 "타자는 그것이 의미의 구성에 의한 것이므로, 최초에 객관화하는 나의 자아, 즉 나의 원초적 세계의 지향적 변양으로서 나타난다. 타인은 현상학적으로는 나 자신의 변양으로서 나타난다."(Husserl, 2002: 181)라고 함으로써 상호주관성을 타자와의 관계 속에서 형성되는 공동 경험으로 설명했다. 슈츠 역시 사회학적 현상학의 관점에서 상호주관성을 연구하면서, 우리가 일상적으로 타인의 의식을 유추하고 해석함으로써 의미 있는 사회적 관계를 구성한다고 보았다. 하버마스는 상호주관성을 의사소통 과정의 산물로 보고, "언어적 의사소통에는 상호 간의 이해라는 목적이 내재해 있다." (Habermas, 2000: 194)라는 지점에서 논의를 출발시킨다. 언어적 상호작용 속에서 상호주관성이 형성된다고 보았던 것이다. "타인에게 나의 의사를 전달하는 언어적 상호작용 과정을 통해서만 나는 너의 관점에서, 즉 객관화된 관점에서 나의 행위를 반성할 수 있는 능력을 획득하게 된다"(김원식, 2002: 209). 나와 다른 사람과의 대화라는 틀 안에서는 주체가 일방적으로 타인을 전유하거나 동일화하는 것과 다른 방식의 과정이 발생할 수 있다. 이들의 설명에 따르면, 우리가 사용하는 언어는 사회적인 구성요소라는 것이며, 따라서 문화와 관습이나 과학적 지식에 대한 개념이 구축된다. 우리는 세상을 혼자 경험하는 것이 아니라 항상 다른 사람들과 함께 해석하고 이해하는 방식으로 살아간다는 것이다.

이와 같은 의사-환자 관계는 타인과의 의사소통 과정을 상호주관적이고 개방적인 방식으로 추구한다는 점에서 서사의학(Narrative Medicine)의 주요 개념들과 맞닿아 있다. 서사의학은 환자의 질병 경험을 이야기(Narrative)로 이해하고, 의료진이 이를 공감적으로 듣고 해석하는 과정을 중시하는 의학적 접근법이다. 리타 샤론(Rita Charon)이 주창한 서사의학은 단순한 의학적 진단을 넘어 환자의 주관적 경험을 존중하고 치료 과정에 이를 반영하려는 의지를 보인다. 주의 깊게 듣기, 해석적 참여 그리고 공감적 반응을 주요 요소로 하기 때문에 환자의 이야기를 경청하고 타인의 고통과 감정을 이해할 뿐만 아니라 환자와 함께 치료 방향을 정하고, 환자-의료진 간의 관계를 강화한다.

서사의학의 이러한 관점에서 바라보면 환자가 겪는 질병은 단순히 신체적으로 아픈 상태만이 아니라 개인의 삶과 연결된 이야기이고, 그렇기에 상호주관적이다. 환자는 자신의 질병을 해석하며 가족, 친구, 사회적 관계 속에서 그것을 의미화한다. 임부 수진이 결함을 가진 아이 출산에 대한 시어머니의 완강한 반대에 부딪혀 유산을 요구받는 상황, 그런 상황에서도 선뜻 시어머니의 뜻을 따르지 못하는 것 등이 하나의 예가 될 수 있다. 수진의 고민과 고통을 박시온, 차윤서 그리고 민 교수가 모두 공감하며 시어머니를 설득시킨다는 점에서 환자의 경험은 상호주관적으로 구성되며, 의사는 이를 이해하고 있음을 알 수 있다. 수진의 아기가 타고난 질병은 단순히 병리학적 진단에 머무르지 않고, 사회적·심리적 차원의 의미가 포함된 이야기가 된다. 의사인 민 교수와 차윤서는 이를 인식하고, 치료 과정에서 환자가 겪는 정서적 고통과 시어머니 및 남편과의 사회적 관계까지 함께 고민해 준다. 시어머니인 장 여사가 "절대 아이 못 낳아요."라고 할 때 민 교수는 "임부께서 낳길 원하시잖아요. 그렇죠, 이수진 씨?"라고 되물어 준다. 이는 서사의학에서 의사가 환자의 경험을 있는 그대로 받아들이고, 의미를 공유하는 과정이 중요하게 여기는 지점을 상기시킨다. 즉, '객관적 진단'에만 머무르는 것이 아니라, 환자와 의료진이 함께 이해의 과정을 만들어 간다.

상호주관적 경험은 치료가 '환자와 의사의 공동 작업'이 될 때 가능해진다. 드라마에서 인해는 큰 교통사고를 당하면서 부모를 모두 잃고 언니와 살아남는다. 그러나 사고의 후유증으로 소장을 모두 절제한 인해는 언니의 소장을 이식받는 것이 너무나 부담스럽고 고통스럽다. 다음 장면에서 인해는 이러한 고통에 대해 고백한다. 진욱은 인해에게 수술에 대해 안내해 주면서 인해가 선뜻 대답하지 않는 이유를 이해한다. 그래서 "아직도 수술하기 싫어?"라고 묻고 그러고도 답을 듣지 못하자, "그럼 아직도 기분이 안 좋아?"와 같이 이 수술이 어떤 식으로 인해의 삶에 영향을 주고 있는지를 질문한다. 마지막 질문을 듣고서야 인해는 수술에 대한 공포가 생겼음을 고백한다. 진욱이 인해가 경험하는 감정을 공유하면서 둘 사이에는 상호주관성이 형성된다. 진욱이 인해에게 하는 위로의 말, 즉 '불치병'이 아니니 "그런 걱정을 하지 마."라는 말은 얼핏 피상적이고 상투적인 위로라고 여겨질 수 있다. 그러나 이전에 이들의 사이에서 충분한 이해와 공감이 이루어졌기 때문에 인해는 결정적으로 수술 이후의 미래를 진욱에게 물어본다. 인해가 자신과 언니의 행복을 기대할 수 있는 것은 진욱과의 대화를 통해 마음의 안정과 위로를 받았기 때문이라고 결론내릴 수 있으며, 이러한 대화가 서사의학적·상호주관적 관계의 힘이라고 할 수 있다.

> −진욱과 인해 대화 나누고…….

진욱 이제 열 다 내려서……. 날짜 안 바뀌고 수술 받게 될 거야.
인해 …….
진욱 아직도 수술하기 싫어?
인해 아니요.
진욱 그럼 아직도 기분 안 좋아?
인해 아니요. 갑자기 죽는 게 무서워졌어요.
진욱 에이. 쓸데없이 그런 생각을 왜 해?
인해 차 쌤 집에서 기절할 때……. 아주 잠깐이지만 느꼈어요. 무서운 거……. 세상에 모든 게 다 떠나가는 것 같았어요.
진욱 너 불치병 환자 아니야. 그런 걱정하지 마.
인해 쌤…….
진욱 응?
인해 나 행복해질 수 있겠죠? 언니랑 나랑?
진욱 당연하지. (인해 머리를 쓰다듬고)

(『굿 닥터 Ⅱ』, 341)

드라마 〈굿닥터〉가 시사하는 바람직한 의사−환자 관계

드라마 〈굿닥터〉는 2013년 방영된 드라마로 기존 의학 드라마의 보편적이고 일반적인 소재를 뛰어넘어 새로운 의사 캐릭터를 소개하였고,

자폐 스펙트럼이 있는 사람은 타인에게 공감하지 못한다는 편견을 깨고 역설적으로 더 깊은 공감과 신뢰를 구축하는 과정을 보여 주었다. 자폐 스펙트럼이 있는 사람들이 종종 사회적 상호작용의 어려움을 보이지만, 그럼에도 불구하고 주인공인 박시온은 거짓말을 하지 못하는 순수하고 티없이 맑은 시각으로 동료의사와 환자들과 관계를 맺는다. 이 드라마의 한국에서의 인기와 자폐 스펙트럼을 지닌 의사라는 독특한 설정이 미국 제작자의 관심을 얻어 〈굿닥터〉는 미국에 수출되어 방영되는 성과를 이루어 낸다.

본 연구에서는 〈굿닥터〉에서 묘사된 의사와 환자의 관계를 다섯 가지 장면별로 정리하고 각 장면들에서 유의미한 의사-환자 관계의 유형을 세 가지로 다시 분류하였다. 드라마 〈굿닥터〉에서 묘사된 관계는 크게, ① 권위적·정보전달적 관계, ② 갈등적·회피적 관계, ③ 서사의학적·상호주관적인 관계로 나눌 수 있다. 먼저, 권위적·정보전달적 관계는 가장 적은 분량이지만 흔히 병원에서 환자들이 경험할 수 있는 관계이다. 의사가 갖는 전문적 지식과 사회적 관계의 위계에 따라 간단명료하면서도 기계적인 관계가 형성된다. 이러한 관계에서 환자는 대상화되기 때문에 질병을 설명하거나 진단과 관련된 안내를 할 때, 일방적이고 가부장적인 톤으로 대화가 이루어질 가능성이 높다. 의사가 절대적인 권위를 가지고 환자에게 일방적으로 지시하는 형태로, 진료실의 분위기는 딱딱하고 일방적인 경향을 보인다. 의사의 지시에 따라 진료가 빠르게 진행될 수 있지만, 환자의 적극적인 의견 개진이 어려워 치료 계획의 이해도와 순응도가 낮아질 가능성이 크다. 특히 만성 질환 관리나 심리적 요인이 중요한 경우, 환자의 동기 부족으로 치료 효과가 떨어질 위험이 있다.

두 번째 관계는 갈등적·회피적 관계이다. 의사-환자 관계에서 환자가 항의하고 불만을 토로하는 관계이다. 일반적으로 흔히 볼 수 있는 관계는 아니지만 드라마라는 특성상 의사와 환자의 갈등이 주된 테마로 제시되기 때문에 환자가 의사에게 항의하는 장면은 빈번하게 등장한다. 이 관계에서 의사는 첫 번째 경우와 달리 일방적으로 공격을 당하거나 수동적인 태도를 취한다. 혹은, 환자는 의사의 판단에 대해 불만을 가질 수 있지만, 이를 충분히 표현하지 못하는 분위기가 형성될 수도 있다. 진료실의 분위기는 소극적이고 단절된 느낌이 강하며, 소통의 효율성이 떨어지기 때문에 의사는 환자의 진짜 고민이나 증상 변화를 놓칠 가능성이 높다. 이로 인해 진단이 부정확해지거나, 치료 계획이 환자의 실제 상태와 맞지 않을 수 있으며, 궁극적으로 환자의 만족도와 건강 결과가 저조해질 위험이 크다.

마지막으로, 세 번째 관계는 서사의학적·상호주관적 관계로 의사와 환자가 협력적으로 소통하며, 환자의 경험과 정서를 의학적 판단에 반영하는 방식이다. "온정적 정서를 지닌 의사 유형"(황영미, 2011: 269)으로 이해할 수도 있다. 이 경우, 진료실 분위기는 개방적이고 신뢰에 기반한 형태로 조성되며, 환자는 자신의 증상과 감정을 자연스럽게 공유할 수 있는 환경에 놓이게 된다. 이러한 방식은 진단의 정확도를 높이고, 치료 계획에 대한 환자의 동의와 참여를 이끌어 내어 순응도를 높인다. 다만, 이 방식은 환자와 신뢰를 쌓는 데 다소 시간이 걸리고, 진료 시간 또한 길어질 수 있다는 제한점을 가지지만, 장기적으로 볼 때 재진료율 감소, 환자의 자가 관리 능력 향상, 치료 효과 극대화 등의 이점을 가져올 수 있다. 궁극적으로 가장 이상적인 의사-환자 관계로 제시될 수 있는 유형이다.

결과적으로, 의사-환자 관계 유형은 의료서비스의 질과 치료 성과를 결정하는 중요한 요소이다. 권위적 접근은 응급 상황에서 효과적일 수 있지만, 수동적 관계는 소통 부재로 인한 비효율성을 초래할 위험이 있다. 반면, 서사의학적이고 상호적인 접근은 환자의 신뢰를 얻고, 보다 나은 치료 결과를 이끌어 낼 가능성이 크며, 궁극적으로 환자의 건강과 삶의 질을 향상시키는 데 기여할 수 있다.

　질병은 단순한 생물학적 현상이 아니라 사회적·심리적 의미를 지닌다. 의료진과 환자가 서로의 경험을 공유하고, 공통된 의미를 형성해야 효과적인 치료와 돌봄이 가능해진다. 이 과정에서 '서사의학'은 환자의 이야기를 듣고, 해석하며, 공감하는 과정으로 기능한다. 즉, 서사의학의 핵심은 '상호주관성'의 개념을 통해 완성된다. 결국 좋은 의사는 단순히 병을 치료하는 것이 아니라, 환자의 이야기를 듣고 함께 이해하는 사람이어야 한다.

참고문헌

강윤식(2010). 한국에서 의료전문직의 개념과 논의. **한국의료윤리학회지**, 13(3), 255-261.

구혜란(2003). 전문직 자율성의 사회경제적 토대. **한국사회학**, 37(2), 231-248.

김민정(2017). 의사-환자 관계에서 '환자가 의사를 신뢰한다'의 의미 고찰. **한국콘텐츠학회논문지**, 17(6), 415-423.

김원식(2002). 근대적 '주체'개념의 비판과 재구성: 주체의 자기 관계와 상호주관성. **해석학연구**, 7, 191-220.

김윤지(2016). 한국 드라마에 나타난 한의사 이미지: 현대 한의사의 문화적 권위 회복 과정에 대한 고찰 경희대학교 일반대학원 석사학위논문.
김은하(2012). 대중문학으로서 의학드라마 읽기. **문학과 의학, 4**, 18-25.
김인섭(1996). 전문서비스업 종사자의 직업윤리. 사단법인 신사회공동선운동연합. **새 시대의 직업윤리**. (235-259). 사단법인 신사회공동선운동연합.
김현수, 김미숙(2003). 전문직 자격제도의 현황과 과제. 한국직업능력개발원.
나현숙, 권영대, 노진원(2013). 환자-의사 커뮤니케이션 개선을 위한 의사코칭 모델 개발. **한국콘텐츠학회논문지, 13**(2), 331-340.
박재범(2018). 『**굿 닥터 I**』. 비단숲.
박재범(2018). 『**굿 닥터 II**』. 비단숲.
서상호, 김소영, 최원주(2017). 국내 메디컬 드라마(medical drama)에 대한 시청자의 인식에 관한 연구. **주관성 연구**, 21-42.
원용진, 이준형, 박서연, 임초이(2019). 메디컬 드라마의 크로노토프. **대중서사연구, 25**(2), 169-216.
유영희, 김수영(2016). 한국TV 의학드라마의 서사분석-〈굿닥터〉를 중심으로. **전북대학교 지방자치연구소 연구논총, 8**, 143-168.
이하민(2023). 한국 메디컬 TV 드라마에 재현된 의사-환자 관계 및 커뮤니케이션에 대한 연구: 2007년 이후 방영된 드라마를 중심으로. **한국방송학회 학술대회 논문집**, 12-14.
이헌정(2015). 국내 텔레비전 메디컬 드라마가 의료현실을 다루는 방식에 관한 연구. 서강대학교 석사학위논문.
전하나(2022). 한국과 미국의 가치문화 비교 연구-드라마 〈굿닥터〉와 리메이크 드라마 〈The Good Doctor〉를 중심으로. **문화와 융합, 44**(4), 835-861.
정대성(2006). 하버마스 철학에서 상호주관성 개념의 의미. **해석학연구, 17**, 185-211.
주효진, 임훈(2017). 메디컬 드라마 등장인물의 캐릭터 구조와 유형분석. **지역과 세계(구 사회과학연구), 41**(2), 29-54.
최성민(2020). 한국 의학 드라마 연구 현황과 전망: 대중문화를 통한 의료문학의 가능성. **인문학연구, 42**, 43-75.
황영미(2011). 한국 TV 의학 드라마에 나타난 의사 캐릭터 유형 변화 양상 연구. **세계한국어문학, 5**, 247-280.

Abbott, A. (1988). *The System of Professions: As Essay on the Division of Expert Labor*. The University of Chicago Press.

Habermas, J. (2000). *On the Pragmatics of Communication*. MIT Press.

Husserl, E., & Eugen, F. (2002). **데카르트적 성찰**. (이종훈 역). 한길사. (원본출판 1931).

Risca, E. (2010). Health professions and occupations. In *The New Blackwell Companion to Medical Sociology* (pp. 337-354). Blackwell.

Spiegel, M., & Spencer, D. (2021). 자기 서술: 문학을 통한 관계성의 탐구. In R. Charon et al. (Ed.), **서사의학이란 무엇인가**. (김준혁 역). (pp. 41-72). 동아시아. (원본출판 2017).

제5장

소설 『에브리맨』 읽기를 통한 서사역량 강화법[1]

안동현[2]

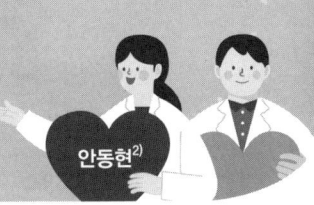

📋 서사의학 텍스트로서 노년 내러티브의 의미

치과의사이며 의료인문학자인 김준혁은 리타 샤론(Rita Charon) 등의 책 『The Principles and Practice of Narrative Medicine』(2016)을 번역한 『서사의학이란 무엇인가』의 옮긴이 서문에서 이 책의 내용을 "의료인과 환자가 문학을 진지하게 읽으면 우리 의료는 더 좋아질 것이다."(Charon et al., 2021: 5)로 요약할 수 있다고 말한다. 문학 읽기를 의료의 향상에 연결하는 것은 여전히 많은 사람에게 낯선 사고일 수 있다. 하지만 미국에서는 이미 1960년대 후반부터 의학교육에 문학을 도입하는 움직임이 시작되었고, 국내 여러 의과대학에서도 현재 '의료인문학'의 이름으로 의학교육에 문학작품을 활용하는 다양한 수업들이 진행되고 있다.

---

1) 이 글은 『독서치료연구』 제16권 제3호(2024)에 실린 논문 「서사의학적 활용의 관점에서 본 『에브리맨』 연구」를 수정·보완한 것이다.
2) 서울신학대학교 교양교육원 부교수.

문학을 의료와 연결하는 많은 시도 중에서 문학적 내러티브를 임상 의료와 교육에 실천적으로 활용하는 성공적인 시도 중 하나는 미국의 컬럼비아 의과대학에서 활발하게 실천하고 있는 '서사의학(Narrative Medicine)'이다. 내러티브 즉 서사와 의학의 관계를 이론적으로 정의하고 이를 건강관리 업무와 교육에 적용해서 교육 프로그램을 만들고 석사 과정까지 만든 샤론은 읽기와 쓰기의 서사 훈련이 임상적 효과에 기여한다고 주장한다. 서사역량을 개발함으로써 의료 전문가는 환자에게 더 주의 깊게 다가가고, 환자의 경험에 더 민감하게 반응하며, 자신의 진료에 대해 더욱 반성적으로 성찰하고, 환자가 이야기하는 질환 서사를 더 정확하게 해석할 수 있게 된다는 것이다(Charon, 2006: 107). 다시 말해, 환자의 이야기를 이해하고 공감함으로써 의료진은 더 나은 치료를 제공할 수 있다는 것이다. 따라서 의료진이 환자와 더 나은 소통을 하고 환자 중심의 치료를 제공할 수 있으려면 서사역량을 키우는 것이 매우 중요하다는 주장이다.

그렇다면 문학 텍스트를 통해 어떻게 서사역량을 키우는가? 의사의 서사역량을 키우는 데 텍스트를 읽는 것이 중요한 이유는, 텍스트와 독자의 관계가 환자와 의사의 관계와 같기 때문이다. 이런 취지로 샤론은 텍스트와 독자와의 관계를 환자와 의사의 관계에 유비시킨다. 독자로서 텍스트를 읽는 법을 훈련하는 것은 환자를 제대로 '읽는 것'을 훈련하는 것과 같다는 것이다. 텍스트를 신중하게 프레임화하고 배경 정보를 찾는 능력을 개발한 임상의는 "그 의미를 해독할 수 있는 능력이 더 뛰어나며" 환자의 삶과 건강에 대한 "의학적으로 중요한 사실을 배우게 된다."(Charon, 2006: 116)는 것이다. 이것이 의료진의 서사역량을 키우기 위해 텍스트 읽기 훈련이 유용한 이유이다.

컬럼비아 대학교의 서사의학 프로그램은 특정한 인식과 실천 방법을 제시한다. 이 프로그램은 흔히 '꼼꼼히 읽기' 혹은 '자세히 읽기'로 번역되는 '클로스 리딩(close reading)'을, 텍스트의 표면적인 내용뿐만 아니라 그 내면의 복잡한 감정적·윤리적 의미까지 분석하고 이해하는 도구로 사용한다. 샤론은 여러 문학 텍스트의 클로스 리딩, 즉 자세히 읽기 연습을 통해 서사역량을 키우는 훈련이 효과적으로 이루어질 수 있다고 주장한다. 연습을 통해 의료진은 환자의 말을 단순히 듣는 것이 아니라, 그 의미와 뉘앙스, 사용된 말과 서술된 사건의 다양하고 가끔은 상반되기도 한 의미들을 파악할 수 있게 된다(Marini, 2020: 37).

자세히 읽기(close reading)는 영미의 신비평 이론을 토대로 하고 있다. I. A. 리차즈, 클린언스 브룩스, T. S. 엘리엇 등 시인 및 문화비평가들이 중심이 된 1930~1960년대의 신비평에서 자세히 읽기는 텍스트 자체의 중요성을 강조하면서 작가의 의도, 사회적·역사적 맥락, 독자의 반응을 고려하지 않고 텍스트의 언어, 구조, 의미에 대한 신중하고 상세한 분석에 집중하는 읽기 방법이었다. 이 접근법은 이미지, 은유, 아이러니와 같은 문학적 요소가 작품의 전체적인 효과에 어떻게 기여하는지를 강조하면서 작품 내 여러 의미 층을 밝혀 내려 하였다. 신비평가들은 특히 언어의 정확한 사용과 문학적 장치의 복잡한 상호작용에 세심한 주의를 기울이며 텍스트가 형식적인 수준에서 어떻게 작동하는지에 관심을 가졌는데, 그들의 목표는 외부적 요소와 무관하게 문학작품의 본질적 가치를 드러내는 객관적인 분석을 해 내는 것이었다.

반면, 서사의학 맥락에서 자세히 읽기는 신비평에서 볼 수 있는 텍스트에 대한 세심한 주의를 유지하면서도 독자의 경험, 감정, 윤리적 고려사항을 실천적으로 분석에 통합하고 의료현장에 적용하려고 하였다. 다시 말해 줄거리, 은유 또는 구조와 같은 내러티브, 즉 서사의 기술적 측면에만 초점을 맞추는 것이 아니라 환자가 말하는 이야기의 관계적·윤리적 차원에도 초점을 맞추며, 그 궁극적인 목적은 고립된 실체로서의 텍스트에서 문학작품의 완결적인 의미를 찾는 것이 아니라 환자의 이야기를 이해하고 공감하는 의료인의 능력을 향상시켜 치료의 질을 개선하는 것이다. 자세히 읽기의 정교하고 주의 깊은 읽기의 실천이 (임상 진료에서 필요한) 정교하고 주의 깊게 듣기의 실천을 연습하는 방법이라는 것이다(Charon et al., 2021: 33).

내러티브, 즉 서사는 어떻게 일상의 의료적 실천을 정교하게 이해하고 이를 바꿔 나갈 수 있을까? 샤론이 의료진의 서사역량을 강화하기 위해 자세히 읽기와 더불어 제시하는 것은 자신을 드러내고 성찰하기 위한 창의적 글쓰기(creative writing)와 성찰적 글쓰기(reflective writing)이다(Charon, 2001: 1900). 개별 환자가 명시적으로 혹은 묵시적으로 전달하고자 하는 말을 잘 듣고, 그가 놓인 상황을 이해하고, 그에게 적절한 의료적 판단을 하기 위해서는 주의집중력에 더해 다른 사람의 세계를 상상할 수 있는 창의성과 기존 방식들을 반성할 수 있는 성찰력이 필요하다. 글쓰기는 의사와 환자를, 의사와 자기 자신을, 의사와 동료 의료진들을 그리고 의사와 사회를 연결시키도록 도와준다. 그녀는 서사의학의 방법을 소개하며 "우리는 임상 환경에서의 이야기 쓰기가 그렇지 않으면 주목받지 못할 것들을 들리고 보이게 만든다는 것을 깨닫게 되었다."(Charon, 2007: 1266)라고 말한다.

> 우리의 글쓰기 세션에서는 참가자들에게 복잡한 임상 상황을 묘사하도록 청하는데, 이는 혼란스럽거나 형태가 없는 경험에 형태를 부여하는 것

과 같다. 작성된 텍스트는 산문, 시, 대화 장면, 부고, 찬사 혹은 사랑 편지 등이 될 수 있으며(한 간호사는 우리를 위해 요리법을 쓴 적이 있다), 독자나 청자가 이를 면밀히 검토했을 때 그 내용과 형식 모두를 통해 의미를 전달한다. 비숙련 작가들도 글쓰기 과정에서 놀라운 발견을 하게 되며, 종종 가장 놀라운 발견은 무엇이 쓰였는지가 아니라 텍스트가 어떻게 구성되었는지에서 이루어진다. 우리의 학생들은 텍스트의 장르, 비유적 언어, 시간 구조, 화자의 입장 그리고 다른 텍스트에 대한 암시와 같은, 문학 학자가 텍스트를 연구할 때 고려할 서사적 특징들을 검토하는 법을 배운다 (Charon, 2007: 1266).

서사역량의 훈련을 위해 자세히 읽기와 글쓰기가 필요하다는 샤론의 주장에 공감하고, 이 연구에서는 필립 로스의 소설 『에브리맨』(2006)의 자세히 읽기를 시도한다. 이 작품은 몇 가지 이유에서 서사의학 훈련에 적합하다. 우선 이 작품은 노인과 노인 환자, 노화, 죽음과 죽어감 같은 중요한 주제에 대해 다시 생각하게 하는 계기를 준다. 작품에 드러난 노인 환자들의 삶과 죽음에 대한 현실적인 고민을 읽으며 장래의 의료진은 그들을 단순한 치료 대상으로 보지 않게 되고, 그들의 입장에서 나이 듦과 죽음에 대해 더 잘 이해할 수 있게 될 것이다. 여러 비평가가 지적한 대로, 지금까지 노화와 질병, 죽음의 문제를 픽션의 직접적인 주제로 다룬 경우는 많지 않았다(Malecka, 2012: 482). 반면, 이 작품에서는 노년의 삶이 직접적이고 전면적인 주제이기 때문에 독자는 이 문제를 피해 갈 수 없다. 이 작품을 읽음으로써 노인이 겪을 수 있는 여러 주제에 대한 성찰의 계기를 가질 수 있다. 『에브리맨』은 단순히 몸의 늙어 감만이 아니고 나이 들어 감에 수반하는 삶 전반의 문제들, 가령 질병, 관계,

삶에 대한 평가 등을 종합적으로 이해하는 데 유익한 작품이다. 또한 작품의 여러 형식적인 장치들은 자세히 읽기 훈련을 위해 유용하다. 서사역량을 기르는 훈련에서 중심적으로 다루는 형식적 요소들, 즉 시간, 화법, 비유법의 문제에 집중하여, 누가, 어떤 상황에서, 어떤 어조로, 어떤 비유법을 동원하여 내용을 전달하고 있는가에 주목하는 것이 필요하다. 그렇게 함으로써 서사의 세밀한 요소를 분석하고 이해하는 능력을 키울 수 있기 때문이다. 뒤에서 하나씩 살펴보겠지만 이 작품에는 그런 서사의 요소들이 풍부하게 드러나 있다.

본론은 소설 내러티브, 즉 서사의 형식적 요소에 초점을 맞추어 시간, 화법, 비유법, 인물을 각각 중심요소로 삼아 자세히 읽기를 적용해 보고자 한다. 각각의 요소들이 서사의학과 어떤 관련을 맺는지를 먼저 설명하고 이를 『에브리맨』의 해석에 적용하고자 한다. 그렇게 함으로써 의료진의 서사역량을 향상시키는 데 이 작품이 효과적인 매개물이 될 수 있음을 보이고자 한다. 각 절의 마지막 부분에는 이 작품으로 수업을 진행할 때 활용할 수 있도록 토론 주제를 각 2개씩 제안할 것이며, 글쓰기 지시문을 덧붙이고자 한다.[2] 여기에서는 『에브리맨』의 자세히 읽기 및 분석에 초점을 맞추었기 때문에 글쓰기는 본격적으로 다루지 않았다. 다만 각 절의 마지막 부분에 작품과 관련된 글쓰기 지시문을 제시하여

---

[2] 글쓰기는 자세히 읽기와 함께 서사역량을 강화하는 중요한 수단이다. 샤론은 "읽기와 창의적 글쓰기를 함께하는 것이 학생의 자세히 읽기 기술을 계발하는 가장 직접적인 방법임을 확인해 왔다."라고 글쓰기의 중요성을 강조한다. 그녀는 자세히 읽은 텍스트를 기반으로 즉흥적인 글쓰기를 하고, 방금 쓴 것을 함께 들으며 서로에게 반응하도록 하는데, 이 과정에서 세심한 듣기가 이루어진다. 읽기와 쓰기, 듣기와 발표하기가 함께 이루어지는 이 과정은 읽기와 글쓰기의 상호적인 과정을 보여 준다(Charon et al., 2021: 275-276).

수업에서 활용할 수 있도록 하였다. 글쓰기 지시문은 4~5분의 시간이 걸리는 즉흥적 글쓰기에 적절한 것을 제안하고자 한다. 또한 샤론이 말한 바 "자세히 읽은 텍스트의 그림자 아래서(또는 그 빛 아래서)"(Charon et al., 2021: 275) 글을 쓸 수 있도록 제안할 것이고, 쓴 글을 함께 읽고 다시 토론이 이어질 것임을 염두에 둘 것이다.

내러티브의 형식적 요소들에 주의 기울이기

시간 요소: 노인과 환자의 시간 구조 이해하기

의사와 환자가 경험하는 시간은 다르다. 환자의 시간을 이해하고 그를 통해 더 공감적인 진료를 제공하고자 하는 의료인은 환자가 경험하는 시간에 대해 주의를 기울일 필요가 있다. 서사의학 교육에서 문학작품 속 '시간'에 관심을 기울이는 것은 매우 중요한데, 그 이유는 문학작품 읽기를 통해 시간에 대한 이러한 감각이 잘 훈련될 수 있기 때문이다. 의료인 독자들에게 "서사적 시간에 주의를 기울이도록 가르치는 것은 그들이 질병의 시간에 주의를 기울이도록 훈련시키는 것"(Charon, 2006: 121)이라고 샤론은 말한다. 환자의 이야기에서 시간의 요소를 고려하는 능력을 가진 의료인은 환자가 경험하는 질병의 진행과 그에 따른 정서적·신체적 변화를 더 깊이 이해할 수 있을 것이다. 그런 점에서 의료인이 시간의 요소를 잘 이해하는 것은 더 나은 의사-환자 관계를 위해 필수적이라고 할 수 있다. 샤론은 다음과 같이 말한다.

시간은 진단, 예방, 완화 또는 치료에서 의학의 필수 축이다. 또한 시간, 즉 듣는 시간, 알아보는 시간, 돌보는 시간은 치유 관계에서 대체 불가능한 요소이다. 의학이 진정으로 시간과 적시성을 존중하며 실천된다면 의학은 완전히 달라질 것이다. 시간에 대한 감각을 갖춘 의사는 환자에게 생검 결과를 알리기 위해 주말 내내 기다리게 하지 않을 것이다. 왜냐하면 질병에 대한 두려움이 실제 병만큼이나 고통스럽다는 사실을 알기 때문이다. 대기실에서의 시간에 대한 논쟁도 진지하게 받아들여질 수 있다—의사들은 결코 제 시간에 오지 않으며, 환자들이 기다리는 것을 개의치 않는다는 가정은 가치의 차이에 대한 강력한 메시지를 전달한다 (Charon, 2006: 44).

여기서 샤론은 시간이 의사-환자 관계에 어떻게 영향을 미칠 수 있는지를 설명하고 있다. "질병에 대한 두려움이 실제 병만큼 고통스럽다"는 사실은, 의사가 환자의 정서적 경험을 이해하는 데 '환자의 시간'을 고려하는 것이 얼마나 중요한지를 보여 준다. '대기실에서의 시간' 문제는 단순히 기다림의 불편함을 넘어서, 의사가 환자의 시간을 얼마나 가치 있게 여기는지에 관한 문제라고 할 수 있다. 만약 의사가 환자의 시간이 자신의 시간보다 덜 중요하다고 느낀다면, 혹은 의사가 그렇게 생각할 것이라고 환자가 느낀다면, 의사-환자 관계에서 상호 신뢰를 형성하는 것은 어려울 것이다. 샤론은 시간에 대한 민감한 접근이 환자의 경험을 더 잘 이해하고, 더 나은 치료와 소통을 가능하게 한다고 주장하고 있는 것이다.

시간에 대해 논의할 때는 크로노스(Chronos)와 카이로스(Kairos)의 차이를 기억할 필요가 있다. 크로노스는 양적으로 측정되는 연대기적 시간을 의미하는 반면, 카이로스는 질적인 시간, 즉 개인이 경험하는 시간을 뜻한다. 특히 환자나 노인에게 시간은 단순히 양으로 측정되는 크로노스보다는, 각자에게 의미 있는 특별한 시간, 즉 카이로스일 가능성이 크다. 고통받는 환자가 경험하는 시간은 건강할 때의 시간과는 사뭇 다른 의미를 가지며, 단순히 양으로 측정되지 않는다. 죽음을 목전에 둔 사람에게 시간의 가치는 젊고 건강한 사람에게 있어 또 다른 하루와는 매우 다른 의미일 것이며, 시간의 경험이 훨씬 더 강렬하고 특별한 의미를 가질 수 있다.

이처럼 카이로스적 시간 속에서 환자는 자신의 과거 경험을 새로운 방식으로 바라본다. "만성질병을 앓고 있는 환자의 서술은 현재의 사건에 비추어 과거의 일을 재해석하는 수정주의 역사학자와 같다."(Kleinman, 1988: 46-47)라고 아서 클라인만은 말한다. 수정주의 역사학자들이 새로운 사건에 비추어 역사를 재해석하는 것처럼, 환자는 자신의 병의 의미를 서술할 때 현재의 경험을 바탕으로 과거의 사건을 재구성하며, 이를 통해 자신의 고통과 질병을 새로운 시각으로 이해하게 된다는 것이다.

소설 『에브리맨』에서 주인공이 느끼는 카이로스적 시간은 소설의 시간 구조에 반영되어 있다. 소설은 시간의 흐름으로 보면, 주인공이 이미 죽은 시점에서 시작되며, 주인공이 마지막 수술을 받기 위해 수술대 위에 누워 자신의 삶을 회상하는 이야기로 이어진다. 사건들은 회상이라는 구조 속에서 대체로 시간 순서에 따라 서술되지만, 이 이야기의 핵심은 건강과 병의 문제에 집중되어 있다. 즉, 이 소설에서 시간은 단순한 연대기적 서술이 아니라, 특별한 사건, 특히 건강과 관련된 사건에 따라 그 중요성이 결정된다. 긴 시간이 흘렀어도 중요하지 않은 일은 짧은 문장으로 처리되는 반면, 건강이나 병과 관련된 사건은 더 많은 비중을 차지한다. 크로노스적 시간으로는 아주 짧은 한 순간에 한 사람의 일대기가 카이로스적으로 펼쳐지는 이러한 시간 구조의 이해를 통해, 의료인 독자들은 상상의 폭을 넓히고 시간에 대한 통찰을 얻을 수 있다.

이러한 『에브리맨』의 시간 구조는 노인이나 환자들이 경험하는 시간 인식과 연결된다. 노인이나 만성 질병을 앓고 있는 환자들에게 시간은 단순히 연대기적으로 흐르는 크로노스적 시간이 아니라, 카이로스적 시간, 즉 중요한 사건이나 경험에 의해 실감되는 시간이며, 이러한 사건은 대체로 병과 건강상의 문제와 관련되어 있기 때문이다. 『에브리맨』에서 주인공의 삶이 건강과 병을 중심으로 서술되는 방식[3]은 노인이나 환자가 시간을 인식하는 방법을 그대로 보여 준다고 할 수 있다. 주인공이 죽음을 앞두고 자신의 삶의 중요한 사건들을 '건강'과 '병'이라는 렌즈를 통해 회고함으로써 노인이나 죽음을 앞둔 환자들이 자신의 과거를 기억하고, 현재의 상태를 해석하는 방식을 잘 이해할 수 있게 한다.

이 소설의 주요 사건은 주인공이 죽음을 앞둔 수술 직전에 자신의 삶을 회고하는 플래시백 구조를 통해 제시된다. 주인공의 죽음이라는 결말이 이미 주어진 상태에서 이야기가 전개되기 때문에, 일부 독자에게는 이 플래시백 구조가 다소 지루하게 느껴질 수 있다. 그러나 독자가 결말을 알고 시작하는 플래시백 기법이라는 형식적 요소는 죽음을 기준으로 삶을 돌아보고 그 의미를 탐색한다는 의미를 담고 있으며, 이로 인해 독자는 죽음의 관점에서 삶을 돌아보는 통찰을 얻을 수 있다.

요약하자면, 의료인이 환자의 시간 개념을 이해하는 것은 환자와의

---

[3] 말레카가 예리하게 지적했듯이, 각 섹션을 시작하는 문장은 모두 주인공의 건강 상태를 나타내는 표현으로 구성되어 있다(Malecka, 2012: 485).

소통과 돌봄에서 매우 중요한 의미를 갖는다. 시간에 대한 환자의 인식을 이해하지 못한다면, 의료인은 환자의 내적 경험과 감정적 상태를 충분히 공감하지 못할 가능성이 크다. 반면, 환자가 자신의 시간을 어떻게 해석하는지 이해하는 의료인은 더 공감적인 돌봄을 제공할 수 있을 것이다. 이 주제를 중심으로 하는 수업에서 토론 주제로 다음 두 가지를 제안한다. 첫째, "『에브리맨』의 주인공의 예를 통해 젊고 건강한 사람들과 노인들의 시간 개념의 차이에 대해 논의해 보자." 둘째, "크로노스적 관점이 아닌 카이로스적으로 인생을 돌아본다면 어떤 가치가 가장 중요하게 생각될지 의견을 나누어 보자." 5분 정도 소요되는 글쓰기 지시문으로는 "위험한 수술을 앞두고 있다고 가정하고 자신의 인생을 되돌아보는 글을 작성해 보기"를 제안한다.

시점과 화법에 초점 맞추어 읽기

문학 서사를 읽을 때 1인칭 시점, 3인칭 전지적 작가 시점, 3인칭 제한적 시점 등의 '시점'을 이해하는 것은 매우 중요하다. 또한 직접화법, 간접화법, 자유간접화법 등 화법을 이해하는 것도 마찬가지이다. 서사를 정확하게 이해하기 위해서는 누가 말하고 있는지, 누구의 관점에서 이야기가 서술되고 있는지, 화자와 주인공의 거리는 어떠한지, 그리고 화자는 과연 믿을 만한지 등의 문제를 아는 것이 필수적이다. 의료현장에서 환자와 관련된 각종 진술을 이해할 때도 마찬가지이다. 말하는 사람이 누구의 입장에서 어떤 태도로 말하고 있는지를 파악하는 것이 환자를 이해하고 더 좋은 돌봄을 제공하는 데 있어 매우 중요하다고 할 수 있다. 환자가 진술하는 내용이 환자 자신의 본심이 아니라 가족들의 생각을 대변하는 것일 수 있고, 주변 사람들의 판단을 투사한 것일 수 있다. 혹은 스스로도 자신의 진심을 알 수 없는 혼란스러운 상태일 수도 있을 것이다.

시각과 화법, 화자에 따라 이야기가 달라질 수 있음을 이해하는 것은 환자의 복잡한 질환 경험을 이해하는 데 필수적이며, 환자와 의사 사이에 효과적인 관계를 구축하는 데 중요한 역할을 한다. 샤론은 "소설적 서사에서 화자와 초점 화자를 식별하는 데 익숙해지는 연습은 임상 텍스트, 예를 들어 경과 기록이나 입원 기록을 읽을 때에도 큰 이점을 제공한다. '누가 말하고 있는가?'는 환자의 임종 결정, 혹은 덜 극적인 경우, 환자가 이제 금연할 때가 되었는지 아닌지를 이해할 때 중요한 질문이 될 수 있다."(Charon, 2006: 118)라고 말한다.

『에브리맨』은 '제한된 3인칭 화자'의 시점으로 서술된다. 화자는 주인공이 과거에 겪은 일을 자세히 알고 있고 주인공의 사망 이후 벌어지는 일의 전말을 아는 전지적 작가의 성격을 가지고 있지만, 주인공을 제외한 다른 인물들에 대해서는 행동과 발언만을 소개할 뿐 내면을 보여 주지는 않는다. 따라서 다른 인물의 내면에 대해서는 독자가 추측을 해야 한다. 이 방식은 독자가 주인공의 시각에 더욱 집중하게 하여 그 인물의 관점을 강조하는 데 효과적이다. 또한 삶의 각 단계에서 주인공의 사고 변화를 당시의 그의 시점에서 실감 있게 느끼도록 해 준다. 즉, 노인이면서 환자가 되곤 하는 주인공의 삶에 독자가 몰두하도록 해 주며, 이러한 몰두를 통해 독자는 주인공의 신체적 쇠퇴와 그에 따른 상실감, 내적 갈등과 후회를 절절하게 느끼게 된다.

다음의 예를 보자. 불행했던 결혼 생활과 아들과의 관계에 대해 그는 다음과 같이 생각한다.

그는 자신이 평범한 인간, 결혼 생활을 평생 지속시키기 위해서는 뭐라도 내놓을 인간 이상이라고 생각해 본 적이 없었다. 실제로 그런 기대를 안고 결혼을 했다. 그러나 결혼은 그의 감옥이 되었다. 그래서 일을 하는 동안에도, 잠을 자야 할 시간에도 그를 사로잡는 수많은 괴로운 생각 끝에 발작적으로, 고민하면서, 밖으로 나갈 터널을 뚫기 시작했다. 그게 보통 인간이 하는 일 아닐까? 그게 평범한 인간이 매일 하는 일 아닐까? 그는 특별하고자 한 적이 없었다. 다만 나약했고 공격에 무방비 상태였고 혼란에 빠져 있었을 뿐이다. 그리고 한 평범한 인간으로서, 인생의 반을 발광상태에서 살지 않으려다 보니 죄 없는 자식들에게 박탈감을 안겨 주었을지 모르지만, 결국에는 자신도 사면을 받을 권리가 있다고 확신했다.

종말과의 무시무시한 만남? 나는 이제 겨우 서른넷인데! 망각을 걱정하는 일은 일흔다섯에 가서 하면 돼! 그는 그렇게 혼잣말을 했다. 머나먼 미래에는 궁극적인 파국 때문에 괴로워할 시간이 남아돌 거야(Roth, 2009: 38-40)!

여기서 작가는 모든 것을 다 알고 그에 대해 판단하는 것이 아니라 그 당시 주인공의 생각을 충실히 옮기는 데 집중하고 있다. 수사 의문문("그게 보통 인간이 하는 일 아닐까? 그게 평범한 인간이 매일 하는 일 아닐까?")은 주인공이 자신의 상황과 선택에 대해 자문자답하며 스스로를 정당화하는 모습을 보여 준다.

이 질문으로 인해 독자는 주인공의 내적 갈등을 더 깊이 이해하게 된다. 그는 자신의 행동이 평균적인 인간이라면 충분히 할 만한 일이라고 생각하고자 하며 그것을 스스로에게 확인하고자 한다. 반면, 이 질문은 그가 자신의 선택에 대해 가진 불안과 의심을 말해 주는 것이기도 하다.

느낌표("나는 이제 겨우 서른넷인데! 망각을 걱정하는 일은 일흔다섯에 가서 하면 돼! (…) 머나먼 미래에는 궁극적인 파국 때문에 괴로워할 시간이 남아돌 거야!")는 주인공의 혼란과 불안, 다소 억지스러운 자신감을 강조해 준다. 그는 자신의 나이를 내세워 죽음의 걱정을 지연시키고 있지만, 그로 인해 역설적으로 그의 불안이 더 강하게 드러나기도 한다. 이렇게 주인공의 내면을 그대로 전달하는 화자는, 그의 심리적 동요와 내면적 갈등을 그대로 전달하여 독자에게 주인공의 머릿속을 들여다보는 듯한 느낌을 준다.

이런 화자의 특징은 자유간접화법(free indirect speech)의 사용으로 가능하다. 자유간접화법이란 허구적 인물의 생각이나 발화를 그 인물의 관점에서 표현하는 방법으로, 인물의 '직접화법'과 서술자의 '간접화법'을 결합한 방식이다. 예를 들어, 직접화법에서는 "그녀는 '내일 여기에 있을 거야.'라고 생각했다."라고 표현하고, 간접화법은 "그녀는 내일 그곳에 있을 거라고 생각했다."로 표현한다. 자유간접화법에서는 간접화법의 인칭과 시제를 유지하면서도, 시간과 장소에 대한 직설적인 표현을 사용하여 "그녀는 내일 여기에 있을 거였다."라고 표현하는 것이다(Baldick, 2001: 101-102). 자유간접화법으로 쓰인 문장은 인물의 생각과 화자의 서술이 자연스럽게 결합된 예로, 마치 인물 스스로가 생각하는 것처럼 보이지만 여전히 서술자의 시점에서 전해지고 있다. 앞선 인용에서 확인할 수 있듯이, 이 화법은 훨씬 더 압축적으로 주인공의 내면을 그려 볼 수 있게 하는 장점이 있다.

『에브리맨』에서는 이런 자유간접화법이 광범위하게 사용되고 있다. 화자의 서술은 주인공의 내면의 생각을 그대로 전달하여, 이로 인해 독자는 주인공의 사고와 감정을 더 잘 이해할 수 있다. 주인공의 감정이 분출되는 부분에서 이 화법의 장점이 두드러진다고 할 수 있을 것이다. 첫 부인과의 이혼 후 관계가 소원해진 두 아들과의 관계에 대해 생각하는 다음의 예를 보자.

> 그들은 부재하는 아버지가 고통을 겪게 하기로 결심했다. 그래서 그는 고통을 겪었고, 그들에게 그렇게 할 수 있는 힘을 주었다. 자신의 비행 때문에 고통을 겪는 것이 그가 그들을 기쁘게 해 주기 위해, 대가를 치르기 위해, 최고의 아버지나 된 것처럼 그들의 그 사람 미치게 만드는 대립을 다 받아 주기 위해 할 수 있는 유일한 일이었다.
> 이 사악한 새끼들! 삐치기만 잘하는 씨발놈들! 할 줄 아는 게 비난밖에 없는 이 조그만 똥 덩어리들! 내가 달랐고, 일을 다르게 처리했다면 모든 게 달라졌을까? 그는 자문해 보았다. 지금보다 덜 쓸쓸할까? 물론 그렇겠지! 하지만 이게 내가 한 짓이야! 나는 일흔하나야. 나는 이런 인간이 된 거야. 이게 내가 여기 오기까지 한 일이고, 더 할 말은 없어(Roth, 2009: 102)!

이 부분에서 독자는 마치 주인공의 머릿속에 들어가 그의 생각과 감정을 그대로 경험하는 듯한 느낌을 받는다. 직접적인 욕설은 주인공의 내적 분노와 좌절감을 그대로 전달하며, 그의 감정이 얼마나 격렬한지 독자가 직접 느낄 수 있게 한다. 또 주인공은 "내가 일을 다르게 처리했다면 모든 게 달라졌을까?"라고 자신에게 묻고 답하면서, 자신의 선택과 행동에 대한 후회와 자책을 드러낸다. 주인공의 혼란과 고통이 독자에게 고스란히 느껴지는 것이다. 이 경우에도 자유간접화법은 주인공의 후회와 고통, 체념의 불가피성과 심적 혼란을 극대화하여 전달하고 있다.

만약 이 부분이 자유간접화법으로 쓰이지 않았다면, 그의 내면의 목소리가 이렇게 생생하게 전달되지 않았을 것이다. 이 화법은 객관적인 사실을 있는 그대로 전달하면서도 주인공의 내면의 목소리를 그대로 실감 나게 듣도록 하는 장치라 할 수 있다. 환자의 감정과 생각과 상황에 공감하면서도 자신의 객관성을 유지해야 하는 의료인들은, 어디까지 공감할 것인지, 어디까지 객관성을 유지할 것인지가 어려운 문제일 수 있다. 『에브리맨』의 자유간접화법은 그런 균형 잡힌 포지션에 대해 생각해 볼 기회를 제공한다. 다시 말해, 이 화법은 쉽게 동의할 수 있는 객관적인 진술처럼 보이는 이야기가, 실제로는 주인공의 매우 주관적인 의견일 수 있다는 가능성을 제기하며, 그런 점에서 주인공의 내면에 대한 이해와 함께 객관적인 거리가 필요함을 알려 주는 장치인 것이다.

    요약하자면, 소설의 시점과 화법에 집중함으로써 의료인은 환자의 여러 가지 자기표현을 더 잘 파악하고 이해할 수 있는 훈련을 할 수 있다. 이를 통해 환자와 더욱 효과적인 소통을 할 수 있게 된다. 토론 주제로는 다음 두 가지를 제안한다. 첫째, "'사람을 통해 해석된 이야기만 있을 뿐, 객관적인 지식은 없다'는 주장에 대해 어떻게 생각하는가?" 둘째, "『에브리맨』에서 주인공의 내면이 그 자신의 관점에서 그려지지 않았다면, 독자가 그의 경험과 감정에 대해 느끼는 이해가 어떻게 달라졌을까?" 5분 정도 소요되는 글쓰기 지시문으로는 "『에브리맨』에서 가장 인상적인 에피소드를 골라 중심인물의 관점에서 자유간접화법으로 서술해 보기"를 제안한다. 필요시 선택할 에피소드를 몇 개 제시할 수 있다.

비유법: 상징, 대조, 은유 이해하기

　은유(Metaphor)는 "어떤 사물, 개념 또는 행동을 그것과 공통된 특성을 가진 다른 사물, 개념 또는 행동을 나타내는 단어나 표현을 사용해 나타내는 것"(Baldick, 2001: 153)이다. 한 사물이나 개념을 들어 다른 사물이나 개념을 설명하는 방식이다. 즉, 'A는 B다.'의 형태로 표현함으로써, A의 특징을 더 강렬하거나 심오하게 전달하는 역할을 한다. 상징(Symbol)은 "구체적인 물체, 장면 또는 행동을 가리키는 단어나 구절이 다른 더 깊은 의미를 함께 내포하는 것"(Baldick, 2001: 252)이다. 은유와 달리, 두 개의 사물을 연결하기보다는 하나의 사물이 그 자체의 의미를 유지하면서도 동시에 그 이상의 의미나 개념을 나타내게 하는 문학적 기법이다. 상징은 직접적 설명 없이 복합적 개념이나 감정을 전달할 수 있고, 단순한 이야기나 설명에 더 깊은 의미와 해석의 여지를 부여할 수 있다. 이러한 특징으로 인해 상징, 특히 문학적 상징은 이면에 숨겨진 의미를 탐구하는 적극적 해석을 독자에게 요구하기도 한다.
　의료진과 환자의 의사소통에서 상징, 대조, 은유와 같은 비유법의 사용은 양방향으로 작용한다. 환자가 비유를 통해 자기표현을 할 때, 의료진은 비유를 적절히 해석함으로써 환자를 더욱 잘 이해할 수 있게 된다. 또한 의사가 환자에게 의사전달을 할 때 적절한 비유를 사용한다면 훨씬 효과적으로 의미와 분위기를 전달할 수 있기도 하다. 즉, '환자 이해하기'와 '환자 이해시키기' 둘 다에 적절한 비유법의 사용이 효과적이며, 따라서 서사의학 훈련에서 비유법을 이해하고 활용하는 훈련이 필수적이라 할 수 있다. 의료인이 이러한 문학적 비유를 잘 이해하게 되면, 환자와의 소통에서 상대방의 감정을 더 잘 이해하게 되고, 직관력이 높아져 환자의 상태를 더 깊이 있게 분석할 수 있을 것이며, 복잡한 임상적 상황을 창의적으로 해결할 수 있을 것이다. 궁극적으로 더 나은 환자중심의 의료를 제공하는 데 도움이 될 것이다.

더 나아가, 문학작품을 통한 비유의 해석 훈련은 의료진의 감수성을 향상시키고 공감적 이해를 하도록 돕는다. 의료진은 환자의 이야기에서 단순 정보에 초점을 맞추어 표면상의 의미만을 파악하는 데 그치지 않고, 그 속에 담긴 감정과 의도까지도 이해할 수 있게 된다. 복합적이고 다층적인 의미를 문학적 언어의 특성이라고 한다면, 그것은 복합적인 인간을 이해하는 가장 효과적인 수단이 될 수 있다는 의미이다.

『에브리맨』에서도 다양한 비유법이 쓰이고 있다. 일단 작품의 제목인 '에브리맨(everyman)'은 보통 사람을 상징한다. 같은 제목을 가진 중세 도덕극이 인간을 대표하는 에브리맨이 죽음을 앞두고 자신의 삶을 돌아보며, 죄를 회개하고 영혼의 구원을 찾기 위해 여정을 떠나는 과정을 다루고 있다면(Cole & Saxton, 2014: 288), 로스의 소설 『에브리맨』은 그런 기독교적 교훈(에브리맨이 자신의 죄를 깨닫고 회개하면서 영혼의 구원을 찾는 과정에서, 인간이 의지할 수 있는 것은 오직 자신의 선행뿐이라는 기독교적 교훈)과는 다르지만, 인간 보편의 경험과 감정, 특히 삶과 죽음에 대한 고민과 갈등을 상징적으로 표현하고 있다. 그런 점에서 주인공에게 이름을 부여하지 않고 작품의 제목을 『에브리맨』으로 정한 것[4]은 주인공이 겪는 경험이 모든 인간이 겪는 경험이라는 것을 강조해 주는 상

---

4) 미국 라디오 방송인 NPR과의 인터뷰에서 작가는 주인공이 이름보다는 다른 사람들과의 관계에 의해 더 많이 정의되는 인물이라는 점을 강조하기 위해 이름을 부여하지 않았다고 언급하였다.

징이라고 할 수 있다. 그런 점에서 혹자는 이 소설을 현대판 메멘토 모리(memento mori)로 표현하기도 한다(Malecka, 2012: 484).

이 작품에서는 여러 대조법이 사용된다. 특히 현재의 노쇠한 상태와 과거의 젊고 생명력 있는 상태가 대비된다. 주인공과 주변인물들이 젊었을 때의 상태와 나이 들어 무력해진 현재의 상태가 비교된다. 주인공은 뇌경색으로 입원한 전처 피비가 "누워 있는 몸은 쪼그라들었고 벌써 부패한 것처럼" 보이는 모습을 보며 젊은 시절 "상큼하고, 겁에 질려 있고, 흥미로운 정도로 순수하고, 제대로 교육받은 아가씨"(145)였던 그녀를 기억한다. 젊음으로 충만했던 매력적인 26살의 아가씨 피비와 지금 뇌졸중으로 하고 싶은 말조차 제대로 맺지 못하는 모습은 강력한 대조를 이루며, 나이듦이 어떤 의미인지를 강력하게 표현한다(146-147). 동료였던 브래드 카가 젊은 시절 주인공과 함께 광고회사에서 최고의 성과를 낸 것과 지금 병원에서 인형 오리기를 하고 있으며 자신이 얼마간 입원했는지, 자신의 상태가 어떤지를 설명할 수 없는 것(154-155) 역시, '노인이 된다는 것'의 의미를 대조를 통해 효과적으로 전달한다.

무엇보다 중요한 것은 은유법이다. 앞에서 언급했듯이, 은유란 두 개의 서로 다른 개념을 연결하여 비유적으로 의미를 확장하는 표현방식이다. 김용규와 김유림은 『은유란 무엇인가』(2023)에서 "우리의 모든 정신활동이 은유로부터 시작하고 은유와 함께 이뤄진다. 다시 말해 은유는 우리의 모든 생각과 언어와 행동을 지배한다."라고 말한다. 은유는 '설득의 아버지'이며 '창의의 어머니'라고 그들은 은유를 빌어 은유를 설명한다. 이 둘 다(설득과 창의)가 의사에겐 절대적으로 필요한 능력이라 할 수 있다. "은유의 활동 영역은 문학뿐 아니라 경제학 · 법학 · 정치학 · 심리학 · 수학 · 자연과학 같은 제반 학문과 예술, 종교, 정치 그리고 생활 전반, 다시 말해 인간의 정신이 활동하는 모든 분야로 무한히 확장되었다."(45)라고 그들은 쓰고 있다. 샤론도 이에 동의하여 "은유는 인간 두뇌가 사고하는 방식이다."(Charon, 2006: 119)라고 말하고 있다. 그렇다면 로스는 이 작품의 은유를 통해 삶과 죽음, 젊음과 늙음에 대해 어떤 이야기를 하고 있는가?

『에브리맨』에서 두드러지는 은유는 바다와 파도이다. 바다는 주인공의 삶 전체를 나타내는 은유이며 삶의 갖가지 사건은 파도로 은유된다.

> 그때 그의 몸은 관 모양의 싹과 같았다. 그 몸은 저 멀리 파도가 만들어지기 시작하는 지점에서 그 위에 올라탔다. 두 팔을 화살촉처럼 앞으로 뾰족하게 내밀고 올라타면 비쩍 마른 나머지 몸이 화살대처럼 그 뒤에서 따라왔다. 파도를 타고 해변에서 가장자리, 작고 뾰족한 돌과 날카로운 조가비와 가루가 된 조개껍데기에 갈빗대가 쏠리는 곳에 이르면 다시 허겁지겁 일어서서 얼른 몸을 돌려 낮은 파도들을 헤치며 비틀거리며 나아갔다. 물이 무릎 높이까지 이르러 뛰어들 만한 깊이가 되면 솟아오르는 흰 파도를 향해 미친 듯이 헤엄을 쳐 나아가기 시작했다. 밀려오는 녹색 대서양, 미래라는 완강한 현실처럼 그를 향해 멈추지 않고 굽이쳐 오는 대서양 속으로. 그러다 운이 좋으면 늦지 않게 다음에 오는 큰 파도에 이를 수 있었고, 거기서 다시 다음으로, 또 다음으로, 또 다음으로 옮겨 가다 내륙의 햇빛이 낮고 비스듬하게 기울며 물을 가로질러 반짝거리면 이제 돌아갈 때가 되었음을 깨달았다. 그는 다 젖은 채 맨발로 소금기를 풍기며 집으로 달려가면서 여전히 두 귓속에서 들끓고 있는 거대한 바다의 강력한 힘을 기억하며 팔뚝을 핥아 물기가 가시지 않은 채 햇빛에 달구어지는 피부의 맛을 보았다. 그는 하루 종일 멍청해질 만큼 바다에 두들겨 맞은 덕분에 환

희에 젖은 데다 그 맛과 냄새에도 취해 있었다. 자신의 몸 한 조각을 이로 물어뜯어 살로 이루어진 자신의 존재를 맛보고 싶어 미칠 지경이었다 (Roth, 2009: 132-133).

주인공이 하루 종일 파도와 부대끼며 수영을 하고 돌아오는 이 장면은 그의 생명력과 활력이 최고조에 달했음을 보여 준다. 반면, 은퇴 후 그는 이제는 바다 수영을 못하고 실내수영장을 이용해야 하는 상황이 되는데(112), 이는 삶의 여러 사건을 직면할 힘이 그만큼 약해졌음을 보여 주는 것이다. 전처인 피비가 장례식에서 젊고 건강했을 때의 주인공을 기억하는 것도 그가 만을 건너 헤엄쳐 오던 모습이다(10). 딸 낸시는 아버지가 다시 수영할 수 있을 거라고 안심시키며 그가 다시 건강해지기를 바라는 마음을 전달한다.

작품 속 또 하나의 강력한 은유는 다이아몬드이다. 다이아몬드는 영원성과 변치 않는 가치를 상징하는 은유로 사용된다. 주인공의 아버지는 다이아몬드를 판매하는 보석상이었다. "노동자들이 다이아몬드를 산다는 건 큰일이란다. (…) 아무리 작아도 말이지. 왜냐하면 아름다움과 지위와 가치 외에도, 다이아몬드는 영원히 변하지 않기 때문이지. 영원히 변하지 않는 지구의 한 조각을 단지 한 인간이 손에 끼고 있는 거야!"(63)라고 그는 주인공에게 말했다. 주인공은 아버지의 장례식 도중에 이 말을 기억하는데, 아버지가 죽어서 흙에 묻히는 그 시점에서 다이아몬드는 흙과 강력한 대조를 이루고 있다(65). 아버지가 흙에 묻히는 장례식에서 다이아몬드는 영원성과 불변을 상징하는 반면, 흙은 인간의 유한성과 죽음, 즉 필연적인 쇠락과 소멸을 나타낸다.

예비 의료인들이 『에브리맨』에서 여러 비유법을 찾아내고 그 의미를 숙고하는 것은 서사역량을 기르기 위한 훈련의 일부가 될 수 있다. 이러한 비유법을 다루는 것은 단순히 문학적 기교를 배우는 것이 아니라, 환자의 복잡한 경험을 더 깊이 이해하고 소통할 수 있는 중요한 도구를 익히는 과정이라 하겠다. 토론 주제로는 다음 두 가지를 제안한다. 첫째, "서사의학에서 비유법을 이해하는 것이 환자의 경험을 해석하고 더 나은 치료를 제공하는 데 어떤 역할을 할 수 있는가?" 둘째, "은유는 어떻게 우리의 사고를 확장시키는가? 예를 들어, 삶을 바다에 비유한 은유로 우리는 어떤 새로운 생각을 할 수 있는가?" 작품에서는 "노년은 전투다." 그리고 "노년은 대학살이다."라는 은유의 문장이 나온다. 이를 확장하여 글쓰기 지시문으로는 "노년은 _____ 다."라는 은유를 완성하고 그렇게 표현한 이유를 써 보는 것을 제안한다.

인물: 노인의 취약성 이해하기

의료는 단순히 신체의 '치료'에 그치는 것이 아니라 다양한 조건을 가진 인간들을 '돌보는' 일이기 때문에, 미래의 의료인이 될 사람들이 소수자에게 관심을 가지는 것은 당연하다. 기본적으로 의사-환자의 관계에서는 의사가 더 많은 정보와 전문지식을 가지고 있기 때문에 완전히 평등한 관계는 불가능하다(Churchill et al., 2023: 199). 환자를 질병을 가진 '몸'으로서만이 아니라 여러 사회적인 조건을 가진 전체적인 인간이라고 볼 때 그가 가진 여러 취약성(민족, 성, 나이, 젠더 등), 때로는 중첩되는 취약성을 이해하는 것은 필수적인 일이다. 공감적인 진료를 제공하기 위해서는 환자가 겪는 차별이나 불평등을 이해해야 하며, 이는 문학작품을 통해 문화적인 역량을 키움으로써 가능하다고 할 수 있다.

샤론은 『Narrative Medicine: Honoring the Stories of Illness』(2006)에서 서사의학의 기본 개념과 원칙을 설명하면서 환자의 이야기에 귀 기울이고 그들의 사회적·문화적 맥락을 이해하는 것이 중요하다고 주장하며, 이를 통해 의료진이 더 공감적인 의료서비스를 제공할 수 있음을 강조한다. 서사의학의 다양한 원칙과 실제 적용을 다룬 책 『서사의학이란 무엇인가』에서 그녀는 서사의학이 '사회정의를 향한 운동'이라고 정의하기도 한다.

> 우리가 서사의학을 만든 것은 계층, 젠더, 민족, 성적 지향, 건강 상태에 그어진 선을 넘어 보건의료에 평등을 가져오기 위해서였다. 우리는 자세히 읽기가 보건의료의 정의 탐색에서 핵심 도구라고 생각한다. 타인의 상황을 상상하는 능력은 타인을 위해 활동하며, 정중하고 겸손한 증인의 수용적 태도를 개발하기 위한 전주곡이다. 자세히 읽기가 활짝 피어났을 때 그것은 사회정의를 이룰 것이다(Charon et al., 2021: 260).

그녀가 강조하는, 문화적 역량과 공감능력을 향상시키는 내러티브 훈련은 다양한 문화적 배경을 가진 환자들과의 소통을 개선하고 특히 소수자들에게 더 나은 치료를 제공하는 데 도움이 될 수 있다. 의료진은 자신의 편견과 한계를 인식하고 환자의 경험을 진정으로 이해하려는 노력을 해야 한다. 샤론의 말대로, "자세히 읽기(close reading)의 분명한 기법에 익숙해지고 나면 타인, 다른 시간, 다른 관점, 다른 주체와 침투하는 접촉의 기회를 얻을 수 있다"(Charon et al., 2021: 268). 의료인이 되고자 하는 학생들은 문학 텍스트를 자세히 읽는 훈련을 통해 환자의 복잡한 경험과 다양한 문화적 맥락을 더 깊이 이해하고, 공감 능력을 키워 소수자 환자들에게 더 나은 치료를 제공할 수 있는 역량을 갖출 수 있다.

『에브리맨』은 노인이 이야기하는 노인에 대한 이야기이다. 『에브리맨』을 다루면서 이 글이 관심을 갖는 소수자는 '노인'이다. 특히 '노인 환자'는 중첩된 소수자성을 가진 존재로서 우리가 관심을 가져야 할 대상이다. 이 작품은 바로 노인과 노인환자라는, 젊은이가 노인이 될 때까지는 이해하기 어려운, 노인으로서 돌봄을 받고 싶으면서도 독립적으로 살고 싶어 하는 복잡한 인간을 이해하는 데 좋은 실마리를 제공한다. 앞에서 '에브리맨'이 모든 인간을 대표하는 상징이라는 점을 지적하였지만, 실상 그는 대표성을 띠는 평균적 노인이라기보다는 특정한 시대, 특정한 지역의 특정한 계급 속에 존재하는 인물이다. 대표성과 구체성을 모두 갖춘 인물이라는 의미이다. 사실 노인 문제를 논함에 있어 모든 노인을 동일하게 보지 않고 각 개인의 특수성을 염두에 두는 태도는 중요하다. 모든 사회에는 부나 지적 수준, 경험치 등에서 다양한 범위의 노인이 존재하기 때문이다. 주인공 에브리맨은 경제적으로 부유하여 노후에 생계를 걱정할 필요가 없고 높은 교육 수준과 예술적 감수성을 가진 노인이며[5] 그런 점에서 모든 노인을 대표한다고는 볼 수 없다. 그러나 신체적 쇠약과 사회적 고립이라는 공통 경험에서 그는 노인을 대표한다고 할 수 있다. 어쩌면 사회경제적으로 유리한 조건을 갖춘 이런 인물조차도 늙음의 폭력적인 힘을 피해 갈 수 없다는 것이 이 소설의 핵심적 메시지일 수 있다. 바로 그런 점이 소수자로서의 노인 경험이라 할 것이다.

주인공의 소수자 경험에서 가장 중요하게 부각되는 것은 신체기능과

---

[5] 그가 은퇴 후 거주하는 스타피시비치 마을은 쾌적하고 편리한, 여유 있는 은퇴자들이 모여 사는 곳이다(Roth, 2009: 69).

관련된 것이다. 주인공은 나이가 들면서 자주 병원에 입원하게 되고, 여러 가지 복잡한 의료 절차를 거친다. 작품의 마지막 부분에 이르면 거의 매년 입원을 하고 수술을 받는다(76). 그는 자신의 건강 상태가 점점 악화되는 것을 경험하며 신체적 쇠약을 느끼고, 그로 인해 불안과 두려움을 갖게 된다. 노인의 경험을 이해하고자 하는 예비 의료인은 노인의 이러한 신체적인 문제와 그로 인한 절망에 대해 충분히 이해하고 있어야 한다. 노인들은 모든 대화가 결국은 병과 치료에 대한 주제로 흘러갈 수밖에 없는데(85), 신체의 문제가 가장 근본적이고 중요한 문제일 수밖에 없는 존재들이기 때문이다.

소설 속에는 주인공뿐 아니라 다른 노인들의 신체적 노화와 관련된 사례들도 등장하는데, 대표적인 사례가 밀리선트 크레이머의 경우이다. 주인공이 여는 아트 클래스에 그림을 그리러 오는 그녀는 부유하고 활기찬 남편이 세상을 떠나고 자신도 몸의 쇠약과 고통이 찾아오자 힘들게 삶을 영위한다. 주인공의 아틀리에에서 몸이 아파 드러누울 수밖에 없는 상황에서 그녀는 다음과 같이 이야기한다.

"종일 누워 있을 수는 없어요!" 밀리선트가 소리쳤다. "도저히 더 그럴 수는 없어요! 나는 아주 생기 있고, 아주 적극적인 사람이었어요. 제럴드의 부인이라면 그렇게 될 수밖에 없죠. 우리는 안 가는 데가 없었으니까요. 나는 아주 자유로운 느낌으로 살았어요. 우리는 중국에도 가고, 아프리카도 다 돌아다녔어요. 하지만 지금은 진통제를 잔뜩 먹지 않으면 버스를 타고 뉴욕에 가는 것도 힘들어요. 게다가 나는 진통제도 몸에 잘 안 맞아요. 그것만 먹으면 완전히 미쳐 버려요. 게다가 거기에 도착할 때면 어차피 통증이 다시 찾아와요. 아, 미안해요. 정말 미안해요. 여기 있는 사람 모두가 다시련을 겪고 있죠. 내 이야기라고 특별할 것도 없는데, 괜히 부담만 안겨 드려 미안해요. 선생님도 선생님 이야기가 있을 텐데."(Roth, 2009: 93)

그런 고통을 견디다 못해 그녀는 결국 수면제를 잔뜩 먹고 자살하고 만다. 노인들이 겪는 사회적 고립, 관계에서의 어려움도 결국은 신체적인 쇠퇴에서 기인하는 것으로 그려진다. 이 작품을 통해 독자는 노화와 신체적 고통이 가져온 결과들을 구체적으로 목격하고 실감하게 된다.

작품에서 독자는 노인이 겪는 사회적 고립과 그 속에서 의미를 찾으려는 시도 둘 다를 보게 된다. 광고업계에서 아트 디렉터로 성공적인 경력을 쌓은 주인공은 자신의 이루지 못한 꿈을 실현하고자 아트 스튜디오를 열고 매일 그림을 그린다. 동시에, 사람들과의 의미 있는 상호작용을 원했기 때문에 아트 클래스를 열고 은퇴 노인들에게 그림 그리기를 가르치기도 한다.

그러나 그는 그림이 지겨워졌다. 오랜 세월 그는 퇴직이 자신에게 줄, 아무도 방해하지 않는 긴 시간을 그림에 바치는 꿈을 꾸어 왔다. 광고회사에서 생계를 유지하는 많고 많은 아트 디렉터가 흔히 꾸어 왔을 꿈이었다. 그러나 해안으로 이사 와 거의 매일 그림을 그리기 시작한 뒤로 자신이 하는 일에 대한 관심이 바닥나 버렸다. 그림을 그리고 싶은 다급한 욕구는 사라졌다. (…) 이제는 보여 줄 것이 없었다. 결국 모든 것이 무(無)가 되었다. 화가로서 그는 '행복한 신기료 장수'(그의 아들이 그렇게 비꼬는 별명을 붙였다는 사실을 알게 되었다.)에 지나지 않았으며, 어쩌면 지금까지 쭉 그래 왔을 것이다. 그림은 **귀신을 물리치는 일**과 같았던 것인지도 모른다. 하지만 어떤 악한 것을 몰아내려 했던 것일까? 그의 가장 오래된 자기기만? 아니면 살려고 태어났지만 사는 것이 아니라 죽는다는 지식으로부터 구원을 얻으려는 시도로 그림에 달려든 것일까? 갑자기 그는 무(無)에 빠져 버렸다. '무'라는 상태만큼이나 '무'라는 말소리에 빠져 길을 잃고 표류했다. 그러면서 두려움이 스며들기 시작했다. 모험 없이는 아무것도 얻지 못한다. 그는 생각했다. 아무것도, 아무것도. 역효과를 내지 않는 것은 아무것도 없다, 심지어 별 볼일 없는 그림을 그리는 것조차도(Roth, 2009: 107-108. 필자가 강조함.)!

　이 인용에서 주목할 점은 이 작품이 삶의 어느 시점에서건 최선을 다해야 한다는 당위적인 접근을 제시한다기보다, 노인의 근본적인 마음 상태를 솔직하게 드러낸다는 점이다. 그 상태가 바람직하든 그렇지 않든, 이러한 솔직한 내면을 들여다보는 것은 노인 환자를 이해하는 데 필수적이라 할 수 있다. 바로 이런 내면의 솔직한 생각을 드러내는 것이 이 소설의 힘이다. 독자는 이 과정에서 삶의 의미를 찾기 위한 몸부림과 모든 것의 무의미함에 대한 주인공의 깨달음을 동시에 마주하게 된다. 여기서 '귀신을 물리치는 일'은 삶의 의미를 찾거나 삶의 무의미함을 잊기 위한 행위로 볼 수 있다. 예를 들어, 여생이 얼마 남지 않은 할아버지가 빚을 내서 집을 짓는다거나, 할머니가 손녀딸 결혼을 위해 강한 집념을 보이는 일 등이 그러한 예에 해당될 것이다.
　아툴 가완디(A. Gawande)는 『어떻게 죽을 것인가』에서 "우리가 시간을 어떻게 보내고 싶어 하는지는 자신에게 얼마나 많은 시간이 남아 있다고 생각하는지에 달려 있다."라는 실험 결과를 소개한 바 있다. "생명의 덧없음을 두드러지게 느낄 때면 삶의 목표와 동기가 완전히 변한다."(Gawande, 2022: 155-157)라는 것이다. 남아 있는 시간이 얼마 없다는 인식은 노인의 삶을 규정하는 중요한 요인이다. 여전히 '귀신을 물리치는 일'에 몰두할지, 아니면 그 무용함을 깨닫고 다른 선택을 할지는 사람마다 다를 것이다. 우리가 만나는 노인이 어떤 상태인지 이해하기 위해서는, 그가 어떤 선택을 하든 그의 남은 시간이 젊은이처럼 많지 않다는 노인의 조건, 즉 시간적 제약성을 반드시 염두에 두어야 한다.

작품 속 노인의 경험에 대해 이해하고 공감함으로써 노인, 환자 및 노인환자의 취약함, 소수자성에 대한 인식을 가질 수 있다. 이 수업을 위한 토론 주제로 다음 두 가지를 제안한다. 첫째, "작품의 주인공처럼 나에게도 '귀신을 물리치는 일'이 있는가? 그것은 무엇인가?" 둘째, "젊은이와 노인의 시간 계획은 어떻게 다른가?" 글쓰기 지시문은 "나에게 삶이 얼마 남지 않았다면 하고 싶은 일이 무엇인지, 10개의 버킷 리스트 써 보기"를 제안한다.

소설 읽기를 통한 서사역량 강화

이 글은 의료인의 서사역량을 증진하기 위해 필립 로스의 소설 『에브리맨』을 서사의학의 방법론인 자세히 읽기 연습에 어떻게 활용할 수 있을지 연구하였다. 특히 서사의학의 맥락에서 작품의 시간, 화법, 비유법, 인물과 같은 서사의 형식적 요소들을 분석하는 의미가 무엇인지 알아보고, 이 요소들을 중심으로 작품을 자세히 면밀하고 주의 깊게 읽는 방법을 제시하였다. 샤론이 제안한 자세히 읽기와 글쓰기 훈련은, 의료진이 환자의 신체를 단순한 치료 대상으로만 보는 기술적 접근을 넘어, 환자를 이해하고 공감하는 더 좋은 치유자가 되기 위한 서사역량을 키우고자 하는 목적을 가지고 있다.

　우리 사회는 급격히 고령화하고 있다. 노인 문제는 단지 사회적으로 노인빈곤을 해결하고 개인적으로 노후 대비를 함으로써 해결할 수 있는 문제가 아니다. 사람은 모두 나이가 들고 결국은 언젠가는 소수자의 경험을 하게 된다. 그런 점에서 노인들이 겪는 문제는 사회의 모든 이가 언젠가는 겪을 문제이고 모든 이가 관심을 가져야 할 문제인 것이다. 『에브리맨』이라는 작품 제목이 말해 주듯이, 이 작품은 모든 인간이 겪는, 언젠가는 겪을 노화와 죽음이라는 보편적인 문제를 다루고 있다.

　이 글은 의료인들이 서사역량을 기름으로써 환자의 이야기를 더 잘 이해하도록 훈련하고자 『애브리맨』의 자세히 읽기를 시도하였다. 이 소설을 자료로 시도한 자세히 읽기는 그 이외에도 다양하게 활용될 수 있다. 소설의 주인공과 비슷한 처지에 있는 노인들이 독자가 된다면 이 책을 통해 공감과 위안을 얻을 수 있을 것이다. 노인들을 이해하기 힘든 젊은 세대는 이 작품에서 노인들을 더 잘 이해하는 기회를 가지게 될 것이다. 예를 들면, 박성미와 김혜미(2024)의 연구에서와 같은 세대갈등에 대한 독서치료 연구에서도 이 작품이 유용한 텍스트로 활용되기를 기대해본다.

참고문헌

김용규, 김유림(2023). **은유란 무엇인가: 천재들의 생각을 훔칠 단 하나의 방법**. 천년의상상.

박성미, 김혜미(2023). 샌드위치 세대(50~60대)를 위한 구비설화 기반 세대공감 문학치료 프로그램 설계. **독서치료연구, 15**(1), 1-33.

Baldick, C. (2001). *The Concise Oxford Dictionary of Literary Terms*. Oxford University Press.

Charon, R. (2001). Narrative medicine: A model for empathy, reflection, profession, and trust. *JAMA, 286*(15), 1897-1902.

Charon, R. (2006). *Narrative Medicine: Honoring the Stories of Illness*. Oxford University Press.

Charon, R. (2007). What to do with stories: The science of narrative medicine. *Canadian Family Physician, 53*, 1265-1267.

Charon, R., DasGupta, S., Hermann, N., Irvine, C., Marcus, E. R., Rivera Colón, E., Spencer, D., & Spiegel, M. (2021). 서사의학이란 무엇인가: 현대 의학이 나아가야 할 공감과 연대의 이야기. (김준혁 역). 동아시아. (원본출판 2017).

Charon, R., DasGupta, S., Hermann, N., Irvine, C., Marcus, E., Rivera Colon, E., Spencer, D., & Spiegel, M. (2016). *The Principles and Practice of Narrative Medicine*. Oxford University Press.

Churchill, L., Fanning, J., & Schenck, D. (2023). 좋은 의사 나쁜 의사. (정영화, 이경란 공역). 박영사. (원본출판 2013).

Gawande, A. (2022). 어떻게 죽을 것인가: 현대 의학이 놓치고 있는 삶의 마지막 순간. (김희정 역). 부키. (원본출판 2014).

Kleinman, A. (1988). *The Illness Narratives: Suffering, Healing, and the Human Condition*. Basic Books.

Małecka, K. (2012). A literary medical history: Aging, illness and death in Philip Roth's *Everyman*. *Kwartalnik Neofilologiczny, 4*, 481-495.

Marini, M. G. (2020). 이야기로 푸는 의학: 공감과 소통으로 가는 여정. (정영화, 이경란 공역). 학지사. (원본출판 2016).

Roth, P. (2006). Philip Roth discusses *Everyman*. *Fresh Air, National Public Radio*. Retrieved from https://www.npr.org/templates/story/story.

php?storyId=5394853

Roth, P. M. (2009). 에브리맨. (정영목 역). 문학동네. (원본출판 2006).

Saxton, B., & Cole, T. (2014). Old age isn't a battle, it's a massacre: Reading Philip Roth's *Everyman*. In T. Jones, D. Wear, & L. Friedman (Eds.), *Health Humanities Reader* (pp. 285-294). Rutgers University Press.

제6장

전문직 수행을 위한 창의적 임상 글쓰기: 병행기록

안지위[1)]

의료인과 창의적 글쓰기

임상의는 늘 글을 쓴다. 그것은 일상의 의료현장에서 간략하게 쓰는 의무기록이기도 하고 증례보고나 논문이 되기도 하는데, 의학계에서 통용되는 특정한 형식을 따르는 글이라는 점에서 의학적 글쓰기라고 할 수 있다. 그런데 서사의학에서는 관행처럼 써 오던 의학적 글쓰기와 결이 다른 창의적 글쓰기의 필요성을 강조하고 있으며, 정규 수업이나 다양한 워크숍을 통해 이 '낯선' 글쓰기 훈련을 진행하고 있다.

창의성이란 흔히 새로운 생각이나 의견 등 이전에 없던 것을 창조하는 특성으로 설명되곤 한다. 그 설명을 그대로 적용한다면 이전에 없던 생각을 쓰라는 제안인데, 의학·의료 분야에서 오랫동안 관습적으로 써 온 글쓰기 방식에 익숙한 의료인에게는 무척 당혹스러운 요구일 수 있다. 어쩌면 '작은 거인'이라는 말처럼 낯설고 이질적인 것을 붙여 놓은

---

1) 가톨릭대학교 교육학과 독서교육 전공 박사과정 수료, 의료인문학연구소 책임연구위원.

형용모순으로 들릴지도 모르겠다. 사람의 건강과 생명을 다루는 특성으로 인해 엄밀함을 요구받는 의료인에게 준거나 틀의 배제를 전제로 하는 창의성을 키우라니 말이다. 그러나 역설적으로 의료인에게 창의성이 필요한 이유는 그들이 전념하는 대상이 바로 '사람'이기 때문이다. 이 글에서는 의료인과 임상 현장에 창의성이 필요한 이유를 살펴보고, 의료인이 실천할 수 있는 창의적 글쓰기 중에서 병행기록에 관해 자세히 알아보고자 한다.

의학적 사고방식과 글쓰기

심리학자 브루너(Bruner)는 『이야기 만들기』에서 인간이 실재를 구성하고 경험을 조직하는 인지 작용 방식을 패러다임적 사고 양식과 내러티브적 사고 양식으로 나누어 설명했다. 패러다임적 사고 양식은 사물의 현재 상태에 대한 명제 실증에 초점을 둔 실존적·선언적 사고 양식이다. 반면, 내러티브적 사고 양식은 그럼직함이나 가능성을 추구하는 규범적·주관적 사고 양식이다(Bruner, 2010: 145). 전자는 추상적·불변적·명제적·객관적·논리적·구조적·영원성 등의 용어로 설명할 수 있으며, 상황이나 맥락에 초월적인 특성을 갖는다. 후자는 구체적·유동적·비명제적·주관적·가능성·우연성·시간성 등으로 설명할 수 있는데, 개별 상황과 맥락의 영향을 받기 때문에 일관적이지 않고 모호한 특성을 보인다.

두 방식의 차이를 설명하는 용어가 많지만 결국 패러다임과 내러티브를 가르는 기준은 구조화된 틀에 맞추느냐, 구성하여 만드느냐에 있다고 볼 수 있다. 인지 작용 방식을 두 가지로 나눈 브루너와 유사하게, 철학자 김진영은 글쓰기 방식을 건축적 글쓰기와 별자리적 글쓰기로 나누어 설명한다.

> 글쓰기에는 두 가지가 있다. 하나는 건축적 글쓰기. 건축에는 먼저 설계도가 있다. 그 설계도에 맞추어서 건축자재들이 수집되어 맞추어지면 집이 된다. 또 하나는 별자리적 글쓰기. 별들은 저마다 홀로 빛나며 흩어져 있다. 그 별들 사이에 먼눈으로 금을 그으면 별자리는 태어난다. 흩어져 빛나는 별들 그대로, 그러나 나만이 알고 있는 금긋기를 통해서 별들 사이에 태어나는 그 어떤 조형, 명멸하는 먼 별들이 없으면 나의 금긋기도 없다. 나의 금긋기가 없으면 별들의 별자리도 없다. 내가 생각하는 글쓰기는 이런 글쓰기가 아닐까. 그러나 별보다 더 멀어서 아득하기만 한 글쓰기(김진영, 2023: 119).

우주에 흩어진 별들을 상상의 선으로 이어 하나의 조형물로 만들고 이름 붙이듯, 별자리적 글쓰기란 조각조각 산발적으로 존재하는 경험이나 생각, 이미지 중에서 일정한 흐름을 만드는 데 필요한 것을 골라 상상의 선으로 이어 의미 있는 이야기로 만드는 글쓰기를 말한다. 반면, 건축적 글쓰기는 규격에 맞게 준비한 재료를 논리적·체계적·구조적 짜임새에 맞추어 쓰는 글쓰기이다.

브루너와 김진영의 구분을 따른다면, 의학의 사고방식과 글쓰기는 패러다임적 사고에 기초한 건축적 글쓰기라고 할 수 있다. 다중적으로 해석될 가능성이 있는 서술 방식은 지양하고, 주로 과학적 방법론에 따라 얻은 데이터나 통계 등 사실적 근거를 보여 주는 수식(數式)을 활용해 논지를 펼쳐 나간다. 세상을 수식중심으로 설명하려는 경향에 대해 서사철학자 김용석은 '언어의 사물화'를 시도하는 것으로 설명하였다. 언어를 사용할 때 인간은 자신을 의미의 중심에 놓으려 한다. 따라서 언어는 기본적으로 인간중심적인 속성을 갖지만, '언어의 인간화'를 덜어내고 사물화하면 사물화된 대상의 객관화 수위가 높아진다는 것이다(김용석, 2009: 251-252). 결국 수식중심의 사고방식을 선호하는 경향 저변에는 언어 사용자의 자의적인 활용이나 해석에 대한 경계가 내재한 것으로 보이는데, 일상적으로 쓰는 의무기록에서도 이러한 사고방식과 글쓰기의 특성은 그대로 드러난다.

의무기록 작성에 대한 비판적 검토

서사의학자 리타 샤론(Rita Charon)은 서사의학에 관해 포괄적으로 정리한 저서 『내러티브 메디슨: 질환 이야기 존중하기(Narrative Medicine: Honoring the Stories of Illness)』의 제7장 '주의, 재현, 연합(Attention, Representation, and Affiliation)'에서 오랜 관행에 따라 써 오고 있는 의학적 글쓰기인 의무기록[2]을 비판적으로 검토한다.

---

2) 샤론은 의무기록(Hospital Charts)에 대한 비판적 검토를 위해 1880년대에 루스벨트 병원에서 쓴 병동 의무기록 발췌본과 최근의 의무기록을 비교한다. 이를 통해 과거의 의무기록에 나타난 환자의 과거력, 현재 병력, 입원에 관한 내용과 형식이 오늘날의 그것들과 크게 다르지 않다는 사실을 확인한다. 다시 말해, 의무기록의 글쓰기 방식이 한 세기가 지난 현재까지도 그대로 답습되고 있다는 것이다. 이런 사실로 미루어 볼 때, 의사들이 선배 의사들과 끈끈하게 연결되어 있을 뿐만 아니라 특정한 방법으로 생각하고 쓰고 추론하는 관행에 길들어 있음을 짐작하게 된다고 분석한다(Charon, 2006: 143).

샤론은 먼저 어느 지역, 어느 병원에서 쓰든 공통된 의무기록 양식을 공유한다는 점을 언급한다. 차트의 각 페이지 오른쪽 상단에는 환자의 이름, 생년월일, 병원 번호가 찍혀 있고, 내용 기술은 연대기처럼 철저히 시간의 순서를 따른다. 대개 임상 요약으로 시작해 그날의 사건을 설명하고 신체검사 결과나 진단검사 결과에 대한 보고, 공식적인 평가, 개략적인 계획을 설명한다. 이렇게 쓴 의무기록은 한 명의 환자를 돌보는 다양한 치료 그룹이 치료에 관한 정보를 공유하는 방식이자 돌봄 제공자들 간의 대화를 대체하는 역할을 담당한다고 덧붙인다.

그런데 다음의 몇 가지 특성을 근거로 의무기록이 내용만이 아니라 형식 그 자체로도 정보를 전달하는 '이상한(strange)' 문서라고 샤론은 강조한다. 거의 전적으로 현재와 미래 시제로 작성되고, 수동태나 명령적인 어투를 사용하며, 자신의 목소리를 음소거하는 화자에 의해 쓰인다는 것이다. 이를테면, "나는 라식스 80밀리그램을 넣었다." 대신 "라식스 80밀리그램이 주입됨"으로 쓰는 식이다. 누가 쓰든 차이가 거의 드러나지 않는 쓰기 형식을 훈련한 결과 임상의는 자기 목소리, 주체인 '나(I)'의 목소리를 억제하는 법을 배우게 된다. 이로써 임상의는 환자와의 임상적 분리를 이상적으로 여기던 시절에 달성하고자 했던 개인적 관점의 소멸을 당연하게 받아들이게 되었고, 환자에 대해서도 생물학적 질병만을 설명하게 되었다고 말한다.

이 지점에서, 패러다임적 사고와 내러티브적 사고의 세계가 서로를 번역할 수 없는 배타적 속성을 가졌지만, 두 세계를 망각할 때 인간은 편협해진다고 했던 브루너의 말이 떠오른다(Bruner, 2010: 146). 한쪽 방식만 고수할 때의 위험성, 즉 무엇인가를 놓칠 가능성에 대해서 샤론은 환자의 치료 여정을 지켜보는 인간적인 시선과 임상의 자신의 깨달음이 사장되는 문제를 꼽는다. 앞서 살펴본 바와 같이, 일상적으로 쓰는 의무기록의 형식적인 특성이 글의 내용만이 아니라 집단의 사고방식과 행동 양식에까지 영향을 줄 수 있다는 점을 고려할 때 현재의 글쓰기 방식을 점검할 필요가 있다고 생각한다.

물론 최근 의과대학을 비롯하여 보건의료 전문직 양성 기관에서 운영하는 의료인문학 과정에서는 의학적 글쓰기와 결이 다른 글쓰기 교육을 시행하고 있다. 주로 '성찰'이나 '자기 탐색'에 초점 맞춘 것으로, 기존의 의학적 글쓰기를 보완할 새로운 글쓰기의 필요성을 인식한 결과라는 측면에서 매우 고무적인 일이다. 다만 선행 연구자들의 문제의식을 고려할 때 성찰을 어떤 관점으로 이해하고 다루어야 하는지도 함께 살펴볼 필요가 있다.

작가이자 컬럼비아 의과대학 서사의학 프로그램의 창작 감독인 넬리 허먼(Nellie Hermann)은 창의성에 관한 글(Charon et al., 2021: 338-341)에서 의과대학 글쓰기 과정에 '성찰적(reflective)'[3]이라는 용어가 주로 사용되는 이유가 "창의성이라는 곤란한 개념을 향한 어떤 낙인이나 불편함"의 반영일 수 있다고 말한다. 그러면서 성찰이라는 단어에 초점을 맞출 경우 글쓰기의 효과가 왜곡될 수 있음을 강조한다. 모든 과정에서 엄격하게 평가받는 학생 입장에서는 성찰이라는 용어가 독자(교수자)의 평가를 의식해 옳은 답을 추구하려는 위험에 빠지게 할 수 있는데, 성찰의 정도를 평가하기도 힘들거니와 모범 답안처럼 하나의 결론에 도달하는

---

[3] 번역서에서는 'reflective writing'을 반성적 글쓰기로 번역했지만 필자는 이 단어를 '성찰적 글쓰기'로 통일하고자 한다. 반성이 말이나 행동을 평가하여 잘못된 것을 개선하는 데 초점을 맞춘다면, 성찰은 그러한 언행을 한 나의 인식, 가치, 삶의 태도 등을 포괄하는 자기 이해와 성장에 초점을 맞춘 확장된 개념이라고 생각하기 때문이다.

글은 오히려 글쓰기의 진정한 의미인 '발견의 여행'을 왜곡하게 만든다는 것이다. 오히려 기계적인 사고에서 벗어날 때 확장적인 성찰이 일어날 수 있으며 진정한 성찰은 창의성과 이어질 수 있으니 교수자는 학생들이 모르는 것을 탐구하고 이전에 없던 생각을 하도록 격려해야 한다고 역설한다. 그렇지만 현실의 의과대학 글쓰기 수업은 거기에까지 이르지 못해 아쉽다고 말한다. 커닝햄 등(Cunningham et al., 2018)의 문제의식도 유사하다. 성찰적 글쓰기를 도입한 이유가 의학교육의 표준화와 구조화된 역량 평가 등으로 인해 전인적 직업 정체성 구축이 어려워진 문제를 해결하기 위해서인데, 여전히 역량중심 접근과 환원주의적 평가를 고수하여 성찰력 제고 노력이 역효과를 낼 수 있다고 우려한다.

형식적인 성찰은 글쓰기의 효과를 왜곡하지만 마음을 다한 진지한 성찰은 언행을 돌아보고 개선하게 할 뿐만 아니라 자신과 세계에 대한 이해를 확장하게 한다. 그리고 그 시작점은 자기를 대상화하여 바라보는 것이다. 주시하는 나와 주시당하는 나의 동시적 공존이라는 특성으로 인해 "성찰은 삶을 이중화한다. 한 사람은 사건을 경험하는 동시에 자신의 경험을 경험한다"(Charon et al., 2021: 417). 그 결과, 행동의 주체로 있을 때는 보지 못했던 것을 대상이 됨으로써 새로이 깨닫게 되는데, 이전에 없던 생각을 떠올린다는 점에서 진정한 성찰은 창의성으로 이어질 수 있다. 이 작용 관계를 역방향으로 생각해도 마찬가지이다. 새로움은 늘 하던 것이 아닌 것을 찾으려는 노력, 다른 것을 상상하는 데서 나오므로 현재의 방식, 즉 익숙하고 당연하게 여겨 왔던 태도, 행동, 관점, 관계 등을 낯설게 보고 성찰해야 한다. 그랬을 때 새로운 세계가 열린다. 이처럼 성찰과 창의성은 다른 개념이지만 깊이 진지하게 몰두할 때 경계는 흐려지고 서로 통할 수 있다.

의료 현장은 숙련된 패러다임적 사고가 필수적인 영역이다. 동시에 성찰과 창의를 넘나들며 유연하게 생각을 재구성하는 내러티브적 사고도 갖추어야 한다. 치료는 무엇보다 사람을 대상으로 하는 일이기 때문이다.

임상적 만남의 창의적 특성

어느 때보다 과학이 발전했던 1960년대 이후로 의학의 인간적 가치를 되살리려는 의료인문학자들이 목소리를 내기 시작했다. "과연 의학은 의심의 여지 없는 과학인가?" "의학은 언제나 명확한가?" 불확실성과 모호함을 거부하지만 오히려 "의사들은 매일의 업무에서 불확실성, 모호함과 마주한다. 의사들의 업무를 특징 짓는 것은 불확실성의 감소이다"(Bleakley, 2018:188). 히포크라테스의 "인생은 짧고 의술은 길다."라는 말에서 의술은 단순한 과학이나 기술이 아니라 살아 있는 사람을 대상으로 한 종합예술이며(강신익, 2008: 68), "의학은 과학적 연구 방법을 도입하면서 크게 발전했지만 엄연히 사람을 대상으로 하는 학문"(예병일, 2015:11)이다. 이처럼 의학·의료가 과학적 명료함을 추구하지만 인간적 요소도 함께 고려해야 하는 이유는 "의사와 환자의 만남에서 치료가 시작된다."라는 태생적 존재 조건 때문이다. 이 짧은 문장은 일견 단순해 보이지만 여러 층위의 논점을 제공한다.

첫째, 만남의 서사성에 관한 것이다. 캐스린 몽고메리 헌터(Kathryn Montgomery Hunter)는 '의학 지식의 서사 구조'라는 부제가 달린 『의사의 이야기(Doctors' Stories)』에서 이렇게 말한다. "환자가 의사에게 처음 하는 말과 의사가 환자에게 마지막으로 권하는 말 사이의 공간은 의학의 내러티브로 가득 차 있다."(Hunter, 1991:5)라고. 의사와 환자가 대면하는 진료실 상황을 떠올려 보자. 환자가 증상과 불편한 점 등을 말하면, 의사는 환자의 이야기가 담고 있는 주관적·객관적 정보에 의학적 지식과 경험, 각종 검사 기록 등을 종합하여 의학적 언어로 정리하여 환자에게 돌려준다. 이때 두 주체는 같은 사안에 대해 말하지만 환자의 내러티브는 질병이 삶에 미치는 영향에 관한 것이고, 의사의 내러티브는 질병의 식별과 치료에 관한 것이라는 점에서 서로 다르다(13). 이렇듯 의학적 지식은 객관적·과학적 정보에 의해서만이 아니라 진료실에 공존하는 두 가지 서사, 즉 하나의 사건에 대한 두 이야기를 통해서도 축적된다.

둘째, 만남에서 일어나는 해석과 창조에 관한 것이다. 의사는 환자의 이야기를 듣고(정보 수집) 자기의 지식, 정보, 경험, 검사 결과 등을 더하여(종합) 진단한다. 이때 환자의 말에서 의미 있는 정보를 추리고 표현되지 않은 내용을 유추하며 행동이나 몸짓에 의미를 부여하는 것은 의사의 관점에서 해석하는 행위이며 동시에 하나의 창조물을 만드는 과정이라고 할 수 있다. 일종의 '플롯 찾기'라고 볼 수 있는데, "서사에서 사건의 인과관계를 설명하는 데 중요한 역할을 하는 것이 플롯"이듯 질병을 일으키는 개별 사건과 요소들을 "인과의 사슬로 엮어서 의학적으로 적합한 진단명을 부여"(강현석, 2016: 485)하는 과정이 비슷하기 때문이다. 임상의는 매번 플롯 찾기 과제를 부여받는다. 여전히 밝히지 못한 인체의 신비가 존재하고, 같은 병일지라도 사람마다 치료 반응이 다르게 나타날 수 있기 때문에 똑같은 플롯을 기계적으로 적용하는 데에는 한계가 있기 때문이다.

심리학자 롤로 메이(Rollo May)가 『창조를 위한 용기』에서 말한 창조적 활동도 같은 맥락에서 생각해 볼 수 있다. 메이는 창조적 활동에 대해 "한 사람이 세상에서 자신의 존재를 실현하는 가장 기본적인 표현"이라고 했다. 수많은 선택의 기로에서 매 순간 결정을 내리고 선택하는 행위는 나의 의지로 개입하는 일이고, 이러한 개입이야말로 자기 자신으로 '존재(being)하는 과정'이자 가치와 존엄을 '만드는 과정(becoming)'(May, 2017: 54)이라는 것이다. 그런데 개입이 가치나 존엄과 연결되기 위해서는 전제가 필요하다. 바로 도식적으로 적용하는 탈맥락적 개입이 아니어야 한다는 것. 그런 개입은 창조적 활동이 아니기 때문이다. 상황과 맥락을 세심하게 살펴 적절한 선택과 결정을 한다면 아주 작은 부분일지라도 개입의 결과는 달라질 수밖에 없을 것이다. 이런 관점으로 보면 일상적으로 일어나는 매일의 진료 상황은 임상의에게 자기로 존재할 기회이자 자신의 가치와 존엄을 만들 수 있는 창조적 활동의 장이 될 것이다.

셋째, 만남이 언어를 매개로 한다는 점이다. 철학자 이규호는 언어의 기능이 의미하는 데 있으며 대상에 대한 지향과 의미를 드러낼 때 비로소 말이 된다고 하였다. 그는 비트겐슈타인(Wittgenstein)의 "하나의 말이 이야기 속에서 쓰이는 길, 그것이 그 말의 의미이다."(이규호, 2000: 53, 재인용)라는 문장을 인용하면서 말의 의미는 고정되어 있지 않으며 이야기에서 그 말이 쓰이는 용도, 위치에 따라 결정된다고 설명한다. 앞서 언어의 인간중심적인 특성에 대해 간략히 언급했듯이, 인간은 자기중심적으로 언어를 사용하기 때문에 이미 오해나 오독 가능성을 내포한 채 언어를 사용하고 있음을 인정해야 할 것이다. 마찬가지로 의사와 환자가 나누는 대화에서도 상호 간에 의도한 바를 명확히 전달하지 못할 가능성을 염두에 두어야 한다. 물론 환자를 오래 만나면 경험상 많은 설명을 듣지 않아도 알 수 있는 부분이 있을 것이다. 그렇지만 환자의 성별이나 연령대, 건강 상태, 살아온 사회문화적 환경과 경험 등에 따라 같은 표현도 다른 의미로 쓰일 가능성이 있음을 생각하고, 지금 내 앞의 환자는 이 말을 어떤 의미로 사용하는지 세심하게 포착해 내려고 노력할 필요가 있다.

지금까지 서사의학적 관점으로 임상 현장의 특성을 간단히 살펴보았다. 임상적 만남은 두 주체가 이전에 없던 새로운 치료 이야기를 구축해 가는 창조 과정이다. 서로 다른 삶의 궤적과 생각을 가진 사람들이 자기중심적으로 사용하는 언어를 매개로 새로운 이야기를 만드는 과정 자체는 반복될지라도 그 안에 담긴 내용은 매번 다를 수밖에 없다. 개인의 특성이나 의외성, 예측 불가능성, 소통의 오류 가능성, 모호한 문제 상황 등이 사람마다 다르게 나타나기 때문이다. 그럴 때 적절히 대처할 수 있는 능력은 다양한 관점과 가능성을 떠올릴 수 있는 상상력에서 나올 것이다.

지금까지 살펴본 것처럼, 임상에서 창의성은 불편하고 곤란한 것이 아니라 과학적 지식과 기술의 가치를 더욱 높이는 동력이 될 수 있다. 그러나 의학계에서 오랫동안 수행해 온 건축적 글쓰기 방식이나 평가중심의 성찰 글쓰기 교육이 계속된다면 창의성 계발은 요원한 일이 될 수밖에 없다. 쓰기 방식이 경험을 제한하기 때문이다.

창의적 글쓰기[4]의 특성

"나는 생각한다. 고로 존재한다(cogito ergo sum)." 데카르트(Descartes)

---

[4] 이 글에서 창의적 글쓰기는 엄격한 형식을 요구하는 의학적 글쓰기에 대비되는 글쓰기를 지칭한다. 형식에 얽매이지 않고 글쓴이의 주관적인 생각과 느낌을 자유롭게 표현하는 글쓰기이며, 특히 평소에 하던 생각과는 다른 사고를 장려하는 글쓰기를 이른다.

의 이 명제는 오랫동안 불변의 진리로 여겨져 왔다. 생각이 먼저 있고 그것을 문자로 나타내는 것이 글쓰기라는 인식이 보편적으로 통용되는 데에는 이 명제의 영향이 컸을 것이다. 그런데 생각의 존재함은 무엇으로 증명할 수 있을까? 내면에 있는 생각은 외부로 표출될 때 비로소 그 존재를 드러낼 수 있다. 말이나 글을 통해, 즉 입을 통해 발화하거나 손으로 쓰는 구체적인 신체 행위를 통해 드러났을 때 비로소 존재하게 된다. 현상학을 계승하는 메를로퐁티(Merleau-Ponty)는 사고와 경험의 역학 관계에 대한 고정된 인식을 전복하는데, 한마디로 표현한다면 "신체가 생각을 존재하게 한다."가 될 것이다. 메를로퐁티는 다음과 같이 말한다.

> 만약 발화가 사고를 전제한다면 (…) 우리는 왜 사고가 자기 완성을 향하듯 표현을 향하는지를, 왜 이름을 기억하지 못하면 매우 친숙한 사물도 막연하게 느껴지는지 알 수가 없다. 많은 작가가 책을 쓰면서 그들이 적으려고 하는 것이 무엇인지 알지 못하는 것처럼, 왜 생각하는 주체 자신이 스스로 조직·발화·기록하지 않으면 자기 생각을 알 수 없는지 이해하지 못하게 된다. (…) 말하는 사람에게서 발화는 이미 완성된 사고를 번역하는 것이 아니다. 오히려 발화가 사고를 완성한다(Charon et al., 2021: 147, 재인용).

신체를 통해 생각이 드러난다는 점을 인정하더라도 그동안 글을 써 온 경험에 비추어 볼 때 글쓰기란 여전히 사고를 옮기는 행위라고 생각할지 모르겠다. 일기의 경우 그날 있었던 일과 생각한 것을 기록하므로 생각을 글로 표현하는 것 아니냐고 말이다. 그런데 일기 쓰는 과정을 돌이켜 보면 생각과 글이 1:1로 꼭 들어맞게 대응해서 생각한 만큼만 글이 되는 것은 아니다. 글을 쓰다 보면 '내가 이런 생각을 했던가?' 하며 깜짝 놀랄 정도로 평소에 떠올리지 않던 것이 쓰일 때가 있다. 사람은 사회적 존재이기에 내가 하는 말에는 오직 내 목소리만 담기지 않는다. 좁게는 주위 사람들과의 대화에서 넓게는 직간접적으로 보고 듣고 경험한 사회문화적 요소에 이르기까지 자신도 모르는 사이에 영향받은 것들이 퇴적되어 있다가 말하거나 글을 쓸 때 일부가 표출된다. 그러니 생각은 내면에서 완성된 형태로 존재하다가 그대로 밖으로 꺼내질 수 없고, 언어로 실현되는 상황이나 맥락, 필요에 따라 그때그때 형태를 달리하여 드러남으로써 존재하게 될 뿐이다.

그렇다면 어떤 것들이 얼마나 쌓여 있는지 아직은 알 수 없는 내 경험의 퇴적층을 발굴하는 일, 즉 언어로 생각의 형상을 빚음으로써 우리는 궁극적으로 무엇을 얻게 될까?

우선, 삶을 이해할 수 있다. 말은 발화와 동시에 공기 중에 흩어지지만, 글을 쓴다는 것은 생각이나 감정에 적절한 단어를 부여하여 자신이 겪은 일이 무엇인지, 하고자 하는 말이 무언지 인지 가능한 대상이 되도록 형태를 만드는 일이다. 허먼에 따르면, "경험을 표면화하여 언어적 사물, 즉 종이 위 텍스트를 창조하여 X선 사진을 빛에 비추어 볼 수 있는 것처럼 다른 각도에서 검토할 수 있게 만든다"(Charon et al., 2021: 317). 이런 관점에서 봤을 때 일기나 회고록은 형태가 없는 삶을 검토 가능한 대상으로 만든다. 글을 쓰면서 지나간 경험을 현재의 시각으로 조망하다 보면 과거에는 이해할 수 없었던 경험이나 상황이 바뀌면서 달라진 생각들을 새롭게 해석하게 되는데, 이러한 재해석은 자기 자신에 대한 입체적인 이해에 도달하는 길을 열어 준다.

둘째, 삶을 기획할 수 있다. 앞서 메를로퐁티가 생각과 발화의 순서를 전복한 것처럼 경험과 이야기의 시간 흐름도 역전할 수 있다. 즉, 경험이 이야기를 만드는 것만이 아니라 이야기가 경험을 만들기도 한다. 경험으로 만든 이야기는 현실에 대한 모방이고 경험을 만드는 이야기는 창조물이 된다. 교육철학자 김상섭은 창조의 이야기가 모방의 이야기보다 훨씬 큰 힘을 갖는다면서 글쓰기의 창조적 힘에 대해 다음과 같이 말한다.

> 글쓰기는 삶의 회고적 기록이다. 물론이다. 하지만 글쓰기는 또한 동시에 삶의 전망적 기획이기도 하다. 글은 삶을 뒤따르며 삶을 기록하는 것이기도 하지만, 또한 동시에 삶을 앞서며 미리 살아 보는 것이기도 하다. 나는 오히려 후자가 글쓰기의 모습에 더 가깝다고 본다. 그래서 저자의 의식과 생각을 펼쳐 놓기만 하면 글이 되는 것이 아니라, 오히려 글쓰기를 통해 저자가 탄생한다고 생각한다. (…) 글쓰기는 삶을 제대로 반영하는 것을 넘어, 오히려 삶을 새롭게 형성·변형·기도(企圖)하려는 적극적인 방책이며 집중적인 실존의 형식이다(김상섭, 2022).

글을 씀으로써 삶을 만든다는 것은 아직 오지 않은 미래의 삶을 글에서 현재로 먼저 가져오고[선취(先取)], 열고[개시(開始)], 드러내는[현현(顯現)] 것이라고 부연하는데, 하이데거의 개념인 선취는 미래의 일을 앞서서 가져오는 '미리 가짐'을 의미한다. 또한 글쓰기를 미래에 대한 투사(projection)로 보았던 데리다의 개념을 설명하며 앞으로(pro) 던지는 것(ject), 곧 내 삶의 방향이나 길을 개척하는 것으로서의 글쓰기의 특별함을 강조한다. 한스 립스(Hans Lipps) 역시 "현실을 형성하는 '말의 힘'"(이규호, 2000: 22-23, 재인용)에 대해 논하며 언어의 창조적 기능을 강조한 바 있다. 이처럼 여러 철학자가 미래를 앞당겨 여는 매우 적극적인 기술이자 전략으로 글쓰기를 바라본다. 오지 않은 미래를 앞당긴다는 것은 현재의 조건을 뛰어넘어 무한히 열린 가능성에 대한 감각을 키우는 일이라고도 할 수 있겠다.

셋째, 목소리를 얻게 된다. 앞서 샤론은 의무기록을 비판적으로 검토하면서 의료인 개인의 목소리가 사라진 문제를 지적한 바 있다. 목소리의 중요성을 인식할 때, "약자는 달리 약자가 아니다. 자기 삶을 설명할 수 있는 언어를 갖지 못할 때 누구나 약자이다."(은유, 2015: 68)라는 글은 확장적으로 해석될 수 있다. 원문에서 뜻한 '약자'는 사회적으로 억압받거나 취약해서 목소리를 내지 못하는 존재일 것이다. 그런데 거대한 시스템 안에서 집단의 일원으로만 존재하고 자신의 경험을 배제한 채 살아갈 경우 고유성, 개별성을 잃은 자로서의 약자가 될 수 있다는 경고로도 읽을 수 있다. 집단의 일원으로 의학적 지식을 함께 쌓아가는 일의 가치만큼이나 개개인이 축적한 개별적인 경험의 가치도 소중하다. 나아가 언어로 표현하는 만큼 존재하고 이해할 수 있음을 상기한다면 목소리를 내는 일은 내 존재의 의미를 스스로 밝히는 길이 될 것이다.

지금까지 살펴본 바와 같이, 글을 쓰고 이야기를 만듦으로써 우리는 삶을 이해하고 기획할 수 있다. 자기 삶을 설명하는 목소리의 주인도 될 수 있다. 그렇지만 글을 쓴다고 해서 이런 선물이 저절로 따라오는 것은 아니다. 여기엔 중요한 전제 조건이 하나 있는데, 그것은 '진정한 발화'를 해야 한다는 점이다. 이전에 없던 사고를 최초로 만들어 내는 창조적이고 독창적인 몸짓을 메를로퐁티는 진정한 발화라고 하면서 평범한 발화와 구분했다(Charon et al., 2021: 148). 글을 쓰더라도 깊은 고민이나 성찰 없이 습관적으로 쓴다면 어떤 감동도 통찰도 일으킬 수 없다. 한정된 사고의 범위를 넘어서는 새로운 발견을 추동하지도 않는다. 그렇기 때문에 글쓰기를 통해 자기가 서 있는 지평을 확장하고 새로운 가능성을 열고자 한다면 이미 "조직되고 침전된 사고와 평범한 언표"(148)를 깨는 용기가 필요하다.

임상에서의 창의적 글쓰기, 병행기록 (The Parallel Chart)[5]

앞서 언급한 성찰적 글쓰기 교육과정이 목적한 바를 이루려면 시각을 '창의적'으로 전환할 필요가 있다. 그리고 그 방향은 서사의학이 잘 제시해 준다. 서사의학 과정에서 진행하는 글쓰기 영역은 소설 쓰기, 성찰 기반 종단적 포트폴리오 작성하기, 의사를 위한 저널리즘 글쓰기, 부고 쓰기, 책을 읽고 토론한 뒤 지시문에 따라 즉흥적으로 글쓰기 등으로 다양하다. 이 글에서는 임상 맥락에서 유용하게 활용할 수 있는 글쓰기인 병행기록을 소개하고자 한다.

병행기록이란

리타 샤론은 1993년에 본과 3학년 학생을 위한 교육 도구로 병행기록

---

[5] The Parallel Chart에 대한 우리말 표기는 병행기록, 평행기록, 평행차트, 병렬차트 등으로 혼재되어 있다. 객관적 의료 정보 중심의 의무기록에는 담을 수 없는 의료인의 주관적 느낌과 경험 등을 기록함으로써 환자와 자신의 진료에 대한 통합적 통찰을 촉진하고자 했던 개발의 의도를 고려하여 필자는 이를 '병행기록'으로 쓰고자 한다. 또한 이 절에서는 샤론이 쓴 『Narrative Medicine:Honoring the Stories of Illness』의 제8장 'The Parallel Chart'의 내용을 기반으로 병행기록에 관해 소개하면서 필자의 의견을 보태고자 한다.

을 개발한다. 임상실습을 하며 환자를 직접 만나기 시작하는 이 시기는 체계적인 숙련 교육을 통해 의술을 배우고 익히는 중요한 때이지만 의사로서의 삶을 돌아보거나 의료인 자신을 비롯해 환자나 보호자가 겪는 일을 인식하는 일상적인 방법은 없었기 때문이다. 샤론은 병행기록이 무엇인지를 다음과 같이 학생들에게 설명한다.

> 여러분은 매일 병원차트에 각 환자에 대한 정보를 기록한다. 차트에 무엇을 적어야 하는지, 어떤 형식으로 작성해야 하는지 정확히 알고 있다. 환자의 현재 불만 사항, 신체검사 결과, 검사실의 결과, 컨설턴트의 의견과 계획에 대해 기록한다. 만약 전립선암으로 죽어 가는 당신의 환자가 지난여름에 같은 병으로 돌아가신 할아버지를 떠올리게 한다면, 당신은 병실에 들어갈 때마다 할아버지를 생각하며 눈물을 흘리겠지만 의무기록에 그렇게 적을 수 없다. 우리가 허락하지 않을 것이다. 하지만 어딘가에 기록해야 한다. 그것을 병행기록에 써라(Chron, 2006: 156-157).

병행기록의 지침은 단순하다. "환자와 환자를 돌보는 자신에 관해 일상의 언어를 사용하여 써라." 이 짧은 요구에는 의학적 글쓰기에서 엄격하게 요구했던 관점, 형식, 내용적 제약에서 벗어나라는 주문과 의료를 수행하면서 배제했던 인간적인 시각을 복원하여 자신과 환자에게 의미 있다고 판단한 사안을, 나(I)의 목소리로 이야기하듯 자유롭게 쓰라는 주문이 함축돼 있다. 그렇다고 해서 일기나 편지를 쓰라는 것은 아니다. 의료진의 정신 건강이나 정서적 안녕을 위해 쓰는 글도 아니다. 병행기록은 임상 업무를 효과적으로 수행할 역량을 키우기 위해 고안한 실용적인 임상 훈련임을 분명히 밝힌다. 환자가 견뎌 내는 것을 더 온전하게 인식하고, 의학을 통해 자신의 여정을 명확하게 살펴보기 위해 필요한 교육인 것이다.

병행기록 수업 진행 및 원칙

의과대학 3학년 학생을 위해 개발한 병행기록은 현재 전 세계로 전파돼 의대생 교육은 물론이고 상담 등 돌봄 관련 종사자들의 전문직 수행을 위한 글쓰기 훈련 도구로 활용되고 있다. 기간과 장소에 상관없이 교육은 대체로 일정한 순서와 몇 가지 원칙에 따라 진행되는데, 다음은 5주간 진행된 본과 3학년 수업의 사례이다.

먼저, 학생들은 매주 한 항목 이상 자기가 돌보는 환자에 관해 A4 용지 한 장 이내로 글을 써서 수업에 가져온다. 돌아가며 소리 내 읽고, 다른 사람들은 듣는다. 이때 집중해서 듣는 훈련이 되도록 글의 복사본은 나누어 주지 않는다. 발표 후에는 글에 대해 함께 의견을 나누고, 특히 교수자는 글쓴이에게 자세히 피드백한다.

병행기록 훈련의 원칙 중 첫 번째는 텍스트 자체에 집중하는 것이다. 글쓰기의 목표는 글쓴이가 인식한 것을 스스로 포착하고, 그것을 온전히 표현할 수 있는 능력을 개발하는 것이기 때문에 텍스트로 표현하는 행위를 강조한다. 즉, 교수자는 임상적 상황이나 감정과 같은 내용적 측면이 아니라 글의 장르, 시간성, 은유, 구조 등 형식적 특성 위주로 분석하고 의견을 제시한다. 다른 학생의 발표를 들을 때도 글의 프레임, 형식, 시간, 줄거리, 욕망에 집중할 것을 요구한다. 두 번째 원칙은 글쓴이가 직접 글을 읽는 것이다. 텍스트의 구조와 사용한 단어를 보고 들으며 배우는 점이 많기 때문에 글쓴이에게 내용을 설명하는 방식이 아니라 종이에 쓴 글을 그대로 읽으라고 요청한다. 세 번째는 글쓴이의 스타일에 주목하는 것이다. 사람마다 각자의 스타일이 있다는 것을 알 수 있도록 이전에 쓴 글과의 연속성이나 특이점을 고려하며 의견을 제시한다. 이로써 학생들은 자기의 가치관이나 사고방식을 이해할 수 있게 된다. 네 번째는 텍스트에 응답할 청취자를 초대하는 것이다. 같은 글을 듣고도 청취자마다 생각하고 느끼는 것이 다르다는 것을 체험하면서 글쓴이는 많은 것을 배운다. 이는 텍스트에 내재한 모호성과 다의성을 드러내는 일인데, 다양한 환자의 이야기를 들어야 하는 의료인에게 매우 유용한 훈련 방법이다. 특히 '발표자의 이야기에서 무엇이 보이는가? 무엇이 들리나? 무엇에 대해 더 자세히 알고 싶은가?'라는 기준을 가지고 들으면 피드백하는 데 도움이 된다. 마지막으로, 글에 대해 칭찬하는 것이다. 익숙하지 않은 글쓰기에 도전하는 학생들에게 긍정적인 피드백을 주고, 숙련된 부분에 대해서는 칭찬을 아끼지 말아야 한다.

병행기록 작성 및 분석 사례

병행기록은 어떻게 쓰는지, 텍스트의 형식적 특징에 집중하는 피드백은 어떻게 하는 것인지 구체적인 사례를 통해 알아보자. 다음은 의과대학 3학년 학생인 데이비드가 쓴 병행기록 전문이고, 뒤이어 샤론의 분석을 제시한다.

SC는 79세의 흑인 여성으로 만성 심부전증과 여러 가지 의학적 문제를 앓고 있으며 예후가 좋지 않다. 우리 팀이 그녀에게 제공할 수 있는 것은 많지 않다. 우리는 그녀의 증상을 관리하고 얼마나 오래 살 수 있는지 평가

하겠지만 그녀의 삶에서 놀라운 의학적 성과를 거두지는 못할 것이다. 하지만 우리가 한 일은 우리가 여기 있고 우리가 그녀 곁을 지킬 것이라는 느낌을 주는 것이다. 그리고 그것만으로도 그녀의 세계에 큰 변화를 불러왔다. 그녀는 두려워하지만 침착하다. 걱정하지만 감사하고 신뢰한다. 그녀는 삶의 끝자락에서 오는 쇠락을 매우 품위 있게 받아들이고 있다.

그녀는 나 자신의 연약함과 쇠락에 직면했을 때 내가 닮고 싶은 사람이다. 나도 죽어갈 때 그녀처럼 되고 싶다. 삶을 마칠 때 내 마음도 그녀처럼 부드러웠으면 좋겠다. 이 여인이 쇠약과 절망에 어떻게 대처하는지 자주 상상한다. 이 여성에게서 배우고 싶다. 그녀의 말에 귀 기울이고 싶다. 그녀를 이해하고 싶다. 그녀와 함께 있고 그녀를 돌볼 시간을 가질 수 있다는 것은 나에게 축복이다(Charon, 2006: 160, 재인용).

샤론은 먼저 글의 구조와 서사 방식에 주목한다. 첫 단락은 일인칭 복수형, 두 번째 단락은 일인칭 단수형으로 썼는데 데이비드가 의학적 수행이라는 집단적 작업(우리)과 개인적 관계(나)의 차이에 주목하고 있음을 발견했다고 밝힌다. 첫 문단에서 그는 팀원과 함께 환자를 돌보는 의료의 사회적 속성, 즉 동료와 함께 환자의 상태를 통제한 것에 대한 신뢰와 감사로 걱정을 덜었음을 드러냈다고 보았다. 의학적 용어로 시작했던 첫 단락과 달리 두 번째 단락에서는 목소리와 자세를 바꿔 환자와 자신의 개인적 관계로 이야기를 이어간다. 특히 "그녀는 나 자신의 연약함과 쇠락에 직면했을 때 내가 닮고 싶은 사람이다."라는 문장에서 드러낸 친밀감이 거의 충격적이라고 언급한다. 아이비리그 대학을 졸업한 건장한 체격의 20대 중반 백인 남성이 병들고 가난하며 교육도 제대로 받지 못한 늙은 흑인 여성과 강력한 내적 유대감을 형성했기 때문이다. 데이비드는 그녀를 삶의 모델로 받아들이고, 죽음이 임박한 상황에서 보여주는 선함과 부드러움을 자신의 이상으로 지지한다. 그와 그녀, 둘의 단일 관계에만 존재하는 상호성에 관한 이야기를 다루기에 이 문단은 단수형으로 쓰였음을 포착하였다.

허먼(Charon et al., 2021: 332-333)은 글쓰기에서 기교(craft)의 중요성을 강조하는데, 기교란 이야기의 내용과 그것을 담는 형식의 구축 방식을 일컫는다. 글을 쓰기 전에는 드러나지 않던 것들(언어 선택, 장르, 형식, 구조 등)이 글을 쓰는 과정에서 어떤 모습을 갖추게 되는데, 이는 의도됐다기보다 이야기를 전달하는 데 가장 적절한 형태가 무의식적으로 구축된 것이다. 데이비드가 글을 두 문단으로 나누고, 각각 복수형과 단수형의 동사를 선택한 것은 그 방식이 자신의 의도를 드러내기에 가장 알맞았기 때문에 자연스럽게 이루어진 일이라는 의미이다. 이처럼 글을 쓰면 생각의 내용과 함께 그 생각을 조직하는 사고의 패턴도 알 수 있게 된다.

다음으로 샤론이 주목한 것은 '스토리가 진행되는 동안 어떤 일이 벌어지는가?'에 관한 것이다. 그녀에게서 배우고 싶고, 그녀의 말을 듣고 싶고, 그녀를 이해하기 원한다는 표현은 쇠약과 절망을 겪는 그녀의 삶을 상상 속에서 대리 경험하고 싶은 욕망에 관한 인식을 드러낸 것이라고 해석한다. 샤론은 특히 데이비드가 깨달음과 갈망에 자신을 개방할 용기를 드러낸 것에 놀라워하고, 두 단락을 쓰는 과정에서 자기 죽음을 SC의 존엄성과 같은 것으로 받아들인다고 분석한다. 마지막으로 의학의 일을 영성의 차원으로 옮겨 놓은 데이비드의 성찰을 높이 평가한다.

병행기록 작성의 의미

학생의 병행기록과 샤론의 분석을 통해 알 수 있는 병행기록 쓰기의 의미를 몇 가지로 정리해 볼 수 있다.

첫째, 창의적인 생각을 발굴한다. 앞서 소개한 병행기록에서 글쓴이는 단 두 문단의 짧은 글에서 환자-의사 간 만남의 차원을 이중화한다. 샤론의 분석처럼 환자와 의사의 의학적 만남이라는 축과 동일한 필멸의 과정을 겪게 될 존재로서 다가가는 인간적 만남의 축으로 이중화함으로써 의사상(像)에 대한 복합적 이해를 드러낸 것이다. 자신이 돌보는 환자들 중에 이 환자에 관해 글을 쓴 것은 삶의 끝자락에서 마주한 쇠락을 기품 있게 받아들인 환자에 반응했던 특별한 경험 때문이다. 그 경험이 의사로서의 자신만이 아니라 그러한 삶을 닮고 싶은 한 인간으로서의 나를 상상하도록 만들었다.

둘째, 서사역량 개발에 도움이 된다. 임상 경험에 대한 병행기록을 쓸 때마다 즉흥적·비의도적으로 만들어지는 기교는 글쓰기의 창의성은 물론이고 이야기하는 방식에 대한 섬세한 감각을 키워 준다. 이야기를 전하기 위해 어떤 형식과 언어를 주로 선택하는지 민감하게 알아차리는 능력은 자기 자신을 이해하는 데에도, 임상 업무를 수행하는 데에도 유용하다. 만나는 환자가 다양하더라도 이야기하는 방식의 특성을 포착하면 사고의 틀을 유추할 수 있고 내용 파악도 수월해지기 때문이다. 최인자(2008)는 직업 문식성으로 '서사 능력' 혹은 대상에 대한 '서사적 이해'를 갖춰야 할 직업군으로 의사를 꼽으며 '좋은 이야기 감각'의 필요성을 강조한 바 있다. 병행기록을 쓰며 창의적인 생각을 발굴하고, 본인 및 타인의 병행기록에 대한 분석을 반복해서 듣다 보면 자연스럽게 이야기에 대한 세심한 감각이자 이해 능력인 서사역량을 갖추게 될 것이다.

셋째, 성찰을 통한 자기 이해에 도달한다. 환자를 돌보는 경험이 글로 표현되는 과정에서 자연스럽게 기억, 습성, 성향 등이 전면에 드러나기 때문에 병행기록 쓰기는 자아를 강력하게 인식하는 계기가 된다. 더불어 평소 의료에 임하는 자세와 직업적 역량에 관한 성찰도 수반된다. 이처럼 자연스럽게 자기를 점검하고 경험의 의미를 새로이 해석함으로써 통합적 자기 이해에 도달하게 된다.

넷째, 환자에 대한 이해와 관계 개선에 도움이 된다. 정영화(2022: 178)는 병행기록이 의사로 하여금 환자의 스토리에 관심 갖게 만들고, 환자의 신체적 질병과 아픔에 공감하게 하며, 환자가 겪는 질환의 여정에 동참하도록 이끈다고 밝힌다. 또한 국내 의료인이 쓴 병행기록을 분석한 연구(안지위·최인자, 2024)에서는 환자와의 관계 변화를 확인할 수 있다. 병행기록을 장기간 꾸준히 작성하면 환자에 대한 주의 깊은 관심과 온전한 몰입, 공감 능력이 자연스럽게 함양되고 환자와의 심리적 거리도 달라지게 된다. 특히 환자를 하나의 집단 개념으로 인식해 다대일(多:1)의 관계로 규정했던 시각이 자신도 모르는 사이에 일대일(1:1)의 인간관계로 전환된 경험을 만날 수 있다.

다섯째, 진료를 개선하는 도구이다. 앞서 소개한 수업에서 샤론은 발표를 들은 학생들이 토론에 적극적으로 참여하도록 이끈다. 의학을 특권으로 여기지만, 막상 의학을 통해 어떤 일이 일어날지 알지 못했던 학생들은 데이비드의 경험을 공유하며 환자에게 존경과 사랑을 어떻게 전달할 수 있을지 오랫동안 의견을 나눈다. 이러한 경험은 학생들이 다시 임상으로 돌아가 환자를 대할 때 이전과는 달라진 태도를 갖게 할 것이다.

📋 의학적 글쓰기와 병행하는 창의적 글쓰기

　병행기록 훈련의 목적은 환자를 돌보는 동안 드러나는 자신의 인식을 포착해 내고, 그것을 표현하는 능력을 개발하는 것이다. 병행기록은 작성하는 것도 중요하지만, 샤론의 분석에서 보듯이 텍스트를 구축하는 방식과 서사적 특성에 대해 면밀하게 분석하여 돌려주는 피드백이 매우 중요하다. 창의적인 글에 대한 피드백은 환원적인 평가와는 달라야 한다. 교수자는 수업 중 발표를 들으며 인상적인 특징을 찾아 메모해 두었다가 학생들이 제출한 글에 종합적인 의견을 써서 다음 수업시간에 되돌려준다. 이러한 피드백은 학생들이 자기의 인식 방식과 사고의 틀을 알아차리게 돕는 일이며, "그들에게 새로운 차원을 보도록 초청"(Charon et al., 2021: 360)하는 일이다. 즉, 한정된 경험과 인식의 지평이 또 다른 차원의 지평과 융합하여 세계를 확장하도록 추동하는 힘이다. 그러니 더욱 폭넓고 유연한 창의성을 기대한다면 더 많이 쓰고 더 많은 피드백을 받는 것이 도움이 될 것이다.

　혹여나 내 글이 다수의 동료 앞에서 공개되는 것이 낯설고 불편하다면, 취약한 환자들이 낯선 진료실에서 '가장 민감한 자아'까지 내보여야 할 때 느끼는 감정을 상상해 보자, 동시에 "다른 사람을 신뢰하고 의지하며 자신을 열어 보이는 방법을 배우는"(Charon et al., 2021: 321) 기회로 여겨 보자. 다른 사람의 입장에서 생각했을 때 비로소 보이는 것들이 있으니 말이다. 이처럼 임상 맥락에서의 창의적 글쓰기는 명확하게 보이는 것을 추구하는 의학적 글쓰기가 보여 주지 못하는 별자리를 상상하게 함으로써 의학을 통합적으로 인식하고 인간적으로 바라보게 할 것이며, 병행기록이 그 시작이 될 수 있을 것이다.

참고문헌

강신익(2008). 의학의 세 차원: 자연의학, 사회의학 그리고 인문의학. **의철학 연구, 6**, 55-79.
강현석(2016). **인문·사회과학의 새로운 연구방법론: 내러티브학 탐구**. 한국문화사.
김상섭(2022). **북앤리터러시 특강 자료**(미발표).
김용석(2009). **서사철학**. 휴머니스트.
김진영(2023). **조용한 날들의 기록**. 한겨레출판.
안지위, 최인자(2024). 의료인의 병행기록 쓰기 사례 연구. **독서치료연구, 16**(3), 65-90.
예병일(2015). **의학, 인문으로 치유하다**. 한국문학사.
은유(2015). **글쓰기의 최전선**. 메멘토.
이규호(2000). **말의 힘**. 좋은날.
정영화(2022). **김박사의 공감진료 스토리**. 박영사.
최인자(2008). **서사문화교육의 전망과 실천**. 역락.

Bleakley, A. (2018). **의료인문학과 의학교육**. (김준혁 역). 학이시습. (원본출판 2015).
Bruner, J. S. (2010). **이야기 만들기**. (강현석, 김경수 공역). 교육과학사. (원본출판 2003).
Charon, R. (2006). *Narrative Medicine: Honoring the Stories of Illness*. Oxford University Press.
Charon, R., DasGupta, S., Hermann, N., Irvine, C., Marcus, E. R., Rivera-Colon, E., Spencer, D., & Spiegel, M. (2021). **서사의학이란 무엇**

인가: 현대 의학이 나아가야 할 공감과 연대의 이야기. (김준혁 역). 동아시아. (원본출판 2017).

Cunningham, H. MD, Taylor, D. MD, Desai, U. A. MD, MS, Quiah, S. C. MSW, Kaplan, B., Fei, L. MPH, Catallozzi, M. MD, MSCE, Richards, B. PhD, Balmer, D. F. PhD, & Charon, R. MD, PhD. (2018). Looking back to move forward: First-year medical students' meta-reflections on their narrative portfolio writings. *Academic Medicine, 93*(6), 888-894.

Hunter, K. M. (1991). *Doctors' Stories: The Narrative Structure of Medical Knowledge*. Princeton University Press.

May, R. (2017). **창조를 위한 용기**. (신장근 역). 문예출판사. (원본출판 1994).

제7장
임상의사의 서사의학 교육경험

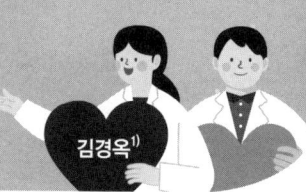

김경옥[1)]

📋 임상의사의 인문학 강의

필자는 1990년대 초반에 의과대학을 다녔다. 당시 의대 교육은 본과 1~2학년에 병리학, 해부학, 생리학 등 기초의학을 강의실에서 배우고 3학년이 되면 내과, 외과 등 임상의학을 병원 실습을 위주로 배웠다. 졸업하고 약 20여 년이 지난 후 의료인문학이라는 생소한 학문을 가르쳐야 하는 상황을 맞게 되었다. 모든 것은 한국의학교육평가원에서 의학교육의 질적 표준화를 위해 시행하는 의학교육인증평가에 의료인문학이 교육과정에 포함되면서 시작되었다. 각 의과대학은 교육 여건과 역량 등의 평가 결과에 따라 2년·4년·6년 단위의 인증을 받는데, 불인증 판정을 받으면 재학생들의 의사국가고시 응시 불가, 폐과 등의 처분이 내려질 수 있다. 가장 최근 개정된 '의학교육 평가인증 기준'(ASK 2019, 2022. 1. 20.)은 교육과정 기준에 "의과대학은 기초의학, 의료인문학, 임상의학 간에

---

1) 동국대학교 의과대학, 동국대학교 일산병원 마취통증의학과 교수.

적절한 조화를 이룬 교육과정이 있다."라고 제시하면서 기초의학, 임상의학과 함께 의료인문학을 별도로 다루고 있다.

　의학교육에서 의료인문학이 중요하다는 인식과 의료인문학을 교육과정에 포함해야 한다는 당위성은 소수의 의학교육 전문가와 학회를 중심으로 주장되었고 이는 인증이라는 제도로 강제화되었다. '인문학'은 이제 의학교육에서 선택이 아닌 필수 분야로 자리매김하고 있지만 의학교육 현장의 교수들의 필요에 의해서 나온 것이 아니니 의료인문학도 인문학도 거의 접해 보지 않은 현장에서 교육을 담당하고 있는 의대 교수들은 난감할 수밖에 없었다.

　필자 역시 교육학 전공자가 아닌 마취통증의학 임상의사로서 얼떨결에 인문학 수업의 일부를 맡게 되면서 학생들에게 무엇을 어떻게 가르쳐야 할지 정말 막막하였다. 배우지도 않은 의료인문학은 도대체 무엇이며 어떻게 가르쳐야 하는 것인가? 접해 본 적도 없고 그러니 제대로 알지도 못하는 것을 가르쳐야 한다는 것이 가장 큰 어려움이었고, 지금도 누가 나에게 "의료인문학이 도대체 뭡니까?"라고 묻는다면 "잘 모르겠다."라고 답할 것 같다. 나는 "전통적으로 의대에서 가르쳤던 기초의학, 임상의학을 제외한 주제는 넓게 보면 모두 의료인문학이다."라고 나름대로 정의를 내렸다. 그렇다면 어떻게 가르쳐야 하는가? 일방적인 강의는 기존의 의과대학 수업 방식과 다르지 않으니 토론과 발표 그리고 팀별 수업이 왠지 인문학이라는 수업에 걸맞을 것 같았다. 이렇게 쉽게 이야기하지만 여기까지 오는 길도 쉽지 않았다. 딱히 물어보거나 할 사람도 없었고 참고 자료 등도 혼자서 찾아야 했다. 의대 수업은 한 강좌를 여러 교수가 맡아서 한두 주제씩 진행한다. 인문학 수업은 토론, 발표 등으로 이루어지므로 하나의 주제에 하루에 서너 시간이 배정된다. 임상의사인 필자는 대부분의 시간을 병원에서 진료를 하고 한 학기에 한 번 정도 수업을 했다. 그러니 교육에 연속성도 전문성도 없었다. 지금도 제대로 하고 있는지 의구심이 든다.

서사의학 교육

여기에 소개하는 필자의 활동 사례들이 의학교육이나 의료인문학 전공자가 볼 때는 어설플 것이다. 그러나 의학교육 비전공자인 임상의사로서 한계를 인정하고 자신의 관심 분야에서 시작하면 좋을 것 같다. 우리 모두 영화, 책, 미술, 음악, 운동 등 어느 한 분야에는 관심이 있다. 내가 좋아하는 것, 잘하는 것에서 시작하자. 필자의 어설픈 경험이 의료인문학 강의를 해야 하지만 섣불리 시작하지 못하는 동료 의사들에게 조금이나마 도움이 되었으면 한다.

사례 1: 적극적 청취 능력 강화를 위한 '환자 이야기' 동영상 만들기

● 강좌 소개

'의료인문학의 이해' 과목은 처음 임상을 시작하는 의과대학 3학년 학생들을 대상으로 한 학기 동안 매주 한 번 하루 4시간씩, 15주간 15개의 개별적인 주제로 운영되었다. 본 수업은 그중 일부로 4시간 동안 진행되었다. 임상 실습을 하면서 만나는 환자들의 이야기를 동영상으로 촬영하고 편집한 후 그 결과물을 수업시간에 나눠 보면서 토론을 하는 활동으로 구성된 수업이다.

● **활동의 취지**

　필자가 이 활동을 의료인문학 수업에 도입한 것은 2017년 카르티에 현대미술재단 소장 기획전에서 레이몽 드파르동(Raymond Depardon)의 영상 작업 〈그들의 소리를 들으라〉(2008)에서 깊은 감명을 받았기 때문이었다. 이 작품에서 원주민들은 각자 그들이 하고 싶은 이야기를 다양하게 풀어 나간다. 식민지 역사의 고통, 점점 사라져 가는 그들의 언어와 전통, 생활 터전의 소실과 생계 등 미래에 대한 고민들을 솔직하게 털어놓는다. 필자는 이들의 다양하고 솔직한 이야기를 들으면서 원주민들이 풀어내는 이야기가 과거 현재 미래를 다루고 있고 아픔이 있다는 것이 환자들의 질환 서사와 유사하다고 생각했다. 의사와 환자 관계에서 이야기하는 사람은 원주민이 아닌 환자이고 청자는 의사이다. 환자들은 의사에게 자신의 현재 아픔에 대해 이야기를 시작하지만, 의사는 환자의 과거에 대해 질문하고 또한 질병의 치료, 경과, 회복 등 미래에 대해 이야기한다.

　특히 필자의 관심을 끈 것은 단순히 그들의 이야기 내용 그 자체를 넘어서 원주민들이 그들의 이야기를 주제나 형식에 구애받지 않고 자발적으로 풀어 가는 과정이었다. 의사는 환자에게 질문하고 환자는 수동적으로 대답하는 것이 우리가 흔히 접하는 진료실 풍경이고 의사의 적절한 질문을 통해서만 정확한 진단에 도달할 수 있다고 우리는 지금까지 생각해 왔다. 그러나 드파르동의 영상작업을 보면서 필자는 환자들의 이야기를 잘 듣고 이해하기 위해서는 우선 환자들 스스로 이야기를 풀어놓을 수 있는 환경을 만드는 것이 중요하며, 그것이 바로 소통의 시작임을 깨닫게 되었다.

　학생들에게 환자들의 이야기를 동영상으로 촬영하도록 한 이 수업은 학생들에게 환자들의 이야기, 즉 질환 이야기에 익숙해지는 기회를 제공한다. 이는 한편으로는 환자들의 이야기에 귀 기울이는 적극적인 청취 능력을 기르고, 다른 한편으로는 환자들이 자신의 이야기를 자연스럽게 풀어낼 수 있도록 이끄는 공감과 소통 역량을 키우기 위한 다양한 목적을 지닌 활동이다.

● **수업 진행 방법**
이 수업을 위한 구체적인 활동 과정을 살펴보면 다음과 같다.

① 환자의 이야기를 직접 듣기
  - 질환 이야기에 익숙해지고 질병이 아닌 병을 앓고 있는 사람에게 관심을 갖게 된다.

② 환자들의 이야기를 이끌어 내기(소통 능력)
  - 환자의 질환 이야기를 직접 환자의 입을 통해 들음으로써 환자의 삶의 경험을 이해하는 역량과 환자에게서 이야기를 이끌어 내는 소통 역량을 높일 수 있다고 기대되었다. 환자 주도의 진행을 위해 촬영자의 개입을 최대한 줄이며 자유롭게 진행할 것을 강조하였다.

③ 수업시간에 동영상 발표와 토론
  - 발표를 위한 동영상 편집 과정에서 환자의 이야기에 좀 더 집중하고 서사적으로 이해할 수 있기를 기대했다.
  - 수업에서 동영상을 공유하기 위해서 대상자에게 미리 동영상 촬

영 및 사용 동의서를 받아야 하며, 동영상 발표 후 토론을 통해 다양한 사례를 접할 수 있다는 장점이 있다.

이 활동을 조금 더 확장해 보면, 인터뷰 대상자를 환자에 국한하지 않고 병원에서 만날 수 있는 다양한 직종으로 확대할 수 있다. 이런 경우에는 의료 관련 여러 직종 간의 이해를 도모할 수 있다는 장점이 있다. 병원에서 일하는 간호사, 기사, 특히 보이지 않는 곳에서 환자의 치료에 이바지하고 있는 이송기사, 조리사, 환경미화원 등을 포함시켜 보자. 의사 그리고 남성 위주의 의료계 문화는 다양한 직종의 전문성을 인정하고 존중하는 문화로 변화하고 있지만 아직 충분하지 않다. 이런 활동들을 통해서 학생들은 의사가 병원과 환자 치료의 중심이라는 생각에서 벗어나는 계기를 가질 수 있으며, 세상을 바라보는 시야가 넓어지고, 겸손해질 수 있다. 서로 다른 직종 간의 상호이해 증진은 팀으로 일해야 하는 상황에서 갈등을 넘어서 협업과 화합을 촉진하고, 환자의 치료에도 긍정적인 결과로 이어질 수 있다.

의사는 환자들의 다양한 이야기를 들으면서 단순한 사실의 인지를 넘어서 정확하고 신속한 정보를 찾아내고 추론할 수 있어야 하며, 또한 공감할 수 있어야 한다. 3분 진료로 대변되는 현 의료 상황에서 환자의 이야기를 중단 없이 들어 준다는 것은 불가능하다고 생각할 수도 있다. 하지만 역설적으로 바로 그 이유 때문에 짧은 시간 내에 환자가 하는 이야기의 진의를 파악하기 위해 집중해서 듣는 훈련이 필요하다. 서사의학은 환자의 이야기를 단순히 듣는 것을 넘어서 자세히 집중해서 들음으로써 복잡한 환자의 질환 서사를 이해하라고 요청한다. 경청은 치료를 넘어 치유로 가는 길이다.

사례 2: '스승과 제자'를 주제로 한 영화를 이용하여 동영상 만들기

● 강좌 소개

의과대학 예과 1학년 학생들을 대상으로 한 학기 동안 매주 하루 3시간씩, 15주간 진행된 '예비의사 되기' 과목의 일환으로 스승과 제자를 주제로 한 영화 속의 감동적인 사례를 골라 동영상으로 만들고 이를 수업시간에 발표하는 조별 활동이다. '예비의사 되기'는 훌륭한 의료인이 되는 데 필요한 기본적인 소양을 갖추기 위한 다양한 주제를 다루고 있다.

● 활동의 취지

다양한 사례를 통해 스승과 제자 관계를 다시 생각해 보는 것이 주 학습 성과였다. 그 외에 동영상 제작은 영화에서 모티브를 얻지만 창의성을 필요로 하기 때문에 인문학적 소양을 기를 수 있고, 예과 1학년 학생들은 아직 친밀감도 높지 않아 협업을 통해 서로 친해지는 계기를 마련하는 것도 염두에 두었다.

● 수업 진행 방법

오십 명의 학생을 여섯 조로 나누어서 진행하였고, 대체로 한 조에 적정한 인원은 따로 없지만 6~8명 정도가 되어야 다양한 인물이 등장하는 동영상 촬영이 가능하다. 예과생들은 각자 교양 수업을 듣기 때문에 함께 모이기가 쉽지 않아 수업 전에 미리 만나서 조별로 준비하는 것은 어렵다. 따라서 세 시간 동안 수업 개요 설명, 동영상 만들기, 발표 등을 모두 끝내야 했다. '스승과 제자'에 관련된 영화에서 인상 깊은 장면을 약 10분 정도 분량의 동영상으로 만들었다. 학생들이 선택한 영화는 〈위플

래쉬(Whiplash)〉, 〈완득이〉, 〈죽은 시인의 사회(Dead Poet Society)〉, 〈굿윌 헌팅(Good Will Hunting)〉, 〈스쿨 오브 락(School of Rock)〉, 〈코러스(The Chorus)〉 등이었다. 학생들은 영화를 선택한 이유, 대본, 각 조원의 역할을 작성해서 제출하고 수업은 촬영한 동영상 설명과 시청으로 마무리했다.

의학을 공부하기 전에 맛보기 과정으로 무난하였고, 학생들에게도 부담이 없었던 것 같다. 그러나 조별 과제라 주도하는 학생과 뒷짐만 지고 있는 학생 모두를 아우르는 것은 역시 한계가 있으며, 주제도 긍정적인 관계만 선택하는 경향이 있어 아쉬웠다.

사례 3: 문학작품 자세히 읽고 쓰기를 통한 전문직업성 성찰

● 과제 소개

예과 1학년의 '예비의사 되기' 과목의 소주제인 전문직업성에 관하여 3시간 수업 진행 후 수업 후 과제로 수행하였다. 문학작품의 맥락을 이해하고 주제를 파악하는 것은 환자의 이야기를 잘 이해하기 위한 연습으로 서사의학에서 매우 중요시하는 교육 방법이다. 주제가 전문직업성이라 신경외과 전문의 전용문 작가의 조선일보 신춘문예 당선작인 「바람, 저편」(1987)을 선택했다. 의과대학생, 수련의 그리고 전문의로서 작가가 경험한 내용이 잘 담겨 있어서 학생들이 좀 더 흥미를 갖고 집중할 수 있을 것 같았고, 의과대학에 입학한 것으로 자신의 앞날에 탄탄대로가 열렸다고 생각할 수 있는 학생들에게 도전이 될 것이라 생각되었다.

● 과제 지시문

실험보고서나 연구논문처럼 정해진 형식이 있는 글에는 익숙하지만 자유로운 형식의 문학적 글쓰기에 익숙하지 않은 의대생의 특성을 고려해서 지시문을 구체적으로 세분하여 제공하였다. 소설을 대충 읽지 않고 집중해서 읽도록 유도하고, 창작을 하도록 하는 것이 전체적인 지시문의 의도이다. 안타깝지만, 학원의 맞춤식, 주입식 교육에 익숙한 학생들에게는 자기주도적 학습능력이 부족하고, 수행 정도를 일일이 확인해야 하는 어려움이 있다. 볼드체는 학생들에게 제시한 지시문이다. 추가한 설명은 독자의 이해를 위하여 덧붙인 것이다.

① **작품을 읽는 데 걸린 시간(예: 30분)을 적어 본다.**
 − 학생들이 과제를 충실히 시행했는지 여부를 확인하였다.

② **제목을 영어로 바꾸어 본다.**
 − 제목을 적절하게 바꾸려면 내용을 제대로 이해해야 하고 창의성을 필요로 하며, 한글이 아닌 영어로 바꿔 보면 좀 더 신중할 것이라 생각되었다. 다음은 학생들이 영어로 바꾼 제목들 사례이다.

The other side of the wind, Beyond the wind	「바람, 저편」이라는 한글 제목에 충실하게 바꾼 제목들이다.
Gone with the wind, What doctors live by	영화 제목과 톨스토이의 단편 제목을 가져와서 사용한 것이 인상적이다.
Distractor of a doctor	주인공 의사의 선택에 초점을 맞춘 제목이다.

③ 소설의 내용을 주어진 대상(초등학생, 중학생, 의대를 준비하는 고3 동생, 나의 부모님, 손자가 의대에 다니는 60대 조부모, 체육학과에 다니는 친구 등)이 이해할 수 있게 줄거리를 설명한다.
  - 의사는 대상의 연령, 지식 정도, 사회적 배경 등의 맥락에 따라 사용 언어, 비유, 설명 등을 적절하게 사용해야 하기에 대상을 바꿔서 설명하도록 하였다.

④ 큰 틀에서 줄거리는 유지하되 내용의 일부를 적어도 하나(사건, 결말, 배경 등) 이상을 바꿔서 그 부분은 알아볼 수 있게 강조한다(전체 3,000자 또는 700단어 이상).
  - 학생들은 자신이 바라는 방향으로 소설의 내용을 바꿀 것이고 그들이 어떤 생각을 하는지 어떤 가치관을 가지고 있는지 궁금했다. 학생들이 얼마나 고민하고 소설의 내용을 이해했는지 여부는 학생들의 글에 잘 나타나 있었다.

● 과제 결과: 학생들의 글쓰기

「바람, 저편」을 가지고 수행한 학생들의 과제 중 개작 부분은 생략하고 개인의 생각을 쓴 일부분을 소개하면서 필자가 주목했던 부분에 대해서 간단히 적어 보았다.

① 체육학과에 다니는 친구에게
의학과 체육학이라는 다른 전공을 선택하고 다른 길을 가고 있음에도 공통점을 찾아내려는 노력들을 보여 주고 있어서 흥미로웠다.

Beyond the wind

나는 소설을 읽고 그의 죽음이 너무나도 안타깝다고 생각했어. 많은 사람의 생명을 살린 그가 자신의 목숨만큼은 구하지 못했으니까. 그가 겪은 끝없는 절망은 살면서 누구나 겪을 수 있는 일이기에 더욱 무섭게 느껴졌어. 분야는 다르지만 너의 전공인 체육학과에서도 비슷한 일이 있을 수 있다고 생각해. 체육은 노력만큼이나 재능이 크게 작용한다고 알려져 있잖아.

의학이 죽음의 운명 앞에서 한계를 마주하듯이, 체육 영역에서 개인은 재능의 벽 앞에서 좌절하게 될 수 있다고 생각해. 그런 상황이 오더라도 나는 절망감에 자신의 삶을 포기하는 것이 잘못되었다고 생각하는데, 너도 동의할 거라 믿어. 이 소설이 의예과에 다니는 나에게는 직접적인 깨달음을 주었지만, 체육학과에 다니는 너에게도 같은 깨달음을 줄 수 있었으면 좋겠다.

The other side of the wind

그가 수술한 기록을 남겨 놓은 노트가 있는데, 가장 마지막 수술은 적지 않고 대신 그는 장문의 글을 동료들과 가족들에게 남기고 떠나게 돼. 그의 대학생활부터 외과의사가 되어 얼마나 기뻤으며, 그 기쁨이 얼마가지 못했던 점과 한 개체일 뿐인 자신이 타인의 삶과 죽음의 경계에서 얼마나 큰 책임을 맡고 있으며, 그러나 그가 얼마나 때때로 무력해야 했는지에 대해.

사실 나의 희망 진로도 외과 쪽이었어. 〈신경외과〉, 〈낭만닥터 김사부〉 같은 드라마 본 적 있지? 수술하는 멋진 의사가 되고 싶었어. 척척 수술을 해내고 기적적으로 모두를 살려 내잖아. 근데 현실은 많이 다르다는 걸 느꼈어. 체육학과의 경우도 매체에서는 성공한 사람들만 보여 주고, 그들의 이면을 조명하거나 다른 수많은 사람을 보여 주진 않잖아? 마찬가지로 환자들의 죽음은 드라마에서 쉽게 다루기 힘든 주제인 거 같더라고. 그의 고뇌와 결국 죽음을 택하게 된 경로를 소설을 읽으며 따라갔는데 생각이 많아지더라. 지금 같은 가벼운 생각과 생활로 내가 목표한 의사가 되어 진짜 수많은 사람을 도울 수 있을지. 또 환자의 죽음의 의미가 무겁게 다가왔어.

 책에서 김민우 씨의 유서에 그렇게 나와 있거든. 한 환자의 죽음을 외과의는 다른 수많은 환자들을 살릴 수 있는 밑거름이라고 하지만 그 환자에게는 전부였던 세계를 빼앗는 거라고. 맞는 말이라 생각했어. 최근에 사실 의료계의 흐름은 힘든 과를 기피한다고 하잖아? 이 책을 읽으며 수술실 CCTV 및 법적 분쟁의 여지, 의사면허 박탈의 위험성도 있지만 의사가 짊어져야 할 책임과 심리적 스트레스가 클 거 같다고 생각되어 많은 생각이 들게 하는 소설이었어.

Gone with the wind

 김민우 씨는 3명의 사망진단서를 작성한 뒤 깊은 상념에 빠지기 시작했다. 수없이 많은 책과 끝없이 추구하는 새로운 학문과 기재들, 개발되고 발전되는 약들과 기술들 속에서 축적된 경험이며, 고가의 의료장비들이 절망적인 환자에서는 한갓 부질 없는 것들이라고 생각될 때 느껴지는 비참함과 곤혹은 우리를 초조하게 만든다. 마치 4년 동안 고강도의 훈련과 최고의 코치진을 통해 훈련을 받은 선수가 그날의 컨디션 혹은 그날의 경기장 상황, 어쩌면 신이 정해진 운명 때문에 경기의 상황이 뒤바뀐다면, 그 결과를 받아들이는 선수는 유사한 감정을 느낄 것이다.

 김민우 씨는 포기했던 환자가 기적적으로 살아나고, 완전히 믿었던 환자가 죽어가는 것을 보고 의학의 한계성이 때론 악마의 미소처럼 가슴을 천근의 무게로 짓눌러 놓는 것처럼 느꼈다. 우승의 여부가 단지 신이 정해진 운명이라고 자주 느껴진다면 선수들은 연습에 임할 때 초라함과 회의감에 놓일 것이다.

 의사들은 단순히 승부에 대한 패배만이 아닌 누군가의 혹은 여러 명의 인생을 완전히 바꾸었다는 죄책감을 항상 마음속에 지니며 괴로워하고 있다.

② 가족에게

의사라는 길을 가는 자신의 입지를 가족의 입장에서 다시 생각해 보고 바라보는 마음을 표현하고 있어서 전문인으로서의 의사만이 아니라 한 개인으로서의 자신에 대해서도 생각해 보는 기회를 가지고 있음을 보여 주었다. 주인공 김민우는 의사로서의 삶을 포기했지만 바람을 무지개로 그리고 단단한 철의 무지개 같은 의사로서 역할을 하겠다고 다짐하는 부분이 인상 깊었다.

Somewhere over the rainbow

　돌아가신 할머니께.

　할머니, 제가 의대에 붙었습니다. 이 소식을 들려드리고 싶었지만, 마지막으로 저를 보셨을 때는 제가 재수생이던 시절이네요. 3월 1일, 부모님의 결혼기념일이던 날, 할머니께서는 이승을 떠나 하늘나라로 가셨습니다. 오늘은 제가 읽은 책인 「바람, 저편」을 소개해 드리고 싶습니다.

　이 책은 의대에 입학한 후 제가 읽은, 의사에 관한 책 중 두 번째 책입니다. 첫 번째 책은 인턴의 삶을 다룬 책이었습니다. 이번에 읽은 책은 인턴 이후, 신경외과 전문의로 살던 '김민우' 의사의 이야기를 다룬 짧은 단편 소설입니다. 줄거리는 다음과 같습니다. [중략]

　이 소설의 제목은 '바람, 저편'이나, 소설의 영문 제목을 지어 보자면 'Somewhere over the rainbow'로 짓고 싶습니다. 독립운동가 이육사 시인의 「절정」이라는 시가 있습니다. 이 '절정'이라는 시를 떠올릴 땐 누구나 '강철로 된 무지개'라는 시구를 생각하게 됩니다. 빛으로 이루어져 있지만, 굳센 강철의 이미지를 업은 무지개는 저에겐 의사를 떠올리게 합니다. 의사는 생명을 살리는 빛입니다. 죽음의 문턱에서 환자를 끌어올리는 의사의 모습은 정말 빛과 같이 느껴집니다. 그러면서, 끝없이 자신의 능력을 길러 나가야 하며, 자신을 버려 가면서까지 수술에 수술을 이어 나가는 모습 그리고 강한 결단력을 가지고 자신의 역할에 임하는 모습에서 저는 강철의 느낌을 받을 수 있었습니다. 할머니, 저는 '강철로 된 무지개' 같은 의사가 되고 싶습니다. 환자가 전적으로 믿을 수 있는, 빛을 비춰 주는 철로 된 기둥이 되어 제 의사로서의 역할을 다하고 싶습니다. 아직은 그저 의대 1학년이지만, 제게 주어진 이 기회에 언제나 감사하며, 나중에는 사람을 살리는 의사가 되고 싶습니다. 그때까지 제가 잘 성장할 수 있도록 하늘에서 보살펴 주셨으면 좋겠습니다.

Distractor of a doctor

어머니 그리고 아버지, 「Distractor of a doctor」를 읽으면 저의 고등학교 2학년 시절의 당찬 포부가 생각납니다. 앞으로 무엇을 위해 살아가야 하는가 하는 본질적인 질문에 대해 남들에게 기여하기 위해 살겠다고 어리숙하게나마 결심한 저는 그해 여름에 의과대학 진학을 꿈꿨습니다. 저도, 김민우 과장도, 어쩌면 지구상의 많은 의사도 이런 마음가짐으로 의학에 인생을 바칠 준비를 했을 것입니다. 그런 사람들의 일대기는 소설에서도, 드라마에서도, 심지어는 뉴스에서도 심심찮게 찾아볼 수 있습니다. 투철한 직업 정신을 갖고 최고의 보람이자 성취인 죽어가는 환자를 살리는 것은 삶에 대한 감사를 일깨워 주기도 하고 감동을 불러일으키기도 합니다.

하지만 이 소설은 의사로서의 보람과 성취를 다룬 것이 아닌 좌절과 후회를 담았습니다. 이 단편 소설은 저에게 많은 사색의 기회를 주었습니다. 의대 입학 이후 하루하루 즐거움만을 찾아다니며 불과 몇 개월 전의 각오와 의지는 온데간데없어진 채 노력의 방향을 잃은 제게 의사의 삶을 다시 한번 진지하게 생각할 수 있도록 만들었습니다. 배운 것들을 활용하며 일하는 직업이 아닌, 매일 새로운 이론과 방법이 쏟아지며 그것들을 익힐 의무가 있는 직업. 삶과 죽음이 넘실거리는 중에도 가장 냉정해야 할 직업. 또한 따뜻해야 할 직업. 김민우 씨의 입을 빌려 말하는 의사

전용문 씨의 통찰을 통해 의사라는 직업의 무게를 다시 한번 느꼈고, 그 무게는 저를 다시 한번 끌어당깁니다. […중략…]

　사람은 모두 죽습니다. 예외는 없어요. 삶은 한 사람의 전부이지만 다른 이에게는 망각의 대상입니다. 사람이 죽는 소식을 접하게 되는 것은 인터넷 뉴스 기사가 전부인 저는 아직은 공감하기 힘들지만 할아버지, 할머니처럼 나이가 들면 이걸 깨닫게 될까요? 어쩌면 의사의 길을 걷는 이상 훨씬 더 일찍이 남의 죽음에 무뎌질지도 모르겠습니다. 소설 속 3인칭 화자는 김민우 씨가 며칠 밤잠을 설치며 고생했지만 결국은 사망한 환자의 기억이 책상 위 수석 하나 없어진 기억과 비슷해질 것이라 담담히 서술했지만, 저는 이 문장이 김민우 씨가 실패한 환자를 잊고 흘러가듯 산다는 뜻은 아니라 생각합니다. 모으던 물건을 잃어버린 상실감, 특히 '책상 위'라는 작은 공간에 한 모서리를 차지할 정도의 소중한 것을 잃어버린 상실감을 느꼈을 것입니다. 한 아이뿐 아니라 평생을 걸쳐 겪은 모든 환자에게요. […중략…]

　이렇게 오랜 기간 깊이 생각한 것도, 오랫동안 글을 써 본 것도 언제였는지 잘 기억이 나지 않습니다. 스스로를 반성하기도 했고, 예비 의사라는 정체성에 대해 다시 한번 느끼기도 했습니다. 단편 소설은 의사의 고뇌와 절망을 담고, 결말도 죽음으로 끝났으나 그게 전부는 아니었습니다. 의사의 삶을 산 사람만 느낄 수 있는 것들, 예과 시절의 환희와 풋풋함, 포르말린 향 가득한 해부학, 낙오와 방황, 생명의 지속에 대한 감탄, 종결이 보이지 않는 의학의 깊음에 대한 끝없는 경외감. 김민우 씨, 저의 선배들, 더 나아가 히포크라테스나 수슈루타도 겪었을 의학의 길을 제가 걷는다는 것에 감사하며 살겠습니다.

③ 의대를 준비하는 고3 동생에게

먼저 의대에 들어온 자신의 경험을 되새기며 이제 의대를 가고 싶어 하는 동생에게 맞춰 자신의 의견들을 제시하고 있는 부분들이 눈에 들어왔다.

What doctors live by

사랑하는 동생아, 오늘은 내가 읽은 책에 대해서 이야기해 보려고 해. 너는 정말 최선을 다해 학업에 임해 왔고, 그 덕분에 이제는 어엿한 고등학교 3학년 학생이 되어 훌륭한 의사가 되기 위해 노력하고 있지. 그런 너를 방해하려는 목적도 아니고, 너의 꿈을 꺾으려는 의미도 아니지만……. 의술을 통해 사람을 고치는 힘은 엄청난 능력이야. 그리고 엄청난 능력에는 그에 걸맞은 책임감이 따라오지. 그래서 가장 힘들게 공부할 이번 여름방학 동안 한 번쯤 '의사란 직업은 무엇일까?'라는 고민을 해 보는 것을 추천해! 그리고 그런 맥락에서 오늘 내가 읽은 소설에 대해 이야기해 줄게. [중략]

최선을 다하여도 환자가 죽는다면 의사는 어떤 느낌일까? 자신의 잘못이 아님에도 스트레스를 받고, 슬퍼하는 환자분의 가족을 보며 마음 아파하겠지. 그리고 이런 생활이 반복된다면 정말 무력감을 느낄지도 몰라. 사람을 도우려, 고치려 의사가 되었지만, 오히려 자신의 치료방법 때문에 사람들이 힘들어하기도 하고, 살릴 수 있는 환자라고 생각했지만 결국 돌아가시면 죄책감을 느끼겠지.

오빠도 아직 잘 모르는 길이긴 하지만, 훌륭한 의사가 되기 위해서는 지나야 하는 길이기도 하고, 우리 둘 다 한 번쯤 왜 의사를 하고 싶어 하는지 사색하는 것도 좋을 것 같아! 또 의사는 무엇을 위해, 무엇으로 인해 살아가는지에 대해 고민하다 보면 자신의 진로와 얼마나 잘 맞는지 알 수 있을 것 같아. 만약 마음의 준비가 되지 않았다면 정말 우리의 삶을 파멸로 이끌 수도 있는 길일지도 모르니. 항상 너를 응원할 테니, 꼭 「바람, 저편」이라는 소설을 읽어 보며 의사에 대해서 알아 가 보길 바란다!

The other side of the wind

고3 때 나는 오직 예전부터 꿈꿔 왔던 직업이라는 이유로 또는 어쩌면 나의 모든 고생한 시간들의 증명서라는 이유로 의대라는 목표를 향해 끊임없이 달려갔던 것 같아. 미디어에서 보는 의사는 항상 생명과 죽음의 경계선에서 고군분투하는 숭고한 직업이었고, 그만큼 존경을 받아 마땅한 직업이었지. 의예과에 갓 입학한 나로서는 지금도 의사들의 이면의 고통을 잘 모르고, 그럴 수밖에 없는 것 같아. 그러던 중 「바람, 저편」이라는 짧은 글을 읽게 되었고, 의사가 되었을 때 어떤 어려움이 있는지에 대해 더 생각해 보게 되었어. […중략…]

그렇기에 의사라는 직업이 마냥 보람 있고 만족스러운 직업은 아닐 수 있다는 생각이 드는 것 같아. 나도 언젠가 의사가 되면 생명의 무거움을 견딜 수 있을까? 힘들더라도 의과대학을 선택한 만큼 숭고한 사명감을 가지고 끝까지 나아가야겠지. 어쩌면 아예 환자를 대할 때 냉정함을 가지고 대하는 게 효율적으로 일하는 데나, 본인의 마음을 챙기는 데나 좋을 것이라고 생각할 수도 있겠지만, 내 성격상 환자 한 사람 한 사람에게 공감하고, 이야기를 들어 주고, 혹시 그들에게 힘든 일이 생기거나, 병세가 악화되면 같이 너무 힘들어 할 것 같아. 이렇게 지나치게 공감하는 성격이면 의사를 하기 힘들 수도 있겠다, 이런 생각을 하곤 했어. 그럼에도 나는 환자 의사와의 관계에서는 라포를 형성하는 것, 즉 상담이나 교육을 전제로 신뢰와 친근감으로 이루어진 인간관계가 매우 중요하다고 생각해. 환자가 마음을 잘 열지 않는데 의사도 냉정한 사람이 되면 효과적인 진료가 이루어지는 데에 많은 어려움이 있을 것 같아. 아직은 나도 이런 어려움을 어떻게 극복할지 좀 더 많은 배움이 필요할 것 같아. 난 아직 신입생이니까 좀 더 배울 기회가 있겠지.

의대를 준비하는 고3 학생인 너도 평소에 의사의 덕목이나 고충에 대해 생각하며 의대를 꿈꾸는 것이 진정 본인에게 맞는 것인가를 생각하는 게 좋을 것 같아. 마냥 부모님이나 선생님이나 주변 사람들이 의대에 가라고 한다고 아무 생각 없이 목표를 의사로 정하는 것보다 본인의 적성과 진로에 대해 깊은 관심을 가지고 많이

> 검색해 보고, 평소에 이러한 문제에 대해 많이 생각해 보고 지원할 대학을 정하는 것이 본인의 미래를 위한 길이 아닐까 생각해.
>
> 물론 갓 열아홉살이 진로에 대해 깊이 생각해 보기 어렵고, 그러할 시간도 많이 없겠지만 이런 고민은 그 누구도 아닌 본인이 해 봐야 한다고 생각해. 깊은 고민 끝에도 의사가 되기로 마음을 먹었다면 평생을 공부하고, 환자를 보고, 시행착오를 겪고, 아파하고, 그럼에도 보람을 느끼는 의사로서 성장해 가야겠지.

서사의학 교육을 위한 자료수집과 선정

마지막으로, 필자가 강의에서 사용했던 글들과 영화에 대해 소개해 보고자 한다. 「바람, 저편」은 신경외과 의사 김민우의 시신이 설악산 동계 등반훈련에 나섰던 대학 산악부에 의해서 발견되는 것으로 이야기가 시작된다. 김민우는 일주일 동안 세 명의 환자를 잃는다. 그는 술기나 지식 면에서 최고였으나 인간의 생명은 그의 손이 아니라 신의 영역인 것 같았다. 인간의 생명을 좌지우지할 수 있는 엄청난 권한을 신으로부터 받은 대가는 갈등과 압박과 죄책감이었다. 그는 한편으로는 자신이 살리지 못했던 불행한 환자들에게 속죄하기 위해, 다른 한편으로는 의업의 굴레에서 벗어나기 위해 자연인으로 돌아가기를 선택한다.

의사로서 어디까지 할 수 있느냐는 모든 의사가 갖는 근본적인 고민이다. 최신 의학 지식, 첨단 의료 기술, 새로운 약물 등을 총동원해서 질병을 치료하지만 결과는 예상 밖일 때가 있다. 예후가 좋을 것이라고 생각했던 환자가 사망하기도 하고 모두가 포기했던 환자가 예상 밖으로 오래 생명을 유지하기도 한다. 같은 방법으로 치료했지만 어떤 환자는 결과가 좋고 어떤 환자는 그렇지 못하다. 최선을 다한다는 것은 또 무엇인가? 개인의 모든 생활을 포기하고 환자를 위해서 자신의 모든 시간과 에너지를 바치지 않으면 불성실한 것인가? 환자에게 발생한 모든 결과는 다 의사의 책임인가? 이 엄청난 부담감을 어떻게 견디어 낼 수 있을까? 김민우는 치명적인 뇌 손상 환자들을 다루는 신경외과 의사였기에 그 부담감은 엄청났고, 결국 조난을 가장한 자살을 선택한다. 의사인 작가의 경험을 바탕으로 의대 시절과 수련 과정을 지나 전문의로서 살아가는 여정의 어려움과 고뇌가 고스란히 담겨 있어서 아직 본격적인 의학 공부를 시작하기 전인 학생들에게 미래의 자신의 삶을 생각해 볼 수 있게 하는 흥미로운 작품이다.

『숨결이 바람 될 때』(2016)는 미국 의사 폴 칼라니티(Paul Kalanithi)의 자서전이다. 서른여섯, 전문의를 앞둔 신경외과 전공의 폴은 혹독했던 수련이 끝나는 마지막 해 폐암 4기 판정을 받는다. 그러나 그는 포기하지 않고 항암 치료와 수련의 과정을 병행하고 전문의가 된 후 바로 죽음을 맞게 된다. 전반부는 암을 진단받기 전까지 그의 삶에 대해서 그리고 후반부는 언제 죽을지 모르는 시한부 삶을 살면서 수련 과정을 지속하기로 선택하고 겪는 육체적·정신적 어려움, 삶과 죽음에 대한 성찰로 이루어져 있다.

같은 신경외과 의사이지만 문화권과 세대가 다른 두 사람이 생각하는 의사의 역할은 사뭇 다르다. 두 사람 모두 의사는 목숨을 좌지우지할 수 있는 전능한 신이 아니라고 생각하지만 거기에 대한 반응은 다르다. 「바람, 저편」의 주인공 김민우는 의사로서 인간의 한계에 좌절한다. 그는 이야기한다. "의사는 과연 병을 치유시킬 수가 있고 죽어 가는 사람을 소생시킬 수 있을까? 의사는 단지 도울 뿐 치료는 신이 한다는 논리 앞에서 죽어 버린 환자 가족들을 향해 정성을 다해 도왔지만 어쩔 수 없었다고 자위해도 되는 것일까?" "인간이면서 어떻게 같은 인간의 생사를 조율하는 그 엄청난 일에 감히 관여하여야 하는가에 대해 진실로 두려워해야 하지 않을까? 그것은 신만이 갖는 권능이 아니었던가."

『숨결이 바람 될 때』의 주인공 칼라니티의 이야기는 조금 결이 다르다. "의사로서 내가 꿈꾸었던 가장 높은 이상은 목숨을 구하는 것이 아니라(누구나 결국에는 죽는다), 환자나 가족이 죽음이나 질병을 잘 이해하도록 돕는 것이었다." "의사의 의무는 죽음을 늦추거나 환자에게 예전의 삶을 돌려주는 것이 아니라, 삶이 무너져 버린 환자와 그 가족을 가슴에 품고 그들이 다시 일어나 자신들이 처한 실존적 상황을 마주 보고 이해할 수 있을 때까지 돕는 것이다." 아마 칼라니티가 질병이나 죽음에 대해 이런 생각들을 가지고 있었기에 말기 암을 진단받은 상황에서도 모든 것을 놓아 버리지 않고, 그렇다고 회복되리라는 장밋빛 미래에 기대지 않으면서 그의 일상을 묵묵히 꾸려 나가며 수련 과정을 마칠 수 있지 않았나 생각한다.

인문학 수업의 자료로 일반적인 주제의 영화도 좋지만 의사가 주인공이라면 학생들의 흥미를 끌기에도 좋고 의사의 전문직업성을 다루기에 적합하다. 영화 〈패치 아담스(Patch Adams)〉(1998)는 실존 인물 헌터 아담스의 이야기이다. 의사의 전문직업성 수업에서 몇몇 장면을 보여 주는 정도로 끝났지만 이야기할 것이 많아서 수업 전체를 이 영화를 가지고 진행할 수도 있을 것 같다. 여기서 패치(patch)는 '수선하다' '치료하다'라는 의미로 그가 정신병원에 입원해 있을 때 특유의 유머로 동료 환자들을 웃음으로 위로하면서 얻게 된 별명이다. 실존 인물 헌터 아담스는 영화가 상업적인 성공을 위해 자신의 삶과 철학을 지나치게 단순화하고 희화화했다고 비판하면서 영화와는 거리를 두었다고 한다. 이런 논란에도 불구하고 영화에 나오는 의사와 의료에 대한 아담스의 철학 그리고 그가 실제로 행했던 치료 행위들은 서사의학의 한 단면을 잘 소개하고 있다.

아담스는 늦은 나이에 의과대학에 입학한다. 그는 임상을 시작하기 전 기초 과정에 있음에도 불구하고 병원에서 환자들과 만나는 것을 즐긴다. 환자들의 이야기를 들어 주고 공감하고 우스꽝스러운 행동과 장난기로 환자들을 웃게 한다. 엄격히 이야기하면 임상을 시작하기 전 의과대학생으로서 환자를 만나는 것은 학칙에 어긋나는 행동이다. 의과대학의 학습량을 감안하면 이런 여유를 부린다는 것은 동료 학생들에게는 직무유기로 보일 수도 있다. 부유한 의사 부모를 둔 룸메이트 미치는 학과 공부와 시험에 전력을 다하는 모범생으로 아담스와 좋은 대조를 보인다.

좋은 의사란 친절한 의사인가 실력 있는 의사인가? 실력이 우선인가 인성이 우선인가? 우리가 흔히 접하는 질문이다. 흑백 논리로 단순화하면 이렇다. 술기도 좋고 명석하여 환자 치료에 빈틈이 없지만 환자에게 무관심하고 불친절한 의사와 친절하고 인간적이지만 치료에는 조금 어설픈 의사 두 극단 중에 누구를 택할 것인가? 시험 성적에 연연하며 인간성 없고 오만하다고 자신을 비판하는 아담스에게 미치는 우리를 대신해서 질문을 하고 자신의 답을 한다. "이봐, 사람들에게 물어봐. 죽음이 눈앞에 닥쳤을 때 인정머리 없지만 실력 있는 의사를 옆에 두고 싶겠니 너처럼 광대짓이나 하며 아이들을 웃게 하는 유치원 교사 같은 의사를 옆에 두고 싶겠니? 난 인정머리 없어도 실력 있는 의사를 원해. 넌?"

아담스는 무료 진료소를 열고 무면허 진료 행위를 하는 등 학칙을 위반했다는 이유로 퇴학 처분을 받게 된다. 그가 자신의 퇴학이 부당함을 이야기하는 연설 장면은 서사의학의 개념을 잘 포착하고 있다. 그가 생각하는 의사는 권위주의적이거나 가부장적이지 않고, 환자와 눈높이를 맞추고 같이 걱정하며 치료해 주는 친구 같은 존재이다. 이는 서사의학에서 이야기하는 의사나 환자 어느 한쪽이 주도하지 않는 상호주관적 관계성, 이중 행위주체성과 연결된다. 서사의학은 의사-환자의 관계성에 주목한다. 질병만 보지 말고 사람에 주목하라고, 특히 환자의 이야기에 귀 기울일 것을 강조하며 근거에만 기반을 둔 획일적인 치료가 아닌 환자의 개별적인 질환 서사를 고려한 개별화된 치료를 권장한다.

첨단 검사나 약물, 시술 등에 의존하는 현대 의학은 이 외의 것들, 즉 실험이나 연구로 그 결과를 입증할 수 없는 민간요법 등은 진료 행위로 인정하지 않는다. 아담스는 자신은 도움이 필요한 이들에게 문을 열어 장소를 제공하고, 이야기를 들어 주고 보살펴 주고 열이 내릴 때까지 찬물수건을 대어 주었을 뿐이라고 이야기한다. 자신을 무면허 진료로 고소한 이들에게 이런 활동을 의료 행위로 규정한다면 자신은 무면허 진료를 한 것이 맞다고 맞받아친다. 참 아이러니가 아닐 수 없다. 보수적인 의료계는 자신들이 생각하는 전통적인 과학적 근거에 기반을 둔 생물학적 치료 방법에 속하지 않으면 의료 행위로 규정 짓지 않으면서도 역설적으로 아담스를 무면허 의료 행위로 고발한다. 현재 서양에서는 대체의학의 수요가 점점 증가하고 있는 추세이며, 서사의학은 전통적인 생의학적 틀 안에서의 치료뿐 아니라 보완적이고 대체 가능한 치료도 함께 병행할 수 있음을 이야기한다.

현대 사회는 죽음을 일상에서 배제했다. 이제 더 이상 임종은 집에서 이루어지지 않고, 혹 집에서 사망하더라도 장례는 전문가의 주도하에 장례식장에서 행해진다. 의사는 누구보다 죽음과 가까이 있으며, 그렇기에 무감각해지기도 한다. 반대로 환자는 죽음에 매우 예민하다. 죽음이라는 주제는 병원이나 진료실에서 의사나 환자 그리고 보호자 모두를 침묵하게 하지만 질환 서사에서 피할 수 없는 경우가 많다. 아담스는 죽음을 당연한 것으로 받아들여야 한다고 강조한다. 질병이나 죽음은 퇴치하거나 기피해야 할 대상이 아니라 우리가 같이 달래고 인정해야 할 대상이다.

서사의학 교육 강화를 통한 '좋은 의사' 키우기

우리는 성공적인 치료를 위해서는 탁월한 기술적 능력과 병리생리학적 지식이 반드시 필요하다는 것을 알고 있다. 성공적인 치료는 의사에게는 질병의 퇴치일 수 있지만 환자에게 성공적인 치료는 단순히 질병에서 회복되는 것이 아니라 일상으로의 복귀이다. 환자가 체감하는 회복 후 삶의 질은 여러 비의학적 및 비기술적 요소와 깊은 관련이 있다는 것이 분명한 사실이다. 또한 현대 의학의 눈부신 발전에도 불구하고 아직까지 원인 규명을 하지 못하거나 하였더라도 뚜렷한 치료책이 없는 질병도 많으며, 문명의 발전과 함께 기존에는 없던 질병들이 생겨나기도 한다. 즉, 과학과 의학이 해결점은 아니라는 것이다. 여기에 서사의학의 역할이 있다.

환자의 질환 서사는 개별적이다. 같은 질병에 여러 치료가 있을 때 그 서사에 맞는 치료를 선택해야 한다. 근거중심의학의 획일적이고 표준화된 치료에서 한 걸음 더 나아가기 위해서는 환자의 질환 서사를 들어 주고 이해하는 것이 필수이다. 특히 만성 질환자나 암환자들은 그들의 질환의 양상이 표준화치료에 적합하지 않더라도 의료보험 혜택 등 여러 규제에 의해 표준화치료를 받는 것 외에 다른 선택지가 없는 것이 현실이다. 이러한 어려운 의료환경에서 우리는 환자의 이야기를 놓쳐서는 안 된다.

집중해서 듣고 공감력을 키우는 교육은 서사의학의 중요한 목표이다. 서사의학이 환자 치료 결과를 향상시킨다는 사실을 수치화된 자료로 명확히 입증하는 것은 쉽지 않다. 하지만, 서사의학을 포함한 전반적인 의료인문학에 대한 관심이 점차 증가하고 있고, 의료인문학이 필수 교육과정에 포함되었다는 사실 자체가 서사의학을 포함한 의료인문학이 환자 치료에 도움이 된다는 믿음을 뒷받침할 강력한 근거가 될 수 있지 않을까 생각해 본다.

여러 다른 과학 분야와 마찬가지로 의학에서도 새로운 지식이 급속도로 늘어나고 있다. 현재 학생들이 의과대학에서 배운 지식은 그들이 실제로 사회에서 환자를 치료할 때는 벌써 낡은 지식이 될 확률이 꽤 높다. 새로운 약들이 계속 개발되고 있으며, 이 외에도 유전자 치료, 로봇 수술 등 새로운 신기술들이 개발되면서 조금도 한눈 팔 수 없는 평생 교육이 필요한 시대이다. 이러한 과부하 상황에서 의료인문학까지 공부해야 한다는 것은 무리라고 생각할 수도 있다. 그러나 인문학적 소양은 몸에 체득되는 것이고 시대에 따라 변하지 않으며 소멸을 걱정할 필요가 없다. 시간이 부족하다면 죽은 지식이 될지도 모르는 것을 배우는 것보다 인문학적 소양을 기르는 것이 더 효율적인 방법이 아닐까 하는 생각도 해 본다.

참고문헌

이한(감독). (2011). **완득이**. [영화]. 유비유필름, 어나더무비스.

전용문(1987). 바람 저편. **부산의사학회지, 23**, 51-59.

한국의학교육평가원(2019). **K.2.6.1ASK2019 의학교육 평가인증 기준**[웹사이트]. https://kimee.or.kr/board/data/?category1=기준&mod=document&pageid=1&uid=1480 (접속일: 2024년 2월 1일)

Barratier, C. (감독). (2004). *The Chorus*. [영화]. Vega Film, Banque Populaire Images 4, 등.

Chazelle, D. S. (감독). (2014). *Whiplash*. [영화]. Bold Films, Blumhouse Productions; Right of Way Films.

Kalanithi, P. S. A. (2016). **숨결이 바람 될 때**. (이종인 역). 흐름출판. (원본출판 2016).

Rudin, S. (감독). (2003). *School of Rock*. [영화]. Scott Rudin Productions.

Sant, G. V. (감독). (1997). *Good Will Hunting*. [영화]. Be Gentlemen.

Shadyac, T. (감독). (1998). *Patch Adams*. [영화]. Blue Wolf; Bungalow 78 Productions; Farrell/Minoff.

Weir, P. (감독). (1989). *Dead Poet Society*. [영화]. Touchstone Pictures; Silver Screen Partners IV.

제8장
서사의학의 질적연구방법 이해

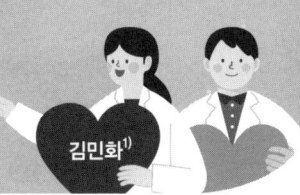

김민화[1])

서사의학과 인간중심 연구방법의 필요성

서사의학의 본질과 목표

서사의학(Narrative Medicine)은 의료현장에서 환자와 의료진 간의 상호작용을 강화하고, 치료 과정을 인간중심적으로 재구성하려는 학문적이며 실천적인 접근이다. 리타 샤론(Rita Charon)은 서사의학을 의료진이 환자의 이야기와 그들의 삶의 맥락을 경청하고 이해하며, 이를 치료와 의사결정에 통합하는 것으로 정의하였다(Charon, 2006). 따라서 서사의학의 본질은 환자의 내러티브를 중심으로 질병과 치료를 탐구하는 데 있다. 환자는 자신의 질병을 신체적 증상뿐 아니라 정서적·사회적·문화적 맥락 속에서 경험하며 이에 대한 이야기를 구성하기 때문이다. 서사의학은 환자의 이야기를 단순한 정보나 병력으로 간주하지 않는다. 오

---

1) 신한대학교 유아교육과 교수, 내러티브 상담 전문가 및 슈퍼바이저.

히려 환자의 이야기를 치료 과정 자체의 핵심 요소로 다루며, 이를 통해 환자의 고통과 요구를 더 잘 이해하고 환자의 개인적 선호와 가치에 맞게 의료를 조정한다.

따라서 서사의학의 목표는 크게 세 가지로 요약할 수 있다(Charon, 2001). 첫째, 환자의 내러티브를 통해 환자와 의료진 간의 신뢰와 공감을 형성하는 것이다. 신뢰와 공감은 환자와 의료진의 긍정적 관계를 강화하여 치료 순응도와 만족도를 높이는 데 기여하기 때문이다. 둘째, 내러티브를 바탕으로 환자중심 의료를 설계하고 실행하는 것이다. 이는 환자의 목소리를 치료 계획에 반영하여, 환자가 자신의 치료 과정에 주도성을 발휘하여 적극적인 역할을 할 수 있도록 지원한다. 셋째, 의학교육과 의료정책에 서사의학을 통합하여, 의료시스템 전반에서 인간중심적 가치를 실현하는 것이다. 이 장의 서두에서 서사의학의 목표를 살펴보는 이유는 서사의학의 본의에 맞는 연구방법에 관해 논하기 위함이다.

근거중심 연구의 중요성과 한계

그동안 의학교육에서 근거중심의학(Evidence-Based Medicine: EBM)은 치료의 안전성과 효과성을 보장하고 의료실천의 표준화를 가능하게 하는 중요한 도구였다. EBM은 무작위 대조군 실험(Randomized Controlled Trials: RCTs)과 체계적 문헌 고찰을 통해 치료의 객관적이고 과학적인 근거를 제공한다. 그러나 EBM의 객관적 데이터 중심적 접근은 환자의 고유한 맥락과 경험을 충분히 반영하지 못한다. 다시 말해, 정량적 데이터만으로는 복잡한 인간 경험을 포착하는 데 한계가 있다는 것이다.

샤켓 등(Sackett et al., 1996)은 EBM이 '최선의 외부 임상 근거'와 '개인 임상의의 전문성'을 통합하는 과정에서 가장 큰 효과를 발휘하지만, 지나친 데이터 의존은 환자중심적 치료를 방해할 수 있다고 지적했다. 그들은 임상의 전문성을 기반으로 하지 않은 EBM은 지나치게 데이터에 의존해 환자의 심리적·문화적·사회적 맥락을 충분히 고려하지 못한 채, 일부 환자들에게는 적합하지 않은 치료를 제공할 수 있다고 주장했다. 이와 관련하여, 마이젤과 카를로위시(Meisel & Karlawish, 2011)는 의료진이 종종 객관적 데이터만을 강조하고 개인적 이야기를 배제하여 공감을 얻지 못하는 경우가 많음에 주목했는데, 이때 이야기를 통한 접근이 환자의 선입견과 인지 편향을 극복하는 데 더 설득력이 있었음을 보여 주었다. 이들은 연구 결과를 통해 내러티브와 EBM을 대립적 관계로 보기보다는 상호 보완적으로 활용해야 한다고 주장했다.

치료와 진단은 EBM을 통해 과학적 데이터를 기반으로 이루어지지만, 개별 환자의 정서적·사회적·문화적 맥락을 충분히 반영하지 못하는 한계를 지닌다. 서사의학은 이러한 한계를 극복하고 환자중심의 인간적인 의료를 실현하려는 학문적·실천적 접근이다. 서사의학이 단순히 이론적 틀에 머물지 않고 의료현장에서 실질적인 변화와 개선을 이끌어 내는 역할을 하기 위해서는 서사의학의 본질과 목표에 적합한 연구방법을 모색하는 것이 필요하다.

서사의학에서 질적연구의 필요성

질적연구는 환자의 이야기를 심층적으로 탐구하고, 이를 통해 치료 과정에서 발생할 수 있는 심리적·정서적 요구를 파악하는 서사의학의 중요한 도구가 될 수 있다. 질적연구는 인간의 경험, 신념, 행동, 사회적 맥락을 탐구하는 데 중점을 두기 때문이다. 다양한 질적연구방법들이 있지만 이러한 접근의 공통점은 주관적 경험과 그러한 경험의 맥락적 특수성에 초점을 둔 실천방향을 통찰할 수 있다는 것이다. 따라서 서사의학에서 질적연구방법을 활용할 때, EBM의 데이터 중심적 한계를 보완할 수 있음은 물론 이러한 연구를 통해 얻은 통찰을 바탕으로 서사의학이 의료실천에서 인간중심의 패러다임으로 자리 잡는 데 기여할 것이다.

이 장은 서사의학에서 활용될 수 있는 다양한 질적연구방법들을 알아보고, 각각의 연구방법들이 활용된 선행연구들을 제시하면서 질적연구방법에 관한 기초적인 이해를 갖는 데 목적을 두었다. 때문에 직접 연구를 실행할 때의 구체적인 방법을 알고자 한다면 설명이 많이 부족할 것이다. 각각의 질적연구방법에는 공통된 절차들이 있지만 여기서 저마다의 연구방법을 상세히 기술하기에는 한계가 있다. 따라서 질적연구방법을 실제 연구에서 활용하고자 한다면 별도의 탐구가 필요할 것이다. 그럼에도 불구하고 이 장을 통해 의학분야에서 질적연구에 관한 관심이 커지고 이러한 방법론을 활용하고자 연구자들이 많아지기 바란다.

서사의학에 적용 가능한 질적연구방법들

서사의학은 인간중심의 의료를 실현하기 위한 새로운 의학 패러다임이다. 서사의학은 환자의 이야기를 깊이 이해하고 이를 치료와 의사결정 과정에 통합하고자 한다. 이러한 서사의학을 연구하는 데에는 객관적 측정과 검증력을 강조하는 양적연구에 비해 현실에 관한 이론을 발견하고자 하는 질적연구방법이 적합할 것이다. 질적연구는 연구자가 연구참여자의 입장에서 그의 경험을 바라보고, 참여자가 말하는 현상의 다양성을 단순화하지 않으며 참여자와의 관계 속에서 찾아낸 예상치 못한 발견을 추적하며 그 의미를 설명해 보고자 하기 때문이다. 여기서는 서사의학의 핵심적인 연구도구가 될 수 있는 질적연구방법들에 관해 알아보고,[2] 각각의 연구방법이 활용될 수 있는 서사의학 연구주제에 관해 살펴보겠다.

현상학적 연구

현상학적 연구(phenomenological research)는 개인이 특정 경험을 어떻게 인식하고 그 경험에 어떤 의미를 부여하는지 탐구하는 질적연구방법이다. 즉, 현상학적 연구에서는 연구참여자의 생생한 체험과 경험한 사태 그 자체에 대한 의미의 본질 및 의식의 지향성을 발견하고 해석하는 것을 목적으로 한다. 때문에 연구자는 객관적 사실보다는 연구참여자의 주관적 경험과 그들이 경험을 통해 형성한 세계관을 이해하고자 한다.

현상학적 연구는 에드문트 후설(Edmund Husserl)에 의해 철학적 기초가 마련되었으며, 아메데오 조르기(Amedeo Giorgi), 반 카암(Van Kaam), 클락 무스타카스(Clark Moustakas), 맥스 반 마넌(Max van Manen) 등이 대표적인 이론가들이다. 조르기는 후설의 철학을 심리학적 연구에 적용하여 인간 경험의 본질을 탐구하는 실질적 절차를 제안하였다. 카암 역

---

[2] 각 연구방법만을 다루는 수많은 이론가와 저서, 연구가 있기 때문에, 여기서는 간단한 설명만을 제시하겠다.

시 현상학적 연구를 심리학과 교육학 분야에 적용한 학자로, 특히 참여자의 경험에서 '공통된 본질(essential structure)'을 도출하기 위한 체계적이고 반복적인 분석 과정을 설계하였다. 이 둘의 연구방법을 더 구체적이고 실행 가능한 방법으로 정리한 사람이 무스타카스이다. 무스타카스는 심층인터뷰를 활용한 연구 절차를 강조하였다. 반 마넌은 후설과 하이데거의 철학을 기반으로 '생생한 경험(lived experience)'이라는 개념을 통해, 인간이 일상생활 속에서 경험하는 주관적이고 본질적인 감각을 이해하는 데 중점을 두었다.

연구참여자의 생생하게 살아 있는 경험과 주관적인 의미 해설들을 통해 경험의 본질을 규명하고자 하는 현상학적 연구방법은 서사의학에서 환자의 이야기를 이해하고, 이를 치료와 의료 의사결정에 반영하는 데 중요한 역할을 한다. '환자의 질병 경험과 그로 인한 정체성의 변화' '치료 과정에서 환자가 경험하는 정서적 여정' '의료진의 공감형성 과정과 그 결과'와 같은 연구주제들은 심층인터뷰를 통한 현상학적 분석을 통해 연구되기에 적합하다.

스미스와 오스본(Smith & Osborn, 2007)은 현상학적 연구방법을 활용하여 만성 요통 환자가 통증으로 인해 경험하는 심리적 영향들을 탐구했다. 이들은 만성 통증 환자 10명을 대상으로 심층인터뷰를 수행하고 해석학적 현상학 분석을 통해 인터뷰에서 얻은 질적 데이터를 분석했다. 분석결과, 환자들이 경험하는 통증의 본질은 단순한 신체적 불편함이 아니라 환자의 정체성과 자존감을 위협하는 요소로 작용하고 있다는 것을 발견했다. 이러한 발견을 통해 이들은 통증 환자의 치료를 위해서는 환자의 정체성과 관련된 심리적 요인을 고려해야 한다고 제언하였다.

스미스와 오스본이 활용한 '해석적 현상학 분석(Interpretative Phenomenological Analysis: IPA)'은 경험이 주관적이고 개인적이라는 점을 강조하며 연구참여자 개인이 자신의 경험을 어떻게 인식하고 해석하는지를 중점적으로 다룬다. 이 연구방법은 소수의 참가자들을 대상으로 하여 심층적 탐구를 통해 개별적 경험의 구체성과 독특성을 드러냄으로써 이들이 가지는 경험의 본질적 구조를 파악한다. 환자가 특정한 병과 고투하는 과정이나 의료진과의 관계에서의 경험이 환자 자신의 삶에 어떠한 의미를 가지는가를 규명하고자 하는 다양한 서사의학 연구에서 이러한 현상학적 연구방법이 중요한 방법론으로 활용될 수 있을 것이다.

문화기술지 연구

문화기술지(ethnography)는 '민속지학'으로도 불리는데, 특정 집단이나 문화의 장(field)에 속한 사람의 행동, 믿음, 관습을 이해하고 이를 문맥적으로 해석하는 연구방법이다. 즉, 문화기술지는 사회적 맥락에서 연구참여자의 경험과 행동을 탐구할 수 있는데, 이때 연구자는 현장에 직접 참여하여 관찰과 심층인터뷰를 통해 질적 데이터를 수집하며 자료분석과 해석을 통해 의미를 도출한다. 그렇기 때문에 연구자와 참여자들 간 관계형성이 중요하다.

마가렛 미드(Margaret Mead)는 사회와 성역할에 관한 비교문화연구로 문화기술지 연구를 선도한 인류학자이다. 그 외에도 브로니슬라프 말리노프스키(Bronislaw Malinowski)의 '참여관찰(participant observation)'의 중요성, 프란츠 보아스(Franz Boas)의 '문화상대주의(cultural relativism)', 클리포드 거츠(Clifford Geertz)의 '두터운 서술(thick description)'[3]을 통한 문화적 행동의 의미와 맥락 분석이 문화기술지의 중요한 바탕이 된다.

문화기술지를 서사의학 연구에 활용하면, 환자 또는 환자집단의 사회적 맥락과 문화적 배경을 이해하여 치료계획을 더 개인화하고 환자의 정체성과 경험을 반영할 수 있도록 도울 수 있다. 예를 들어, 환자와 의료진 간 상호작용에서 문화적 배경이 치료관계에 미치는 영향이나 특정 질병을 가진 환자 집단이 자신의 투병 경험을 통해 새로운 정체성을 형성하고 커뮤니티를 형성하는 과정을 연구할 수 있다. 또한 의료현장에서 의료진이 환자의 이야기를 수집하고 이를 치료계획에 반영하는 방식과 그 효과에 관한 연구에도 유용한 연구방법이다.

카셀(Cassell)의 저서『기적의 탄생: 외과의사들의 작업 현장(Expected Miracles: Surgeons at Work)』(1991)[4]은 외과의사들의 직업 환경과 일상 경험을 문화기술지로 탐구한 연구를 출간한 것이다. 카셀은 외과의사들의 일상을 직접 참여 관찰하고 심층인터뷰를 수행하면서 그들의 행동과 상호작용을 기록하고 의료현장에서의 경험, 신념, 동기 등을 심층적으로 탐구하였다. 외과의사들은 환자들만이 아니라 의료진들 사이에서도 '기적의 창조자'로 간주되는데, 이러한 기대가 외과의사의 문화와 정체성에 영향을 미친다는 것을 발견하였으며, 그것이 책의 제목에도 반영되었다. 카셀이 연구 과정에서 도출한 주요 주제와 내용은 '외과의사의 문화와 정체성' '긴장과 압박' '의사와 환자 간의 상호작용' '병원이라는 조직적 맥락' '문화적 상징으로서의 외과 작업' 등으로 정리되었다. 이러한 주제에 따른 문화기술지는 의사라는 전문직이 단순히 기술적 능력에 기반한 것

---

3) '두터운 서술'은 단순한 행동이나 사실의 '표면적 묘사(thin description)'를 넘어 그 행동이 맥락 안에서 어떤 상징과 의미를 갖는지를 해석적으로 설명하는 것을 말한다. 두터운 서술은 맥락의 강조, 기호해석, 서사적 접근, 주관성 인정의 특징을 갖는다.
4) 이 책은 번역서가 출간되지 않았기에 저자가 서명을 한국어로 번역하였다.

이 아니라 사회문화적 요소에 의해 형성된다는 점을 보여 주었다.

의료진의 문화적 민감성이 환자의 만족도와 치료 참여도에 미치는 영향에 관한 클라인맨과 밴슨(Kleinman & Benson, 2006)의 연구도 문화기술지를 활용한 사례이다. 이들은 다문화 환경에서 의료진과 환자 간의 상호작용을 직접 참여 관찰하고 병원 내 교육자료와 프로토콜을 분석하여 문화적 민감성의 요소를 확인하였다. 이들의 연구결과로 문화적 배경에 대한 이해와 존중이 치료효과를 높이고 환자의 신뢰를 형성하는 데 기여하는 중요한 요인임을 확인할 수 있었다.

근거이론 연구

근거이론(Grounded Theory)은 사회적 현상과 인간행동의 본질을 탐구하는 데 중점을 둔 연구방법으로, 기존 이론을 검증하는 것이 아니라 현장에서 수집된 데이터를 통해 새로운 이론을 도출하는 귀납적인 접근법이다. 그렇기 때문에 사전에 정의된 가설 없이 연구를 시작하며, 데이터 수집과 동시에 분석이 이루어지고, 여기에 의도적으로 새로운 데이터를 더하면서 기존 분석을 지속적으로 수정하고 보완하는 과정이 이루어진다.

글레이저와 스트라우스(Glaser & Strauss)가 근거이론 방법을 처음으로 제안했으며, 이후 코빈과 스트라우스(Corbin & Strauss)가 근거이론의 체계를 발전시키며 연구 과정을 더 구체화했다. 이들은 수집된 데이터를 구조화하고 주요 개념과 주제를 도출하기 위해 '개방코딩(open coding)' '축코딩(axial coding)' '선택코딩(selective coding)'의 단계를 활용했다. 개방코딩은 데이터를 처음으로 분석하는 단계로, 원자료(raw data)

를 읽으면서 중요한 단어나 구절을 식별하여 초기 분석단위를 생성하는 과정이다. 축코딩은 개방코딩을 통해 생성된 코드들을 그룹화하여 초기 범주(category)를 만들고, 이를 중심 범주(core category)와 하위 범주(subcategory)로 분류하여 각 범주 간의 연결관계를 탐구하여 데이터의 전체적인 맥락을 파악하는 과정이다. 이 과정은 범주 간의 관계를 설명하는 모형을 개발하는 데 목적을 둔다. 선택코딩은 축코딩에서 발견된 중심 범주를 기반으로 연구주제를 설명할 수 있는 이론적 틀을 구축하는 과정이다. 즉, 범주들 간의 관계를 설명하는 일관된 스토리를 생성하여 최종 이론을 도출하는 것이다. 근거이론 연구에서는 데이터를 수집할 때, 추가 데이터가 새로운 정보를 제공하지 않을 때까지 데이터를 수집하는 '이론적 포화(theoretical saturation)'를 중요하게 여기며, 연구자가 데이터를 해석하고 이론을 생성할 수 있는 '이론적 민감성(theoretical sensitivity)'을 요구한다.

글레이저와 스트라우스의 초기 연구에서는 의사와 환자 간 신뢰가 어떻게 형성되는지에 관한 근거이론을 도출했는데, 그들 이론의 주요 범주는 적극적 경청, 공감 그리고 환자의 자율성을 존중하는 행동이었다. 이후 코빈과 스트라우스는 의료 의사결정 과정에서 환자와 의사의 내러티브가 어떻게 공유되고 활용되는지에 관해 근거이론의 코딩단계를 통해 이들 간 상호작용에 관한 주요 주제를 도출하였다. 이들이 도출한 근거이론은 내러티브 기반의 의사결정이 치료 만족도를 높이며 환자의 자율성을 강화한다는 것이었다.

한편, 차마즈(Charmaz)는 전통적인 근거이론의 실증주의적 접근을 비판하면서 인간 경험의 주관성과 맥락을 더욱 강조하는 구성주의 근거이론(Constructivist Grounded Theory)을 제안하였다. 전통적 근거이론이 데이터를 '발견'하는 것을 강조했다면, 구성주의 근거이론은 데이터와 이론이 연구자와 참여자의 상호작용 속에서 '구성'된다고 본다. 차마즈는 연구 과정에서 연구자가 완전히 중립적일 수 없으며 연구자의 경험, 관점, 가치가 데이터 해석 과정에 영향을 미친다고 주장했다. 그렇기 때문에 연구자는 자신이 영향을 지속적으로 성찰하며, 이러한 영향력을 연구 결과에 투명하게 반영해야 한다고 했다.

구성주의 근거이론은 사회적 맥락과 변화의 과정을 탐구하는 연구에 유용하다. 실제로 차마즈는 의료현장에서 구성주의 근거이론을 적용한 연구들을 수행했다. 만성질환 환자가 자신의 병력을 이야기하는 과정을 심층인터뷰 방법을 통해 데이터를 수집하고 분석한 연구에서는 환자들이 질병을 단순히 관리하는 것이 아니라 질병을 통해 새로운 정체성을 형성하며 삶의 의미를 재정립한다는 이론을 도출하였다(Charmaz, 2006). 또한 암환자가 치료 과정에서의 경험을 내러티브로 구성하는 방식을 분석한 연구에서는 참여자들의 내러티브 인터뷰 데이터를 분석하여 치료 과정에 대한 내러티브가 환자들에게 심리적 안정감을 제공하며, 의료진과의 신뢰 형성에 기여한다는 이론을 도출하였다(Charmaz, 2014).

내러티브 탐구

내러티브 탐구(Narrative Inquiry)는 인간경험을 이야기의 형태로 탐구하는 질적연구방법이다. 즉, 연구참여자들이 자신의 경험을 서술하는 이야기를 통해 세상과 자신을 이해하고 설명하는 과정을 연구한다. 따라서, 내러티브 탐구는 연구참여자의 이야기에 내재된 의미, 맥락, 상호작용을 드러내기 위해 '시간성(temporality)' '사회적 맥락(social context)'

'플롯(plot)' '목소리(voice)' '공동구성(co-construction)' 등의 연구방법론적 개념을 강조한다. 시간성은 개인의 경험을 시간의 흐름 속에서 어떻게 재구성하는지 탐구하는 것을 말하며, 사회적 맥락은 이야기가 개인의 내면적 경험뿐 아니라 사회적 관계와 문화적 환경 속에서 형성된다는 개념이다. 플롯은 이야기를 구성하는 핵심적인 사건들이 어떻게 연결되는지를 탐구하며, 목소리는 개인의 고유한 관점과 이야기가 드러나는 방식을 강조하는 개념이다. 이때 한 개인의 이야기 안에는 다양한 목소리 간의 상호작용이 이루어지는데, 이러한 상호작용 또한 탐구의 대상이 된다. 마지막으로, 공동구성은 연구자가 참여자의 이야기를 듣고 해석하며 함께 이야기를 재구성함을 뜻한다.

클랜디닌과 코넬리(Clandinin & Connelly, 2000)는 이러한 연구개념들을 포괄한 내러티브를 탐구할 때 다음의 세 가지 차원을 통한 이해가 필요하다며 '3차원적 탐구 공간(three-dimensional inquiry space)'을 주장했다. 첫째, '시간성(temporality)' 차원은 모든 경험은 시간적 맥락 속에서 이루어지기 때문에 참여자의 이야기가 시간적으로 어떻게 변화하고 사건이 시간의 흐름 속에서 어떤 의미를 가지는지를 탐구해야 한다는 것이다. 시간성 차원에서의 탐구는 환자가 과거의 병력, 현재의 치료 과정, 미래에 대한 기대를 이야기하는 방식에서 분석될 수 있다. 둘째, '사회적(sociality) 맥락' 차원은 참여자가 이야기를 구성하는 사회적 상호작용, 문화적 규범, 개인의 감정과 가치를 함께 탐구해야 한다는 것이다. 이러한 차원에서의 탐구는 환자가 가족, 친구, 의료진과의 관계 속에서 자신의 병력을 이야기하는 방식을 분석하는 것이다. 셋째, '장소(place)' 차원은 이야기란 특정한 물리적·상황적 장소에서 형성되기 때문에 장소가 이야기의 고유한 맥락과 의미를 부여한다는 것을 말한다. 따라서 연구자는 참여자의 이야기가 만들어지고 전달되고 소비되는 장소의 특성을 탐구해야 한다. 이러한 탐구의 예는 진료실이나 병원, 집, 커뮤니티 센터와 같은 장소에서 환자의 이야기가 어떻게 다르게 나타나는지를 분석하는 것이 될 수 있다. 내러티브 탐구는 이러한 세 가지 차원을 교차적으로 탐구하여 내러티브의 복합적인 구조를 이해하는 것이다.

리타 샤론은 서사의학을 발전시키는 과정에서 내러티브 탐구를 활용한 연구들을 수행했다. 그녀는 주로 내러티브 탐구의 중요 개념인 시간성, 맥락적 해석, 공동구성을 의료현장에 적용하여 환자의 이야기가 의사결정 과정과 치료에 어떤 영향을 미치는지 탐구했다. 먼저, 서사의학의 개념과 실천을 제안하기 위해 내러티브 탐구를 활용하여 의사와 환자의 관계를 강화할 수 있는 모델을 제시한 연구가 있다(Charon, 2001). 이 연구에서는 환자와 의사의 이야기를 수집하고, 이들이 치료 과정에서 어떻게 신뢰와 공감, 전문성을 형성하는지 분석했다. 이 연구를 통해 그녀는 의사가 환자의 이야기를 경청하고 이해함으로써 신뢰와 공감을 구축하며, 치료 과정에서 의사와 환자 간의 관계를 강화할 수 있다는 결과를 보여 주었다. 환자의 이야기를 의료실천에 통합하는 방법과 중요성을 피력하기 위한 연구(Charon, 2006)에서는 환자와 의사의 상담 세션을 녹음하고, 인터뷰를 통해 데이터를 수집한 후, 플롯과 목소리 간 상호작용을 중심으로 내러티브 탐구를 수행했다. 그 결과, 환자와 의사가 공감과 신뢰를 바탕으로 내러티브를 교환할 때 치료에 대한 만족도가 증가하고 환자의 치료 순응도가 향상됨을 밝혔다. 그녀는 이 연구를 통해 의학교육에 서사의학을 포함해야 한다고 주장했으며, 내러티브 역량을 강화하는 교육 프로그램을 더 강력하게 제안할 수 있었다. 이후로 이루어진 연구에서는 서사의학의 적용이 의사와 환자의 관계와 의료 결과에 미치는 영향을 분석하는 데 내러티브 탐구를 활용했다(Charon, 2010). 이 연구에서는 환자가 자신의 병력을 이야기하는 방식과 의사가 이를 반응적으로 경청하는 상호작용을 탐구했으며, 사례연구를 중심으로 내러티브가 치료계획과 결과에 어떻게 통합되는지를 분석했다. 결과는 서사의학 접근이 환자의 경험을 더 깊이 이해하고 환자중심적 치료를 가능하게 하며, 의사와 환자 간의 신뢰와 협력을 증진시켜 환자의 치료 순응도와 만족도를 높이는 데 기여함을 보여 주었다.

이처럼 내러티브 탐구가 의학연구에 활용될 때, 환자의 경험을 이야기 방식으로 더욱 생생하게 탐구할 수 있으며, 치료 과정에서 환자의 목소리를 반영할 수 있게 될 것이다. 또한 환자의 이야기를 사회적·문화적 맥락 속에 해석함으로써 문화적 차이에 대한 민감성과 수용적 상호작용의 중요성을 더 깊게 이해하는 데 기여할 수 있다. 결론적으로, 내러티브 탐구는 환자중심의 치료전략을 설계하고, 개인화된 의료 지원을 할 수 있는 중요한 자원들을 도출하는 연구방법이다.

사례연구

사례연구방법(Case Study Method)은 특정 개인, 집단, 조직 또는 사건을 심층적으로 분석하여 복잡한 현상을 탐구하는 질적연구방법이다. 사례연구는 연구자가 사례에 내재된 독특한 특성을 이해하고자 할 때 활용된다. 사례연구도 인터뷰, 관찰, 문서, 보고서 등 다양한 자료를 통해 데이터를 수집하여 분석한다.

사례연구방법은 연구 목적에 따라 다양한 유형으로 구분된다. 스테이크(Stake, 1995)가 제안한 '해석적 사례연구(Interpretive Case Study)'는 단일 사례의 고유성과 맥락적 특수성을 깊이 탐구하는 데 초점을 두거나 특정 사례를 통해 더 넓은 현상이나 이론을 탐구하기 위해 사용된다. 때로 여러 사례를 비교분석하여 공통된 주제나 패턴을 탐구하기도 한다. 해석적 사례연구방법은 개별 환자의 독특한 이야기를 분석하여 질병 경험과 치료 과정의 복잡성을 이해하기 위한 연구에 활용할 수 있다. 로버트 K. 인(Robert K. Yin)의 '체계적 사례연구(Systematic Case Study)'(Yin, 2018)는 명확한 연구질문과 정확한 사례 정의를 바탕으로 신뢰할 수 있는 데이터 수집과 분석 절차를 강조한다. 때문에 의사와 환자 간의 상호작용을 분석하는 연구에서 체계적이고 신뢰성 있는 데이터를 확보하는 연구방법으로 활용할 수 있다. 이와 달리, 사라 로렌스-라이트풋(Sara Lawrence-Lightfoot)의 '초상화 사례연구(Portraiture Method)'(Lawrence-Lightfoot & Davis, 1997)는 사례의 미학적이고 서사적인 측면을 강조한다. 이 방법은 사례를 이야기 형식으로 구성하여 독자가 몰입하도록 하는데, 사례 이야기는 연구자와 연구참여자가 공동으로 구성한다. 이러한 연구방법은 환자의 이야기를 미학적으로 구성하여 인간성을 강조하고자 하는 연구에 활용할 수 있다. 존 듀이(John Dewey)의 '경험중심 사례연구(Experience-Based Case Study)'(Dewey, 1938)는 경험의 시간적·맥락적·사회적 특성을 이해하는 데 초점을 두어 주로 측정 사례에서의 경험이 학습으로 전환되는 과정을 탐구하는 데 활용된다. 마지막으로, 샤란 메리엄(Sharan B. Merriam)의 '질적 사례연구(Qualitative Case Study)'(Merriam, 1998)는 특정 주제나 문제를 중심으로 사례를 분석하여 통찰을 도출하는 연구방법이다. 서사의학 연구에서는 환자의 고유한 요구를 반영하는 치료 설계를 목적으로 하는 연구에 활용될 수 있다.

사례연구방법이 활용된 연구로서, 치료 과정에 있는 환자의 단일 사례 연구들을 예로 들 수 있다. 먼저, 그린할(Greenhalgh, 1999)의 연구에서는 한 명의 암 환자를 대상으로 치료 전, 중, 후의 이야기를 인터뷰와 관찰을 통해 수집하여 환자의 정서적 변화와 치료 과정에서의 내러티브 역할을 이해하고자 했다. 한편, 프랭크(Frank, 2013)는 한 명의 말기 환자와 가족을 대상으로 심층인터뷰와 관찰을 통해 호스피스 환경에서 내러티브의 역할을 탐구하였다. 이 연구는 환자가 스스로의 이야기를 통해 삶의 의미를 재구성하고, 가족은 내러티브를 통해 환자의 고통을 이해하며 서로의 정서적 유대를 강화함을 보여 주었다.

이와 같이 사례연구방법은 환자의 실제 경험을 심층적으로 이해하고 이를 바탕으로 환자중심의 의료를 실천할 수 있는 통찰을 가능하게 한다. 간혹 사례연구의 한계를 일반화의 어려움이라 논하는 연구자들이 있는데, 사례연구는 다른 사례에서도 동일한 과정과 결과를 검증하는 데 목적을 두는 것이 아니라 사례의 고유함과 독특성을 이해하고자 하는 것임을 이해할 필요가 있겠다.

서사의학에 적용 가능한 혼합연구와 다학제연구

혼합연구

혼합연구(mixed method research)는 단일연구 안에서 양적연구방법과 질적연구방법을 함께 활용하는 것이다. 즉, 정량적 데이터의 객관적 결과를 질적 데이터의 맥락적 해석을 통해 보완하는 연구방법이다. 이러한 연구방법의 통합은 각각의 방법론적 약점을 보완하며, 더 포괄적이고 심층적인 이해를 제공함으로써, 이론과 실천 사이의 간극을 채우고자 하는 의도를 가진다.

혼합연구는 연구자의 목적과 데이터의 특성에 따라 다양한 모형으로 설계될 수 있다(Creswell & Clark, 2017).

첫째, '수직적 순차모형(explanatory sequential design)'은 양적연구를 먼저 수행한 후, 그 결과를 심층적으로 설명하기 위해 질적연구를 수행하는 방식이다. 정량적 연구로 도출된 데이터는 주요 패턴이나 관계를 밝히는 데 사용되며, 질적연구는 이러한 결과의 맥락적 의미를 탐구한다. 암 환자의 삶의 질을 설문조사로 분석한 후, 삶의 질 변화의 배경과 의미를 심층 인터뷰를 통해 이해하는 연구가 수직적 순차모형 연구의 예가 될 수 있다.

둘째, '수평적 순차 모형(exploratory sequential design)'은 질적연구를 먼저 수행하여 연구주제를 도출한 후, 이를 양적연구로 검증하는 방식이다. 이 모형은 새로운 이론이나 개념을 개발하고 이것이 다양한 상황에서 증빙될 수 있는지 알아보는 연구에 적합하다. 예를 들어, 의료진과 환자 간 신뢰형성을 주제로 인터뷰를 진행한 후, 신뢰의 주요 요인을 도출하고, 설문조사를 통해 이 요인의 적합성을 검증할 수 있다.

셋째, '동시적 모형(concurrent design)'은 질적 데이터와 양적데이터를 동시에 수집하고 분석하여 서로 보완적인 통찰을 제공한다. 이 방식은 시간적 제약이 있을 때나 두 데이터 유형 간의 상호작용을 탐구하고자 할 때 유용하다. 타샤코리와 테들리(Tashakkori & Teddlie, 2010)는 혼합 연구방법에 관한 저서에서 서사의학 교육 프로그램의 효과 연구 사례를 보여 주었는데, 이 연구에서는 서사의학 교육 프로그램이 의과대학생들에게 미치는 영향을 분석하기 위해 설문조사를 통한 양적 데이터 수집과 참여 학생들의 경험을 알아보기 위한 포커스집단 인터뷰를 동시에 수행하였다. 연구결과는 서사의학 교육이 의과대학생들의 정서적 공감능력을 기르고 환자중심적 사고를 강화할 수 있었다고 정리되었다.

넷째, '중첩 모형(embedded design)'은 양적 또는 질적 연구를 주된 연구방법으로 활용하되, 이에 보조적으로 다른 방법을 추가하는 형태이다. 이때 추가된 보조 데이터는 주요 데이터를 해석할 수 있는 맥락을 제공하거나 추가로 부수적인 정보를 제공하게 된다. 대규모 설문조사연구를 수행하면서 특정집단을 대상으로 심층인터뷰를 하거나 포커스집단을 추가하는 연구가 중첩 모형 연구의 예가 될 수 있다.

혼합연구는 단일 방법으로는 이해하기 어려운 복잡한 문제를 해결하는 데 강력한 도구이다. 또한 연구자의 질문에 따라 다양한 방식으로 연구설계를 조정할 수 있는 유연성을 가진다. 따라서 혼합연구는 서사의학에서 환자중심적 치료를 이해하고 개선하는 데 중요한 도구로 활용될 수 있다. 서사의학이 단순한 데이터 기반 접근이 아니라 환자의 이야기를 통합하는 포괄적인 패러다임이기 때문이다.

프레임워크 분석을 통한 다학제연구

프레임워크 분석(framework analysis)은 질적 데이터를 체계적으로 정리하고 분석하기 위한 연구방법으로, 특정 주제에 구조화된 데이터를 생성하여 이를 바탕으로 주요한 주제들을 도출한다. 이 방법은 특히 보건분야에서 정책 및 실천을 위한 결과를 도출하는 데 유용하다.

프레임워크 분석은 여러 소스를 통해 데이터를 수집하는 것이 특징이다. 데이터의 소스는 특정 주제에 관한 경험을 가진 사람과의 심층인터뷰, 여러 참가자가 특정 주제에 대해 토론하면서 다양한 관점을 공유하는 포커스집단(focus group), 문서(documents), 관찰(observation), 설문(surveys and questionnaires), 시청각자료, 소셜미디어 및 온라인 데이터(social media and online data), 기존 연구문헌(secondary data), 워크숍 및 회의(workshops and meetings) 등 다양하다.

수집된 데이터는 다음과 같은 절차로 분석된다. 먼저, 연구자는 수집된 데이터를 여러 번 반복하여 읽고 검토하며 주요 아이디어와 패턴을 찾는데, 이를 '데이터 친숙화(familiarization)'라 한다. 이후 데이터에서 도출한 주요 개념과 주제들을 정리하는 작업을 '초기 주제 식별(identifying a thematic framework)'이라 하는데, 이를 바탕으로 수집된 데이터를 주제별로 분류하여 체계적으로 '인덱싱(indexing)'하고 표나 차트의 형태로 재구성하여 주요 정보를 시각화한다. 마지막으로, '매핑 및 해석(mapping and interpretation)'이 이루어지는데, 이 단계에서 주제와 관련된 결론을 도출하여 정책을 제안하거나 실천방안을 제시할 수 있다.

게일, 히스, 카메론, 라시드 및 레드우드(Gale, Heath, Cameron, Rashid, & Redwood, 2013)가 영국의 국민건강서비스(NHS)에서 지역사회 기반 건강 서비스가 지역 주민의 건강향상에 어떤 영향을 미치는지를 평가하기 위해 프레임워크 분석을 활용한 것을 연구사례로 들 수 있다. 이들은 지역사회 건강 서비스의 효과와 한계점을 파악하고, 향후 서비스 개선 방향을 제안하기 위해 20명의 지역사회 보건 전문가와 30명의 지역 주민을 대상으로 심층인터뷰를 진행했다. 여기서 얻은 데이터를 프레임워크 분석 절차를 적용하여 '서비스 접근성 부족' '정보전달 문제' '서비스 만족도'의 주요 주제를 도출하였고, 이에 대한 해석을 통해 지역사회 기반 건강 서비스를 개선하기 위해 '지역별 서비스 운영시간 조정을 통해 접근성을 개선' '홍보 캠페인 및 정보 제공 채널 확대' 및 '지역사회 주민들의 의견을 반영한 맞춤형 서비스 개발'의 정책을 제안할 수 있었다.

프레임워크 분석은 복잡한 질적데이터를 체계적으로 정리할 수 있으며, 다양한 데이터 소스를 활용하게 되므로 다학제적 접근에 용이할 뿐만 아니라 연구결과를 실천과 연결하는 데 용이하다는 장점이 있다. 따라서 프레임워크 분석은 서사의학 연구에서도 질적 데이터를 구조화하고 해석하는 데 강력한 도구로 활용될 수 있다. 예를 들어, 환자 및 의료진들을 대상으로 한 인터뷰와 설문, 병원 내 관찰 및 진료기록 등의 데이터 소스를 활용하여 '환자-의료진 간 신뢰 형성 과정' '질환에 따른 환자의 삶의 질 변화' '서사의학적 접근의 효과' 등에 관한 연구주제들을 탐구할 수 있다. 또한 '서사의학 교육 프로그램의 효과'를 알아보기 위해 참여자 피드백과 만족도, 교육 전후의 설문조사, 포커스집단 인터뷰, 프로그램 개발자와의 인터뷰, 프로그램 관련 문헌 등 다양한 데이터 소스를 분석할 수 있다. 결론적으로, 프레임워크 분석방법을 활용한 서사의학 연구의 장점은 서사의학 핵심 주제들에 입각한 교육정책이나 의료정책을 위한 실천적인 제언을 할 수 있다는 점이다.

서사의학에서 인간중심 연구실행을 위한 제언

앞서 다양한 질적연구방법에 관해 알아보면서, 서사의학에서 질적연구방법 활용이 인간중심의 의료를 실현하는 목적에 도달할 수 있는 진입로를 열어 준다는 것을 확인할 수 있었다. EBM이 객관적이고 과학적인 진단과 의료의 기초를 제공한다면, 질적연구방법을 통한 서사의학 접근은 환자와 의료진 간의 정서적 유대를 강화하고, 환자의 개인적·문화적 맥락을 이해하여 객관적 의료를 보완할 수 있는 개별화된 의료를 제공할 수 있다. 따라서 의학교육과 연구에서 EBM과 질적연구를 토대로 한 서사의학의 통합적 접근이 이루어진다면, 우리는 더욱 강력한 도구를 지니게 될 것이다.

그럼에도 불구하고, 그동안 의학교육과 연구분야에서 EBM에 비중을 둔 교육과 훈련이 이루어져 온 것이 사실이다. 의학교육에서 질적연구에 기반한 서사의학 교육이 활발하게 이루어지지 못한 데에는 몇 가지 이유가 있다. 첫째, 의료분야에서의 전통적인 과학적 접근은 정량적 데이터에 크게 의존해 왔으며, 그로 인해 질적연구는 비체계적이고 주관적이라는 오해를 받아 왔기 때문이다. 둘째, 질적연구는 많은 시간과 자원을 요구하기 때문에 시급을 다투는 의료현장에서 우선순위가 밀려날 수밖에 없었다. 질적연구를 위해 투여되는 시간과 노력에 비해 얻을 수 있는 결과가 미미하고 때로는 너무도 당연한 결론을 도출하는 수준에 그친다고 생각하는 것이다. 이러한 측면은 질적연구의 목적과 의의에 관한 정확한 이해가 필요한 부분이다. 셋째, 질적연구방법에 대한 교육과 훈련이 의학 교육과정에서 충분히 이루어지지 않았기 때문에, 의학분야 연구자들이 이러한 방법론을 활용하는 것을 고려할 동기나 기회조차 가지지 못했다는 것이다.

이러한 문제를 해결하기 위해 몇 가지 개선 방안을 제시할 수 있다. 우선, 의학교육에 서사의학의 이론적·실천적 내용과 함께 질적연구방법에 관한 교육을 포함하여 연구자와 의료진의 이해를 높여야 한다. 물론, 의료진과 연구자들이 질적연구방법에 대한 이해와 실천 능력을 갖추기 위해서는 지속적인 교육과 훈련이 필요하다. 그렇기 때문에 서사의학에 대한 다학제적 협력이 필요한 것이다. 의학 · 사회과학 · 인문학 등 학제 간 협력을 이루는 가운데 연구를 진행하고 실천방안을 모색할 수 있다. 둘째, 질적연구를 지원하는 제도적 기반과 재정적 지원이 필요하다. 더 구체적으로, 질적연구에 대한 연구비 지원 프로그램을 마련하고 정책적 · 재정적 지원을 강화해야 한다. 셋째, 질적 데이터를 수집하고 관리하며 분석하는 까다로운 절차를 보완할 수 있는 기술적 지원 도구를 활용하는 것이다. 최근의 질적 데이터 처리 소프트웨어 프로그램과 인공지능은 질적연구에 큰 도움을 줄 수 있을 것으로 기대된다. 따라서 디지털 기술 활용에 관한 교육 또한 연구실행을 위해 필요한 부분이다.

덧붙여, 질적연구에 기반한 서사의학이 인간중심의 의료 실천에 기여하기 위해서는 질적연구 결과로 도출된 내러티브 통찰을 의료 제공자와 환자, 정책 입안자에게 공유하여 의료 현장에 실질적인 변화를 유도해야 할 것이다. 또한 교육, 자원 확보, 다학제적 협력, 기술 활용 등 다각적인 노력을 통해 서사의학이 의학의 주요한 패러다임으로 자리잡을 수 있어야 할 것이다.

참고문헌

Cassell, J. (1991). *Expected Miracles: Surgeons at Work*. Temple University Press.
Charmaz, K. (2006). *Constructing Grounded Theory: A Practical Guide Through Qualitative Analysis*. Sage.

Charmaz, K. (2014). *Constructing Grounded Theory*. SAGE Publications.

Charon, R. (2001). Narrative medicine: A model for empathy, reflection, profession, and trust. *JAMA, 286*(15), 1897-1902. https://doi.org/10.1001/jama.286.15.1897

Charon, R. (2006). *Narrative Medicine: Honoring the Stories of Illness*. Oxford University Press.

Charon, R. (2010). The patient-physician relationship. Narrative medicine: A model for respecting, understanding, and trusting patients. *The Primary Care Companion for CNS Disorders, 12*(4). https://doi.org/10.4088/PCC.09120350

Clandinin, D. J., & Connelly, F. M. (2000). *Narrative Inquiry: Experience and Story in Qualitative Research*. Jossey-Bass.

Creswell, J. W., & Clark, V. L. P. (2017). *Designing and Conducting Mixed Methods Research*. Sage Publications.

Dewey, J. (1938). *Experience and Education*. Kappa Delta Pi. International Honor Society in Education.

Frank, A. W. (2013). *The Wounded Storyteller: Body, Illness & Ethics*. University of Chicago Press.

Gale, N. K., Heath, G., Cameron, E., Rashid, S., & Redwood, S. (2013). Using the framework method for the analysis of qualitative data in multi-disciplinary health research. *BMC Medical Research Methodology, 13*, 1-8.

Glaser, B., & Strauss, A. L. (1967). The Discovery of Grounded Theory: Strategies for Qualitative Research. Aldine.

Greenhalgh, T. (1999). Narrative based medicine in an evidence based world. *BMJ, 318*(7179), 323-325.

Kleinman, A., & Benson, P. (2006). Anthropology in the clinic: the problem of cultural competency and how to fix it. *PLoS medicine, 3*(10), e294. https://doi.org/10.1371/journal.pmed.0030294

Lawrence-Lightfoot, S., & Davis, J. H. (1997). *The Art and Science of Portraiture*. Jossey-Bass.

Meisel, Z. F., & Karlawish, J. (2011). Narrative vs evidence-based medicine, and, not or. *JAMA, 306*(18), 2022-2023.

Merriam, S. B. (1998). *Qualitative Research and Case Study Applications in Education*. Jossey-Bass.

Sackett, D. L., Rosenberg, W. M., Gray, J. M., Haynes, R. B., & Richardson, W. S. (1996). Evidence based medicine: What it is and what it isn't. *BMJ, 312*(7023), 71-72.

Smith, J. A., & Osborn, M. (2007). Pain as an assault on the self: An interpretative phenomenological analysis of the psychological impact of chronic benign low back pain. *Psychology and Health, 22*(5), 517-534.

Stake, R. E. (1995). *The Art of Case Study Research*. SAGE Publications.

Tashakkori, A., & Teddlie, C. (2010). *Mixed Methodology: Combining Qualitative and Quantitative Approaches*. SAGE Publications.

Yin, R. K. (2018). *Case Study Research and Applications: Design and Methods*. SAGE Publications.

제2부
환자에게 다가가기

- 제9장 따뜻한 진료실을 바라는 환자들의 목소리: 의사에게 바란다 • 이주철
- 제10장 의사와 환자의 관계성 향상을 위한 해법: 임상 사례를 통한 분석 • 김병익, 조용균, 이돈
- 제11장 서사의학을 위한 의사-환자 관계 모델 탐구 • 안동현
- 제12장 환자중심 의료를 위한 사회문화적 과제와 대책 • 박능화, 박성재, 정영화
- 제13장 질환의 여정에서 되새기는 치유의 의미 • 정영화
- 제14장 죽음 앞에서 성찰하는 사도 바울의 치유: 로마로 가는 마지막 여정 • 최순봉
- 제15장 환자중심 의료를 위한 일상적 의료윤리의 재고: 이중 행위주체성을 중심으로 • 정영화

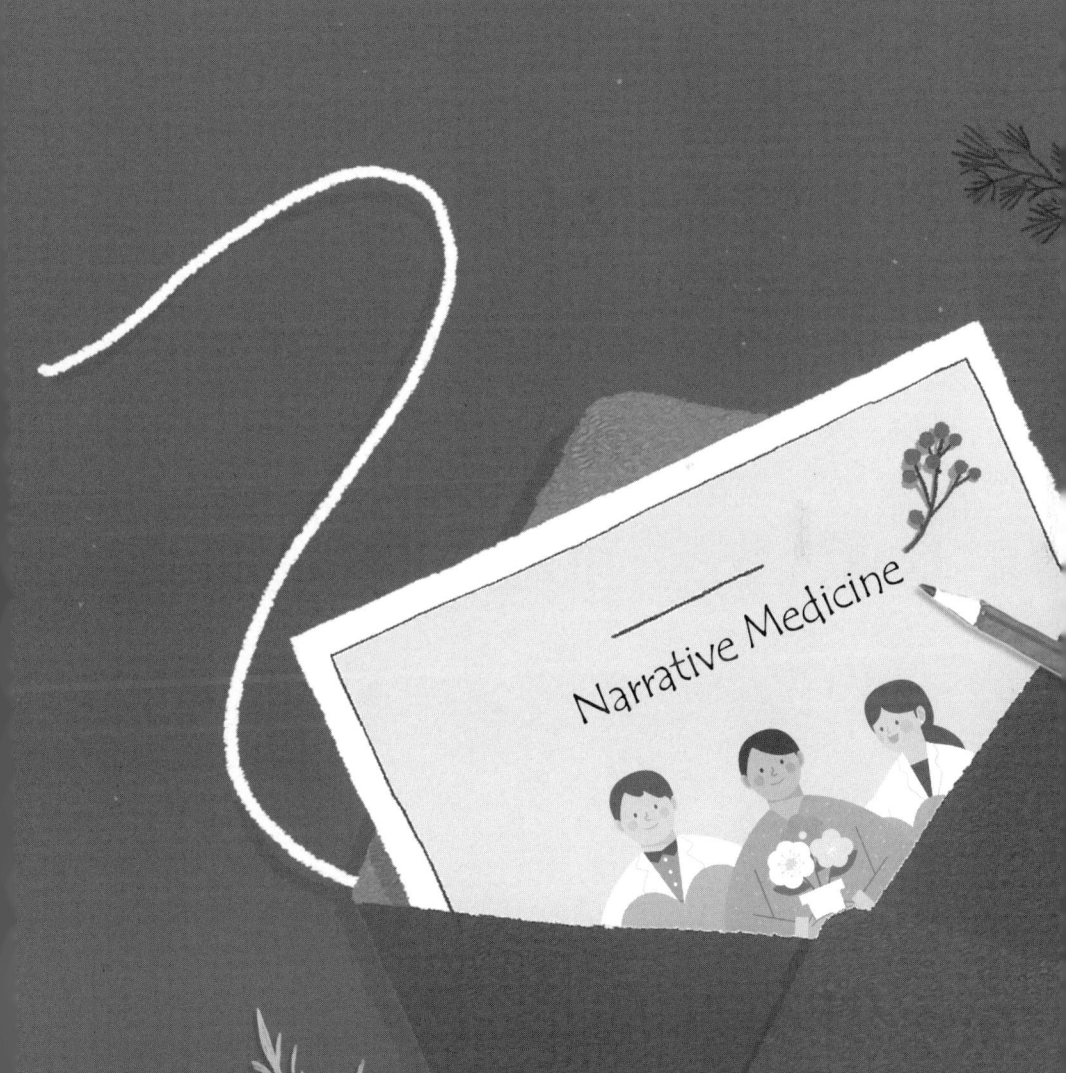

Narrative Medicine

제9장

따뜻한 진료실을 바라는 환자들의 목소리: 의사에게 바란다

이주철[1]

'좋은' 의사-환자 관계를 소망하며

"선생님 가족이라면 어떤 선택을 하시겠습니까?"

어머니께서 돌아가시기 전, 마지막으로 시술을 할 것인가 말 것인가를 결정해야 하는 순간이었다. 그때 나는 상식적으로 알고 있던 의학지식이나 주위 형제 친척들의 다양한 의견을 따를 수가 없었다. 장남으로서 중대한 결정을 내려야 하는 순간 그동안 어머니를 돌봐 주신 의사 선생님을 믿고 그 의견에 따를 수밖에 없었다. 그런 마음에 절박하게 물어본다. 부디 의사 선생님이 '내 편'[2]이길 바라면서…….

아내가 허리 수술을 받을 때도 그랬다. 주위 사람들의 의견은 제각각

---

1) 대한예수교장로회 대천교회 목사.
2) Larry R. Churchill · Joseph B. Fanning · David Schenk 저, 정영화 · 이경란 역, 『좋은 의사 나쁜 의사』, 박영사, 33, 2023 참조. 저자들은 '언제든지 환자의 지지자 역할을 할 준비가 되어 있는 의사 그리고 때로는 대변자 역할을 할 수 있는 의사'를 '내 편(in my corner) 의사'라고 정의한다.

이었다. "시술과 약물로 치료하면 평생 고통받다가 결국에는 수술하게 되니까 지금 수술을 받는 게 나아." "수술이 잘못되면 평생 후회하게 되니까 지금 당장 수술받지 말고 최대한 견뎌 봐." 그때에도 아내와 나는 의사 선생님의 의견을 좇아 수술을 선택했다.

위기에 처한 대부분의 환자가 의사를 믿고 그의 의견에 따른다. 담당 의사가 자신을 위해 최선을 다해 치료해 줄 것이라는 믿음으로 어려운 치료 과정을 참고 견딘다. 그러므로 치명적인 상태에 처해 급히 수술을 받아야 하는 경우는 물론 장기간 만성 질환을 관리하는 경우에도 의사와 환자 상호 간의 신뢰와 존중이 매우 중요하다. 다시 말해, 따뜻하고 효율적인 진료, 즉 '공감진료'[3]를 위해서는 '좋은' 의사-환자 관계가 필수적이다.

신체에 이상을 느껴서 병원을 찾는 이들은 병원을 찾아가 진료받기 이전에 이미 마음이 몹시 불안해지게 마련이다. 그들 중 대부분은 신체뿐만 아니라 정신적으로도 취약해져 있기 십상이다. 진료를 받고 어떤 질환으로 진단되면 그들은 건강인에서 '환자'가 된다. 예기치 않게 급속한 변화를 겪게 되는 것이다. 환자라고 불리는 순간부터 그들의 마음과 정신은 더욱더 취약해진다. 그 결과, 불편과 고통이 좀 더 강화되는 경우가 드물지 않다. 심신이 취약해진 환자는 위기에서 벗어나기 위해 건강에 대한 대부분을 의사에게 위임하고 그의 판단에 의지하게 된다. 환자

---

3) '공감진료'의 정의는 아직까지 불분명하거니와 사회적으로도 합의된 바 없다. 하지만 필자는 '진료실을 찾는 환자들이 정확하고 적절한 진단과 치료를 받는 것에 더해, 의료진과 원활하게 소통해 마음까지 따뜻해지는 최상의 진료'를 '공감진료'라고 정의하고 이 용어를 사용한다. 그 이유는 이러한 진료를 실천하는 데 있어서 공감이 핵심적인 요소임을 강조하기 위함이다.

가 이와 같이 불평등한 관계를 감수하는 이유는 이러한 위임이 궁극적으로 건강 회복이라는 '이익'을 가져다줄 것으로 기대하기 때문이다. 그리고 이는 만족할 만한 진료 성과를 얻기 위해서 의사는 환자의 고통에 대해 공감해야 하고 환자는 의사를 신뢰하고 존중할 필요가 있다고 주장하는 이유이기도 하다.

그런데 현실 속에서 환자들이 겪는 상황은 어떤가? 진료실에서 의사-환자 간에 무언가 아쉽고 답답한 일들이 벌어지고 있지는 않은가?

만성질환으로 검사를 정기적으로 받고 있는 60대 초반의 나는 진료일 이전에 미리 혈액검사를 한다. 그후 의사 선생님으로부터 검사 결과를 들으려고 마음을 졸이며 진료일을 기다린다. 검사 후 병원 가는 날이 오기까지, 병원 가는 날에는 환자 대기실에서 그리고 진료실 안에서 내 마음은 한없이 쪼그라든다.

진료실 안 의사 선생님 옆에 있는 내 의자는 대개 엉덩이보다 작고 낮다. 그 조그만 의자에 앉아서 나는 마치 심판이라도 받는 것처럼 의사의 말을 기다린다. 모니터 화면을 훑어보는 의사를 쳐다보며 그에게 작은 표정의 변화라도 있으면 괜히 마음을 졸인다. 의사 몸짓과 숨소리의 변화 하나에도 내 가슴은 철렁한다. 의사는 내 마음을 아는지 모르는지(자기 일에 집중하고 있는 거겠지) 덤덤한 톤으로 검사 결과를 통보하듯 말해 준다. 그리고 몇 마디 물어보고 다음 일정을 말해 주면 난 인사하고 진료실에서 나와서 간호사로부터 그다음 해야 할 일을 안내받는다(만성질환으로 종합병원 내과에 4개월에 한 번씩 검사와 진료를 받으러 다니는 60대 A 씨의 경험담).

📋 의사-환자 갈등의 원인

요즘 들어 많은 환자가 의사들의 고된 일상과 고충에 대해 점점 더 이해의 폭을 넓혀 가고 있다. "정해진 진료 시간 안에 의사가 진료해야 하는 환자의 수가 너무 많아. 그래서 의사는 너무 바쁘고 환자당 진료 시간이 짧을 수밖에 없어. 그러니 의사가 환자 말을 충분히 들어 줄 수 없는 거야." 많은 환자가 또 생각한다. "이와 같이 열악한 상황에서도 의사는 환자들에게 질환 상태, 치료에 필요한 계획과 처방 그리고 환자가 할 일에 대해서 필요한 정보를 충분히 말해 주고 있어. 의사들은 현재 주어진 상황에서 자신들이 할 수 있는 최선을 다하고 있는 거야."

그러나 따뜻하고 효율적인 진료를 위해 의사를 위시한 의료진의 의식과 태도가 개선되어야 한다고 생각하는 환자들이 아직까지 다수 존재한다. "나의 증상에 대해서 의사에게 충분히 이야기하지 못했어. 내가 말할 수 있는 분위기가 아니었어." "궁금한 게 있는데 제대로 물어보지 못했어. 물어본 것에 대해서 대답을 충분히 듣지 못했어." "의사는 환자인 나에게 인간적으로 공감하려는 모습이 없어 보였어. 단지 자기가 해야 할 말만 무미건조하게 하는 것 같았어." "나는 내 병이 어떤 병인지, 앞으로 어떻게 진행될 것인지, 치료될 수는 있는지 그리고 회복할 수 있는지에 대해 충분히 듣고 싶어."

환자들은 자신들의 답답한 심정을 '의사들은 일이 너무 많고 바빠서' 그럴 거라고 생각하면서 스스로를 달랜다. 그러나 어느 순간, '그래도 이건 아니야.'라는 생각이 들면 울컥하기도 한다. 그렇지만 담당의사를 바꾸거나 병원을 옮기기도 쉽지 않다. 그렇게 한다고 해서 아쉽고 답답한 그 문제가 반드시 해결될 거라고 장담할 수 없기 때문이다. 새로운 병원과 생소한 의사와 다시 관계를 맺어야 하고 검사를 처음부터 다시 하느라 공연히 비용과 시간만 낭비하게 될까 봐 아쉽고 답답한 마음이 들어도 그냥 진료를 받을 수밖에 없다.

환자들이 편안하게 진료를 받을 수 있는 따뜻한 진료실을 만들기 위해 우리는 과연 무엇을 개선해야 할까? 최상의 진료 성과를 담보할 수 있는 진료를 위해 우리는 무슨 노력을 해야 할까? 따뜻하고 효율적인 진료실을 만들기 위해 우리가 추구해야 할 '좋은' 의사-환자 관계는 무엇인가? 우리는 무엇보다도 환자의 목소리에서 이런 물음에 대한 해답을 얻을 수 있을 것으로 생각한다.

환자들의 진료경험 분석

따뜻하고 효율적인 진료, 공감진료의 확립이 절실하게 필요하다. 이를 통해 최상의 진료 성과를 얻음으로써 환자에게 만족할 만한 이익을 가져다줄 수 있을 것이다.

이 장에서는 환자들의 경험과 제언들을 정량적 및 질적으로 분석함으로써 공감진료를 위해 개선해야 할 문제들을 탐색하고자 하였다. 특히 공감진료를 위한 의사-환자 간 관계성에 초점을 맞추고자 하였다. 즉, 기술적인 문제나 물질적인 문제, 병원 시설 또는 의료시스템의 문제가 아닌 의사를 중심으로 한 의료진과 환자 사이의 원활한 의사소통을 위해 개선해야 할 점들을 찾아내는 데 집중하고자 하였다.

최근에 진료받은 경험이 있는 총 53명의 성인 남녀 환자들을 대상으로 하였다.[4] 환자들에게 〈표 9-1〉의 설문지에 응답하도록 하였고, 동시에 서면으로 그들의 추가 의견을 수집하였다.[5] 설문은 환자가 의사에게 무엇을 원하는지에 대한 의견과 의사-환자 관계의 개선을 위한 제언을

표 9-1 진료 경험에 대한 설문지: 의사-환자 관계를 중심으로

안녕하십니까? 본 설문은 환자분께서 진료 과정에서 겪은 의사의 공감과 소통에 대한 경험을 조사하기 위해 준비되었습니다. 여러분의 응답은 향후 더 나은 의료서비스를 제공하는 데 큰 도움이 될 것입니다. 모든 응답은 익명으로 처리됩니다.

설문지 항목

■ 기본 정보

연령	20세 미만 / 20~29세 / 30~39세 / 40~49세 / 50~59세 / 60세 이상
성별	남 / 여
방문한 병원 유형	개인의원 / 종합병원 / 대학병원 / 기타: _____
병원 방문 목적	건강검진 / 진단 및 치료 / 응급처치 / 기타: _____
거주지	서울시 / 경기도 / 인천시 / 기타: _____

1. 의사와 상담 시, 당신의 몸 상태에 대해 충분히 이야기할 수 있었습니까?

전혀 그렇지 않다	약간 그렇지 않다	보통이다	약간 그렇다	매우 그렇다	해당 사항 없음
1	2	3	4	5	6

---

4) 대상 환자들 중에는 건강검진만을 받은 환자 13명이 포함되어 있다. 이들은 모두 검진 전후 의사의 진료(결과 설명 포함)를 받았던 환자들이다. 검사만 하고 의사와 접촉한 적이 없었던 사례는 대상에서 제외하였다.
5) 객관적 설문에 응답하는 자리에서 덧붙이고 싶은 의견에 대해 자유롭게 서술하도록 격려하고 그 결과를 분석했다.

2. 의사가 당신의 상태와 향후 치료 계획에 대해 충분히 설명해 주었습니까?

전혀 그렇지 않다	약간 그렇지 않다	보통이다	약간 그렇다	매우 그렇다	해당 사항 없음
1	2	3	4	5	6

3. 의사의 태도나 말투가 당신에게 신뢰감을 주었습니까?

전혀 그렇지 않다	약간 그렇지 않다	보통이다	약간 그렇다	매우 그렇다	해당 사항 없음
1	2	3	4	5	6

4. 의사가 당신의 감정을 고려해 주었습니까?

전혀 그렇지 않다	약간 그렇지 않다	보통이다	약간 그렇다	매우 그렇다	해당 사항 없음
1	2	3	4	5	6

5. 의사가 당신을 인간적으로 존중해 주었습니까?

전혀 그렇지 않다	약간 그렇지 않다	보통이다	약간 그렇다	매우 그렇다	해당 사항 없음
1	2	3	4	5	6

6. 의사가 당신의 요구와 질문에 적극적으로 응답하였습니까?

전혀 그렇지 않다	약간 그렇지 않다	보통이다	약간 그렇다	매우 그렇다	해당 사항 없음
1	2	3	4	5	6

7. 만약 의사의 태도와 소통에 개선할 점이 있다면, 그것이 무엇 때문이라고 생각하십니까? (복수 선택 가능)

① 의사가 너무 바빠서 진료 시간이 충분하지 않다.
② 의사가 담당하는 환자의 수가 너무 많은 것 같다.
③ 의사의 환자에 대한 존중과 공감하는 태도가 부족하다.

④ 환자들이 의사에 대해 존중과 예의가 부족하거나 비협조적이다.
⑤ 의사의 설명이 어려워 이해하기 힘들다.

8. 그동안 진료받은 경험을 통해 볼 때 우리나라의 의사에 대한 전체적인 느낌이나 생각은 어떤가요? (복수 선택 가능)

① 긍정적이다	⑩ 부정적이다
② 고맙다	⑪ 당연히 해야 할 일을 한다
③ 수고하고 애를 많이 쓴다	⑫ 자기 몫의 일만 한다
④ 헌신적이다	⑬ 이기적이다
⑤ 따뜻하다	⑭ 차갑다
⑥ 신뢰할 만하다	⑮ 신뢰하기 어렵다
⑦ 환자에게 공감한다	⑯ 환자에게 공감하지 않고 일방적이다
⑧ 사회적인 책임감이 있다	⑰ 자기 방어적이다
⑨ 사회 지도층이다	⑱ 직업인이다

■ 추가 의견(주관식)
① 더 나은 의사-환자 관계 혹은 원만한 소통을 위해 어떤 점이 개선되면 좋을지 자유롭게 적어 주십시오.
② 감동적이거나 불편했던 의사-환자 관계 사례가 있다면 적어 주십시오.
③ 감사하고 칭찬하고 싶은 의사가 있으면 사례를 소개하고 그 이유를 적어 주십시오.

설문에 응답해 주셔서 감사합니다.

수집하는 데 초점을 맞추었다.

설문지를 통해 의사의 경청(문항 1), 충분한 설명(문항 2), 신뢰감(문항 3), 배려(항목 4), 존중(항목 5), 공감(항목 6)에 대한 환자들의 판단을 정량적으로 분석하였다. 카이제곱 검정법을 이용하여 매개변수에 따른 만족도를 항목별로 검정하였다. 또한 의사들의 공감과 소통 능력에 대한 환자들의 경험과 개선을 위한 제언들을 질적으로 분석하였다.

총 53명의 대상 환자들 가운데 남성이 28명, 여성이 25명이었다. 50세 미만이 22명, 50세 이상이 31명으로서 비교적 고연령층이 많았다. 방문한 병원의 유형을 분석한 결과, 의원에서 진료받은 경험이 있는 환자들이 34명으로 다수였으나, 이들 중에도 종합병원이나 대학병원을 방문했던 사례들이 포함되어 있어서 종합병원이나 대학병원을 방문한 경험이 있는 환자들이 30명이었다. 총 53명의 대상 환자들 중 13명은 건강검진만을 위해 병원을 방문하였고, 34명은 진단 및 치료를 위해 병원을 찾았으며, 1명은 응급 상황에서 병원을 방문했다. 그리고 5명은 건강검진을 받은 경험은 물론 진단 및 치료를 받은 경험도 동시에 가지고 있었다. 모든 대상 환자는 수도권에 거주하고 있는 것으로 나타났다(〈표 9-2〉 참조).

표 9-2 대상 환자들의 기본 정보

성별	남	28
	여	25
연령(세)	20 미만	0
	20~29	3
	30~39	13
	40~49	6
	50~59	20
	60 이상	11

방문한 병원 유형	의원	34
	종합병원	18
	대학병원	12
	기타	0
병원 방문 목적	건강검진	13
	건강검진 + 진단 및 치료	5
	진단 및 치료	34
	응급처치	1
	기타	0
거주지	서울시	42
	경기도	9
	인천시	2
	기타	0

의사-환자 관계에 대한 전반적인 평가

설문지 문항을 통해 의사의 경청, 충분한 설명, 신뢰감, 배려, 존중, 공감에 대한 환자들의 판단을 분석한 결과, 환자들은 대체로 긍정적인 생각을 가지고 있는 것으로 나타났다([그림 9-1] 참조). 항목별로 약간의 차이를 보이고 있으나, 20명(38%) 내지 29명(55%)의 환자들이 의사들의 공감과 소통에 대해 긍적적인 평가를 한 반면, 5명(9%) 내지 12명(23%)의 환자들만이 부정적으로 판단하였다. 이와 같은 추세, 즉 긍정과 부정 평가의 비율은 각 항목 간에 통계학적으로 의미 있는 차이를 나타내지 않았다.

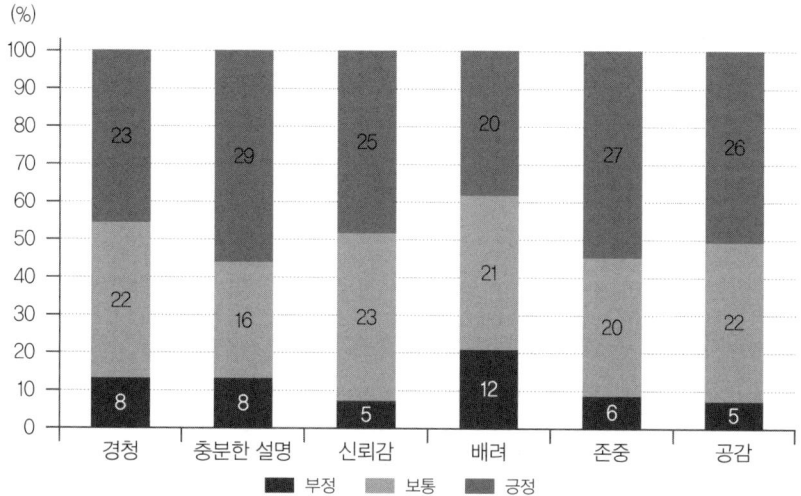

[그림 9-1] 의사의 공감과 소통에 대한 환자들의 평가($n = 53$)

성별에 따른 분석

연구의 결과, 여성에 비해 남성들이 의사의 설명, 배려, 존중, 공감 그리고 신뢰감에 대해 긍정적으로 평가하는 경향이 높은 것으로 나타났

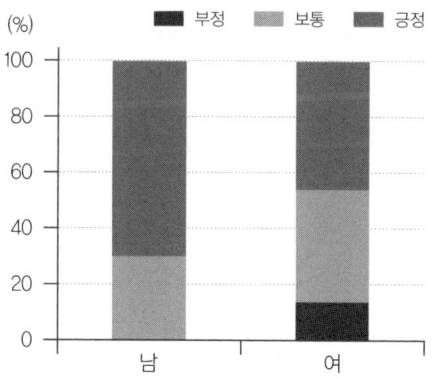

[그림 9-2] 환자의 성별에 따른 의사의 신뢰감($p < 0.05$)

다. 특히 남성들의 의사에 대한 신뢰도가 여성들에 비해 통계적으로 유의하게 높은 것으로 나타났다(카이제곱 검정; $p<0.05$; [그림 9-2] 참조).

연령에 따른 분석

저연령층에 비해 고연령층의 배려, 존중, 공감 및 신뢰감에 대한 긍정 평가율이 높은 경향이 있는 것으로 분석되었다. 특히 고연령층의 배려 및 신뢰감에 대한 긍정 평가율이 저연령층에 비해 통계적으로 유의하게 높은 것으로 나타났다(카이제곱 검정; $p<0.05$; [그림 9-3] 참조).

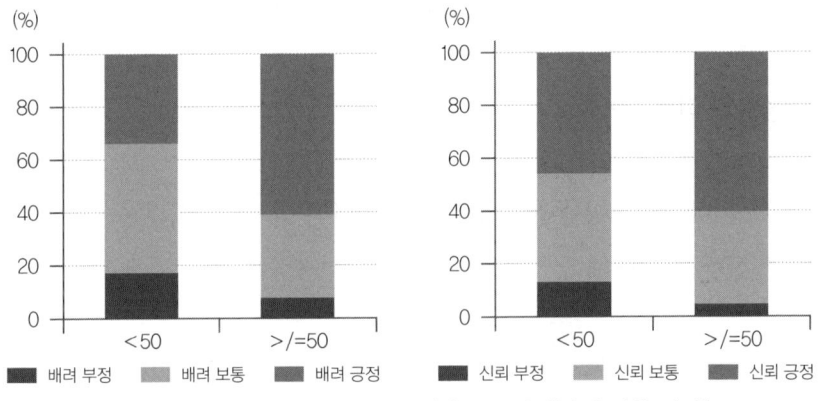

[그림 9-3] 환자의 연령에 따른 의사의 배려(A)와 신뢰감(B)에 대한 평가($p<0.05$ & $p<0.05$)

방문한 병원 유형에 따른 분석

대상 환자들이 방문한 병원의 유형, 즉 소규모 개인의원을 방문했었는지(34명) 혹은 종합병원이나 대학병원을 방문했었는지(30명)에 따라 만

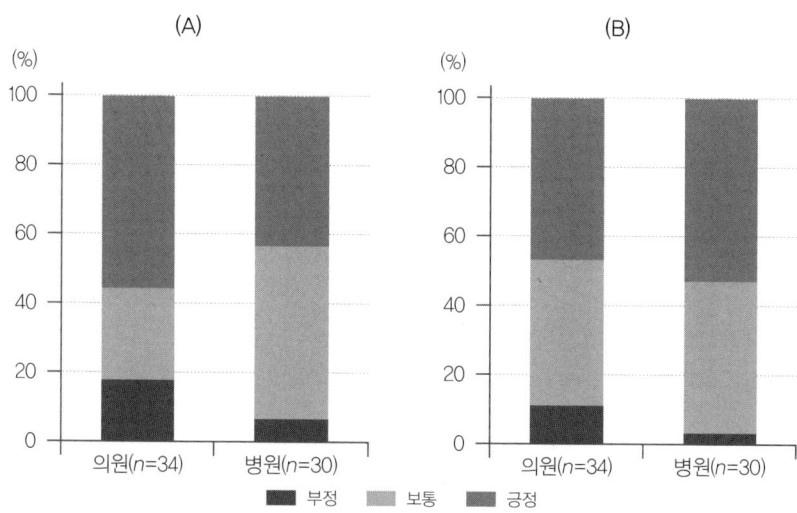

[그림 9-4] 방문한 병원의 유형에 따른 존중(A) 및 신뢰감(B)에 대한 평가($p < 0.05$ & $p < 0.05$)

족도를 분석한 결과, 의원을 방문했던 환자들이 상대적으로 존중을 덜 받았다고 생각하는 것으로 나타났고($p<0.05$), 의사에 대한 신뢰감이 부정적인 경우가 많았다($p<0.05$; [그림 9-4] 참조). 그러나 이 연구의 대상 환자들은 개인의원에서 일하는 의사와 종합병원이나 대학병원에서 근무하는 의사들의 경청, 충분한 설명, 배려 및 공감에 대해서는 크게 다르지 않다고 평가하는 것으로 나타났다.

병원 방문 목적에 따른 분석

건강검진 목적으로 병원을 방문한 경험만을 가지고 있는 13명과 진단 및 치료를 위해서 병원을 방문했던 34명의 의사의 공감과 소통에 대한 평가를 비교하였다. 그 결과, 진단 및 치료를 위해 병원을 방문했던 대

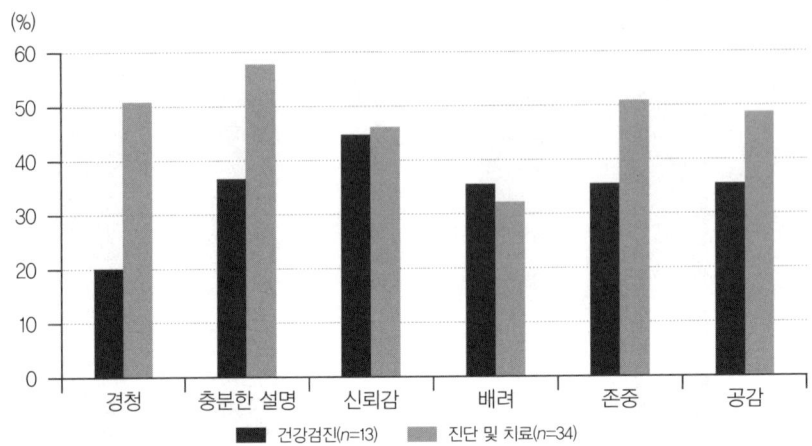

[그림 9-5] 병원 방문 목적에 따른 의사의 공감과 소통에 대한 긍정 평가: 경청, 충분한 설명, 존중 그리고 공감에 대한 두 그룹 간의 차이는 통계적으로 유의한 수준($p<0.05$)이다.

상 환자들이 건강검진을 위해 병원을 방문했던 환자들에 비해, 특히 경청, 충분한 설명, 존중, 공감에 대해 긍정적인 생각을 많이 가지고 있었다([그림 9-5] 참조).

의사의 부정적 진료 태도와 소통 부족의 원인

환자들은 의사의 공감과 소통 부족이 대부분 의료시스템에서 기인한다고 생각한다. 의사의 공감능력 부족보다는 의사의 업무량 과다와 진료해야 할 환자 수의 과다 등 어쩔 수 없는 시스템적 요인에서 기인한다고 이해하고 있다(〈표 9-3〉 참조). 더욱이, 적지 않은 환자들이 자신들의 의료진에 대한 존중이나 예의 부족도 그 원인으로 지적하고 있다.

표 9-3 의사들의 부정적 태도와 소통 부족의 원인: 환자들의 목소리(n=53)

의사의 업무 과다	27(51%)
의사의 담당 환자 수 과다	27(51%)
의사의 환자에 대한 존중과 공감 부족	14(26%)
의사의 난해한 설명	7(13%)
환자들의 의료진에 대한 존중과 예의 부족	11(21%)

의사에 대한 환자들의 인식

이 연구의 대상 환자들은 의사들이 열악한 여건 속에서도 최선을 다한다고 생각하는 것으로 나타났다. 의료진들이 '애쓰고' 있다고 생각하면서 그들의 노고에 감사하고 있다. 또한 작금의 의정갈등 속에서도 자신들을 돌봐 주고 있는 의사들에게 무한한 신뢰를 보내고 있다(〈표 9-4〉참조). 반면, 환자들은 환자들의 고통을 외면한 채 자신들의 이익만을 추구하는 의료인들에게 섭섭한 마음을 숨기지 않고 있다. '내 편'이 아닌 의료인들에게 부정적인 인식을 가지고 있음도 감추지 않고 있다. 하지만 단지 11%의 환자들만이 의사를 믿을 수 없다고 평가한 점은 매우 긍

표 9-4 의사들의 태도와 소통 능력에 대한 환자들의 일반적 인식(n=53)

긍정적 인식	
열악한 여건 속에서도 최선을 다한다.	48(91%)
신뢰할 만하다.	37(70%)
부정적 인식	
환자 편이 아니다.	45(85%)
신뢰할 수 없다.	11(21%)

정적이다. 의사들이 앞으로 환자의 편에 서는 노력을 게을리하지 않는 다면, 환자들이 만족할 만한 의사-환자 관계를 형성할 수 있을 것으로 기대하게 하는 자료이다.

환자들이 기억하는 의사-환자 관계: 사례를 중심으로

주관식으로 이루어진 추가 질문들은, ① 더 나은 의사-환자 관계 혹은 원만한 소통을 위해 어떤 점이 개선되면 좋을지, ② 감동적이거나 불편했던 의사-환자 관계 사례가 있는지, ③ 칭찬하고 싶은 의사가 있는지 등 환자들이 기억하고 있는 구체적인 사례들을 살펴보기 위한 것들이었다. 환자들의 응답에서 우리는, 환자들의 체험이 객관적 질문에 대한 이 연구의 분석 결과를 적극적으로 지지해 주고 있음을 확인할 수 있었다.

첫 번째 질문인 "더 나은 의사-환자 관계와 원만한 소통을 위해 개선하면 좋을 점"에 대해서는 절반 이상의 응답자가 "진료 시간의 부족"을 들었다(응답자 31명 중 16명, 51%). 단순하게 "진료 시간이 좀 길었으면 좋겠다."라는 응답에 더해서 진료 시간의 부족이 의사와 환자 관계와 원만한 소통에 어떤 부정적인 영향을 미치는지까지 설명하는 응답들도 다수 있었다("대학병원에서 진료받을 때 시간이 제한적이라 질문에 대한 답을 충분히 얻을 수 없었다." "환자의 이야기를 들어 주셨으면 좋았겠는데 시간이 없는 듯하여 아쉬웠다." "일인당 진료해야 할 환자가 많고 진료 시간이 짧아서 의사와 충분히 소통하는 것이 힘들었다."). 진료 시간의 부족에 이어 두 번째로 많았던 응답은 "자세하고 충분한 설명의 부족"이었다. 시간의 부족과 무관하게 설명의 부족을 지적한 응답은 6명, 시간의 부족과 연결시켜 설명의 부족을 지적한 응답은 3명으로서 총 31개의 응답 중 9개인 29%

의 응답이 충분한 설명의 부족을 지적했고, 나아가 "진료 이후 환자에게 의견 피력을 장을 열어 주십시오."와 같은 일방적인 설명이 아닌 상호 간 의사소통을 원하는 의견도 포함되어 있었다. 그다음으로 많았던 응답은 "환자 입장에서" 공감하며 진료해 주기를 바라는 것이었다. "환자 입장에서 판단해 주었으면(어렵겠지만)." "환자의 마음을 잘 알아 주고 공감해 주었으면 합니다."와 같은 의견을 31명의 응답자 중 6명(19%)이 제시해 주었다. 흥미로운 것은 원만한 소통을 방해하는 요소로 의사 개인의 성품을 지적한 응답자가 2명에 그치고 있다는 사실이다. 이러한 응답 결과들을 통해 파악할 수 있었던 사실은, 더 나은 의사-환자 관계를 위해 환자들이 가장 바라는 것은 의사들이 자세하게 설명하고 환자의 이야기를 충분히 들어 줄 수 있도록 적절한 진료 시간을 확보해 주는 제도적 개선이라는 점이다.

두 번째 질문인 "감동적이거나 불편했던 의사-환자 관계 사례"에 대한 응답들은 앞에 소개한 '개선되어야 할 부분'과 대부분 일치하는 사례들에 대한 기술이었다. 즉, 불편했던 경우에 대해서 환자들은 의사의 업무과다와 담당 환자 수 과다에 따른 불편("대기시간이 너무 길어 짧은 시간 안에 쫓기듯 진료를 봐야 할 때" "예약 환자가 너무 많아 의사가 환자의 말을 제대로 듣지 않고 진료하는 경우" "의사가 너무 피곤해 보인 경우"), 자세한 설명의 부족("물어본다고 화냈다." "진료 시 환자의 말을 잘 들어 주지 않고 자신의 소견만 말했다."), 의사가 내 편이 아니라는 생각이 들었을 때("환자 탓을 하는 의사")와 같은 사례들을 제시하고 있었다.

더 나은 의사-환자 관계를 위해 제언한 소수의 의견을 덧붙이자면, "젊은 의사가 환자의 나이를 알고 있을 텐데도 반말로 이야기하다니······." "머리 좋은 의사들이 인성을 좀 갖추었으면······." 같은 의견도 있었다는 점을 밝혀 둔다. 또한 의료정책 입안자들에게 드리는 고언도 있다. "우리나라 의료 개혁이 필요하다는 데는 공감한다. 그런데 전문가가 아닌 사람들이 일방적으로 밀어붙이는 개혁이 과연 장기적으로 바람직한 우리나라 의료체계를 정착시킬 수 있을지 우려된다." "의료수가를 높여서 필수 진료과의 문제나 의료의 지역 간 불균형을 해결할 수 있다면 동의할 수 있다. 그러나 의료수가를 올려 준다고 의료의 균등 분배가 실현될 수 있을지 의문이다."

환자들이 기억하는 좋은 의사-환자 관계에 대한 사례들 역시 앞에서 분석한 결과들을 적극적으로 지지하는 생생한 목소리들이었다. "자주 찾아가는 병원에서 의사와 친분이 생기고 상호 간 가족 안부도 묻게 되는 경우"처럼 환자를 단순히 '질병'을 가지고 있는 대상으로만 보지 않고 함께 일상을 살아가는 온전한 인간으로 보아 주었던 경우, 혹은 "환자 입장에서 상담해 주고 불필요한 진료를 권하지 않았던 선생님"처럼 환자가 의사의 공감능력을 높이 평가하여 의사에게 감사하게 되고 신뢰감이 생겼던 경우, "근무 시간 이외에도 환자를 위해 병원에 남아 있었던" 산부인과 선생님, "정해진 의료수가, 바쁜 진료 시간에도 불구하고 어린 아이들을 위해 신경 쓰고 열과 성을 다하는 소아과 선생님들"처럼 의사가 환자 편에서 환자의 치유를 위해 애써 주었던 '좋은 의사-환자 관계'에 대한 기억들을 이 연구의 대상 환자들은 기술해 주었다. 이런 응답들은, 의사가 환자 개인에 대해 관심을 가지고 환자 편에서 환자의 유익과 치유를 위해 애쓴다고 환자들이 느끼게 되면, 환자들은 의사를 신뢰하게 되고 진료 성과와 무관하게 의사에게 감사한다는 사실을 보여 주고 있다.

왜 공감과 소통인가

환자가 의사에게 자기의 이야기를 충분히 털어놓을 수 있다면, 그리고 의사로부터 듣고 싶은 설명을 만족할 만큼 들을 수 있다면 얼마나 좋을까? 이런 환자들의 바람이 어느 정도만이라도 이루어진다면, 현재의 의료 현실이 좀 더 긍정적으로 바뀔 수 있을 것이다. 의사와 환자 간의 신뢰, 더 나아가 의사에 대한 환자의 존중이 뒷받침된다면, 환자가 보내는 담당의사와 그의 치료 행위에 대한 신뢰에서 파생되는 심리적 안정과 정신적 평안 그리고 환자와 가족들의 지지와 믿음 속에서 북돋아지는 의사의 헌신이 최선의 진료 성과를 이루어 낼 수 있을 것이다.

오래전부터 많은 연구자가 이러한 목표를 이루기 위한 방안들을 찾아내기 위해 고민해 왔다. 진정 환자들은 의사들이 자신들에게 어떻게 해주기를 바라고 있는가? 이러한 명제에 대한 해답을 얻기 위해 많은 연구자가 환자들에게 다양한 질문을 던졌다. 환자들에게 묻는 질문이 매우 다양하였고 그 범위도 넓었다. 대상예들의 규모도 최대한 확장하여 의사, 간호사, 의료기관 등에 대한 다양한 만족도를 광범위하게 조사해 왔다.

환자들도 병원 진료와 치료의 전반적인 과정에서 일부 혹은 전체적으로 개선이 필요하다고 느낀다. 그것들이 무엇인지 정확히 파악하는 것은 그 문제를 해결하는 데 도움이 될 것이다. 이를 위해 일반적으로 '병원 만족도조사'라는 명목의 다양한 연구들이 시행되고 있다. 필자 역시 정기적으로 진료를 받고 있는 종합 병원에서 '병원 만족도조사'에 응답한 적이 있다. 그런데 그 '병원 만족도조사'의 내용을 좀 더 꼼꼼히 살펴보면, 행정적인 효율성, 접근성, 편리성 등 시스템에 관한 항목들이 대부분이었다. 병원의 기능적인 그리고 관리적인 개선을 위해 환자의 피드백을 받고자 한다는 느낌을 지울 수가 없었다. '과연 이 조사가 환자들에게 얼마나 도움이 될까? 진정 환자들이 중요하다고 생각하는 내용에 대하여 제대로 질문하고 있는 것일까?'라는 의문을 가지게 된다.

환자들에게는 '병원 만족도조사' 설문지에 적시된 질문들보다 한층 더 중요한 것들이 있다. 아마도 환자들의 '정서적'인 어려움에 관한 문제일 것이다. 환자와 가족들이 존중받고 있는지, 질환과 치료에 관련하여 충분한 설명을 듣고 만족할 만한 돌봄을 받고 있는지에 대한 질문들일 것이다. 하지만 현재 병원에서 시행하는 환자 만족도조사 혹은 환자 보호자 조사의 질문 항목에는 이와 관련한 내용들이 대단히 부족한 실정이다. 환자들이 병원을 선택할 때 고려하는 가장 큰 요소는 주차장 혼잡도나 신속한 비용 수납 시스템 여부가 아니다. 화장실 청소 상태나 매점, 카페테리아, 병원 인테리어 등의 시설을 최우선으로 고려하지 않는다. 환자들에게 가장 절실한 것은, 자신의 이야기를 의사가, 간호사가, 그리고 의료기사가 충분히 충실하게 들어 주는지가 가장 중요하다. 내 질병의 상태와 향후 전망에 대해서 혹은 당장 어떻게 관리해야 하는지에 대해서 친절하게 그리고 상세하게 듣고 싶은 것이다.

다시 말해, 지금까지 행해진 대부분의 '병원 만족도조사'는 행정적 효율성·접근성·편리성 등 시스템에 관해 초점이 맞추어져 있었다. 환자와 가족들이 진료실에서 존중받고 있는지, 질환의 여정에서 과연 동반자로 대접받고 있는지 등에 관해 물어 왔는지 의문이 든다. 그렇기 때문에 이러한 의료서비스 만족도조사는 환자들의 깊은 속마음을 이해하고 평가하는 데 미흡하고 환자들이 진정 원하고 있는 부분들을 반영하기에 부족한 부분이 많았다.

　필자는 이 연구를 통해 의사를 포함한 의료진의 마음을 불편하게 만들고 싶지 않다. 환자들을 위해 최선의 노력을 다하고 있는 병원 관계자들에게 불만을 나타내고 싶은 생각도 없다. 단지, 있는 그대로 환자들의 마음을 전해 많은 사람이 소망하는 의료가 이 땅에 정착되기를 바랄 뿐이다. 이를 성취하기 위해서는 무엇보다도 환자와 의사 간의 신뢰가 시급히 회복되어야 한다. 의사는 환자의 고통에 공감하고 환자는 의사의 판단을 신뢰하는 관계, 이런 의사-환자 간 상호 존중의 관계만이 최선의 진료 성과를 얻을 수 있는 지름길이라고 믿는다.

바람직한 의사-환자 관계를 위한 환자들의 목소리

　환자들은 치료 과정에서 최대한 존중받기를 원하고 제때에 적절한 의료서비스를 받고 싶어 한다. 이와 같은 환자들의 열망을 충족시키기 위해 그동안 다양한 연구들이 수행되었지만 만족할 만한 연구 성과를 얻기에는 아직까지 미흡한 실정이다.

　이 연구에서는, 기존 연구들의 한계를 극복하고자 환자와 의사의 긍정적인 관계 형성, 환자중심의 공감진료를 위해 우리가 함께 노력해야 할 과제들을 탐구하기로 계획하였다. 다시 말해, 환자들의 관점에서 생각하는 공감과 소통에 관한 의사의 태도에 대해 질문하기로 하였다. 왜냐하면, 환자들이 의사에게 간호사에게 그리고 의료정책 입안자들에게 무엇을 원하는가를 파악하는 것이 이 문제를 푸는 열쇠가 될 것으로 믿기 때문이다. 이 과정을 통해 환자와 의사 모두가 원하는 따뜻하고 효율적인 진료, '공감진료'를 실천할 수 있을 것이기 때문이다. 물론, 의사를 제외한 의료진, 간호사, 의료기사, 의료복지사, 의료행정가 등 다양한 직종의 의료 관계자들의 기여와 이에 대한 환자들의 의견도 환자중심 의료를 확립하는 데 매우 중요하다. 그렇지만 이 연구는 의료의 핵심인 의사에 대한 환자들의 관점에 초점을 맞추고자 하였다. 왜냐하면, 의사의 태도와 관점이 변해야만 진료실 환경이 변할 수 있고 그 방향이 환자중심 의료를 정착하는 지름길이기 때문이다.

이 연구에서 많은 환자가 열악한 우리나라 의료환경에도 불구하고 의사들의 공감과 소통에 대한 태도가 긍정적이라고 평가한다. 이는 의사들 역시 환자들과 공감하고 소통하는 데 주어진 여건에서 최선을 다하고 있다는 사실을 반영하는 결과로 보인다. 이러한 결과는, 작금의 심각한 의정 갈등에도 불구하고, 의료계와 정책입안자들 간의 간극이 머지않아 합일점을 찾을 수 있을 것으로 기대할 수 있는 그리고 우리나라 의료가 끝내 도약할 수 있는 미래 비전을 가지고 있음을 암시하는 긍정적인 신호로 받아들일 수 있을 것이다.

이 연구의 결과를 분석해 보면, 여성에 비해 남성의 설명, 배려, 존중, 공감 만족도 그리고 신뢰 만족도가 높은 경향을 나타냈다. 특히 남성들의 의사에 대한 신뢰도는 여성들에 비해 통계적으로 유의하게 높은 것으로 나타났다. 이는 여성들에 비해 남성들이 스스로 의사들로부터 많은 배려와 존중을 받고 있다고 생각하고 있고, 그에 따라 의사들을 좀 더 신뢰하는 것으로 짐작할 수 있는 결과이다. 사회문화적 환경 때문에 우리나라에서 의사들이 실제로 남성들을 좀 더 배려하고 존중하는 것일 수도 있고, 남성들이 의사들의 태도에 좀 더 관대한 결과일 수도 있다.

이 연구에서 저연령층에 비해 고연령층의 배려, 존중, 공감 및 신뢰 만족도가 높은 경향이 있는 것으로 분석되었다. 특히 고연령층의 배려 및 신뢰 만족도는 저연령층에 비해 통계적으로 유의한 차이를 나타냈다. 이 결과를 보면, 저연령층에 비해 고연령층이 스스로 좀 더 배려를 받고 있다고 생각하기 때문에 의사들을 신뢰하고 있는 것으로 보인다. 이는 실제로 의사들이 고연령층 환자들을 좀 더 배려하는 것일 수도 있고, 고연령층 환자들이 "의사들이 열악한 의료환경 속에서도 최선을 다하고 있다."라고 이해해 주는 것일 수도 있다.

이 연구의 대상 환자들 중 의원을 방문했던 환자들이 상대적으로 의사들로부터 존중을 덜 받았다고 생각하는 것으로 나타났다. 그 결과, 의사에 대한 신뢰감에 있어서 부정적인 경우가 상대적으로 많았다. 이러한 환자들의 평가는 실제로 개인의원에서 일하는 의사들이 환자들을 소홀히 대하는 경우가 좀 더 많을 수도 있고, 환자들 스스로 개인의원의 의사들이 자신들을 존중해 주지 않는다고 생각하는 경우가 흔하기 때문일 수도 있다. 하지만 의원 방문 경험을 구체적으로 기술한 환자들의 사례를 종합해 보면 의사-환자 관계에 대한 평가가 전반적으로 긍정적이었다. 그리고 특히 저연령층에서 개인의원 의사와의 관계에 대한 긍정적 응답이 많은 경향이 있었다. 그 이유는 아마도 종합병원에서 근무하는 의사들에 비해 개인의원 의사들이 "비교적 더 많은 시간을 할애하여 환자들과 대화할 수 있어서" "지리적으로나 사회적으로 좀 더 친근하게 환자들과 접촉할 수 있어서" 그럴 수 있으리라 여겨진다. 따라서 이 연구의 결과는 대상예의 특수성과 대상예 수의 제한 때문에 왜곡되거나 편향되었을 수 있으므로 그 해석에 주의를 기울일 필요가 있을 것이다.

이 연구의 결과를 분석해 보면, 진단 및 치료를 위해 병원을 방문했던 환자들이 건강검진을 위해 병원을 방문한 환자들에 비해, 특히 경청, 설명, 존중, 공감에 대해 긍정적인 생각을 많이 가지고 있는 것으로 나타난다. 장기간 반복적으로 의사-환자 관계를 맺어 온 경우, 환자들은 의사들의 공감과 소통에 관해 긍정적으로 생각하고 또한 의사의 입장을 이해하려고 노력한다는 사실을 확인할 수 있다. 그리고 이 결과는 의사-환자 간의 관계성이 깊어짐에 따라 의사도 환자의 입장에서 환자의 치유를 위해 노력하는 일이 점차로 증가한다는 사실의 반영일 수 있다.

이러한 결과들을 종합해 볼 때, 의사를 포함한 의료진과 병원 관계자들은 특히 저연령층 환자들 그리고 여성 환자들과의 공감과 소통에 좀 더 많은 노력을 경주함으로써 보다 나은 의사-환자 관계를 형성할 필요가 있을 것으로 보인다. 의료인들은 특히 처음 내원한 환자들의 취약성과 불안감을 감안하여 좀 더 많은 시간을 할애함으로써 환자들의 고통에 대해 적극적으로 청취하고 친절한 설명과 함께 그들을 존중하고 배려하는 데 좀 더 노력할 필요가 있을 것이다.

발전적인 공감진료 연구를 위한 제언

우리나라에서 수도권과 비수도권의 의료기관 유형과 환자들의 의료기관 선호도는 크게 다르다. 수도권에 상급의료기관이 집중되어 있고, 그 결과 이 연구의 대상 환자들이 경험한 의료기관의 유형이 편향되었을 수 있음을 밝힌다. 즉, 이 연구의 대상 환자들이 모두 수도권에 거주하고 있었음은 연구 결과를 해석함에 있어 감안해야 할 사항인 것이다. 또한 연구 대상 환자들이 비교적 고연령층이었음 역시 이 연구를 일반화하기에 제한점임을 인정할 수밖에 없다. 따라서 이와 같은 제한점을 극복하기 위한 전향적인 연구가 앞으로 계속되기를 희망한다. 또한 이 연구에서 어떤 경향을 나타내지만 통계학적 유의성을 확인하지 못한 인자들 역시 추후 대상 환자 수를 늘려서 그 의미를 좀 더 분명하게 확인할 필요가 있다.

우리나라에서는 일반적으로 환자들이 수도권의 의료기관들을 선호하는 경향이 강하다. 미루어 짐작건대, 많은 환자의 경우 수도권의 대형병원에서 근무하는 의사들에 대한 호감도가 높을 것으로 생각된다. 따라서 거주지나 의료 접근성에 따른 의사의 공감 및 소통에 대한 평가 역시 다를 수 있다. 이런 점을 고려하면, 다양한 지역 환자들의 관점을 비교하고 분석함으로써 환자중심 의료를 향한 좀 더 구체적인 행동지침을 얻을 수 있을 것으로 생각된다.

이 연구에 포함된 대상예의 수가 매우 제한적이기 때문에 설문지 응답을 기준으로한 정량적 통계분석에서 상당한 오류를 감수해야 했으며, 소수의 주관적 응답에 대한 질적 분석에도 한계가 있었음을 고백할 수밖에 없다. 그럼에도 불구하고 이 연구에 나타난 환자들의 목소리는 향후 관련 연구를 진행하는 데 초석이 될 수 있을 것이며, 진료실에서 공감진료를 수행하고자 노력하는 의료인들에게 일정 부분 영감과 지침을 제공할 수 있을 것으로 생각된다.

공감과 소통으로 환자중심 진료가 꽃피우길 바라며

따뜻하고 효율적인 진료실을 만들기 위해 우리는 무엇을 어떻게 해야 할까? 최상의 진료 성과를 얻기 위해 우리는 무슨 노력을 해야 할까?

구약성서 잠언에 귀한 말씀이 있다. "사람의 병은 정신력으로 이겨 낼 수 있지만 마음이 상하면 누가 견딜 수 있겠는가?"(잠언 18: 14) 단순하게 말하자면, 정신만 살아 있으면 병도 이긴다. 정신이 꺾인 사람은 희망이 없다. 즉, "정신이 꺾이면 안 된다."라는 말씀이다. '중꺾마(중요한 것은 꺾이지 않는 마음).' 요즘 젊은이들이 많이 쓰는 줄임말이다. 심령이 강건해야 육체도 강건해진다. 육체가 받쳐 주면 정신도 더 단단해진다. 육체와 정신이 서로 도울 때 선순환이 일어나듯이 의사를 포함한 의료진과 함께 환자와 가족이 한 팀이 되어 서로 믿고 도울 때 질병의 치료와 진정한 치유가 이루어질 것으로 믿는다.

'공감진료'를 위한 '좋은' 의사-환자 관계는 무엇인가? 이에 대한 대답은 환자들의 목소리에서 그 실마리를 찾을 수 있을 것이다. 의사에게 많은 것을 의지하는 환자는 의사의 한마디에서 큰 힘을 얻을 수 있다. 반대로, 부정적이거나 냉담한 의사의 표정이나 태도에 상심할 수도 있다. 그런 면에서 의사와 간호사를 포함한 의료진의 응원과 격려는 질병을 이겨내게 하는 원동력인 동시에 진정 치유로 안내하는 따뜻한 길잡이이다.

참고문헌

김지온, 박영희(2020). 의료서비스 경험에 따른 외래 의료서비스 만족도와 영향 요인. *The Korea Journal of Health Service Management, 14*(1), 15-30.

대한성서공회(1992). **성경전서.**

정영화(2021). **김박사의 공감클리닉.** 박영사.

정영화(2022). **김박사의 공감진료 스토리.** 박영사.

Churchill, L., Fanning, J., & Schenck, D. (2023). **좋은 의사 나쁜 의사.** (정영화, 이경란 공역). 박영사. (원본출판 2013).

Dunn, M., & Hope, T. (2020). **의료윤리.** (김준혁 역). 교유당. (원본출판 2019).

International Bible Society. (1984). *The Holy Bible-New International Version.*

Marini, M. G. (2020). **이야기로 푸는 의학: 공감과 소통으로 가는 여정.** (정영화, 이경란 공역). 학지사. (원본출판 2016).

제10장

의사와 환자의 관계성 향상을 위한 해법: 임상 사례를 통한 분석

김병익[1]
조용균[2]
이돈[3]

📋 진료실 갈등 해결의 열쇠, '좋은' 의사-환자 관계

환자중심의 의료, 환자들이 최대한 만족할 수 있는 의료, 따뜻하고 효율적인 공감진료를 실천하기 위해서 해결해야 할 과제들 중 의사-환자 간의 관계성 향상은 핵심 주제이다(정영화, 2021, 2020). 그러나 의사-환자 간의 관계성 향상을 위한 해법을 찾는 일은 그리 녹록하지 않다. 환자 중심 의료로 가는 길을 나서는 나그네는 무엇보다도 등짐을 단단히 싸야 한다. 제일 먼저, 예기치 않게 위기를 맞아 그 과정에서 겪은 아픔을 날것 그대로 얘기하고 있는 환자와 가족들의 목소리를 들을 필요가 있다. 경험이 풍부한 임상의사들의 경험 역시 우리에게 매우 소중한 기초자료이다.

---

1) 성균관대학교 의과대학·강북삼성병원 소화기내과 명예교수.
2) 성균관대학교 의과대학·강북삼성병원 소화기내과 교수.
3) 누리꿈 서울아산내과의원 원장.

제10장 의사와 환자의 관계성 향상을 위한 해법: 임상 사례를 통한 분석

임상의사가 자신의 경험을 있는 그대로 드러내 글로 적어 내기는 쉽지 않다. 하지만 임상의사들이 용기를 내어 '좋은' 의사-환자 관계에 대한 소신을 밝힌다면 환자중심 의료로 가는 길에 벽돌 한 장을 보탤 수 있지 않을까 생각해 본다.

먼저 진료실에서 겪은 의사-환자 간 갈등을 덤덤하게 전해 주신 환자의 이야기를 들어보자.

> 저는 82세 할머니입니다. 골다공증 진료를 위해 대형병원 가정의학과를 방문했던 날의 경험을 소개합니다.
>
> 의사는 제게 어디가 불편한지 무엇이 걱정되는지 무엇을 도와주길 원하는지 묻지 않았습니다. 대뜸 큰소리로 자신의 말만 했습니다. 골다공증 검사 결과 경계선(border-line)에 있어서 의료보험이 안 되는데 골다공증 주사를 뭐하러 맞으려 하느냐는 말만 했습니다. '나이를 많이 먹었으니 그냥 살아가라'는 느낌을 받았습니다. 환자가 주사를 맞으려는 이유가 분명 있을 텐데 그것에 대해서는 물어봐 주지 않았습니다.
>
> 건강 잘 관리해서 온전한 몸으로 돌아가고 싶은 환자의 마음을 의사가 읽지 못하는 것 같았습니다. 과연 의사는 환자의 과거 병력이나 치료 과정을 면밀히 살펴보고 현재의 환자 상태를 감안하여 '내 편'에서 임상 결정을 한 것일까요?
>
> 이 의사의 환자 대하는 태도는 어떻게 형성된 것일까요? 개인의 인성 때문인가요? 권위의식 때문일까요? 의과대학 교육의 문제인가요?

진료실에서 환자들이 왜 의료진과 갈등을 빚을까? 진료실 갈등이 불량한 진료 성과, 다시 말해 환자의 불이익으로 연결되는 것을 그들이 모르지 않을 텐데, 이러한 갈등이 발생하는 원인은 과연 무엇이란 말인가?

이 사례를 분석해 보자.

환자는 의사가 도무지 자신의 말을 들어 주지 않았다고 섭섭해한다. 의사의 입장에선 좀 억울할 수도 있다. 주어진 시간 동안 최대한 환자의 목소리를 들으려 노력했다고 말할지도 모른다. 하지만 환자가 끝내 자신의 목소리가 제대로 전달되지 않았다고 말한다면 그 주장에 귀 기울이는 것이 마땅하다. 진료실에서 의사와 환자가 마주 앉은 목적은 환자의 고통을 해결하는 것이기 때문이다. 그 목적에 걸맞지 않은 소통이라면 그 자체로 이미 올바르지 않다. 진료실에서는 환자의 목소리를 존중해야 한다. 그래야 환자의 문제를 해결할 수 있고 진료 성과를 극대화할 수 있다. 진료실에서 의료진은 환자의 목소리에 귀 기울여야 한다. 환자의 아픔이 무언지 마음속 깊은 곳으로부터 부르짖는 음성이 무언지 적극적으로 청취해야 한다.

앞서 제시한 사례에서 환자는 자신의 처지에 의사가 '공감'[4]해 주길 간절히 바라고 있다. 자신의 고통에 공감하지 않는 의사를 도저히 믿을 수 없다고 말한다. 공감하지 않는 의사를 어떻게 신뢰할 수 있느냐는 얘기이다. 당연하다. 진정 '좋은' 의사-환자 관계를 원한다면 의료진은 무

---

4) 프로이트(Freud, 1856~1939)는 공감(empathy)을 '타인의 정신적인 상태를 고려하고 나를 그 속에 이입하여 그를 이해하려고 노력하는 것'이라고 정의한다. 즉, 공감은 타인의 고통을 이해함은 물론 감정을 공유함으로써 함께 해결책을 모색하는 인지적 작용이다. 이는 자신의 관점에서 타인의 고통을 느끼는 감성적인 작용을 일컫는 연민(sympathy)과 구별된다.

엇보다도 먼저 환자의 아픔에 공감해야 한다. 그래야 비로소 환자의 '신뢰'를 받을 수 있을 것이다.

환자들이 기대하는 바람직한 의사상

많은 연구자가 오랫동안 '좋은' 의사-환자 관계에 관심을 기지고 다양한 연구를 수행해 왔다. 처칠 등은 그들의 저서 『좋은 의사 나쁜 의사(What Patients Teach?)』(Churchill et al., 2023)에서 환자들이 자신들과 '좋은' 관계를 맺었다고 표현했던 의사들의 특성을 정리하였다(〈표 10-1〉 참조). 많은 환자는 공감, 배려, 접근성, 신뢰 그리고 존중을 바란다고 고백하였다.

표 10-1 임상의사의 긍정적인 특성들(n=58)

임상의사의 특성들	빈도
공감	43
배려	33
접근성	28
신뢰	25
옹호	25
정직	25
차분함	24
존중	20
열린 마음	20

'내 편' 의사[5]를 바라는 환자

환자와 가족들이 의료진에게 섭섭해하는 이유 그리고 따뜻하고 효율적인 진료를 방해하는 가장 큰 장애물은 누가 뭐래도 의료진의 공감 부족이다. 환자와 가족들은 담당의사, 담당 간호사, 나를 책임진 보건복지사나 병원 직원들 모두 '내 편'이었으면 좋겠다고 생각한다. 먼저, 이 문제로 인해 섭섭했던 환자 가족의 목소리를 들어보자.

> 남편이 뇌출혈로 응급실에 실려 간 날, 응급실에서 근무 중이었던 두 젊은 인턴의 말과 행동이 지금도 나와 자식의 가슴에 지워지지 않는 아픔으로 남아 있다. 수술 전 검사 결과를 기다리고 있던 때였다. 남편은 잠이 들었는지 의식을 잃어 가는 중이었는지 의식이 가물가물한 상태에서 코를 골고 있었다. 그런데 응급실 한 켠에서 인턴 둘이서 키득키득 웃으며, "참! 코까지 고네." 하며 남편을 바라보고 있었다. 그 소리는 내게 선명하게 들렸다. 이런 소리를 응급실에서 그것도 초보 의사에게서 듣는다는 현실이 믿어지지 않았다. 지금 분초를 다투는 환자가 사투를 벌이고 있는 현장에서 정신이 없는 보호자 옆에서 인턴들이 키득거릴 수 있단 말인가?
> 수술실에서 의사들끼리 사적으로 대화하는 장면을 드라마에서 봤다.

---

[5] '내 편' 의사는 환자와 가족들이 의사들에게 바라는 간절한 소망이다. 그러나 의사의 이런 특성이 언제나 윤리적으로 옳지 않을 수도 있다. 환자와 가족들이 원하는 의사상과 윤리적으로 권장하는 의사상이 불일치할 수도 있다. 그러나 이 장에서는 이와 같은 간극을 일단 접어 두고, 환자 그리고 가족들과 원활하게 소통하며 따뜻하고 효율적으로 진료할 수 있는 진료실을 만들어 나가는 데 필수적인 의사-환자 관계성에 초점을 맞추어 논의를 전개함을 밝혀 둔다.

참으로 놀라웠다. 아마 집도를 하면서 긴장을 푸는 방법일지도 모르겠다고 이해했다. 그러나 그 장면에서도 의사들이 환자 앞에서 그러지는 않았고 키득거리지도 않았다.

환자 보호자는 환자가 코를 고는 상황이 무엇을 의미하는지 몰라 염려하고 있는데……. 절박한 보호자의 심정을 이해해 주어야 할 인턴들이 그런 행동을 하다니 그 사람들은 무엇을 위해 의사의 길을 택했는지 궁금하다. 그들은 장래에 어떤 의사가 될까? 의식이 없는 환자라도 존중해 주어야 하고, 가족들의 심정을 헤아려야 하는 것 아닌가?

최근 언론에 기고한 어느 암환자의 글을 읽고 큰 울림을 얻었다. 공유하고 싶은 마음에 그 글의 일부를 옮긴다(이혁진, 2025).

암으로 투병하면서 수술한 대학병원만 가는 게 아니다. 대학병원에서는 수술 이후 드레싱이나 소독 등 간단한 처치를 동네병원에서 받도록 권고하고 있다. 실제로 그런 제도 덕분에 병원을 오가는 시간과 비용을 절약할 수 있어 환자에게 여러모로 편리하다.

두경부암 환자인 나는 동네에서 가까운 이비인후과 의원을 주기적으로 찾아 목구멍과 구강 증상을 치료하고 있다. 어제는 의원에서 수술 후유증인 귀 관련 질환을 진찰받았는데 특별한 소견이 없어 다행이었다.

이비인후과 의원에는 두 명의 의사가 있다. 2년 전 처음 갔을 때 접수하는 간호사가 어느 의사에게 진료받고 싶은지 물었다. 의사를 선택하라는 질문이 다소 생소해 간호사가 지정해 준 의사에게 진료를 받았다. 그리고 얼마 후 다시 갔는데 같은 질문을 또 받았다. 이번에는 다른 의사를 뵙고 싶다고 했다. 의사를 바꾸어야 할 특별한 이유는 없었지만 선택질문에 유도된 것이다. 그런데 의사 바꾸기를 참 잘했다. 내가 생각한 것보다 훨씬 친절하고 다정했다. 처음 만났을 때 그는 내가 겪고 있는 암에 대해 자세히 물었다. 그 의사와의 인연은 그렇게 시작됐다.

그간 대학병원에서 받은 치료와 경과를 묻고 이어서 자기가 할 수 있는 진료 범위와 한계에 대해서도 가감 없이 설명해 주었다. 모두 내가 궁금했던 내용이다.

지포자기하기 쉬운 암환자는 의사의 말 한마디에 일희일비하기 십상이다. 의사의 태도와 표정이 그만큼 무게감을 갖는 것도 이 때문이다. 무엇보다 그는 내가 겪는 고통과 무력함에 공감하고 있었다. 나는 이비인후과에 온 것이 아니라 마치 정신과 전문의를 만나러 온 것으로 착각했다. 회복을 기원하는 그의 조언에는 아픈 상처와 마음을 추스르게 하는 에너지가 있었다. 환자 입장에서 정말 신뢰가 갔다.

알다시피 대학병원에서 진료는 5분 내외에 이뤄지는 것이 보통이다. 의사와 환자 간에 원활한 소통은 물론 공감이 부족한 구조이다. 대학병원에서 반복되는 암환자의 검사와 진료 일정은 지루하기만 하다. 병원에 갈 때마다 심적 부담감과 중압감은 늘 스트레스이다. 의사를 만나기 전 그 초조함은 최고조에 이른다. 친절과 감동이 없는 진료를 마치고 나오면 한숨부터 쉰다. 다음에 또 병원에 올 것부터 걱정하는 것이다.

P 교수는 정년퇴직한 지 일 년이 채 지나지 않은 시점에 편지 한 통을 받았다. 예기치 않은 편지를 받고 하루 종일 마음이 시끄러웠던 그날의 기억이 아직까지 생생하다.

교수님, 안녕하십니까? 저는 심○○입니다. 교수님께서 ○○병원 재직시절 돌봐 주시던 황○○ 환자(54××××-2××××××)의 딸입니다. 갑작스럽게 메일을 드려 송구합니다. 너그럽게 이해해 주시면 감사하겠습니다.

지난해 교수님께서 퇴임하신 이후 어머니께선 K 교수님 외래에 정기적으로 다니셨습니다. 그런데 3개월 전에 침윤성 간암이 생겼다는 말씀을 들으셨습니다. 그리고 진단 당시 종양이 간문맥으로 퍼져서 수술로 제거할 수 없다고 합니다. 그래서 지난달에 항암치료를 시작했습니다. 그런데 이것이 옳은 일인지 잘 모르겠습니다.

간암 진단을 받으신 후에 어머니께서는 교수님 말씀을 자주 하십니다. 진료와 상관없이 어머니께 교수님의 목소리를 한번 들려드리면 어머니께서 심리적으로 많이 안정되지 않으실까 용기를 좀 얻을 수 있지 않으실까 하는 생각이 듭니다. 이에 초면에 실례를 무릅쓰고 이렇게 글을 올립니다.

혹시 전화를 한 번 해 주실 수 있는지요? 아니면, 만나 뵐 수 있도록 잠깐 시간을 내 주실 수 있는지요?

제 전화번호는 010-××××-××××이고, 어머니 전화번호는 010-××××-××××입니다.

회신을 기다리겠습니다. 감사합니다.

심○○ 올림

환자와 가족들에게는 '내 편' 의사가 절실하다. 내 목소리에 귀 기울여 주는 의료진, 내 마음과 내 스토리에 '공감'해 주는 의료인을 만나길 언제나 기도한다.

P 교수는 심란하다. 사랑하는 환자와 마음을 맞추지 못하는 현실이 아프다. 겨우 위로의 말 몇 마디로 전화를 끊어 버린 자신이 밉다. 그보다

더 괴로운 건 K 교수와 신뢰관계를 맺지 못하는 환자와 가족들의 마음이다. 물론 환자로부터 확실하게 신뢰를 받지 못하는 후배 K 교수도 안타깝다.

의사에게 '공감'을 기대하는 환자와 가족들의 마음은 불문가지(不問可知)이다. 환자와 가족들은 그럴 권리가 있다. 하지만 이와 같은 일방적 요구는 '상호 주체성'이라는 개념에서 보면 재검토할 필요가 있다. 지난 40여 년 동안 위중한 간질환 환자들을 치료해 온 P 교수는 힘주어 말한다. "환자와 가족들은 의사를 포함한 의료진에게 공감을 기대하기 전에 스스로 자신들의 의무를 다했는지 뒤돌아볼 필요가 있습니다. 다시 말해, 의사들을 전문가로서 존중하고 신뢰했는지 성찰해야 합니다." 그러면서 P 교수는 '좋은' 의사-환자 관계를 통해 바람직한 진료 성과를 거두었던 사례를 소개한다.

> 나는 그날 오후 병실에서 그녀를 처음 만났다. 그때 나를 빤히 쳐다보며 대답을 기다리던 그녀의 애절한 눈망울을 도저히 잊을 수가 없다. 그토록 안타까운 여인의 눈동자를 그때까지 난 본 적이 없었다.
>
> 그날도 여느 때처럼 전공의들과 간호사들을 대동하고 회진하던 중이었다. 늘 그랬듯이, 병실 앞에서 전공의로부터 환자 상태에 대한 보고를 받고 환자의 진료 계획을 세운 다음에 병실 문을 열었다. 느닷없이 누가 달려와 팔을 끌어당긴다. "교수님, 제발 제 아들을 좀 살려 주십시오. 저희는 교수님만 믿고 여기까지 왔습니다. 교수님께선 우리나라에서 간질환의 최고 전문가 아니십니까? 시키는 대로 다할 테니 제발 제 아들을 살려 주십시오."
>
> 환자는 만성 B형간염을 앓고 있는 40대 남자였다. 그리고 팔에 매달린 여인은 그 환자의 어머니였다. 가뜩이나 B형간염 바이러스를 물려준 것

같아 늘 죄인으로 살았는데, 하나밖에 없는 외동 아들이 황달로 다 죽어 가고 있단다. 정기적으로 다니던 지방 의원에선 빨리 큰 병원에 가 보라고만 한다. 귀한 아들을 잃을 수 없다는 생각에 백방으로 알아보고 나서 믿을 수 있는 병원 믿을 수 있는 의사를 찾아왔단다.

그저 살려 달라고 매달리는 이 상황이 중환자를 많이 대하는 내게도 몹시 당혹스러웠지만 어머니의 간절한 눈동자와 내게 보내는 무한한 신뢰는 나로 하여금 최선을 다할 수밖에 없도록 만들었다.

환자는 지난 2년 동안 만성 B형간염에 대해 항바이러스 요법을 받고 있었다. 그러던 중 갑자기 간수치가 높아지고 황달이 생겨 위중한 상태가 된 것이다. 이 경우, 의학적으로는 두 가지를 감별해야 한다. 간세포를 파괴할 수 있는 무언가를 섭취했거나, 항바이러스제에 내성이 생겨 B형간염 바이러스가 재활성화한 것이다. 전자라면 그 원인을 찾아 그것을 배제하면 되고, 후자라면 돌연변이의 출현을 확인한 후 적절한 약제로 교체해야 한다. 물론 그동안 간기능 부족으로 인해 위급한 상황을 맞지 않도록 내과적 치료를 꼼꼼히 해야 하는 숙제가 남는다.

다방면으로 확인한 결과, 환자는 현재 사용 중인 항바이러스제에 대한 내성 돌연변이의 출현으로 인해 간기능이 악화한 상태였다. 당시에는 그 내성 바이러스를 치료할 수 있는 약제를 구하는 일이 그리 용이하지 않았지만(임상연구용으로만 제공되었기 때문에), 나는 그때 환자 어머니의 애절한 눈망울을 떠올렸다. 환자, 어머니 그리고 우리 의료진의 간절함이 통했는지 우리는 마침내 그 귀한 약을 손에 넣을 수 있었다.

환자는 감사하게도 약효가 나타날 때까지 잘 견뎌 주었고, 그 결과 간수치가 정상화하고 황달도 사라졌다. 그리고 어머니와 아들은 행복한 얼굴로 병원을 나설 수 있었다.

퇴원하는 날 어머니께선 아들과 함께 오렌지주스 한 박스를 사 가지고 내 연구실에 오셨다. 김천에서 막국수 맛집을 하고 계시는데 여름에 한번 들러 달라고 하셨다. 막국수와 수육을 꼭 대접하고 싶다 하셨다.

공감과 배려의 산물, 적극적 청취

모든 인간관계에서 그러하듯이 의사-환자 관계에서도 첫 만남은 매우 중요하다. 물론 외형적인 첫인상도 중요하지만, 고통을 호소하는 환자를 대하는 의사의 자세 그리고 그것을 표현하는 방법이 더 중요하다. 긍정적인 의사-환자 관계 형성의 첫 단계는 환자의 고통에 공감하면서 환자가 호소하는 바를 환자 편에서 들어 주는 '적극적 청취(active listening)'인 것 같다. 의사가 서두르지 않고 환자에게 충분한 시간을 할애하여 환자가 하고 싶어 하는 말을 마음껏 할 수 있도록 배려한다면 의사-환자 간 소통이 원활해지고 궁극적으로 상호 간 신뢰가 축적될 것이다. 이렇게 형성된 '좋은' 의사-환자 관계는 진료 성과를 극대화하여 궁극적으로 환자의 치유를 촉진하는 결과로 귀결될 것이다.

대학병원에서 20여 년간 진료하다가 10여 년 전에 개원한 L 원장은 잊을 수 없는 환자 한 분을 소개하며 '좋은' 의사-환자 관계 형성의 중요성을 강조한다.

60대 중반의 여자 환자가 진료실 문을 조심스럽게 열고 들어왔다.
"안녕하세요? 앉으세요, 어떻게 오셨나요?" "선생님, 저……. 요즘 눈물이 멈추질 않아요." "눈물이요? 눈이 아프세요?"

환자는 잠시 뜸을 들이다가 어렵게 입을 열었다. "남편이 교통사고로 한 달 전에 돌아가셨어요. 아이들 결혼시키고 이제 좀 살 만한데……. 갑자기 세상을 떠나서……. 밥맛도 없고 잠도 안 오고 머리도 아프고 눈물이 멈추질 않아요. 집에 혼자 있으려니 외롭고 무섭고 가슴도 답답하고……. 팔도 저리고, 어지럽고……. 체중이 한 달 만에 5kg이나 줄었어요……."

아마도 5분 가까이 눈물을 글썽이며 쏟아 내는 증상 반 넋두리 반 하소연을 들었던 것 같다. 휴지를 꺼내 말없이 건네면서 눈만 맞추고 듣고 있었다. 신환에겐 최대한 시간을 할애해 주자는 내 원칙대로 긴 호흡으로 고개를 끄덕이며 환자의 말을 다 들어 주었다.

환자의 말이 다소 느려질 때쯤 그녀에게 말을 걸었다. "아, 가슴 아픈 일을 당하셨군요……. 많이 불편하신 것 같은데 내과적으로 하나하나 따져서 확인하자면 너무 많은 검사를 해야 할 것 같아요. 그런데 요즘 잠은 잘 주무시나요?" "하루 종일 자다 깨다 해요." "밤에 주무시는 시간은 얼마나 되세요?" "한 시간 자고 한 시간 깨어 있으면서 밤을 새우네요."

남편을 잃은 상실감으로 인해 수면의 리듬이 무너지면서 생긴 전신 부조화 증후군이 의심됐다. 그렇다고 해서 이 환자를 곧바로 정신의학과로 보내면, 내 경험에 비추어 볼 때 그녀는 십중팔구 정신의학과에도 가지 않고 내 진료실에도 다시 오지 않을 것이다. 아마도 호소하는 수많은 증상에 대해 각종 검사를 다해 줄 병원을 찾아 방황하게 될 것이다.

난 일단 그녀를 위로하고 그녀의 마음이 차분해질 때까지 시간을 가지기로 했다. "우선 며칠간 잠을 잘 주무시도록 노력해 보시고, 예전처럼 정상적인 리듬으로 생활하시면서 증상에 변화가 있는지 살펴보기로 하시죠. 마음이 좀 편해지는 약과 밤에 잠을 좀 깊이 주무시도록 하는 약, 소화를 도와드리는 약을 처방해 드리겠습니다. 이건 중요한 일인데, 약을 시간에 맞추어 드시고 낮에는 누워서 주무시지 않도록 하십시오. 힘드시겠지만, 낮에 집에서 혼자 지내지 마시고 자녀나 친구들을 만나서 함께 시간을 보내도록 노력해 보십시오." "사람들은 만나기 싫은데요······." "꼭 누구를 만나야 한다는 의미라기보다는 집에서 혼자 계시면서 잡념에 싸이지 마시라는 얘기입니다." "알겠습니다. 해 볼게요, 선생님."

진료실을 떠나려는 환자를 다시 앉혀서 수면에 대한 주의사항을 여러 차례 강조해서 설명했다. 일주일간 안정제를 적절히 사용하도록 설명하고 다음 주에 다시 보자고 했다.

일주일 후에 만난 환자는 좀 밝아진 것 같았다. "어떠세요? 아직도 숨차고 어지러우세요?" "아니요, 선생님. 많이 좋아졌어요······." "잠은 잘 주무시나요?" "밤에 네댓 시간 자는데 중간에 깨는 일은 거의 없어요."

환자가 내 지시를 비교적 잘 따라 주었고 치료 효과도 있어 보였다. "물론 내과적으로 다른 문제가 있을 수는 있지만, 제가 보기에 환자분의 불편은 마음의 상처 때문에 수면의 리듬이 깨지면서 생긴 신체 증상이었던 것 같습니다. 이런 문제가 며칠 만에 치료되기는 쉽지 않으니까 정신의학과 선생님과 상의를 하시는 게 좋을 것 같습니다. 제가 의뢰서를 써 드릴 테니 가까운 정신의학과에 가셔서 선생님과 상의해 보십시오." "저는 아픈 데가 하도 많아서 암이라도 걸린 줄 알았어요, 선생님." "증상이 지속되면 내과적인 문제가 있는지 확인해야 하니까 일주일 후에 한 번 더 오시지요."

2주일쯤 지나서 환자가 다시 방문했다.

"선생님, 안녕하세요?" 환자가 먼저 인사를 했다. 한결 밝은 표정이고 옷매무새도 단정해 보였다. "정신의학과에 다니고 계시죠?" "네. 정신의학과 선생님이 주신 약 먹으면서 더 편해지고 있어요. 숨차고 어지럽고 하는 증상도 좋아졌고 식욕도 조금 생겨서 몸무게가 2kg 정도 회복됐어요." "다행이네요. 좋아지실 거예요. 그럼 이제 저에게는 증상이 다시 심해지면 오시고, 그렇지 않으면 정신의학과 선생님의 지시를 계속 따르시면 됩니다." "선생님, 감사합니다. 정말 고맙습니다······."

눈물을 글썽이며 나갔던 환자가 금세 문을 다시 열고 빠끔히 얼굴을 밀어 넣으며 말했다. "선생님 같은 의사분은······. 처음이에요······. 감사합니다······."

L 원장은 이 환자와의 긍정적인 의사-환자 관계 형성에 대해 회상하면서 말을 이었다. "요즘 이 환자는 가벼운 감기만 걸려도 나에게 와서 상의합니다. 환자는 나의 권고와 지시를 철석같이 믿고, 나도 환자의 얼굴을 보는 것이 반가운 '좋은' 의사-환자 관계가 된 것입니다. '첫 만남'의 중요성을 되새기게 됩니다. 환자와 처음 대면할 때마다 '적극적 청취'를 실천하려고 했던 결심 덕분이 아닌가 합니다. 적극적 청취가 나로 하여금 환자의 고통에 '공감'하도록 만들고 환자를 보살피고 배려하겠다고 마음먹도록 격려하는 것 같습니다."

접근성의 명암

환자들은 필요할 때 의사들이 언제나 곁에 있어 주길 원한다. 그런데 현실에서 그것이 가능한 일인가? 쉽지 않은 일임에도 불구하고 환자들이 이러한 '접근성'을 그토록 중요시하는 이유는 무엇일까? 참으로 의아하다.

논리적으로 설명할 수는 없지만 그런 일은 일어나고 있다. 환자에게 꼭 필요한 순간 의사들이 환자 곁에 있다. 그 순간 환자 곁에 있길 원하는 의사들이 있다. 참 희한하다.

대학병원에서 중환자를 많이 치료하는 C 교수에게 드물게 갖는 가족들과의 외식 자리는 귀하다. 자신의 지친 영혼을 위로하는 자리이기도 하거니와, 자주 함께하지 못한 가족들에게 속죄(?)하는 자리이기도 하다. 하지만 이런 평범한 일상도 C 교수에겐 사치일 때가 있다.

C 교수는 그날 저녁, 어렵사리 시간을 내어 가족들과 고깃집에 갔다. 오랜만의 자리라 아내와 아들, 딸이 모두 들떠 있었다. C 교수는 열심히 고기를 구워 가족들에게 밀린 봉사를 하는 중이었다. 절묘한 타이밍에 휴대폰이 운다. 병원이다. "교수님, 교수님 환자분이 피를 토하고 응급실에 오셨습니다. 웬만하면 연락드리지 않으려 했는데 환자분이 교수님을 꼭 뵙게 해 달라고 하셔서요……."

C 교수는 환자의 이름을 듣고 이내 환자를 기억해 낸다. 그도 그럴 것이 최근까지 몇 차례 응급 상황을 함께 겪었던 환자이기 때문이다. 그는 간경변증 환자이다. 위중한 합병증인 식도정맥류 출혈이 생겨서 최근에 C 교수로부터 몇 차례 내시경 치료를 받았었다. 그럼에도 불구하고 아직까지 식도정맥류가 남아 있어 피를 토하는 일이 잦다. C 교수는 생각했다. '오늘 저녁에도 아마 식도정맥류가 터져 피를 토했을 것이다. 급히 지혈해야 한다. 그렇지 않으면, 환자가 위험에 빠질 수 있다. 환자의 상태는 그동안 이 문제를 관리하고 치료해 온 내가 제일 잘 안다. 내가 달려가야 환자를 살릴 가능성이 가장 높다.'

가족들에게 면목이 없다. 오랜만의 외식인데……. "여보, 얼른 갔다 올 게. 애들하고 천천히 먹고 있어. 미안해." C 교수는 그나마 병원이 멀지 않아 천만다행이라고 생각한다.

택시를 타고 병원으로 가는 그 짧은 순간에도 C 교수의 머리에는 온통 환자 생각뿐이다. 응급실에 도착하자마자 환자를 진찰한 C 교수는 내시경실에 연락해 응급 시술을 준비했다. 다행히 응급 내시경치료는 성공적이었다. 환자가 잘 버텨 준 것이 고마웠다. 가족들에겐 미안했지만 소중한 생명을 구한 것 같아 뿌듯했다.

최선을 다해 준 의사에게 감사하는 환자와 가족들

환자는 일반적으로 자신을 돌봐 준 의료진에게 감사한 마음을 가지고 있다. 가능하면 그렇게 마음 먹으려고 애쓰고 있다. 환자가 끝내 사망하더라도 환자의 가족들이 보기에 의사가 주어진 상황에서 최선을 다했다고 생각하는 경우에는 의사에게 무한한 신뢰와 감사의 마음을 표한다. 이런 사실을 우리 모두는 잊지 말아야 한다. 그것이 진실이기도 하거니와 앞으로 우리가 공감진료를 향해 나아갈 바탕이기 때문이다.

다음에 우리의 생각을 확인해 줄 환자 가족의 목소리를 소개한다.

코로나19가 조금씩 고개를 치켜들기 시작하던 2020년 6월 초 어느 날 새벽에 남편이 뇌출혈로 쓰러졌다. 심장 수술을 시작으로 10년이 넘게 매년 큰 수술을 받아 왔던 남편은 이제 더 이상 병원에 가지 않고 그냥 죽음을 맞이하겠다고 했으나 본인의 바람과는 달리 가족들에 이끌려 앰뷸런스를 타고 평소 다니던 대형병원 응급실에 갔다.

감동적이었던 것은 응급 상황으로 판단한 뇌수술 전문의의 과단성 있는 결정과 배려였다. 코로나19 검사 결과를 기다리라는 행정부서의 지시에도 불구하고 그는 즉시 수술실 문을 열도록 했고, 그 덕분에 남편은 곧바로 뇌수술을 받을 수 있었다. 여러 번의 수술에도 불구하고 손은 쓸 수 없는 부위에서 발생한 출혈을 막을 수가 없어 남편은 결국 뇌사 판정을 받았다. 우리 가족은 평소 남편이 말해 왔던 대로 생명 연장을 하지 않기로 의견을 모았다. 나와 자식들은 의사 선생님의 필사적인 노력에도 불구하고 지혈에 성공하지 못했던 것이 남편이 복용하고 있던 와파린 때문은 아니었을까 나와 자식들은 생각했고, 그런 생각 끝에 우리는 의술의 한계와 불가항력적인 상황을 받아들이게 되었다.

밤을 새우면서까지 여러 번 뇌수술을 해 주셨던 그 의사 선생님께 말로 다할 수 없는 감사를 드린다. 의사들이 아무리 최선을 다해도 죽음을 막을 수 없는 경우가 있다. 우리는 살면서 이런 불가항력적인 상황을 여러 차례 겪어 왔기 때문에, 비록 죽음이 우리가 사랑하는 사람에게 찾아왔다고 해도 우리를 위해 최선을 다해 준 의사 선생님을 사랑하고 귀하게 여길 수밖에 없다.

의사-환자 관계의 장애물

환자들은 진료실에서 의료진과 불편했던 경험에 대해서도 털어놓는다. 이러한 고백은 우리가 앞으로 의사-환자 관계성을 향상시키는 데 아

표 10-2 임상의사의 부정적인 특성들(n=58)

임상의사의 특성들	빈도
의사들의 소통 부족	32
환자를 연구 대상으로 취급하기	31
실력 없는 의사	28
서두르는 의사	23
무관심한 의사	19
부정적 신체언어	16
부적절한 말	15

프지만 약이 되는 기초자료가 될 것이다.

『좋은 의사 나쁜 의사』에는 의사-환자 간 관계 형성을 저해하는 임상의사의 특성들이 연구자료와 함께 기술되어 있다(Churchill et al., 2023; 〈표 10-2〉 참조). 이러한 환자들의 목소리는 가까이에서 환자들을 돌보는 의료인들은 물론이고 의료정책을 입안하는 사람들 그리고 의료계에 관심을 가진 모든 이가 귀 기울여 들어야 할 귀중한 지침이다.

먼저, 의사에 대한 신뢰에 금이 간 어느 환자의 사례를 소개한다.

지난 1월에 사고를 당해 응급실에서 오른쪽 광대뼈가 부러졌다는 진단을 받았다. 오전 내내 여러 가지 검사를 하고 종일을 기다린 끝에 저녁이 되어서야 성형외과의가 와서 약간 겁이 날 정도로 앞으로 일어날 수 있는 여러 가지 문제에 대해 얘기해 주었다. 그때 내게 든 의문은, 검사한 지 여러 시간이 지나도록 왜 아픈 환자를 그렇게 오래 기다리게 했는가 하는 것이었다.

3개월이 지난 후 광대뼈가 잘 아물었는지 확인하기 위해 안면 CT촬영을 했다. 그런데 그날 밤부터 우측 눈 위에 물집이 생기고 이마에 통증이 시작되더니 머리 쪽으로 점점 그 범위가 넓어지는 것이 아닌가? 우선, 다니던 가정의학과를 방문했다. 주치의는 무엇 때문인지 모르겠다고 했고 그냥 약을 처방해 주었다. 그때 내게 든 생각은 '원인도 모르고 무슨 처방을 해 주는 거지?' 하는 것이었다. 그리고 '원인을 모른다면 그 원인을 찾을 수 있는 데로 보내 주는 것이 옳지 않을까?' 하는 것이었다.

처방해 준 약을 몇 번 복용했지만 오른쪽 눈 주위에 새로 붉게 반점 같은 것이 생기고, 그 범위가 점점 넓어지더니 그다음 날에는 눈꺼풀과 주변에 물집이 생겨나기 시작했고 통증은 더 심해졌다. 자식들과 내가 내린 결론은 대상포진이었다. 다시 가정의학과 주치의를 찾아갔더니 그제서야 대상포진이라고 했고 새로운 약을 처방해 주었다.

이 시점에 내가 말하고 싶은 것은 이것이다. 의사도 때로는 초기 증상을 모를 수 있다. 그러나 눈꺼풀에 물집이 생기고 퉁퉁 부어 눈을 뜰 수 없을 정도로 아파서 안대까지 하고 온 환자의 눈을 한 번 쳐다보지도 않은 채 약만 처방해 주는 것이 말이 되는가? 대형병원의 가정의학과에 다니는 이유는 만약 어떤 심각한 문제가 생기면 신속히 관련 전문의에게 전과해 줄 거라는 믿음 때문이 아닌가?

다행히 그날 성형외과 의사의 진료를 보게 되었고, 그 선생님께서 내 눈 주위를 보고 그 자리에서 안과의사에게 전과해 주셔서 대상포진 치료를 받을 수 있었다. 이런 처치를 해 주신 의사 선생님께 감사를 드린다. 진정 이런 의사가 우리가 기대하는 의사가 아닌가? 나는 그때 소개받은 안과의사의 세심하고 신속한 치료 덕분에 시력을 잃지 않고 잘 지내고 있으며 지금도 안과 진료를 잘 받고 있다.

대상포진 발병 후 8개월이 지난 지금도 나는 대상포진 후유증으로 안과, 피부과, 이비인후과 치료를 받고 있다. 나는 의사가 아니지만 스스로 이런 질문을 해 본다. 혹시 안면 CT촬영이 내 얼굴이나 뇌의 무언가를 자극하여 통증을 유발하지는 않았는지? 나는 대상포진 예방주사를 일 년 전에 접종받았는데 왜 이런 일이 생겼는지? 그런데 아무도 이런 질문에 답을 주지 않는다.

지금 나는 내가 주치의라고 믿었던 가정의학과 선생님을 만나지 않는다. 의사와 환자의 관계는 일단 신뢰가 무너지면 그것으로 끝이다. 모든 걸 뛰어나게 잘해 달라는 것이 아니다. 최선을 다해 주십사 하는 것이다. 아픈 사람의 영혼을 더 이상 아프게 하지만 말아 달라는 것이다.

이 사례를 떠올리면서 신뢰를 잃은 젊은 의사의 앞날이 안타깝다는 생각이 든다. 누가 뭐래도 의사는 환자의 신뢰를 얻는 것이 제일 먼저인데…….

그러면 의사는 어떻게 해야 환자로부터 신뢰를 얻을 수 있을까?

무엇보다 의사는 진실해야 한다. 모든 면에서 그래야 하겠지만 진료와 관련된 검사와 치료 절차에 대해서는 환자와 가족들에게 솔직해야 한다. 진실하지 않은 의사는 잠시 눈속임을 할 수 있을지는 몰라도 끝내 자신의 말과 행동에 신뢰를 받을 수가 없다.

의사의 소통 능력은 필수적이다. 환자의 이야기를 주의 깊게 경청하며 관심을 표현하는 의사, 즉 적극적 청취 능력이 탁월한 의사가 신뢰를 받을 수 있다. 그런 의사들만이 환자가 가슴속 깊은 곳으로부터 부르짖는 목소리를 들을 수 있기 때문이다.

의사는 환자의 아픔을 함께 느낄 수 있어야 한다. 환자를 이해하고 환자와 공감하며 환자의 건강을 최우선으로 고려하는 의사를 환자와 가족들은 신뢰할 수 있을 것이다.

또한 환자들은 친절한 의사를 믿는다. 물론 환자의 요구를 잘 들어주는 의사가 진정 '좋은' 의사인지, 그런 의사의 태도가 진료 성과를 향상시키는지에 대해서는 이론이 있다. 그렇지만 환자의 마음을 평온하게 만들어 주는 의사가 '좋은' 의사-환자 관계를 맺을 수 있으리라는 것은 어렵지 않게 짐작할 수 있다.

지금까지 많은 연구자가 '좋은' 의사-환자 관계 형성의 장애물로서 주로 의료진의 부정적인 태도에 대해 말해 왔지만, 실제로 진료실에서는 환자의 비협조로 인해 의사-환자 관계가 악화되는 일도 비일비재하다.

십수 년 동안 개인의원을 운영한 L 원장은 오랫동안 '속을 썩였던' 환자에 대해 어렵게 말을 꺼냈다. "개원 초기에 환자를 보면서 겪었던 가장 큰 스트레스는 저의 지시를 따르지 않는 환자를 만나는 일이었습니다. 대학병원에서 환자를 볼 때는 제 지시를 따르지 않는 환자가 거의 없었기 때문에 개원하고 나서 겪는 이런 상황이 매우 낯설고 힘들었습니다. 대학병원에 있을 때 환자들이 저의 지시를 잘 따른 것이 저의 능력보다 큰 병원이 주는, 함부로 거부할 수 없는 어떤 위압감이나 환자들의 절박함 때문이었다는 사실을 새삼 깨닫게 되었습니다." 그리고 덧붙인다. "우선, 제 경험을 털어놓는 것이 어느 누구에게도 불편함을 주지 않기를 진심으로 바랍니다. 단지, 앞으로 바람직한 의사-환자 관계를 구축해 나가는 데 반면교사가 되기를 바랄 뿐입니다."

제10장 의사와 환자의 관계성 향상을 위한 해법: 임상 사례를 통한 분석

70대 초반의 남자 환자가 내 클리닉에 왔다. 그는 인근 대학병원에서 심근경색증으로 진단받은 후 관상동맥에 스텐트 시술을 받았다. 그 후 약 5년 동안 그곳에서 외래진료를 받으면서 큰 문제 없이 지냈다. 시술 후 경과가 양호하고, 고혈압, 당뇨병, 고지혈증 등의 기저 질환도 비교적 안정적이라고 판단되어 시술의로부터 "이제는 동네병원에서 진료를 받아도 좋다"는 얘기를 듣고 내 클리닉을 찾았다.

"안녕하세요? 무슨 일로 오셨어요?" "몰라요, Y 대학병원에 오래 다녔는데 이제는 동네병원으로 가라네요. 그러면서 이걸 써 주던데요." 아마도 대학병원에서 자신을 버렸다고 생각하는 듯, 내게 온 것이 영 내키지 않는 듯한 말투였다. '그래도 처음부터 편견을 갖지 말아야지…….' 마음을 다독이며 진료를 이어 갔다. "여기 회송서에 보니까 비교적 안정적이라서 우리 클리닉으로 보내 주신 것 같네요. 그렇지만 당뇨병이 있으니까 정기적으로 검사는 해야 하는데, 마지막으로 혈액검사를 하신 지 3개월이 넘었으니 오늘은 혈액검사를 하시고 며칠 후 결과 보러 오실 때 약을 그대로 써도 될지 의논하기로 하시지요." "…….."

환자는 아무 대답도 하지 않았고 잠시 정적이 흘렀다. 이윽고, "그냥 약만 주세요. 별문제 없어서 여기로 보냈다면서요……." "마지막 검사도 아주 좋은 편은 아니었어요. 확인하는 게 좋을 것 같습니다." 내 말이 끝나기도 전에 짜증 섞인 목소리가 들려왔다. "이번엔 그냥 약만 주세요. 6개월치 줘요." 설명을 더 했다가는 서로 얼굴을 붉힐 것 같아서, 개인의원은 3개월 이상 약을 처방하기가 어려움을 설명하고 3개월치 처방을 했다.

이후 4개월쯤 되었을 때 다시 클리닉을 방문한 환자는 진료를 보지 않겠다면서 3개월치 약처방전만 달라고 접수 데스크에 요청했다. 아무래도 그냥 약만 처방해 주기가 불안해서 환자분을 진료실로 들어오시도록 했다. "안녕하세요? 당뇨병이 어떤 상태인지 이번에는 혈액검사를 좀 해 보시는 게 좋을 것 같습니다. 이전 병원에서 검사한 지 벌써 6개월 이상 지났으니까요." "……." 역시 답이 없었다. 내 제안에 대한 거부의 표시였을 것이다. 그러더니 무거운 목소리가 들려왔다. "이번까지만 그냥 약을 주세요."

당뇨병은 대부분의 경우 주관적인 증상이 없기 때문에 권고를 거부하는 환자에게 의학적인 원칙을 설명하는 건 시간 낭비인 경우가 많다. 증상도 없는데 왜 자꾸 검사를 하라고 하는지 절대로 이해하지 못하는, 아니 들으려고도 하지 않는 '힘든' 환자들이 너무나 많다. 때로는 겁을 주기도 하고 때로는 읍소하듯 달래도 보지만, 아무리 시간을 할애하고 친절하게 설명을 해도 '진찰/처방료로 1,500원 받는 의사'의 권고 따위는 너무나 하찮은 것이 되고 만다.

'좋은' 의사-환자 관계를 위해서는 무엇보다 의사를 포함한 의료진의 공감과 소통 능력이 가장 중요하다. 하지만 아무리 그런 능력을 가지고 있는 의사가 환자를 위하는 마음을 가지고 진료실에서 환자를 맞는다 해도, 환자들이 마음을 열고 의사를 대하지 않는다면, 자신의 행위주체를 잠시 유보하고 자신의 문제를 전문가인 의사와 진솔하게 의논하지 않는다면, 의사가 환자 자신의 문제를 함께 고민하고 자신의 치유를 위해 최선을 다해 줄 것이라고 믿어 주지 않는다면, 의사가 자신의 문제를 해결해 줄 지식과 기술을 가지고 있다고 의사를 전문가로서 존중해 주지 않는다면, 과연 생산적인 의사-환자 관계를 맺을 수 있을까? 과연 따뜻하고 효율적인 진료,

318   제10장 의사와 환자의 관계성 향상을 위한 해법: 임상 사례를 통한 분석

공감진료가 가능할까?

그 환자분은 아직도 우리 클리닉에 다닌다. 내가 열 가지를 권고하면 한 가지 정도만 따르면서.

L 원장은 환자의 권리 못지않게 환자의 의무도 중요하다고 강조한다. 의사를 환자 자신의 치유를 돕는 '내 편'으로 신뢰하고 전문가로서 존중할 의무가 환자에게 있다고 강조한다. 이는 '좋은' 의사-환자 관계 형성을 위해 필수적인 요소라고 힘주어 말한다.

때때로 사회적 편견이 의사-환자 관계에 걸림돌이 되기도 한다. 그뿐만 아니라, 잘못된 의학 지식이 환자와 가족들을 절망 속으로 밀어 넣기도 한다. 매우 안타까운 일이다.

이십 년 이상 대학병원에서 간질환 환자들을 돌봐온 소화기내과 C 교수 역시 아직도 변하지 않고 있는 사회적 편견에 마음이 저리다. 그는 이 시점에 꼭 하고 싶은 이야기가 있다며 자신이 겪은 사례를 털어놓는다.

환갑을 넘긴 지 한참 되어 보이는 여인이 아들을 데리고 진료실을 찾았다. 나와 눈을 맞추지 못하는 그녀는 비스듬히 등을 구부리고 의자에 걸터앉아 아들만 바라보았다. 그녀의 눈가는 벌써 촉촉해져 있었다. 내미는 소견서를 살펴보니, 아들이 얼마 전에 간암 진단을 받았다. 그 원인은 아마도 오랫동안 앓아 온 B형간염인 것 같았다. 몇 년 전 간경변증으로 진행되었다는 얘기를 듣고 마음이 시렸었는데 이번엔 간암이라니……. 어머니는 어찌할 바를 모르겠다. 그렇지 않아도 B형간염을 물려준 것 때문에 죄인

으로 살아왔는데 이제 아들을 앞세울 것 같아 고개를 들 수가 없다. "교수님, 제 아들이 이렇게 될 줄은 몰랐어요." 어머니의 떨리는 목소리는 점점 기어들어 가고 있었다. 그러면서도 그녀는 차분하게 아들의 아픈 과거를 설명하며 도와 달라고 했다. 어머니는 큰 숨을 한 번 내쉬더니 이 모든 것이 '내 잘못'이라고 했다. "내가 간염을 물려주어 아들이 불행해졌다."라면서 울먹였다.

C 교수는 이런 어머니의 자책이 먹먹하다. 아니, B형간염 바이러스를 보유한 여성들을 죄인으로 만든 건 우리 사회라는 생각에 화가 나기도 했다. 사회의 무지와 편견이 어머니를 눈물짓게 만드는 현장을 목격하며 자신을 포함한 전문가들이 진료 이외에 사회적으로도 할 일이 많음을 실감한다.

B형간염 바이러스 보유자인 어머니로부터 자녀들에게 바이러스가 전해질 가능성이 있는 것은 맞다. 그러나 바이러스를 유전적으로 물려주는 것은 아니고 출산 시 혹은 유아기에 전염되는 것이다. 그러므로 항체나 백신을 쉽게 구할 수 있는 요즈음에는 이를 이용하여 전염의 가능성을 크게 줄여 줄 수 있다. 더욱이, 일단 B형간염 바이러스에 감염되었다 하더라도 다양한 방법으로 간염 바이러스의 활동성을 줄여 줄 수 있고, 만성 간질환으로 진행하더라도 잘 관리하면 간경변증이나 간암으로의 진행을 막을 수 있다. 그리고 간경변증으로 진행했다 하더라도 치명적인 합병증이 발생하지 않도록 예방하고 정기적인 검진을 통해 간암을 조기에 발견하여 완치시킬 수 있다. 사정이 이럴진대, 아들의 불행이 어떻게 모두 어머니의 잘못이란 말인가?

어머니의 등을 가볍게 두드리며 C 교수는 말한다. "B형간염은 유전병이 아닙니다. 바이러스에 의한 전염병입니다. 그런데도 불구하고 사회에서는 여전히 유전병처럼 취급하고 있습니다. 이로 인해 많은 환자와 가족이 고통받는 것이 참 안타깝습니다. 부디 어머님께서 아드님께 죄책감을 갖지 않으셨으면 좋겠습니다." 어머니는 고개를 끄덕였다. 하지만 아직도 창백한 아들의 얼굴이 몹시도 애닯다.

"교수님, 저희 아들은 이제 어떻게 되나요? 우리가 어떻게 해야 하나요?" 어머니의 질문에는 절망이 묻어 있었다. C 교수는 그녀의 눈을 바라보며 힘주어 말했다. "우리는 최선을 다할 것입니다. 이 병의 치료가 환자분이나 어머니께서 생각하시는 것보다 더 어려울 수도 있습니다. 그렇지만 우리 힘을 모아 잘 이겨 내 보도록 하지요." 환자와 어머니는 이제서야 C 교수의 눈을 똑바로 쳐다보았다. 그리고 뭔가 결심한 듯 눈에 힘을 주었다. "교수님, 저희는 절대로 포기하지 않을 것입니다." 그녀의 목소리에는 결의가 담겨 있었다. C교수는 그 결의를 느끼며, 이들이 겪는 아픔이 단순한 질병이 아니라 우리 사회가 함께 해결해야 할 문제임을 다시금 깨닫는다.

📋 때론 의사도 환자의 이웃이고 싶다

임상의사들, 특히 대학병원에서 일하는 의사들은 위기에 처한 환자들을 돌보는 일이 일상이어서 매일같이 냉철한 판단을 요구받는다. 혹시나 실수하지 않을까 하는 걱정에 전문가로서의 실력을 갈고닦는 데 게을리하지 않고 있다. 그러다 보니 가다가다 '차갑다'는 말을 듣기도 한다.

약간 억울할 때도 있다. '나도 중고등학교 다닐 적에는 『젊은 베르테르의 슬픔』도 읽고 시도 제법 썼었는데…….'

의사도 사람이다. 혈관 속에는 따뜻한 피가 흐른다. 때때로 냉철하게 사는 자신이 야속하기도 하다. 물리적으로 아픈 이들을 만나면 자신의 직업을 잊고 그저 달려가 껴안아 주고 싶은 적도 많다.

임상의사들의 마음 한 켠에는 환자들과 좀 더 친밀한 그리고 따뜻한 관계를 맺고 유지하고 싶은 욕망이 웅크리고 있다. 단지 엄혹한 의료 현실이 그리고 사회문화적 제약들이 의사들로 하여금 사무적으로 진료하도록 강요하고 있지 않은지 돌아보게 된다.

중환자 속에 파묻혀 사는 C 교수가 고백한다.

> 방금 외래진료를 마치고 연구실 의자에 앉자마자 원무과 직원이 전화를 했다. "교수님, 죄송한데요……. 교수님 환자분 중에 ○○○ 환자 아시지요? 환자분께서 엊저녁에 아무 얘기도 없이 퇴원하셨어요. 여기저기 전화를 해 봤는데 도저히 연락이 되지 않아요. 어떻게 하면 좋을지……." 원무과에선 밀린 병원비가 문제라지만 임상의사인 나에겐 무엇보다 환자의 안위가 제일 걱정이다. '제발 환자에게 무슨 일이 생기지 않았어야 하는데…….'
>
> 난 원무과 직원과 함께 그의 주소지로 향했다. 저녁 늦게 도착한 산동네의 허름한 단칸방은 한겨울 차가운 바람 속에 그대로 노출되어 있었다. 난방조차 되지 않는 그곳에, 소주병이 널브러져 있는 차가운 방바닥에 환자분

은 죽은 듯이 누워 있었다. 그 순간 나는 마음이 찢어졌다. 병원비를 회수하기는 커녕 환자의 생필품을 사다가 방에 넣어 주고 환자에게 죽을 챙겨 주고 나왔다. 병원 복지팀은 그 후로 한 달 동안 그 환자를 돌봐 드렸다. 나도 가끔 왕진을 다니며 그의 회복을 지켜보았다. 환자의 상태가 조금씩 나아지고 그가 다시 건강을 회복하는 모습을 보면서 나는 의료의 본질이 무엇인지 다시 생각했다. '치료'만이 능사인가? 환자들은 언제나 '치료'만을 원하는 것일까?

C 교수는 지금 이 순간 환자의 이웃이고 싶다. 단순히 질병을 치료하는 것이 아니라, 환자를 온전한 '사람'으로 이해하고 그의 삶에 동반자가 되고 싶다. 환자의 아픔과 외로움을 이웃으로서 느끼고 싶다. 그가 다시 사회로 돌아오는 길에 동행하고 싶다. 그런 의사-환자 관계 속에서 환자를 돌보고 싶다.

의사-환자 관계 향상을 위한 제언

진료실은 환자가 위기에 직면해 도움을 청하는 곳이다. 그렇기에 그곳은 어려움에 처한 환자가 마음을 터놓고 의사를 포함한 의료진과 얘기할 수 있는 곳이어야 한다. 그래야 진료 성과가 극대화되고 끝내 환자에게 이익이 돌아간다.

이처럼 따뜻하고 효율적인 진료실, 소위 공감진료[6]가 행해지는 진료실, 환자가 중심이 되는 진료실을 확립하기 위해서는 '좋은' 의사-환자 관계가 필수적이다. 의사와 환자의 관계가 따뜻하게 맺어지지 않으면 환자는 주눅들게 되고, 의사는 환자로부터 정보를 얻을 수 없으며, 그 결과 아무런 진료 성과도 얻을 수 없을 것이다.

'좋은' 의사-환자 관계 형성을 위해 의사와 환자 그리고 가족들은 무엇을 해야 할까? 이런 문제에 관심이 있는 연구자들 그리고 우리가 만난 환자들과 가족들은 한결같이 말한다. 또한 우리가 만난 임상의사들 역시 이에 동의한다. "의사는 환자의 고통에 공감하고 효율적으로 소통해야 한다. 그리고 환자와 가족들은 의사들을 전문가로서 존중하고 그들에게 그에 마땅한 신뢰를 보내 주어야 한다. 사회와 이웃들 역시 환자들에 대한 편견을 버리고 환자들이 돌아와 바로 설 수 있는 마당을 마련해 주어야 할 것이다."

의사를 포함한 의료인들, 환자와 가족들 그리고 의료정책 입안자들, 더불어 우리 사회 모두가 함께 환자중심 의료를 이 땅에 정착하기 위해 힘을 모아 보면 어떨까?

---

6) '공감진료'의 정의는 아직까지 불분명하거니와 사회적으로도 합의된 바 없다. 하지만 필자는 수년 전부터 '따뜻하고 효율적인 진료실' 만들기를 주장하면서 '공감진료'란 용어를 자주 사용해 왔다. 필자는 '진료실을 찾는 환자들이 정확하고 적절한 진단과 치료를 받는 것에 더해, 의료진과 원활하게 소통해 마음까지 따뜻해지는 최상의 진료'를 '공감진료'라고 생각하고 이 용어를 사용해 왔다. 그 이유는 이러한 진료를 실천하는 데 있어 공감이 핵심적임을 요소임을 강조하기 위함이다.

참고문헌

이혁진(2025). 의사가 보고 싶어 병원에 간다: 환자 마음 읽는 '동네 명의'. **오마이뉴스**. https://www.ohmynews.com/NWS_Web/View/at_pg.aspx?CNTN_CD=A0003093728

정영화(2021). **김박사의 공감클리닉**. 박영사.

정영화(2022). **김박사의 공감진료 스토리**. 박영사.

Churchill, L., Fanning, J., & Schenck, D. (2023). **좋은 의사 나쁜 의사**. (정영화, 이경란 공역). 박영사. (원본출판 2013).

제**11**장

서사의학을 위한
의사-환자 관계 모델 탐구[1)]

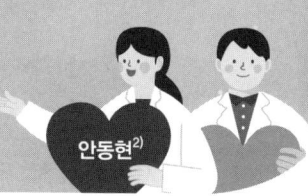

안동현[2)]

📋 의사-환자 관계의 중요성

단순한 치료를 넘어 치유와 돌봄이 최근 의료 분야의 화두가 되고 있다. 병의 치료만큼이나 환자의 경험과 삶의 질을 고려하는 의료가 요구되고 있는 것이다. 이러한 변화를 실현하기 위해서는 의료진이 단순히 병의 증상만을 진단하는 것을 넘어, 환자의 이야기에 귀를 기울이고 이해하며 이를 진료에 적극적으로 반영하는 노력이 필요하다. 이는 의료진 개인의 태도 변화에 그치는 것이 아니라, 환자와 의료진 간의 관계 자체를 근본적으로 재고하고 개선하는 과정이어야 한다. 더 공감적이고 환자중심적인 의료를 위해서는 의사-환자 관계에 대한 탐구가 반드시 필요하다. 이 맥락에서 서사의학(Narrative Medicine)은 의료의 본질을 돌아보는 각성의 계기이자 중요한 해결책의 하나가 될 수 있다.

---

1) 이 글은 『한국의료윤리학회지』 제28권 제1호에 실린 논문 「서사의학 관점에서 본 이상적인 의사-환자 관계」를 수정·보완한 것이다.
2) 서울신학대학교 교양교육원 부교수.

이 장에서는 서사의학적 접근이 어떻게 의사-환자 관계를 변화시킬 수 있는지 살펴보고자 한다. 서사의학은 환자의 입장에서 최선의 결정을 내리기 위해 환자의 이야기를 경청하고 그들의 경험을 이해함으로써, 더욱 공감적이고 환자중심적인 의료를 제공하는 것을 목표로 한다. 즉, 서사의학은 기존의 의사-환자 관계 모델이 환자의 이야기와 감정적 경험을 충분히 반영하지 못한 한계를 극복하고자 하는 새로운 접근방식이라 할 수 있다. 여기에서는 기존의 의사-환자 관계에 대한 논의를 서사의학적 관점에서 살펴보고 그것이 현실에서 어떻게 드러나는지 문학 작품을 통해 검토하고자 한다. 이를 바탕으로 서사의학 관점에서 바람직한 의사-환자 관계를 대안으로 제시하고자 한다.

히포크라테스 선서 이후 오랫동안 바람직한 의사-환자 관계에 대한 모델은 가부장적·사제적 모델이었다. 히포크라테스 선서에는 "나는 내 능력과 판단에 따라 환자를 돕기 위해 치료를 사용할 것이며, 절대 해를 끼치거나 잘못된 일을 하지 않을 것이다."[3]라고 나와 있다. 히포크라테스 선서에 "환자와 상의하지 않겠다."라고 명시적으로 나와 있는 것은 아니지만, 히포크라테스 선서는 의사의 권위를 강조하는 가부장적 의료 관행을 정당화하는 근거로 자주 동원되었다. 그 기조에 따르면, 의사는 자신의 의학 지식과 환자의 최선의 이익에 대한 판단을 바탕으로 환자와 상의하지 않고 의료에 관한 모든 결정권을 가진다.

일찍이 1956년에 자스와 홀렌더(Szasz & Hollender)는 당시까지 거

---

3) National Library of Medicine. Translation of the Hippocratic Oath [Internet]. Bethesda (MD): National Library of Medicine; [cited 2024 Feb 5]. Available from: https://www.nlm.nih.gov/hmd/topics/greek-medicine/index.html

의 유일한 것으로 여겨졌던 가부장적 의사-환자 모델에 의문을 제기하며, 상황에 따라 다른 형태의 의사-환자 관계가 필요하다는 점을 강조하였다. 그들은 능동-수동 모델(activity-passivity model), 지도-협력 모델(guidance-cooperation model), 상호 참여 모델(mutual participation model)이라는 세 가지 모델을 제시하여 환자의 발언권과 자율성이 점차 확대될 수 있음을 설명했다(Szasz & Hollender, 1956). 이는 환자를 단순한 의료결정의 대상으로 간주하던 기존 관점에서 벗어나, 환자가 적극적으로 의사를 표현하고 자율성을 가질 수 있는 가능성을 탐색한 중요한 시도라 할 수 있다. 환자의 자율성이 의사-환자 관계에서 더 뚜렷하게 부상한 것은 1960년대 중반 이후, 참여 민주주의 확산, 대중 교육 발전 그리고 민권운동의 현실화가 이루어지면서였다(Pellegrino, 1994: 49). 이후 의사-환자 관계는 환자의 자율성을 중시하는 방향으로 더욱 급격히 변화한다. 새로운 의사-환자 관계 모델들은 의사와 환자가 상호작용하고 대화하는 협력적 과정을 통해 의학적으로 가장 적절하며 환자의 가치와 가장 잘 맞는 결정을 도출하고자 하는 변화의 방향을 보여 준다.

1970년대에 새롭게 부상한 의사-환자 관계 모델 중 특히 기술자형(engineering) 모델의 등장은 주목할 만하다. 비취(Veatch, 1972)는 사제형(priestly), 기술자형(engineering), 동료형(collegial), 계약형(contractual)이라는 네 가지 모델을 제시했는데, 이 중 기술자형 모델은 이전 모델에서 찾아볼 수 없었던 새로운 개념으로, 의사-환자 관계의 패러다임 변화를 보여 준다. 이 모델에서 의사는 고장난 물건을 수리하는 것과 마찬가지로 신체의 질병을 치료하는 기능 제공자이며, 환자는 질병 치료를 위한 최선의 방법을 스스로 선택하는 의료 소비자가 된다. 의사는 과학적 지식의 저장소이자 의학적 사실의 전달자로서 개인적인 추천을 배제하고 환자에게 다양한 선택지를 제공한다. 이 모델에서 의사의 역할은 의료 정보를 제공하는 전문가로 한정되며, 모든 의사결정 책임은 환자가 지게 된다. 기술자형 모델의 등장은 현대 의료에서 환자의 역할이 극적으로 증가했음을 보여 주는 단적인 예라 할 수 있다.

이매뉴얼과 이매뉴얼(Emanuel & Emanuel, 1992)의 논문「네 가지 의사-환자 관계 모델(Four Models of the Physician-Patient Relationship)」은 기존의 의사-환자 관계 모델을 포괄적으로 검토하고 변화하는 의료 환경에서 의사의 역할을 심도 있게 모색한 연구로서 중요한 이정표라고 할 수 있다.[4] 이들은 가부장적(paternalist) 모델, 정보제공(informative) 모델, 해석적(interpretive) 모델 및 숙의적(deliberate) 모델을 제시하며 각 모델이 가지는 특징과 장단점을 균형 있게 분석하였다. 특히 전통적인 가부장적 모델과 새롭게 부상한 정보제공 모델의 한계를 명확하게 지적하였으며, 의사의 역할을 적극적이고 긍정적으로 재정립하기 위한 대안으로 해석적 모델과 숙의적 모델의 의의를 적극적으로 검토하였다. 이들의 논의는 단순한 모델 분류에 그치지 않고, 점점 환자의 목소리가 커지는 의료현장에서 의사의 역할이 어떠해야 하는지에 대한 진지한 고민의 결과물이라는 점에서 의미가 크다. 여기에서는 이들이 제시한 모델들을 서사의학의 관점에서 다시 평가함으로써 의사-환자 관계의 바람직

---

4) 이매뉴얼과 이매뉴얼의 연구 이후, 의사-환자 관계에 대한 논의는 공유의사결정(Shared Decision Making: SDM) 모델을 중심으로 발언해 왔다. SDM 모델은 이매뉴얼과 이매뉴얼 모델의 숙의적 모델과 해석적 모델에서 환자의 참여를 더욱 강조하는 방향으로 발전된 것으로 볼 수 있으며, 독립적이고 새로운 의사-환자 관계 모델이라기보다는 기존 모델의 개념이 확장된 형태라 할 수 있다. 이에 따라, 이매뉴얼과 이매뉴얼의 네 가지 모델은 여전히 의사-환자 관계를 분석하는 핵심적인 틀로 활용되고 있으며, 이 글에서도 이를 바탕으로 서사의학적 관점에서 의사-환자 관계를 재검토하고자 한다.

한 방향에 대한 통찰을 얻고자 한다.

그다음으로는 이매뉴얼과 이매뉴얼의 네 가지 모델을 서사의학적 관점에서 살펴보고자 한다. 네 가지 모델 중 특히 해석적 모델과 숙의적 모델은 서사의학적 관점과 상통하는 점이 많으나 구별되는 차이점도 존재했다. 그런 다음, 앞에서 검토한 의사-환자 관계의 모델을 문학작품을 통해 점검하고자 한다. 다룰 작품은 레프 톨스토이(Leo Tolstoy, 1828~1910)의 『이반 일리치의 죽음』(1886), 마거릿 에드슨(Margaret Edson, 1961~)의 『위트』(1999) 그리고 필립 로스(Philip Roth, 1933~2018)의 『에브리맨』(2006)이다. 이 작품을 통해 각각의 의사-환자 관계 모델의 문제점이 현실에서 어떻게 드러나는지, 서사의학적 모델이 어떻게 기존 모델의 대안이 될 수 있을지 탐구하고자 한다.

19세기 말 발표된 『이반 일리치의 죽음』은 당시 의사들의 가부장적이고 비인간적인 태도를 조명하며, 20세기 말의 『위트』는 의료현장에서 환자의 인간적 존엄성과 감정적 교류의 중요성을 강조한다. 21세기 초반의 『에브리맨』은 주인공이 다양한 의료 경험을 거치는 과정을 통해 현대 의사-환자 관계의 단면을 보여 준다. 이 세 작품을 통해 시대별 의료환경과 의사-환자 관계의 변화를 조망하고, 서사의학적 접근이 기존 모델의 한계를 어떻게 보완할 수 있는지 살펴보고자 한다. 특히 『에브리맨』은 주인공이 생애 전반에 걸쳐 다양한 의사들과 만나면서 의료환경의 변화를 체감하는 작품으로, 현재의 의료환경에서 서사의학적 모델이 기존 의사-환자 관계 모델의 대안으로서 가지는 의미를 강조해 준다고 할 수 있다. 이를 바탕으로 이어지는 절에서는 서사의학 관점에서 바람직한 의사-환자 모델을 제안하고자 한다.

의사-환자 관계 모델 탐구: 이매뉴얼과 이매뉴얼의 의사-환자 관계 네 모델

이 절에서는 서사의학 관점에서 이매뉴얼과 이매뉴얼이 제시하는 네 모델을 살펴보고자 한다. 앞서 언급했듯이, 이들이 제시한 모델은 균형 감각을 가지고 포괄적으로 각 모델의 장단점을 논하였고, 특히 가부장적 모델과 그에 대한 반발로 제기된 정보제공 모델의 결함이 분명해진 시점에서 의사의 적극적인 역할을 다각도로 모색했다는 점에서 자세히 다룰 만한 가치가 있다. 리타 샤론은 서사역량과 서사의학에 대해 다음과 같이 말한다.

> 과학적으로 유능한 의학만으로는 환자가 건강의 상실을 다루거나 고통에서 의미를 찾는 데 도움을 줄 수 없다. 의사는 과학적 지식과 함께, 환자의 이야기에 귀를 기울이고 그 의미를 파악하고 존중하며, 환자를 위해 행동하도록 마음이 움직일 능력이 필요하다. 이것이 서사역량, 즉 인간이 이야기를 흡수하고 해석하고 그에 반응하기 위해 사용하는 역량이다. 이 논문은 서사역량에 대해 설명하고 이를 통해 의사가 공감, 성찰, 전문성, 진실함을 가지고 의학을 실행할 수 있다고 제안한다. 그러한 의학이 바로 서사의학이다(Charon, 2001: 1897).

서사의학의 핵심은 이야기를 통해 환자를 이해하고, 공감의 태도로 그것을 치료의 과정에 통합하는 것이다. 그 실행을 위해서는 서사역량이 있어야 한다고 주장하는데, 서사역량을 키우기 위한 구체적 교육 방법으로 리타 샤론은 문학의 자세히 읽기(close reading)와 성찰적 글쓰기(reflective writing)라는 구체적인 방안을 제시한다(Charon 2001, 1897).

서사의학의 가치를 믿는 이들은 그것이 질병이나 질병에 걸린 몸이 아니라 사람 자체에 대한 관심을 실천하는 방법이라고 믿는다. 개인의 이야기에 관심을 가지게 되면, 인간은 모두 개별적인 존재이기 때문에 같은 병이라도 모두에게 똑같은 증상과 고통으로 나타나지는 않는다는 점을 인식하게 된다. 결국 환자의 질병 자체가 아니라 질병으로 고통받는 환자 개인에 대한 관심이 더욱 중요해진다. 개인에 대한 이러한 관심으로 환자와 의사가 서로의 경험과 관점을 공유할 때 상호주관성(intersubjectivity)을 지닌 이해가 형성된다. 객관적인 데이터에 초점을 맞추는 것이 아니라 환자의 이야기를 깊이 듣고 그들의 관점을 이해하며 공감을 가지고 반응하는 것, 즉 상호주관적 인식을 하는 것이 서사의학의 의사-환자 만남에서 중요하기 때문이다. 의료에서 상호주관적인 관계의 중요성을 샤론은 다음과 같이 말한다.

> 의학은 서사적 관심사 없이 존재한 적이 없다. 왜냐하면 한 인간이 다른 인간에게 도움을 주는 사업으로서 그것은 항상 삶의 상호주관적인 영역에 기반을 두어 왔기 때문이다. 내러티브와 마찬가지로 의료행위는 한 인간이 다른 인간과 관련될 것을 요구하며, 진정한 관련은 모든 참여자에게 변화를 가져온다는 점을 전제로 한다(Charon, 2001: 1898).

이런 서사의학 관점에서는 이매뉴얼과 이매뉴얼의 네 가지 모델, 즉 가부장적 모델, 정보제공 모델, 해석적 모델, 숙의적 모델을 어떻게 평가할 수 있을까? 각 모델에 대한 이매뉴얼과 이매뉴얼의 설명과 그가 정리한 일반적인 비판을 간략히 정리한 후, 각 모델을 서사의학적 관점에서 간단히 평가하고자 한다.

가부장적 모델(부모 모델 혹은 성직자 모델로 불리기도 한다.)에서 의사는 자신의 전문성을 활용해 환자의 상태와 질병 진행을 파악하고, 환자의 회복을 위해 최선이라고 생각되는 검사와 치료를 결정한다. 의사는 환자에게 환자가 치료에 동의하도록 유도할 수 있는 선택된 정보를 제공하며, 극단적인 경우에는 치료가 언제 시작될 것인지 권위적으로 통보하기도 한다. 이 모델은 환자에게 무엇이 최선인지 판단하는 공유된 객관적 기준이 존재한다고 가정하며, 따라서 환자의 참여가 제한되는 상황에서도 의사가 환자에게 최선의 이익을 줄 수 있다고 본다. 이 모델에서 의사는 환자의 수호자(guardian)로서 환자의 이익을 최우선으로 하고, 필요한 경우 다른 전문가의 의견을 구할 의무를 가진다(Emanuel & Emanuel, 1992: 2221).

가부장적 모델은 환자의 동의를 얻기 위한 시간이 없는 응급 상황에서는 불가피하겠으나, 이러한 제한적인 상황을 제외하고는 더 이상 타당하다고 받아들여지지 않는다. 의사와 환자가 동일한 가치와 이익에 대한 관점을 공유한다는 가정은 더 이상 받아들여지지 않기 때문이다. 의사들조차도 일상적인 의사-환자의 상호작용에서 가부장적 모델을 이상적인 것으로 옹호하지 않는다고 이매뉴얼과 이매뉴얼은 설명한다(2224). 환자의 자율성을 무시하고, 의사의 결정이 최선이라는 전제하에 환자에게 일방적인 지시를 내리는 가부장적인 의사-환자 모델은 서사의학의 관점에서는 당연히 받아들이기 어렵다. 서사의학은 환자의 이야기와 개별 경험을 중시하며, 환자를 수동적 존재로서가 아니라 치료의 적극적인 동반자로 보기 때문이다.

정보제공 모델은 과학적 모델, 공학적 모델 또는 소비자 모델이라고도 불린다. 가부장적 모델을 대신해 정보제공 모델이 급부상한 것은 최근 수십 년 동안 환자 자율성 또는 환자 주권에 대한 요구가 커져 온 결과라고 할 수 있다. 의사를 의료제공자(healthcare providers), 환자를 소비자(customer)로 묘사하는 비즈니스적 용어의 채택에서도 이 모델에서 환자의 권한이 강화된 것이 드러난다. 생명 유지 치료를 거부할 권리를 비롯한 모든 의료 과정에 환자의 선택권이 보장된다(2223). 정보제공 모델은 사실과 가치 사이의 명확한 구분을 전제로 한다. 환자의 가치는 명확하고 잘 정의되어 있으며, 환자에게 부족한 것은 사실(facts)이라는 것이다. 이 모델에서는 의사의 가치관, 환자의 가치관에 대한 의사의 이해 또는 환자 가치관에 대한 의사의 판단이 개입할 여지가 없다(2221).

정보제공 모델은 다음과 같은 이유에서 비판받고 있다고 이매뉴얼과 이매뉴얼은 설명한다. 즉, 이 모델에는 환자가 중요하게 생각하는 가치를 이해하고 그 가치에 질병이 어떻게 영향을 미치는지 파악하는 배려(caring)의 접근이 부족하다는 것이다. 이상적인 의사의 필수적인 특성 중 하나가 의학적 사실, 유사한 상황에 대한 이전 경험 그리고 환자의 관점에 대한 깊은 이해를 통합하여 환자의 상황에 맞는 권고안을 제시하는 능력이기 때문에, 단순한 정보만 제공할 뿐 권고를 제시할 수 없는 정보제공 의사 모델은 필연적으로 한계를 가진다. 정보제공 모델은 개인이 고정적이고 명확하게 정의된 가치를 가지고 있다고 가정하지만(따라서 정보만 주면 잘 선택할 수 있다고 믿지만), 이는 현실과 맞지 않는다. 사람들은 종종 자신이 실제로 원하는 것에 대해 확신하지 못하는 경우가 많기 때문이다(2224).

환자의 서사와 개별적 경험을 강조하는 서사의학의 입장에서는 정보

제공 모델 역시 비판적으로 볼 수밖에 없다. 의사는 단순한 사실의 전달자이고 그가 제시하는 선택지 중에 환자가 자신이 생각하기에 가장 적절한 방식을 선택한다는 정보제공 모델은, 서사의학이 지향하는 바, 즉 환자의 서사를 이해하고 이를 질병의 치료에 반영하고자 하는 시도와는 근본적으로 어긋난다. 또한 이매뉴얼과 이매뉴얼이 정확히 지적했듯이, 개인의 가치관은 고정되거나 명확한 것이 아니다. 서사의학 관점에서도 환자의 가치체계는 질병을 경험하는 과정에서 변화하고 발전할 수 있다. 그렇기에 의사는 환자의 이야기를 통해 변화를 파악하고 환자가 자신의 가치를 재구성할 수 있도록 도와야 한다는 것이 서사의학의 입장이다. 정보제공 모델에서 의료의 과정은 환자의 서사와 그에 담긴 경험과 가치를 무시하고 단순히 의학적 사실과 선택지를 전달하는 데 그친다.

이매뉴얼과 이매뉴얼이 제시하는 세 번째는 해석적 모델이다. 정보제공 모델의 의사와 마찬가지로, 해석적 모델의 의사도 환자에게 현재의 건강 상태와 가능한 의료적 조치의 위험과 이익에 대해 정보를 제공한다. 하지만 더 나아가, 해석적 모델의 의사는 환자가 자신의 가치를 명확히 표현하도록 돕고, 특정한 가치를 가장 잘 실현할 수 있는 의료적 조치를 결정하도록 돕는다. 해석적 모델에 따르면, 환자의 가치는 종종 미완성 상태이고 환자는 이를 부분적으로만 이해할 수 있으며, 특정 상황에서는 가치들이 서로 모순될 수도 있다. 따라서 의사는 환자의 가치관을 명확히 하기 위해 환자와 협력하여 환자의 목표, 열망, 의무 그리고 성격을 재구성한다. 그런 다음 의사는 이러한 가치를 가장 잘 실현할 수 있는 검사와 치료를 제안한다. 중요한 점은 의사가 환자에게 지시하지 않는다는 것이다. 궁극적인 판단은 환자가 내리며, 의사는 환자의 가치관을 판단하지 않고, 환자가 이를 이해하고 활용할 수 있도록 돕는다.

해석적 모델은 정보제공 모델의 결점을 보완하여, 환자의 상태와 맥락 속에서 가치를 명확히 하는 것을 의사-환자의 상호작용의 핵심으로 둔다(2222).

그럼에도 불구하고, 해석적 모델에는 크게 두 가지 반론이 제기된다고 이매뉴얼과 이매뉴얼은 소개한다. 첫째, 기술적 전문화 때문에 의료진이 해석적 모델에 필요한 기술을 익힐 수 없다는 점이다. 의사의 해석적 능력과 시간은 제한적이기 때문에, 의사는 자신도 모르게 환자의 가치관을 대변한다는 명목으로 자신의 가치를 주입할 위험이 있다는 것이다. 자신의 견해에 자신이 없는 환자는 의사의 강요를 너무 쉽게 받아들일 가능성이 있다. 이러한 상황은 실제에 있어 해석적 모델을 가부장적 모델로 전환시킬 위험이 있다. 둘째, 자율성을 자기 이해(self-understanding)로 간주하면 환자의 가치관에 대한 평가적 판단이나 환자가 다른 가치를 수용하도록 설득하려는 시도가 배제된다. 이는 의사가 제공할 수 있는 지침과 권고를 제약한다(2224-2225).

해석적 모델과 서사의학의 관점은 여러 지점에서 연결될 수 있다. 일단 두 모델 다 환자의 경험을 중시하고 환자중심의 접근을 한다는 점이 공통점이다. 해석적 모델에서는 "극단적으로 의사가 환자의 삶을 하나의 서사적 전체로 상상하고, 이를 바탕으로 환자의 가치와 우선순위를 명확히 해야 한다."(2222)라고 이매뉴얼과 이매뉴얼은 소개하는데, 이처럼 환자의 서사를 통해 환자를 전인적으로 이해하려는 시도는 둘의 공통점이라고 할 수 있다. 다만, 해석적 모델에서 환자의 이야기는 적절한 의료적 결정을 내리기 위한 도구의 성격이 강한 반면, 서사의학은 환자의 전체 이야기를 해석하는 데 더 중점을 둔다. 서사의학은 환자의 이야기를 결정을 위한 자료라기보다는 환자의 존재를 깊이 이해하는 도구로 사용한다고 할 수 있다. 또한 서사의학은 환자와 의사의 상호작용을 더욱 강조하는데, 이 과정은 해석적 모델의 다소 일방적 관계의 한계를 극복하는 데 도움을 줄 수 있을 것이다.

서사의학을 통해 해석적 모델을 보완 및 확장할 수 있다고 주장하는 것도 가능하다. 이매뉴얼과 이매뉴얼이 소개하는 해석적 모델의 한계점 중 하나는 그 모델을 적용할 의료진의 기술이 부족하다는 점이다. 한마디로 의료진이 해석의 방법을 모른다는 것인데, 이런 기술을 훈련하고자 하는 것이 바로 서사의학의 취지라고 할 수 있다. 환자가 자신의 가치 체계를 명확하게 인식하도록 하기 위해서는 환자의 이야기를 충분히 들어야 하는데 이 과정에서 서사의학적인 기술이 활용될 수 있다는 의미이다. 뿐만 아니라 서사의학은 이야기를 통해 의사와 환자 간의 신뢰 관계를 형성하고자 하는데 이것은 해석적 모델이 잘 작용할 수 있는 기반을 제공한다.

이매뉴얼과 이매뉴얼이 제시하는 네 번째 모델은 숙의적 모델이다. 이 모델에서 의사-환자 상호작용의 목표는 환자가 임상 상황에서 실현할 수 있는 가장 적합한 건강 관련 가치를 결정하고 선택하도록 돕는 것이다. 이를 위해 의사는 환자의 임상 상태에 대한 정보를 구체적으로 제시하고, 이용 가능한 선택지에 내재된 가치 유형을 명확히 설명해야 한다. 의사의 목표에는 특정 건강 관련 가치가 왜 더 가치 있고 추구해야 할지 그 이유를 제안하는 것도 포함된다. 즉, 의사 자신의 가치 판단을 제시하는 것이 필요하다는 것이다. 의사와 환자는, 어떤 건강 관련 가치를 환자가 추구할 수 있고, 궁극적으로 추구해야 하는지에 대해 숙고하는 과정에 함께 참여한다. 숙의적 모델에서 의사는 교사나 친구의 역할을 하며, 환자와 어떤 행동이 가장 적합한지에 대해 대화를 나눈다. 의사는 환자가 할 수 있는 행동을 제시하는 것에 그치지 않고 환자를 잘 알고 최선의 결과를 바라는 입장에서 환자가 무엇을 해야 하는지, 의료 치료와 관련된 어떤 결정이 바람직한지 제안한다(2222).

서사의학의 관점에서 숙의적 모델은 어떻게 평가할 수 있을까? 일단 숙의적 모델은 의사와 환자가 함께 상의하며 최선의 방법을 찾는다는 의미이므로 서사의학의 관점에서 매우 바람직하다고 평가할 수 있다. 사실 서사의학은 숙의적 모델의 숙의 과정을 더 세밀하고 윤리적인 방식으로 발전시킬 수 있을 것이다. 다만, 이매뉴얼과 이매뉴얼이 지적한 바와 같이, 숙의적 모델에서는 의사의 설득 과정에서 의사의 역할과 권한이 과도하게 커질 위험이 있다는 점을 경계해야 한다(2225). 의사가 특정한 가치를 중시하여 환자를 설득하고 가치관을 교정하고자하는 것은 바람직하지 않으며, 결과적으로 가부장적 모델에 가까워질 수도 있을 것이다. 반면, 서사의학에서는 의사가 대화를 주도하는 것이 아니라 환자의 이야기를 기반으로 함께 과정을 만들어 가는 것이 중요하게 여겨진다. 숙의적 모델에서 환자의 가치관을 형성하거나 변화시키려 한다면, 서사의학은 환자의 기존 가치와 경험을 경청하고 이를 반영하는 것을 중요하게 생각한다. 숙의적 모델이 이상적인 모델로 실천될 수 있으려면 서사의학적 해석의 방식을 도입하고 환자의 가치관을 최대한 존중하는 방식으로 숙의를 진행해야 할 것이다.

해석적 모델과 숙의적 모델이 제대로 작동하기 위해서는 서사역량을 키우는 훈련이 필수적이다. 해석과 숙의는 대화를 통해 이루어지는 과정이며, 이 과정에는 적절한 태도와 기술이 필요하다. 구체적으로, 경청하는 자세, 상대방을 공감적으로 이해하는 능력 그리고 자신의 의견을 분명하고 효과적으로 전달하는 능력이 요구된다. 이는 의료진이 환자의 서사를 단순한 정보의 전달로 보지 않고, 그 속에서 가치와 맥락을 해석할 수 있도록 돕는 핵심적인 역량이다. 해석적 모델과 숙의적 모델을 효과적으로 구현하려면 의료진이 서사 훈련을 통해 환자의 이야기를 분석하고 가치에 대한 설득을 비강압적 방식으로 수행할 수 있어야 한다. 이러한 과정은 서사 훈련을 통해 가능해질 것이다. 무엇보다, 바람직한 소통을 위한 관계의 형성을 위해, 관계중심적이고 과정중심적인 서사의학적 접근이 큰 도움이 될 수 있다.

문학작품에 나타난 의사-환자 관계 모델

『이반 일리치의 죽음』: 19세기 가부장적 의사 모델의 문제점

톨스토이의 『이반 일리치의 죽음』은 한 평범한 인간이 죽음을 맞이하는 과정을 그린 고전으로, 의료인문학에서 중환자 치료와 완화 치료에 대해 교육할 때 많이 다루는 작품이다(Papadimos, 2011). 톨스토이는 인간이 생의 마지막 순간에 겪는 내면적 변화를 통찰력 있게 제시하여 독자로 하여금 죽음의 본질과 삶의 의미에 대해 깊이 성찰하도록 만든다. 이 작품의 철학적·종교적 교훈과 별개로 여기에서는 작품 속 의사들에 주목하여 의사-환자 관계를 분석하고, 돌봄의 가치에 대해 성찰하고자 한다.

이 작품에 등장하는 의사들은 전형적으로 19세기 가부장적 모델 의사 유형에 가깝다. 의사는 환자의 상태와 치료에 대해 전적인 권위를 가지고 있으며 환자의 의견이나 감정을 거의 고려하지 않는다. 환자는 의사의 지시를 수동적으로 따라야 하는 존재로 묘사된다. 다음 장면은 병이 심각해진 이반 일리치가 처음으로 저명한 의사를 찾아가는 장면인데, 의사가 이반 일리치를 대하는 태도는 다음과 같이 묘사된다.

> 모든 것이 그의 예상대로였다. 모든 것이 항상 그랬던 대로 진행되었다. 순서를 기다리는 것도, 법정에서 그 자신이 그러했기에 익히 아는 짐짓 근엄한 척하는 의사의 태도도, 여기저기 두드려 보고 환자의 말을 경청하는 것도, 미리 정해져 있기에 굳이 답할 필요 없는 질문을 던지는 것도, 그저 우리에게 맡겨 주면 모두 알아서 처리하리 하고, 모든 것을 어떻게 처리해야 할지 확실히 잘 안다고, 치료를 원하는 사람이면 누구든 똑같이 대한다고 주장하는 의미심장한 표정도 말이다. 모든 것이 법정과 똑같았다. 그가 법정에서 피고를 대하며 짓는 표정을, 저명한 의사는 환자를 대하며 똑같이 짓는 것이었다.
>
> 의사는 이런저런 말을 하고, 당신 내부에는 이런저런 문제가 있다고 지적했다. 하지만 이런저런 검사를 해도 확진할 수 없다면 이런저런 것을 가정해야 한다고, 만약에 이런저런 것을 가정한다면 그때는……. 이반 일리치에게 중요한 것은 오직 하나, 자신의 건강 상태가 위중한지 아닌지 하는 문제였다. 의사는 이 부적절한 질문을 무시했다. 의사의 관점에서 이 질문은 논할 가치도 없을 만큼 공소한 것이었다. 오직 신하수증인지, 만성 카다르나 맹장염인지 그 가능성을 가늠해 볼 뿐이었다. 요컨대, 이반 일리치의 목숨에 대한 의문은 없고, 오직 신하수증인지 맹장염인지를 두고 논쟁할 따름이었다(Tolstoy, 2023: 46).

인용의 앞부분에서 의사는 마치 재판관처럼 권위를 보이기 위해 근엄한 척하는 것으로 묘사된다. 의사가 재판관처럼 느껴진다면 환자는 마치 법정에 선 피고인처럼 느끼고 있는 것이라 할 수 있겠다. 이것은 단지 의사 개인의 문제가 아니라 의료체계 전반에 깔린 권위주의적 문화의 반영이다. 이 장면에서는 환자의 이야기를 듣는 것조차 답이 정해진 형식적인 절차에 불과하며, 환자의 목소리는 의사의 소위 전문가적인 판단에 의해 묵살되고 있다. "치료를 원하는 사람이면 누구든 똑같이 대한다."라는 것 역시, 가부장적 의료체계의 일면을 보여 준다. 공정함을 가장하고 있지만 실상은 의사가 개별 환자의 상황과 감정을 고려하지 않고 이미 정한 절차를 기계적으로 행하고 있음을 나타낸다.

뒷부분에서도 의사는 환자의 고통을 이해하기보다 진단과 병명에만 집착하며, 이를 통해 가부장적 모델의 문제를 보여 준다. 이반 일리치는 "삶이냐 죽음이냐."라는 본질적인 문제에 대해 질문하지만, 의사는 어떤 답도 해 주지 않는다. 그는 환자가 느끼는 불안과 공포는 무시하고 진단과 병명만을 중요하게 다루고 있다. 극단적으로 말하면, 이것은 환자를 하나의 삶을 가진 존재로 보는 것이 아니라 단순히 증상의 집합체로 보는, 비인간적인 태도라고 할 수 있다. 이반 일리치는 의사가 내리는 결론을 듣고 자신에 대해서는 동정심을, "이토록 중요한 문제에 지독히 무심한 의사"(47)에 대해서는 커다란 증오심을 느낀다.

이후에 등장하는 의사들도 마찬가지이다. 그들은 하나같이 이반 일리치의 병을 정확하게 진단하지 못하는 무능한 의사들이지만, 권위를 유지하고자 자신들의 무능을 인정하지 않는다. 친절하지 않고 냉담하며, 공감을 보여 주기보다 기계적이다. 따라서 이 작품의 의사들은 이반 일리치와 어떤 인간적인 친밀함이나 신뢰 관계를 형성하지 못한다. 이반은 자신의 병과 고통에 대해 진심으로 이해받기를 바라지만, 의사들은 그의 몸의 증상에 초점을 두고 진단과 치료에만 집중한다. 이반은 육체적 고통보다 정신적 고통이 더 끔찍하다고 느끼는데(96), 이것은 의사들로부터 오는 소외감과 무관하지 않다.

아이러니하게도, 이반 일리치가 바라는 위안은 의사들이 아닌 자신을 돌보는 하인 게라심에게서 온다. 게라심은 단순한 돌봄 제공자가 아니라, 인간적인 관계 속에서 이반 일리치에게 위안을 주는 존재이다. 게라심은 환자와 의료진 사이의 신뢰가 결여된 환경에서, 인간적인 유대가 어떻게 치유적 역할을 할 수 있는지를 보여 준다.

> 이반 일리치는 게라심에게 다리를 좀 들어 달라고 부탁한 뒤, 이야기를 나누었다. 이상하게도 게라심이 이렇게 다리를 들어 주면 기분이 한결 좋아지는 것 같았다. 그때부터 이반 일리치는 가끔 게라심을 불러서 그의 어깨에 다리를 걸쳐 놓은 채 그와 이야기하기를 즐겼다. 게라심은 그 일을 가뿐히, 기꺼이, 그저 선한 마음으로 해 주었고, 이반 일리치는 감동했다. 다른 사람들의 건강, 체력, 삶의 원기에는 모욕감을 느끼면서도 게라심의 체력과 삶의 원기에는 괴로워하기는커녕 위안을 받았다(72).

다리를 들어 주고 그와 이야기를 나누며 함께 있어 주는 사소해 보이는 행동들에서 게라심의 배려심, 따뜻하고 진실된 마음이 전해지며 이로 인해 이반 일리치는 정신적 안정감을 얻게 된다. 게라심의 태도를 직접적으로 서사의학과 연결시키는 것은 무리일 수 있지만, 경청과 공감을 보여 주고 이반 일리치의 고통을 진정으로 이해하고자 하는 그의 태도는 서사의학의 취지와 상통한다고 말할 수 있다. 특히 그는 작품 속에 등장하는 가부장적인 의사들과 대비되어, 서사의학이 지향하는 돌봄의 가치를 보여 준다고 할 수 있다.

『위트』: 20세기 말 가부장 모델과 도구적 모델의 한계

『위트』[5]는 마가렛 에드슨이 집필하고 무대에 올린 극본이다. 이 작품은 난소암에 걸린 저명한 영문학자가 죽음을 앞둔 상황에서 겪는 이야기를 다룬 작품으로, 의사와 병원 시스템이 죽음을 앞둔 환자를 어떻게 비인간적으로 대하는지에 대해 문제를 제기한다. 작품 속 의사들의 태도와 행위는 환자중심의 접근이 결여된 의료 관행이 환자에게 어떤 부정적 영향을 미치는지를 극명하게 보여 준다. 이러한 이유로, 이 작품은 미국 대학에서 의료인문학의 교재로 널리 사용되고 있다. 특히 의사-환자 관계, 죽음에 대한 태도, 윤리적 의료 관행 등을 가르치는 데 적합한 작품으로 평가된다. 여기에서는 『위트』에 등장하는 두 의사가 어떤 의사-환자 관계 모델에 속하는지를 살피고, 그들이 지닌 한계와 문제점을 탐색하고자 한다. 작품 속에 이들에 대한 대안은 없는지, 이 대안이 서사의학적 관점과는 어떤 관련이 있는지 논의할 것이다.

극의 초반에 담당의사인 켈레키언 박사는 주인공 비비안 베어링에게 암 선고를 내린다. 듣는 이가 주저앉을 정도로 충격적인 소식을 전하면서도, 그는 상대방이 자신의 말을 잘 따라오고 있는지 체크할 뿐 듣는 이의 충격과 근심은 크게 신경 쓰지 않는 듯하다. 그는 전문적인 의학 용

---

[5] 본문에서 사용한 텍스트는 1999년 뉴욕 유니온 스퀘어 극장에서 상연된 『위트』 공연을 바탕으로 한다. 이 연극은 처음 1995년 캘리포니아 사우스 코스트 레파토리 극장에서 초연되었으며, 1997년 코네티컷 뉴헤이븐의 롱 와프 시어터에서도 상연되었다.

어를 써서 병의 진행 상황을 설명하고 자신이 어떤 식으로 치료를 진행할지, 어떤 부작용이 있을지 건조하게 설명한다. 그의 설명은 환자 비비안이 이해하고 수용할 수 있는 방식이 아니며, 자신이 가진 정보와 자신의 계획을 일방적으로 전달하는 데 초점이 맞춰져 있다. 환자 비비안의 동의를 얻어 내는 대화는 다음과 같다.

> **켈레키언**: 다음 학기는 강의하지 않는 게 좋겠습니다.
>
> **비비안**: (분개하며) 절대 안 됩니다.
>
> **켈레키언**: 매 주기의 첫 주는 화학요법을 위해 입원하게 될 것이고, 그다음 주에는 조금 피곤할 수 있습니다. 하지만 그다음 두 주는 비교적 괜찮을 겁니다. 이 주기는 제가 앞서 말씀드린 대로 총 **여덟** 번 반복될 예정입니다.
>
> **비비안**: 8개월 동안 그런 식으로요?
>
> **켈레키언**: 이 치료가 저희가 제공할 수 있는 가장 강력한 방법입니다. 그리고 **연구적으로** 우리 지식에 중요한 기여를 하게 될 것입니다.
>
> **비비안**: 지식, 그렇군요.
>
> **켈레키언**: (종이를 건네며) 여기에 동의서가 있습니다. 동의하시면 맨 아래에 서명하시면 됩니다. 설명을 들으셔야 할 가족이 있나요?
>
> **비비안**: (서명하며) 그럴 필요는 없어요.
>
> **켈레키언**: (종이를 다시 받으며) 좋습니다. 중요한 것은 항암제를 최대 용량으로 복용하시는 겁니다. 부작용 때문에 용량을 줄이고 싶어질 때도 있겠지만, 연구의 실험 단계에서는 최대 용량이 아니면 의미가 없습니다······.(Edson, 2014: 9-11)(강조 인용자)

이 부분의 켈레키언 박사는 연구에 몰두한, 20세기 가부장적 의사 모델의 특징과 문제점을 보여 준다. 그는 환자와의 협력적 관계를 구축하려 애쓰기보다 환자를 자신의 치료 계획 속으로 끌어들이는 데 초점을 두고 있다. 그는 자신이 환자의 상태와 해결책을 가장 잘 안다고 생각하며 그것이 환자의 이익에 가장 부합한다고 믿는 듯하다. 그는 화학요법의 주기와 용량, 병원 입원 일정 등을 일방적으로 전달하고 있는데, 그의 설명과 안내에서 환자의 선택권이나 자율성이 들어설 여지는 거의 없어 보인다. 그가 환자를 감정적·심리적으로 이해한 상태가 아니기 때문에 그의 발언은 결과적으로 비비안에게 일방적 전달과 통제로 작용한다. 이 장면에서 비비안은 동의서에 서명을 하지만, 진정한 동의를 위한 숙고의 시간이 주어지지 않았으며 그녀가 이후 과정을 잘 이해한 것이라고 할 수 없기에 진정한 의미의 동의가 이루어졌다고 보기는 어렵다.

켈레키언 박사의 이런 태도는 치료 과정 내내 문제를 드러낸다. 그가 몰고 온 의사들 무리는 그녀를 가운데 두고 복부의 여기저기를 가리키며 암의 진행을 서로에게 설명한 뒤, 배를 다시 덮어 주지도 않고 떠난다(40). 그러한 행동이 환자에게 어떤 불편함과 수치심을 가져올지 전혀 고려하지 않는 태도이다. 그들은 비비안을 병을 가진 대상으로만 대할 뿐 감정을 가진 전체적인 인간으로 고려하지 않는 것이다. 비비안이 오한과 백혈구감소증으로 급히 병원으로 들어오고 격리치료를 받을 때, 그녀의 상태는 매우 좋지 않았지만, 켈레키언 박사는 "모든 것이 좋다."라고 하며, 격리를 단순한 휴가라고 생각하라는 무신경하고 배려 없는 말을 남기고 떠난다(46). 이런 태도는 단순히 가부장적인 태도를 넘어서서 비인간적인 태도이다.

앞선 인용에서 켈레키언 박사는 비비안에 대한 연구가 '지식'에 도움을 줄 것이라고 언급하였지만, 그런 이유로 비비안은 과도한 투약을 견뎌야 하는 상황에 처한다. 연구를 위해 최대 용량의 항암제를 처방하고 그 부작용으로 환자가 겪을 고통에 대해서는 크게 신경을 쓰지 않는 켈레키언 박사의 태도는 그에게 가부장적 모델의 요소뿐 아니라 도구적 의사-환자 모델[6]의 요소도 있음을 보여 준다.

연구와 의학 지식에 집착하는 도구적 모델의 요소는 비비안의 담당 레지던트인 제이슨에게서 더 강하게 드러난다. 치료 과정에서 항암제의 부작용으로 힘들어하는 비비안을 위해 간호사 수지가 약 투여량을 줄여 달라고 부탁하지만, 제이슨은 연구 목적을 위해 이를 거부한다. 그가 사악하거나 악의를 가지고 행동했다는 의미는 아니다. 다만 그는 환자의 안녕보다 의학적 연구 성과에 더 초점을 맞추고 있고, 목표에 지나치게 집중한 나머지 환자의 고통이나 감정적 요구를 제대로 고려하지 못하고 있다. 그는 비비안과 대화하면서 암 세포가 지닌 놀라운 생명력을 경탄하는 연구자의 열정을 보여 주는데(55-56), 그것은 암으로 죽어 가는 환자 앞에서 매우 무신경하고 배려심이 없는 태도로 비춰진다. 이를 보고 비비안은 "나이 든 의사처럼 젊은 의사도 인간보다는 연구가 중요하다."(The young doctor, like the senior doctor, prefers research to humanity)(58)라고 냉소적으로 말한다. 이 작품의 켈레키언 박사나 제이슨은 가

---

[6] 이매뉴얼과 이매뉴얼은 자신들이 소개한 네 가지 모델 외에 다섯 번째 모델을 추가할 수 있다고 말하며 도구적 모델(instrumental model)을 소개한다. 이 모델에서 의사는 환자의 가치관과 관련이 없는, 예를 들어 사회의 이익이나 과학적 지식의 증진 같은 목표를 추구한다. 터스키기 매독 실험과 윌로브룩 간염 연구가 이러한 모델의 사례에 해당하는데, 이러한 사례에 대한 도덕적 비난이 보여 주듯, 이 모델은 이상적인 것이 아니라 일탈적 사례에 해당한다(Emanuel & Emanuel, 1992: 2222).

부장적인 의사 모델과 도구적 의사 모델이 결합했을 때 얼마나 파괴적인 결과를 나타낼 수 있는지 잘 보여 준다고 할 수 있다.

공감과 배려의 마음으로 비비안을 돌봐 주는 사람은 간호사인 수지이다. 그녀는 방문객이 없는 비비안을 자주 들여다보고 대화를 나눈다. 제이슨이 비비안을 진료실에 수치스러운 자세로 방치했을 때 그것을 질책하며, 의식을 잃어 알아듣지 못하는 비비안에게 처치 과정을 설명해 주기도 하고, 비비안이 덜 고통스러워하도록 화학요법의 용량을 줄여 달라고 의사에게 부탁하기도 하는 등 비비안을 단순한 환자가 아닌 한 인간으로 존중하며, 그녀의 신체적·정서적 안위를 세심하게 돌보는 모습을 보여 준다.

무엇보다도 수지는 비비안이 존엄한 죽음을 미리 준비할 수 있도록 연명의료 여부와 임종 과정에 대해 대화를 나눈다. 막상 담당의사인 켈레키언 박사나 제이슨은 그녀의 병이 치료되지 않는다는 것에 대해서도, 죽음을 맞이했을 때 어떻게 대처해야 할지에 대해서도 전혀 대화를 나누지 않는다. 반면, 수지는 비비안에게 그녀가 심정지 상태에 놓였을 때 의료진이 어떻게 대응할지에 대해 스스로 생각하고 선택할 기회가 주어져야 한다고 말한다. 수지는 이 중요한 결정을 켈레키언 박사와 제이슨이 논의하기 전에 미리 생각해 보도록 알려 주고 싶었다고 말한다. 이는 환자가 자신의 결정권을 행사할 수 있도록 돕는 배려심 있는 행동이다. 수지는 켈레키언 박사와 제이슨 같은 의사들은 생명을 구하는 것을 최우선으로 여기고, 생명이 유지되기만 하면 그것이 곧 성공이라고 여기지만 이런 관점이 항상 환자가 원하는 최선이 아닐 수도 있음을 암시한다. 결국 비비안은 연명의료를 받지 않고 자연스럽게 생을 마감하기로 결정한다. 수지가 비비안의 의사를 다시 확인하지만, 비비안은 "그냥 멈추게 두세요."라는 말로 자신의 뜻을 다시 확실히 한다(66-68).

수지는 비비안이 곧 죽을 것이라는 객관적인 사실을 정확하게 알려 주고 그녀가 상황을 명확히 알 수 있도록 의료진의 입장을 가감 없이 설명한다. 그녀는 자신의 가치관을 강요하지 않고 사려 깊고 공감적인 태도로 비비안이 스스로 자신의 선택을 할 수 있도록 돕는다. 결국, 비비안은 자신의 상황을 숙고한 끝에 자기에게 가장 적합한 결정을 내리게 된다. 이 장면에서 수지의 태도는 서사의학에서 중요하게 생각하는, 환자가 자신의 서사를 스스로 형성하고 완성할 수 있도록 돕는 과정을 잘 보여 주고 있다고 할 수 있다.

『에브리맨』: 정보제공 모델과 해석적 모델의 등장

『에브리맨』에는 긍정적인 의사와 부정적인 의사를 포함해 다양한 의사가 등장하여 독자가 다양한 의사 유형을 탐색할 수 있도록 한다. 이 작품은 주인공의 어린 시절인 1940년대부터 2000년대까지의 삶을 다루고 있는데, 특히 주인공이 생애 전반에 걸쳐 몇 번의 중대한 질병을 앓으며 여러 의사와 만나는 경험이 상세히 그려져 있다. 이를 통해 독자는 이 시기 동안 의사와 병원이 어떻게 변화했는지, 그리고 시대에 따라 의사의 역할과 태도가 어떻게 달라졌는지 확인할 수 있다. 흥미로운 것은 이 작품에 정보제공 모델과 해석적 모델의 의사가 새롭게 등장한다는 점이다.

주인공이 어린 시절 만나는 의사들은 대체로 가부장적인 의사들이다. 주인공이 기억하는 첫 병원 경험은 탈장 수술을 위한 입원이었다. 그가 세상에 나올 때 받아 주기도 했던 이민자 출신의 닥터 스미스는 그가 좋아질 것이라고 장담하고, 이런저런 농담을 하기도 한다. 그는 어린 주인공에게 "내일 그 탈장을 고쳐 주마. 그럼 새로 태어난 것처럼 말짱해질 거야."(Roth, 2001: 30)라고 말하며 안심시킨다. 그러나 주인공은 불안함을 떨칠 수 없다. 수술실로 들어가는 장면은 다음과 같이 묘사된다.

> 어머니는 수술실로 가는 엘리베이터까지만 침대를 따라올 수 있었다. 그곳에서 잡역부들은 그를 엘리베이터 안으로 밀어넣었다. 엘리베이터는 밑으로 내려가 깜짝 놀랄 만큼 지저분한 복도에 그를 내놓았다. 복도는 수술실로 이어졌고, 그곳에는 닥터 스미스가 의사 가운과 하얀 마스크 차림으로 서 있었다. 어제와는 완전히 달라 보였다. 어쩌면 닥터 스미스가 아니었을지도 모른다. 완전히 다른 사람, 스물로비츠라는 성의 가난한 이민자의 아들로서 성장하지 않은 사람, 그의 아버지가 전혀 모르는 사람, 아무도 모르는 사람, 그냥 우연히 수술실로 들어와 칼을 집어든 사람일 수도 있었다. 마치 질식을 시키려는 듯이 그의 얼굴에 에테르 마스크를 씌우던 그 공포의 순간에 그 의사가, 그가 누구였건, 이렇게 소곤거렸다고 그는 맹세도 할 수 있었다. "자, 이제 널 여자로 바꿔 주마"(35-36).

닥터 스미스는 유능한 의사로 그려지지만, 어린 환자의 불안과 이해 수준을 고려한 소통에는 한계가 있었다. 만약 의사-관계 모델에 대해 더 의식하는 의사였다면 그는 공감적 의사소통을 중요하게 여기고 주인공을 안심시키기 위해 필요한 설명을 더 했을 것이며, 주인공은 이 예문에 나온 것 같은 비이성적인 공포에 사로잡히지 않았을 것이다. 당시에는 이런 의사 유형이 일반적이었을 것이며, 아동의 눈높이에 맞춰 설명하는 의사가 드물었을 수 있다.

긴 세월이 지나 주인공이 나이가 많이 든 상태에서 방문한 병원은 사뭇 풍경이 다르다. 경동맥 수술을 하기 위해 입원한 병원 대기실에서, 주인공은 그날 같은 시간에 여러 곳에서 진행될 첫 수술을 받을 열에서 열두 명 정도의 대기자와 함께 수술을 기다린다. 앞에서 묘사했던 어린 시절 병원 분위기와는 대조적으로 병원은 깨끗하고 위생적으로 관리되고 있다. 서비스는 체계적으로 제공된다. "대기실의 차분한 분위기를 보면 뇌에 이르는 동맥을 찍어 열러 가는 것이 아니라 머리라도 깎으러 가는 것 같았다."(73-74)라고 주인공은 묘사한다. 하지만 다음 인용은 위생적인 환경에도 불구하고 개인적 친밀함이 사라진 현대 병원의 풍경을 잘 보여 준다.

그의 차례가 오자 옆의 남자는 스포츠 섹션을 도로 가져가려고 팔을 뻗었다. 그는 간호사의 안내에 따라 수술실로 갔다. 안에서 대여섯 명이 강하게 내리쬐는 조명을 받으며 수술 준비를 하고 있었다. 그의 담당의사는 보이지 않았다. 의사의 친근한 얼굴을 보면 안심이 될 것 같았지만 그 의사는 아직 수술실에 들어오지 않았거나 잘 보이지 않는 구석에 가 있었다. 젊은 축에 속하는 의사 몇 명은 이미 수술용 마스크를 쓰고 있었다. 그들을 보자 테러리스트 생각이 났다. 그들 가운데 한 명이 전신 마취를 원하는지 아니면 국부 마취를 원하는지 물었다. 꼭 웨이터가 레드 와인을 원하는지 아니면 화이트 와인을 원하는지 묻는 것 같았다. 그는 혼란스러웠다. 왜 마취 결정을 이렇게 늦게 내리는 걸까? "모르겠네요. 어느 쪽이 낫습니까?" 그가 말했다. "우리한테는 국부가 낫죠. 환자가 의식이 있으면 뇌 기능을 더 잘 관찰할 수 있으니까요." "그게 더 안전하다는 말인가요? 그 뜻으로 하는 말입니까? 그럼 그렇게 하죠."

그것은 실수였다. 그는 간신히 무너지지 않고 실수의 대가를 당할 수 있었다. 수술은 두 시간 동안 계속되었고, 그의 머리는 밀폐공포증을 불러일으킬 정도로 천에 완전히 둘러싸여 있었고, 자르고 긁는 소리가 귀에 너무 가까운 곳에서 들리는 바람에 마치 반향실에 들어와 있는 것처럼 그들의 도구가 움직이는 소리를 빼놓지 않고 다 들어야 했기 때문이다. 하지만 그가 할 수 있는 일은 없었다. 싸울 수도 없었다. 그냥 받아들이고 견뎌야 했다. 그 일이 계속되는 동안 그냥 자신을 내 주고 있을 수밖에 없었다 (74-76).

주인공은 익숙한 담당의사의 얼굴을 보고 싶어 하지만 그를 찾을 수가 없었다. 수술 준비 중인 의사들을 보며 테러리스트를 떠올리는 것은 주인공의 불안한 마음을 잘 보여 준다. 담당의사도 아닌 한 의사가 그에게 마취 방법을 선택하라고 한다. 말하자면 의료 소비자인 주인공에게 선택지를 제공하고 그에 맞는 서비스를 제공하겠다는 것이다. 이 상황의 의사는 정보제공 모델의 의사라 할 수 있다. 문제는 이 상황에서 주인공은 좋은 선택을 잘할 수 있을 만큼 충분한 정보를 제공받지 못했다는 점이다. 그는 부분 마취와 전신 마취의 장단점에 대해 충분한 정보를 제공받지 못했다. 이처럼 의사가 충분한 설명 없이 마취 방법을 선택하라고 하는 것은 환자의 선택을 존중하는 배려라기보다 의사 자신의 편의나 기계적 절차에 따른 행동이라고 볼 수밖에 없다. 이처럼 정보제공 모델 의사는 자칫하면 환자에게 책임을 전가함으로써, 오히려 환자의 불안감을 키우고 잘못된 결정을 하게 할 위험이 있다.

이 작품에는 해석적 모델 유형의 의사도 등장한다. 주인공이 충수염과 그로 인한 복막염 수술로 죽을 위기를 겪고 퇴원하려 할 때, 담당 의사는 그의 아내가 믿을 만한 간병인이 아니라며 그대로는 퇴원시킬 수 없다고, 간호사를 고용하라고 강하게 조언한다. 그 의사가 정확히 본 대로 주인공의 둘째 부인은 자신에게 맡겨진 매우 단순한 일조차도 해내지 못하는, 신뢰성이 떨어지는 인물이다.

> 그는 자신을 담당한 심장전문의가 병실을 찾아와, 집에서 아내가 그를 돌봐야 하는 상황이라면 퇴원을 시켜 줄 수 없다고 말하는 것을 듣고 그 의사가 의료와 관계없는 일에도 관찰력이 뛰어나다는 사실을 알았다.
> "나도 이런 말은 하고 싶지 않습니다. 기본적으로 부인 문제는 내가 알 바 아니지요. 하지만 부인이 면회 왔을 때 지켜봤어요. 그 여자는 기본적으로 없느니만 못한 사람이더군요. 따라서 나로서는 내 환자를 보호할 수밖에 없습니다"(51-52).

어찌 보면 이 의사는 환자의 사생활에 지나치게 깊이 개입한다고 볼 여지가 있다. 그러나 상황을 정확히 판단하고 환자를 보호하려는 선의를 가진 인물로 보는 것이 더 적절하다. 해석적 모델 유형의 의사는 환자의 이야기를 경청하고, 표면적인 정보 이면의 상황과 감정을 이해하여 최선의 결정을 돕는다. 이 의사 역시 주인공이 자각하지 못한 문제를 대신 파악하고 해결 방향을 제시했다는 점에서 해석적 모델에 가깝다. 그러나 환자의 가치관을 충분히 탐색하지 않았고, 자율성보다는 보호하려는 의도가 앞섰다는 점에서 일부 가부장적 요소도 드러난다.

이런 해석의 능력은 모든 의사가 가진 능력은 아닐 것이다. 관찰력과 통찰력을 키우려면 서사역량을 훈련하는 것이 필요하다. 서사역량은 단순히 이야기를 듣는 데 그치지 않고, 환자의 상황과 정서를 깊이 이해하며, 이를 바탕으로 환자와 함께 최선의 결정을 내리는 데 중요한 역할을 한다. 이것이 우리가 서사의학적 의사-환자 모델에 큰 의미를 두는 이유이다.

서사의학을 위한 이상적 의사-환자 관계 모델 제안

앞에서는 서사의학 관점에서 이매뉴얼과 이매뉴얼이 분류한 의사-환자 모델 네 가지를 차례로 살펴보고 문학작품에서 이 모델들이 어떻게 드러나는지 분석하였다. 이 절에서는 이를 바탕으로 서사의학적 관점에서 바람직한 의사-환자 관계를 제안하고자 한다. 이매뉴얼과 이매뉴얼이 네 모델을 제시하면서 설명했던 항목들, 즉 환자의 가치관에 대한 관점, 의사의 의무와 역할, 환자 자율성의 개념, 의사 역할의 개념 순으로 논의를 진행하고자 한다.

이매뉴얼과 이매뉴얼에 따르면, 가부장적 모델과 정보제공 모델에서는 환자의 가치관이 객관적이거나 고정되어 있다고 보는 반면, 해석적 모델이나 숙의적 모델에서는 변화할 수 있다고 본다. 서사의학 관점에서 환자의 가치관은 고정된 것이 아니라 이야기를 통해 형성되고 변화하는 것으로 본다. 앞에서 살펴보았듯이, 서사의학은 질병을 단순한 생물학적 현상으로 이해하는 것이 아니라 삶의 맥락 속에서 의미를 가지는 서사로 이해한다. 따라서 환자의 가치관도 시간과 경험에 따라 발전하며 의료진과의 서사적 상호작용에 의해 재구성되는 것으로 이해한다. 샤론은 환자가 이야기를 통해 무질서해 보이는 질환의 경험에 형태를 찾고 통제를 가지는 과정을 다음과 같이 설명한다.

정신분석에서와 마찬가지로 모든 의료 행위에서 환자 이야기를 서술하는 과정은 치료의 중심적인 행위이다. 왜냐하면 질병과 그로 인한 걱정을 표현할 단어를 찾는 것이 질병의 혼란에 형태를 부여하고 통제력을 갖게 해 주기 때문이다(Charon, 2001: 1898).

서사의학에서는 환자의 가치관과 선호를 고정되어 있는 것으로 보지 않으며 의료진과의 서사적 상호작용을 통해 형성되고 재정의될 수 있다고 본다. 이것은 "모호하고 상충되며 설명이 필요하다."라는 해석적 모델의 가치관과 "도덕적 토론을 통해 발전과 개정에 열려 있다."라는 숙의적 모델의 속성을 둘 다 가지고 있다고 할 수 있다. 차이점은 서사의학에서 의료진이 환자의 질병 경험을 하나의 고정된 해석이나 도덕적 판단의 대상이 아니라, 환자와 함께 탐색하고 의미를 형성해 가는 과정으로 받아들인다는 점, 그 과정에서 서사의 중요성을 강조한다는 점이라 할 수 있겠다.

다음으로, 서사의학 관점에서 의사의 역할과 의무를 알아보고자 한다. 서사의학에서 의사의 역할은 해석적 모델('환자의 관련된 가치들을 설명하고 해석하는 동시에, 환자에게 정보를 제공하고 환자가 선택한 치료를 실행하는 것')과 숙의적 모델('가장 바람직한 가치들을 명확하게 표현하고 환자를 설득하는 동시에, 환자에게 정보를 제공하고 환자가 선택한 치료를 실행하는 것')의 요소를 모두 가지고 있다. 다만, 서사의학에서 의사의 역할은 환자가 자신의 경험을 충분히 공유할 수 있는 시간과 공간을 만들어 주고, 환자의 질병 이야기를 적극적이고 공감적으로 경청하며, 그의 이야기와 관점을 존중하여 보다 개별화된 진료를 제공하는 데 초점을 둔다. 따라서 숙의적 모델의 설득의 요소는 서사의학에서는 상대적으로 덜 중요하게 작용한다고 할 수 있다. 환자의 이야기를 듣는 의사의 역할에 대해 샤론은 다음과 같이 말한다.

> 질병에 대한 이야기를 듣고 환자의 서사적 질문에 명확한 답이 없는 경우가 많다는 것을 인식하는 것은, 부당한 상실과 무작위적인 비극을 용인하고 목격할 용기와 관용을 필요로 한다. 이러한 목격 행위를 수행함으로써 의사는 보다 전형적인 임상적 서사 작업을 이어 갈 수 있게 된다. 여기에는 치료적 동맹을 구축하고, 감별 진단을 생성하고 진행하며, 신체 소견과 검사 결과를 정확하게 해석하고, 환자의 경험에 공감하고 이를 전달하며, 이 모든 것의 결과로 환자가 효과적인 치료를 받을 수 있도록 참여를 유도하는 일이 포함된다(Charon, 2001: 1899).

이 인용에서 서술되는, 감별 진단을 생성하고 진행하며 신체 소견과 검사 결과를 정확하게 해석하는 것은 일상적인 의사의 역할이다. 여기에 더해, 서사의학의 관점을 가진 의사는 치료적 동맹을 결성하고, 환자의 경험에 대한 공감을 전달하며, 환자가 효과적인 치료를 받을 수 있도록 참여를 유도하는 역할을 해야 한다. 이는 환자의 질환 경험을 서사로 받아들이고, 그 의미를 함께 탐색하며, 환자와 협력하여 함께 치료에 관한 결정을 하는 것을 의미한다. 즉, 단순히 치료 방법을 결정하는 것이 아니라 환자가 자신의 질병과 삶의 의미를 형성하는 과정에 의료진이 동참하는 것을 의미한다.

이처럼 의사의 의무를 규정할 때, 환자의 자율성은 어떤 의미를 가지는가? 서사의학에서 환자의 자율성은 환자가 자신의 서사를 통해 질병의 의미를 구성하고 변화시키는 과정이라고 정의할 수 있을 것이다. 병과 관련한 자신의 서사를 적극적으로 만들어 가고, 자신의 경험과 가치관에 기초하여 충분한 정보를 바탕으로 한 결정(informed based decision)을 내리는 것이 서사의학 관점에서의 환자의 자율성이라 할 수 있다. 의료진에 의해 제시된 수많은 선택지 중 가장 합리적으로 생각되는 것을 선택(정보제공 모델)하는 것이 아니라 자신의 질병 경험을 스스로 재구성하며 의미를 찾고 변화하는 과정 혹은 능력이 자율성이라 할 수 있다. 이것은 해석적 모델(치료와 연관한 자기 이해) 혹은 숙의적 모델(치료와 연관된 도전적 자기 발전)과 유사하지만 서사의학에서는 서사가 개입한다. 즉, 환자가 자신의 삶을 이야기로 구성하는 과정에서 자율성이 형성되고 발전한다고 할 수 있다.

마지막으로, 의사 역할에 대한 개념을 살펴보자. 가부장적 모델에서 의사는 수호자(guardian)로 여겨진다. 앞선 문학작품들에서 살펴본 바와 같이 실제로는 가부장적 의사는 지배하는 권위적 인물이다. 정보제공 모델에서 의사는 기술적 전문가이며, 해석적 모델에서는 상담가나 조언자, 숙의적 모델에서는 친구 혹은 선생님으로 여겨진다. 서사의학에서 의사는 이끌고 동반하는 인물(a guiding and accompanying figure)이다(Silistraru, 2017: 115). 샤론은 의사와 환자의 관계를 치료의 동맹군(therapeutic alliance)으로 표현한 바 있다(Charon, 2007: 1265).

서사의학 확립을 위한 과제

앞에서는 이매뉴얼과 이매뉴얼이 제시한 의사-환자 관계 모델 네 가지의 내용을 살펴보고 이를 서사의학의 관점에서 평가하였다. 네 가지 모델 중 해석적 모델과 숙의적 모델은 서사의학의 관점과 공통점이 많지만 강조점이 다르다. 해석적 모델에서 환자의 이야기는 적절한 의료적 결정을 내리기 위한 도구의 성격이 강한 반면, 서사의학은 환자의 존재를 깊이 이해하는 수단으로 사용된다. 또한 서사의학은 해석적 모델보다 더 관계중심적이다. 숙의적 모델에서는 의사가 자신의 가치관을 설득하는 것에 초점이 맞춰진다면 서사의학에서는 환자의 이야기를 기반으로 함께 의미를 구성하고 치료 방향을 모색하는 것에 초점을 둔다.

서사의학이 두 모델을 보완할 수 있는 면도 있다. 서사의학에서 강조하는 서사역량은 해석과 숙의의 과정에 도움을 줄 수 있다. 또한 해석과 숙의 과정의 바탕이 되는 긴밀하고 신뢰감이 있는 의사-환자 관계를 위해서는 환자의 이야기를 경청하고 공감적으로 반응하는 태도가 필수적이다.

의사-환자 관계 모델을 작품을 통해 살펴보았는데, 『이반 일리치의 죽음』과 『위트』에서는 환자의 고통이 제대로 다뤄지지 않는 사례를 분석하여 가부장적 모델이 환자의 정서적·윤리적 요구를 충족하지 못하는 한계를 조명하였다. 또한 『에브리맨』을 통해 다양한 의사-환자 관계의 변화를 살펴보면서, 현대 의료환경에서 다양한 의사-환자 관계의 문제점과 한계를 살펴보았다. 이 작품들은 서사의학적 접근이 부족할 때 의사-환자 관계에서 어떤 갈등과 소통의 단절이 발생하는지를 역설적으로 보여 주었다. 이를 통해 기존 모델의 한계를 극복하고 환자의 서사를 존중하는 의료를 구현하기 위해 서사역량을 키우는 것이 필수적임을 알 수 있었다.

현대 의료시스템에서 환자의 이야기를 경청하고 공감적으로 반응하며 치료 과정에 환자의 가치와 경험을 적극적으로 반영하는 서사의학적 접근이 더욱 확대될 필요가 있다. 그러나 현실적으로 서사의학적 의료를 실천하는 데는 많은 제약이 있다. 보건복지부가 공개한 「2023년 의료서비스 경험조사」(보건복지부, 2023)에 따르면, 국내 의사의 외래 진료 시간은 평균 8분이었다. 응답자의 55%는 실제 진료 시간이 1~5분이라고 응답하였다(보건복지부, 2023: 177). 환자 1인당 진료가 이토록 짧게 실행되고 있는 상황에서 서사의학이 요구하는 충분한 경청과 대화는 쉽지 않다. 그러나 한 연구에 따르면, 일반 진료에서 80%의 환자가 2분 이내에 자신의 문제를 효과적으로 설명할 수 있었으며, 5분 이상이 필요한 환자는 335명 중 7명에 불과했다(Kalitzkus & Matthiessen, 2009: 83). 이 연구에 참여한 의사들은 적극적 듣기(active listening) 훈련을 받았으며, 복잡한 병력을 가진 환자들도 포함되어 있었다. 이는 짧은 진료 시간 내에서도 효과적인 경청과 환자의 서사적 경험 반영이 가능함을 시사한다. 물론 충분한 진료 시간을 확보하려는 노력이 있어야겠지만, 이와 함께 적극적 듣기 훈련을 통해 짧은 시간도 효과적으로 활용하여 환자의 핵심적인 이야기와 감정을 파악할 수 있는 능력을 키우는 것도 중요하다.

효율성과 성과중심의 의료시스템도 서사의학의 실천에 방해가 된다. 그러나 의료의 모든 측면이 데이터로 측정되는 것이 아니며, 서사의학의 성과는 단기적으로 측정이 어려울 수 있다. 작품을 통해 살펴본 것처럼 환자의 삶의 질 향상과 의사-환자 간의 신뢰 구축에서 서사의학적 접근은 큰 가치가 있다. 바람직한 의사-환자 관계를 발전시키는 데는 상당한 시간이 비용이 소요되지만, 이러한 노력이 장기적으로 치료 효과와 환자의 만족도에 좋은 영향을 미친다는 점을 인식해야 한다. 환자와 소통하는 데 시간을 할애하는 의사에게 불이익이 아닌 적절한 보상을 제공하는 의료 재정 시스템을 개발하고 이를 통해 서사의학적 접근을 장려해야 할 것이다.

　서사의학의 실천을 위해서는 무엇보다 교육이 중요하다. 서사의학적 접근의 중요성을 인지하고 의료 교육과정에 서사의학을 포함할 것을 고려해야 한다. 대부분의 의학교육은 질병의 과학적 이해와 치료 기술에 집중되어 있고, 환자의 서사를 이해하고 공감하는 방법은 상대적으로 소홀하게 다루어진다. 그러나 서사역량을 의료인의 핵심역량으로 삼고, 교육과정에서 충분히 강조할 필요가 있다. 실제로 서사의학의 교육과정과 프로젝트는 미국, 캐나다, 유럽 국가와 라틴 아메리카와 중동으로까지 확산되고 있다(Charon, 2007: 1265). 우리도 의료현장에서 환자의 삶과 경험을 존중하는 의료실천을 교육할 수 있는 환경을 마련해야 한다. 이러한 교육이 환자의 서사를 반영하는 바람직한 의사-환자 관계 모델을 실현하기 위한 필수적 전제이다.

　서사의학적 접근이 모든 의료환경에서 동일한 방식으로 적용될 수 있는 것은 아니다. 응급실이나 중환자실과 같이 신속한 의사결정이 요구되는 환경에서는 장시간의 대화가 어렵고, 환자가 자신의 이야기를 충분히 전달할 기회가 없는 경우가 많다. 또한 병원의 여러 구조적 제약, 의료보험 체계, 환자의 의료 쇼핑 문화, 가족중심적 의사결정 과정, 다문화적 의사소통 문제 등 현실적 제약 역시 서사의학의 실천을 어렵게 만든다. 그러나 이러한 한계 속에서도 서사의학적 접근을 어떻게 실천할 수 있을지에 대한 고민이 필요하다. 예를 들어, 응급 상황에서는 환자의 이야기를 경청하는 것이 어려울 수 있으므로, 비언어적 신호를 빠르게 파악하는 능력이나 짧은 문장으로도 환자의 감정을 확인하는 기술, 즉 서사역량이 더욱 중요해질 수 있다. 또한 다문화적 의사소통이 필요한 환경에서는 환자의 문화적 배경을 잘 고려할 수 있는 문화적 감수성과 소통역량이 요구된다. 이처럼 다양한 의료환경에서 어떻게 서사의학을 적용할 수 있을지에 대한 논의는 지속적으로 이루어져야 한다. 여기에서는 서사의학의 구체적인 실천 방안을 다루지는 않았지만, 향후 연구를 통해 더 구체적이고 실질적인 방안이 모색되어야 할 것이다.

참고문헌

Charon, R. (2001). Narrative medicine: A model for empathy, reflection, profession, and trust. *JAMA, 286*(15), 1897-1902. https://doi.org/10.1001/jama.286.15.1897

Charon, R. (2007). What to do with stories: The sciences of narrative medicine. *Canadian Family Physician, 53*(8), 1265-1267. PMID: 17872831; PMCID: PMC1949238.

Edson, M. (2014, May 20). *Wit: A Play*. Farrar, Straus and Giroux.

Emanuel, E. J., & Emanuel, L. L. (1992). Four models of the physician-patient relationship. *JAMA, 267*(16), 2221-2226.

Kalitzkus, V., & Matthiessen, P. F. (2009). Narrative-based medicine: Potential, pitfalls, and practice. *The Permanente Journal, 13*(1), 80-86. https://www.nlm.nih.gov/hmd/topics/greek-medicine/index.html

Papadimos, T. J., & Stawicki, S. P. (2011). The death of Ivan Ilych: A blueprint for intervention at the end of life. *International Journal of Critical Illness and Injury Science, 1*(2), 125-128. https://doi.org/10.4103/2229-5151.84798. PMID: 22229136; PMCID: PMC3249844.

Pellegrino, E. D. (1994). Patient and physician autonomy: Conflicting rights and obligations in the physician-patient relationship. *Journal of*

Contemporary Health Law and Policy, 10, 47-68.

Ross, P. (2009). 에브리맨. (정영목 역). 문학동네. (원본출판 2006).

Silistraru, I. (2017). Narrative medicine: The methodology of doctor-patient communication analysis. *Society Change Review, 15*(1-2), 105-128.

Szasz, T. S., & Hollender, M. H. (1956). A contribution to the philosophy of medicine: The basic models of the doctor-patient relationship. *AMA Archives of Internal Medicine, 97*(5), 585-592.

Tolstoy, L. (2023). 이반 일리치의 죽음. (김연경 역). 민음사. (원본출판 1886).

Veatch, R. (1972). Models for ethical medicine in a revolutionary age. *Hastings Center Report, 2*(3), 5-7.

제12장

환자중심 의료를 위한 사회문화적 과제와 대책

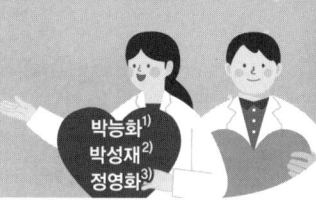

박능화[1)]
박성재[2)]
정영화[3)]

📋 왜 환자중심 의료인가[4)]

"예약 1시간 전 진료실 앞에 도착한 환자 A 씨는 진료실 밖에 열지어 놓인 의자에 앉아 순서를 기다린다. 전광판에서 차례가 다가옴에 따라 입술이 타오르고 가슴이 콩닥거린다.

드디어 A 씨 차례이다. 아내가 앞서고 환자는 뒤따른다. 예약 시간보다 30분이나 늦은 시각이다. 하지만 예약 시간 지연쯤이야 상관없다. 진료실 책상 위에 놓인 몇 대의 컴퓨터와 그 사이를 어지럽게 가로지르는

---

1) 울산대학교 의과대학, 울산대학교병원 소화기내과 교수.
2) 인제대학교 의과대학, 부산백병원 소화기내과 교수.
3) 강원대학교병원 소화기내과 교수, 울산대학교 의과대학·서울아산병원 명예교수, 의료인문학연구소 공감클리닉 소장.
4) 환자중심 의료(patient-centered care)는 의사와 환자의 파트너십을 강조한 개념으로, 환자의 건강 욕구와 개인적인 선호를 고려하여 진료 과정에 환자의 가치를 반영하는 의료를 의미한다. Reynolds, A. Patient-centered Care. (2009). *Radiologic Technology, 81*, 133-147 참조.

색색의 굵은 선들이 환자 내외를 먼저 맞는다. 그 건너에 가운을 입은 의사가 보인다.

의사는 벌써 바쁘다. 특히 키보드 위에 있는 손과 모니터를 훑고 있는 눈이 제일 바쁘다. 환자를 맞는 의사의 인사는 가볍고 건성으로 보인다. 환자를 기다리는 의자도 작고 동그랗다. 어느 유치원에서 본 듯하다. A 씨와 아내는 의사의 눈을 기다린다. 그런데 의사는 컴퓨터를 가리킨다. 숫자를 불러 주고 사진들을 짚어 간다.

의사가 드디어 환자와 눈을 맞춘다. 이 얼마나 기다리던 순간인가? 의사는 곧바로 진단과 치료 계획에 대해 말해 준다. 웃음기를 뺀 단조로운 말투, 건조하고 차갑기까지하다. 분명히 모두 다 들었는데, 무슨 병이고 어떻게 하라는 것인지 듣긴 다 들었는데 뭔가 허전하다. 그리고 머리가 하얘진다. 무엇을 물어보아야 할지 어떻게 해야 할지 도통 모르겠다. 일단 진료실에서 나와야 한다고 생각했는데 나가는 길조차 헷갈린다. 진료실에 들어갔다가 3분 만에 다시 대기실이다."

무엇이 환자들로 하여금 이와 같이 엄청난 공포 속에 빠져들도록 만드는 것인가? 질병에 대한 진단과 치료가 시작되는 진료실에서부터 환자중심 의료를 실천할 필요를 느낀다(정영화, 2021; Marini, 2020; Churchill et al., 2023).

현대의학은 눈부신 발전을 거듭해 왔다. 새로운 질병과 그 발생 기전을 밝혀내고 획기적인 진단방법을 동원하여 질병을 조기에 진단하며 최첨단 기술을 이용하여 어려운 질병들을 극복해 왔다.

근거중심의학[5]이 자리잡기 전에는 주로 의사 개개인의 단편적인 임상경험에 기초한 개인적인 식견에 의존해 의학적 결정을 내리는 경향이 만

연했다. 이러한 개인적 식견 대신에 확고한 과학적 근거에 기초한 의학적 의사결정을 내릴 필요성이 1970년대에 제기되었다(Sackett & Haynes, 1976).

체계적인 연구를 통해 얻어진 과학적 근거를 바탕으로 의사가 자신의 의학적 판단을 검토하는 행위를 근거중심의학이라고 정의한다. 현대의학과 임상연구의 초석이 된 근거중심의학은 임상연구의 설계, 실행, 무작위 임상시험 보고를 표준화함으로써 편견을 크게 줄여 왔다. 또한 의료서비스의 질과 비용 대비 효과 사이의 균형을 명확히 하는 관점에서 질병을 원인, 진단, 예후, 임상적 예측, 예방 혹은 치료에 초점을 맞추어 체계적으로 분석할 수 있게 되었다(Greenhalgh, 2014).

반면, 이러한 근거중심의학이 발달하고 의사들이 그 결과에 심취하면서, 환자를 '고통 받는 개체'로 바라보기보다 질병이나 '의학적 문제'로 취급하는 시각에 좀 더 익숙해져 왔다. 진료에서 효율이 강조되고, 그 결과 대형병원의 진료 시간이 점점 더 짧아졌다. 또한 진료실에서 의사와 환자 간 소통의 중요성이 조금씩 잊혀 왔다.

우리는 서둘러 환자중심 의료를 확립해야 한다. 진료실에서는 모든 이들이 위기에 처한 환자의 치유를 위해 관심과 역량을 집중해야 한다.

---

5) 근거중심의학(Evidence-Based Medicine: EBM)은 임상적인 의사결정에 있어서 의사들의 경험과 관련된 과학적 근거를 통합함으로써 환자에게 최선의 진료를 제공하고자 하는 의학적 방법론이다. 근거중심의학을 통해, 정교하게 설계되고 잘 수행된 연구에서 채택된 증거를 의학적 의사결정에 이용할 수 있다. 근거중심의학은 최신의 근거들을 공정하고 명확하게 사용하여 개별 환자에 대한 적절한 의사결정을 내릴 수 있는 도구가 된다. 이영미 (2003). 근거중심의학(Evidence Based Medicine)의 개요. **대한혈관외과학회지, 19**(2): 212-219; 김수영(2008). 근거중심의학. **병원약사회지 25**(4): 261-269 참조.

환자중심 의료의 문제를 구조적이고 역사적인 산물로 이해하는 것은 환자중심 의료를 개선하는 데 매우 중요하다. 환자중심 의료를 뚜렷하게 향상시키기 위해서는 의료체계의 구조적 개선이 필요하다. 의료체계의 구조적 개선은 거시적, 중간, 미시적 수준의 다단계, 중층적 과제를 포함한다(도영경, 2017). 거시적(macro) 수준의 정책 변화는 환자중심 의료의 전반적인 구조를 '경제적으로' 확립할 수 있으나, 이러한 변화는 중간(meso) 혹은 미시적(micro) 수준에서 의료기관이나 환자와 직접 접촉하는 의료인들의 노력이 병행되어야 실효를 거둘 수 있다. 또한 거시적 수준의 정책 개선이 이루어지지 않은 채 중간 및 미시적 수준의 노력만 요구한다면 어느 시기에 이르러 거시적 수준의 문제 때문에 환자중심 의료의 개선에 제동이 걸릴 수밖에 없다. 궁극적으로 환자중심 의료를 확립하고 개선하기 위해서는 미시적 수준에서 의료인들의 의사소통 능력, 태도 그리고 행태가 개선되어야 하며, 이에 더해 거시적 및 중간 수준의 구조적 개선 노력 역시 병행되어야 한다.

따라서 이 장에서는 서비스 제공자뿐만 아니라 의료시스템을 이루는 의료보험 혹은 금융 기관, 사회, 정부 등이 환자중심 의료를 저해하는 사회적·문화적·제도적 문제를 파악하고 환자가 중심이 되는 진료환경을 뒷받침할 수 있는 효율적인 의료체계를 이루기 위해 어떻게 해야 할지 그 해결 방안을 모색해 보고자 한다.

우리나라 의료의 사회문화적 과제

우리나라에서 왜 환자중심 의료가 구현되지 못하고 있는지에 대해 연구해 온 학자들은 일반적으로 두 가지 문제를 가장 먼저 지적한다. 그중 하나는 의료인의 인성 문제이다. 연구자들은 이를 해결하기 위해 의료인을 양성하는 학과의 신입생 선발방식을 개선하고 의료인을 대상으로 한 인성교육을 강화해야 한다고 말한다. 다른 하나는 낮은 의료수가이다. 의료인과 의료기관 경영자들은 낮은 수가 때문에 더 많은 환자를 진료해야 하고 충분한 인력을 채용할 수 없다고 한다. 이를 해결하기 위한 대책은 당연히 의료수가의 인상이다. 물론 환자중심 의료를 확립하기 위해서는 이들만으로 부족하다. 의료체계의 개선, 사회의 인식 전환 등 다양한 노력이 종합적으로 강구되어야 한다.

> 의료체계는 의료제공 체계, 재정 체계, 인력 및 물적 자원 개발, 조정 그리고 관리와 같은 복합적 기능을 포함하며, 환자중심 의료의 부족은 이러한 여러 기능의 복잡한 상호작용의 결과이다. 즉, 우리나라 의료에서 환자중심 의료의 부족 문제를 구조적·역사적 산물로 진단하는 것이야말로 개선을 위한 출발점이 된다(도영경, 2017).

2022년 우리나라 의사 수는 인구 1,000명당 2.6명으로 OECD 국가 중에서 멕시코와 함께 최하위였다(OECD 평균 임상의사 수 3.8명). 반면, 우리나라는 OECD 국가들 가운데 환자 1인당 평균 연간 외래진료 횟수가 가장 많은 국가이다. 우리나라 환자의 연간 평균 외래진료 횟수는 17.5회로서 OECD 평균(6.3회)의 2.8배였다(보건복지부, 2024). 이 같은 결과는 환자들이 흔히 부정적 진료실 경험으로 얘기하는 긴 대기 시간과 짧은 진료 시간을 설명할 수 있는 자료이다. 입원과 외래에 걸쳐 일관되게 나타나는 이 현상은 인력에 비해 제공되는 의료서비스 양이 다른 국가에 비해 예외적으로 많다는 사실을 나타낸다. 그 결과, 필연적으로 서비스 단위당 쏟을 수 있는 시간은 짧을 수밖에 없다. 그리고 오랜 시간에 걸쳐 우리나라에서는 이런 관행이 하나의 의료 문화로 정착해 버렸다. 그런 의료 행태와 문화 위에서 정책이 조정되고, 그 정책은 다시 바람직하지 않은 의료 행태와 문화에 영향을 미치고 말았다. 의료수가는 유형의 수량화 가능한 항목에 대한 보상으로 결정되고, 이러한 결과주의 기반 보상 공식의 강한 선택 압력 속에서 의료기관이 진화적 적응을 보이면서 바람직하지 않은 의료 관행은 구조적이고 역사적인 산물이 되어 버렸다.

응급실 재이송(뺑뺑이)

구급차를 타고 병원에 가도 병상이 없거나 치료할 의사가 없다고 받아주지 않아서 길에서 사망했다는 불행한 뉴스가 언론에 자주 오르내리고 있다. 사실 필수의료[6] 붕괴의 상징적 현상인 응급실 재이송은 오래 전부터 있어 왔다. 현재의 경제적 수준에서 더 이상 사회적으로 용인할 수 없기에 문제로 부각된 것뿐이다.

우리의 선입견과 달리 응급실 재이송률이 가장 높은 지역은 경기, 서울, 부산 순서로 인구당 의사 및 병상 수가 상대적으로 많은 지역이다. 응

---

[6] 대한의사협회에서 2021년에 발행한 '필수의료 중심의 건강보험 적용방안'에서는 '필수의료'를 '진료가 지연될 경우 환자의 생명과 건강에 큰 영향을 미치는 영역으로, 지역과 시간에 관계없이 형평성 있게 제공돼야 하며, 사회보장체계인 건강보험에서 우선적으로 보장해야 할 분야'라고 정의하고 있다. 그러나 '필수의료'라는 용어를 정확한 의미로 사용하기 위해서는 용어에 대한 정의를 좀 더 분명히 하고 이에 대해 사회적으로 합의를 이룰 필요가 있을 것으로 보인다. 신동욱(2022). 그런데 '필수의료'가 무엇인가요? 의협신문(http://www.doctorsnews.co.kr) 참조.

급실 재이송의 주요 원인은 응급실 과밀화이다. 2023년 전국 권역 및 지역 응급의료센터 환자 중 비응급 환자가 46.6%였고, 서울의 '빅5' 병원에서 조차 37.3%에 달한다(김현아, 2024). 즉, 응급실에 경증 환자가 넘쳐서 실질적으로 치료를 받아야 하는 필수 중증환자가 치료를 받지 못하는 사례들이 많은 것이 작금의 현실이다. 따라서 우리나라 응급실에 경증 환자가 넘쳐나는 문제를 해결하지 않으면 아무리 많은 병원을 짓고 아무리 많은 의사를 배출해도 밑 빠진 독에 물 붓기가 된다.

왜 경증 환자가 응급실을 찾을까? 경증이나 만성 질환을 치료하는 1차 의료기관이 제기능을 다하지 못해서 응급실로 내원한다는 것이 정설이다. 경증환자들이 1차 의료기관에서 소외당하는 이유들 중 하나는 '돈이 안 되기' 때문이다. 개원의들은 경증 환자만으로 "병원을 운영할 수 없어서"라고 이야기하며 "경증 환자의 일차적인 진료를 담당하는 의료기관에 재정이 지속적으로 투입돼야 이 문제의 해결이 가능하다."라고 말한다. 그러므로 응급실에 경증 환자가 넘쳐 나는 현실을 방치하고 응급실에 인력과 재원을 투입하겠다는 생각은 저비용 진료를 응급의료라는 고비용 진료로 전환시키는 것이어서 효율성이 매우 낮은 접근이다.

상급병원 응급실에 경증 환자들이 몰리는 또 다른 이유가 있다. 일부 환자들은 외래진료를 기다리기 싫어서 응급실을 찾는다. 임종 직전 환자가 삶의 마지막 시간을 위탁하기 위해서, 심지어 더 빠르고 쉽게 입원하기 위해 이용하는 경우도 있다. 따라서 특히 이러한 경증 환자의 응급실 쏠림 현상을 해결하지 않고선 현재의 응급실 의료자원으로 중증 응급 환자를 적절하게 치료하기 어렵다는 것이 의료 전문가들의 공통된 인식이다.

상급 종합병원 응급의료센터로 경증 환자가 몰리는 것은 정부가 국민이 원할 때 어디서든 진료를 받을 수 있도록 처음부터 허들을 없앤 제도를 시행했기 때문이라는 지적도 있다. 현재로서는 국민의 대형병원 및 응급실 이용을 제한할 방법이 없다. 의료진이 경증이라 판단해도 환자나 보호자가 중증으로 여길 수 있고, 응급이나 위중한 환자에게만 적용해야 하는 '진료거부 금지의 원칙'을 적용해도 우리나라에서는 자칫 법적 공방으로 이어질 수 있기 때문이다. 따라서 정부에서 지속적으로 비응급 환자의 대형병원 응급실 방문 자제를 유도하기 위해 중증도에 맞게 응급 의료기관을 이용하도록 안내하는 절차를 마련하고 '중증 응급환자 우선 원칙'에 대한 홍보도 강화하여 중증도를 기준으로 단계별 응급 의료기관의 진료 기능을 명확히 정립함으로써 한정된 의료 자원이 효과적으로 활용될 수 있도록 전달체계를 정비해야 한다.

필수의료 붕괴

필수의료 분야에서 치료가 지연되면 환자의 건강과 생명은 큰 위험에 빠지게 된다. 특히 응급, 중증, 외상, 심뇌혈관, 분만, 감염병 분야는 균형적인 공급이 어려워 국가가 직접 개입해야 할 필요성이 큰 의료 영역이다.

지금 우리나라의 필수의료는 근근이 명맥을 유지하고 있지만 그 미래가 밝지 않다. 그 이유는 필수의료 현장에서 활동하는 의사가 부족하고 앞으로 더 부족해질 것이기 때문이다. 의사 부족에 대한 근거는 OECD 보건통계 자료에 있다(김현아, 2024). 앞서 언급했듯이, 2022년 우리나라의 인구 1,000명당 의사 수는 2.6명, OECD 평균은 3.8명으로 우리나라 의사 수는 다른 국가에 비해 상대적으로 상당히 적다. G7 국가의 인구 1,000명당 의사 수는 평균 3.2명이다. 정부는 이와 같은 통계를 바탕으로 의사 수가 부족해 많은 국민이 불편을 겪고 있고 향후 고령화와 증가하는 보건 수요에 대응할 의료 인력이 필요하기 때문에 의대 정원을 대폭 늘려야 한다고 주장하고 있다. 반면, 의료계는 의대 정원을 증원하지 않더라도 우리나라의 인구 1,000명당 의사 수가 빠르게 증가하고 있어 머지 않아 OECD 평균 수치를 따라잡을 수 있다고 한다. 2040년에는 우리나라의 인구 1,000명당 의사 수가 4.60명으로 OECD 평균 5.09명과 격차를 줄이다가 2047년 우리나라의 1,000명당 의사 수는 5.87명으로 OECD 평균 5.82명을 앞지르게 된다는 것이다(바른의료연구소, 2023).

우리나라의 인구 100만 명당 치료 가능 사망자 수는 43명이다. 이는 질병이 발생했을 때 적절한 치료를 받았으면 살릴 수 있었던 환자가 그 나라의 보건의료 시스템하에서 살릴 수 없었던 사망자 수를 나타낸다. 이 수치가 낮을수록 높은 수준의 필수의료 시스템을 갖추고 있다는 의미이다. 우리나라는 OECD 국가 중 스위스 39명에 이어 2위이다. 통계상으로 의사 수는 분명히 부족한데 이런 일이 가능한 이유는 무엇일까? 그만큼 의사들의 일이 많고 힘들다는 의미가 아닐까? 결국 우리나라의 필수의료를 지키며 버텨 온 것은 병원의 고강도 의료시스템이다. 의사들의 사회에 대한 책임과 강요된 희생으로 필수의료가 유지되어 왔다는 얘기이다.

필수의료 의사가 부족한 이유는 무엇일까? 강도 높은 업무와 법적·물리적 보호 시스템의 부재 등도 있지만 상대적으로 낮은 임금도 그중 하나이다.

국가와 국민의 건강한 삶을 위한 필수의료 의사를 늘리기 위해서 의과대학 정원 확대가 가장 손쉬운 방법으로 제시되고 있다. 하지만 의과대학 정원 확대가 과연 필수의료 의사수 확대로 이어질지는 졸업생들의 전공 선택 추이를 보면 어느 정도 짐작할 수 있다. 2022년 전국의 연차별 전공의 정원은 3,031명이다. 이 가운데 필수의료 분야 정원이 1,150명이지만 정원의 75%인 863명, 전체 전공의의 28% 정도만이 필수의료 분야에 지원하였다.

국가통계포털(KOSIS)에서 지난 2010년부터 2020년까지 국내 인구 수와 전문의 수의 변화를 비교분석하였다(바른의료연구소, 2023). 그 결과, 인구 수가 지난 2010년 4,955만여 명에서 2020년 5,183만여 명으로 약 4.6% 증가하는 동안 전문의 수는 7만 3,428명에서 10만 3,379명으로 약 40.8% 늘었다. 이를 10만 명당 전문의 수로 환산하면 148.18명에서 199.43명으로 약 34.6% 증가한 셈이다. 과별로 나누어 봐도, 인구 10만 명당 전문의 수는 내과 46.3%, 외과 13.2%, 흉부외과 14.1%, 산부인과 8.3%, 소아청소년과 26.8%, 응급의학과 145.4% 증가했다. 지난 10여 년 동안 지속적으로 인구 증가율보다 훨씬 높은 비율로 전문의 수가 증가한 것이다. 그럼에도 불구하고 필수의료에 문제가 발생한 것은 필수의료 전문의 수가 부족한 것이 아니라 필수의료 분야 전문의들의 이탈이 주요 원인이라는 것이다. 가장 문제가 되는 소아청소년과 역시 전문의 수는 크게 증가했다. 진료 대상인 15세 미만 인구 수가 11년간 21.0% 감소한 반면, 소아청소년과 전문의는 32.7% 증가했다. 15세 미만 인구 10만 명당 소아청소년과 전문의 수로 계산하면 67.9%나 급증했다는 결론이다. 최근 소아청소년과의 위기와 '오픈런' 사태 역시 전문의 수가 부족해서가 아니라 저출산이라는 시대적 배경과 저수가에 의한 낮은 수익성 그리고 소아청소년 진료의 법적 부담이 커진 것이 원인일 것이다(바른의료연구소, 2023). 이로 인해 소아청소년과 전공의 지원이 감소하면서 수련병원 교수와 지도 전문의들의 과도한 업무량 증가로 이어져 전문의의 이탈이 가속화함으로써 중증, 입원, 응급치료 인프라가 붕괴될 수밖에 없는 상황이 만들어진 것이다.

응급의료를 비롯한 필수의료 붕괴를 막고 필수의료를 활성화하려면, 의료인들이 적극적으로 필수의료 분야에 종사할 수 있도록 필수의료 사고처리 특례법 제정, 전공의 및 전문의를 포함한 필수의료 분야 인력에 대한 행정적·재정적 지원 강화, 의료 인력의 근무환경 개선, 대대적인 재정투입을 통한 필수의료 분야의 수가 인상 및 공공정책 수가 확대 등 다각적인 지원 강화가 필요하다.

의료 효율 향상을 위한 관계성 회복

환자의 진료 성과를 극대화하기 위해서는 '좋은' 의사-환자 관계의 형성이 필수적이다. 그러나 요즈음 우리나라의 의사와 환자 간에는 불신이 팽배해 있다. 환자들은 의사들의 도덕심과 소명의식을 믿을 수 없다고 한다. 진료실과 수술실 여기저기에 CCTV를 설치하자고 한다. 의사들은 환자의 비뚤어진 시선과 조여 오는 법망을 피하기 위해 방어진료를 마다하지 않는다. 환자중심 의료와는 동떨어진 현실이다.

> 의사는 '직업인'이다. 일생을 의업에 바쳐 봉사할 의지를 가지고 직업적으로 변함없이 환자를 도와줄 준비를 하고 있다. 그러므로 환자와 보호자들은 이러한 의료진을 신뢰하고 존중해야 한다. 환자들이 의사와 치료

과정을 신뢰하고 존중하도록 만들기 위해서는 의사들의 노력과 함께 사회적 인식의 변화도 필요하다. 의료진의 전문성을 인정하고 그들이 환자의 이익을 최우선적으로 고려할 것이라고 그리고 환자를 위해 헌신할 것이라고 믿는 사회적 인식 역시 중요하다(정영화, 2021; Marini, 2020; Churchill et al., 2023).

어려운 질병을 얻은 환자들이 이를 잘 극복하기 위해서는 스스로 개방적이고 긍정적이며 낙천적인 생각을 가지는 일이 제일 중요하다. 그러나 의료진과 가족들 그리고 사회 전체가 환자들을 배려하는 일 역시 매우 중요하다. 오랫동안 관리해야 하는 질환을 가진 환자들은 지치고 우울해지기 쉽다. 그들에게는 전문적인 도움을 주는 의료진과 병원 이외에도 '친구'가 필요하다. 물론 의사, 간호사, 의료기사, 사회복지사, 종교지도자 등도 괴로움과 외로움의 연속인 질환의 여정에서 환자와 공감하고 동행하는 친구가 된다. 환자들이 최선의 치료를 받는 가운데 혹은 치료를 받은 후에 불편이나 차별 없이 사회생활을 할 수 있도록 하는 배려가 필요하다. 동시에 이웃들과 사회 전체가 환자의 아픔에 공감하고 환자의 힘든 여정을 함께하는 친구가 되는 일이 매우 중요하다. 그럼으로써 몸이 아픈 환자들에게 사회적 차별에 의한 마음의 상처를 더하는 잘못을 저지르지 않을 수 있기 때문이다(정영화, 2021).

큰 병원을 선호하는 환자들의 의식 또한 개선해야 한다. 간단한 건강상의 문제도 개인의원에서 진료를 받으면 무언가 부족한 듯하고 특별한 이유 없이 대접을 덜 받은 듯한 느낌을 갖는 경우가 드물지 않다. 하지만 조금만 깊이 생각해 보면 실상은 이와 크게 다르다. 환자들이 겪는 문제들 중 많은 것은 개인의원에서 충분히 해결할 수 있고 오히려 더 잘 관리할 수 있다. 실제로 적지 않은 환자들이 소위 명의에 의해서 혹은 상급병원에서 치료받는 경우보다 환자의 문제를 잘 파악하고 있는 개인의원 의사로부터 더 나은 치료 성과를 얻었다고 알고 있다. 따라서 질환의 경중에 따라 그리고 시급성에 따라 개인의원, 종합병원, 전문병원 그리고 대형병원의 의료 자원을 균형 있게 이용하고자 하는 의식의 변화가 필요하다(정영화, 2021).

> 사회적인 의료환경이 바뀌지 않는다면 전공 선택의 추이 또한 바뀌지 않을 것이며, 필수의료 분야로의 지원은 점점 더 줄어들게 될 것이다. 의과대학 정원을 확대해도 필수의료의 미래는 불투명하다. 필수의료 분야 전공의 근무환경 개선, 일부 수가 지원도 필요하지만 많은 의사가 필수의료를 '자발적'으로 선택하여 자생력을 키울 수 있는 장기적이고 계획된 정책이 더 필요하다(최선, 2023).

환자중심 의료에 적합한 의료인 양성

전인적인 교육체계 구축

진료실을 환자중심적으로 만들기 위해서는 탁월한 임상 능력과 따뜻한 인성을 갖춘 의료진을 지속적으로 양성하는 전인적인 교육체계를 갖추어야 한다. 지금까지 현대의학의 전문가인 임상의사를 양성하는 일은 주로 근거중심의학에 기초한 임상기술들을 가르치고 숙달시키는 데에 초점이 맞춰져 왔다. 그 결과, 임상의사들이 환자들의 미시적인 의학적 문제를 해결하는 데에는 비교적 능숙한 반면에 환자들을 통합적인 개체로 생각하고 그들이 가지고 있는 감정이나 고통에 대해 이해하면서 그들을 전인적으로 치료하는 능력은 상대적으로 부족한 상태로 배출되었다. 물론 최근 들어 전인적이고 균형 있는 임상의사들을 양성하기 위해 많은 노력을 경주하고 있는 것도 사실이다. 하지만 아직까지 임상의사들을 교육하고 양성하는 과정에 개선해야 할 문제점이 적지 않다.

의료진이 기술적인 능력뿐만 아니라 윤리적 판단력과 인간적인 공감능력을 함양할 수 있도록 하는 것이 대단히 중요하다. 의료진이 환자와의 소통을 통해 그들의 고충을 이해하고 단순한 의료기술 제공자 이상의 역할을 수행할 수 있도록 해야 한다. 환자들을 좀 더 심도 있게 이해하고 환자들에게 보다 전인적인 치료법을 적용하기 위해서는 인문학적 접근법이 도움이 될 것이다. 요즘처럼 임상시험, 숫자, 확률 및 신뢰구간을 맹신하고, 주관성, 개별성, 의견 혹은 선호도 같은 요소들을 완전한 배제하는 근거중심의학이 만개한 시대에 우리는 문화적으로, 그리고 정신적으로 잃어버린 인문학적 감성을 되찾아야 할 필요성을 절실하게 느낀다. 다시 말해, 환자를 장기나 시스템이 아닌 '인간' 혹은 온전한 '개체'로 인식할 필요성이 있다.

공적 재원 투입

의료가 국민의 기본권으로 정착되어 감에 따라 의료는 과학적 의학(scientific medicine)에서 사회적 실천(social practice)으로 변모하기 시작하였다. '사회참여형'이라는 단어가 의료에 도입되기 시작하였는데, 이는 의료 자체가 국민의 기본권으로서 의사나 환자 간의 자유계약으로만 결정되는 것도 아니고 그렇다고 정부가 전권을 갖고 직접 어찌해 볼 수 있는 것도 아니라는 뜻이다. 우리 사회 구성원 모두가 참여해서 함께 해결하는 것이 바로 '사회참여형 의료'이다.

그러나 우리나라에서 사회참여형 의료는 자발적 사회주도가 아닌 일방적 정부주도로 시작되었다. 우리나라 의료보험제도는 영국처럼 국민의 합의에 의해 민주적 절차로 확립된 것이 아니다. 과거 군사정권이 남북 간 경쟁 관계에서 밀어붙인 독재권력형 의료보험제도이지 의료공급자나 사용자 그리고 재원을 담당하는 보험 단체나 사회 대표의 합의에 의한 것은 아니다. 정부주도의 강압적 의료제도를 성공적으로(?) 유지하고 무리한 정책들을 밀어붙여 GDP 대비 상대적으로 적은 보건 예산을 지출하고도 의료 수행 결과는 세계적으로 우수한 나라가 된 것이다. 이런 현상은 사회참여형 의료의 왜곡된 단면들을 보여 주고 있는데, 대표적인 것이 의료인의 양성과 의료 시설의 문제에서 심각한 괴리를 나타내는 것이다. 다른 말로 부연하자면, 의료인 양성은 사회적 요구에 따라 국가가 계획하고 이에 드는 인적·물적 자원은 모두 사회가 부담한다는 의미이다.

일찍이 의료가 '사회참여형'으로 전환된 나라에서는 의사의 양성을 위해 의과대학부터 전공의 교육에 이르기까지 공공에서 재정적 지원을 충당하고 있다. 순수자본주의 국가인 미국에서도 전공의 교육을 위해 공공의 재원을 투입하고 있다. 전공의 양성에 2017년 한 해에만 약 30조 원의 재정을 투입하였다. 사회참여형 의료의 종주국인 영국에서도 의료인 양성 지원 기구나 제도를 만들어 의료인 양성 교육비를 국가가 지원하고 있다(안덕선, 2019). 반면, 우리나라에서는 빈약한 의료환경 때문에 대학병원이 고액의 교육비가 들어가는 전공의 핵심역량 강화에는 등을 돌리고 수익 지향적 모델에만 목숨을 걸고 있다.

그러므로 우리나라가 획일적 정부주도 의료에서 자율을 기반으로 하는 자발적 사회참여형 선진의료로 정책 방향의 큰 틀을 변환하려면 우선 의료인 교육을 위한 재원 투입에 인색하지 말아야 한다. 그런 연후에 공공의 지원을 받은 의료인들에게 받은 혜택을 사회에 돌려주는 책임감 있는 의사, 배운 지식과 능력을 사회에 돌려주는 사회적 책무를 다하는 의사가 되라고 당당히 요구할 수 있을 것이다.

환자중심 의료환경 조성

의료체계 개선

의료체계 역시 환자친화적으로 변화할 필요가 있다. 환자중심의 의료환경을 조성하기 위해서는 무엇보다도 의료체계의 개선이 선행되어야 한다. 국민의 삶의 질을 개선할 수 있는 효율적인 의료체계를 확립하고 이를 구체적으로 실행할 수 있는 방안들을 모색할 필요가 있다. 전문가들은 인구역학적 예측 및 치료에 대한 반응 등 의료 자원을 이용하여 최상의 효과를 낼 수 있는 방안들을 찾아내야 한다. 효율이나 일반화와 함께 질병을 겪는 환자들에 대한 개별적인 접근 그리고 질병뿐만 아니라 질병으로 고통받는 환자와 그 주변까지 함께 돌보는 의료체계의 확립이 필요하다. 더불어 환자들의 경험이 목격하고 말해 주는 것, 즉 환자에게 행해지는 치료의 질에 기반을 두어 성과를 측정하는 정책이 짧은 진료 시간과 의사-환자 간 소통 문제를 해결할 수 있는 현명한 방법일 것이다.

환자중심의 지속 가능한 의료체계를 개발하는 데 강력한 걸림돌 중 하나가 방어진료이다. 즉, 의료과실과 책임에 대한 클레임에 대비하기 위해 불필요하거나 특정 환자에게만 최선인 진단검사와 치료를 권하는 진료가 문제이다. 방어진료를 시행하면 국민의 돈이 효과적으로 사용될 수 없고 낭비될 수밖에 없다는 것은 자명한 사실이다. 방어진료를 위해 지출되는 비용은 환자중심 서비스와 동떨어진 체계를 유지하는 데 소모되는 불필요한 낭비이다. 연구에 따르면, 불필요한 병원 방문들 중 34%가 왜곡된 방어진료 때문이라고 한다(정영화, 2021).

우리나라 경우, 진료에 관한 사회적 이슈 및 민형사상 사건이 많은 것으로 보아 방어진료가 더하면 더했지 덜할 것 같지 않다. 대한의사협회 의료정책연구소(2022)가 발간한 「의료행위의 형벌화 현황과 시사점」 보고서에 따르면, 2013년에서 2018년 사이 우리나라에서 의사가 업무상 과실치사상으로 기소된 건수는 연평균 754.8건이다(대한의사협회 의료정책연구소, 2022). 일본(연평균 51.5건)과 영국(연평균 1.3건)에 비해 각각 14.7배, 580.6배에 이른다. 독일의 의료과실 인정 건수(연평균 28.4건)보다는 26.6배나 많다. 활동의사 수 대비 기소 건수 또한 우리나라는 0.5%에 달한다. 일본은 0.02%, 영국 0%, 독일은 0.1%에 불과하다. 영국에서 2017년부터 2018년 사이 의료행위로 인한 중과실치사상 혐의로 경찰에 접수된 151개 사례 중 실제 의사의 과실은 37예였으며, 검찰의 기소 결정은 연평균 0.8예에 그쳤다.

미국의 의료행위 관련 중과실치사상은 약물 과다처방과 사용 위반의 경우일 뿐, 수술 또는 시술에 의한 과실로 처벌받은 사례는 없었다. 반면, 우리나라에서는 의료분쟁조정 중재제도의 입법 취지와는 달리 의료사고에 대한 형사적 처벌 증가의 주요 요인으로 필수 진료과에서 발생한 장애나 사망으로 인한 의료 분쟁이 꼽힌다. 우리나라 산부인과 4년차 전공의와 전임의의 향후 진로를 묻는 설문에 응답자의 47%가 전문의 취득 또는 전임의 수련 이후 분만을 하지 않겠다고 응답했다. 분만 포기의 이유 역시 '분만 관련 의료사고 발생에 대한 걱정'이 79%로 가장 많았다(최선, 2023). 산부인과 전공의 수련 과정을 마쳤음에도 불구하고 예비 전문의와 전임의의 절반이 분만을 하지 않겠다는 것은 젊은 의사들에게 의료 소송에 대한 심적 부담이 얼마나 큰지를 말해 주는 것이다.

불가항력적으로 발생한 의료사고에게까지 형사처벌과 배상을 강요하는 '징벌적' 사회 분위기가 필수의료 분야에서 일하는 의사를 병원 밖으로 떠밀고 있다는 문제의식에 사회적 공감대가 형성되어야 한다. 고의나 중과실 없이 정상적인 의료행위 과정에서 발생한 의료사고에 대해서는 의료인에 대한 기소나 형사처벌을 면제할 수 있도록 하는 「필수의료사고 처리 특례법」 제정과 「의료분쟁조정법」 개정이 필요할 것으로 보인다.

방어진료를 줄일 수 있다면 의료자원을 절약함으로써 보다 많은 환자가 양질의 진료를 받을 수 있을 것이다. 특히 소외된 환자들에게 의료 혜택을 확대해 줄 수 있는 환자중심적 의료환경을 만드는 데 크게 기여할 수 있을 것이다. 물론, 방어진료를 줄이는 일은 그렇게 용이하지 않다. 그리고 이를 실현하고 유지시키기 위해서는 다각적인 대책이 필요하다. 의사와 병원의 노력은 물론, 의료체계 개선, 의료 수가의 현실화 그리고 국민의식의 변화 등도 동반되어야 하며, 특히 정부의 의료정책이나 사법부의 판결 관행도 재정립하여야 한다. 결론적으로 의료인의 형사처벌 부담 완화, 피해자 권리구제 체계 확립, 불가항력적 의료사고 보상 강화를 통한 의료사고 안전망 구축, 충분하고 공정한 필수의료 보상, 비급여 시장 적정화, 실손보험 개혁 등을 통해 공정한 의료체계를 확립함으로써 현재의 의료시스템을 개혁하고 초고령사회의 가속화하는 의료 수요에 대비하여야 할 것이다.

의료수가 현실화

병원이 최상의 의료를 시행하려면 필연적으로 이에 상응하는 비용이 소요되고, 이러한 비용을 보장하는 것만이 지속적이고 효율적인 의료를 담보할 수 있다. 그런데 우리나라의 GDP 대비 경상의료비는 여타 OECD 회원국에 비해 매우 낮은 편이다. 따라서 의료수가의 현실화는 바람직한 의료를 정착시키는 데 있어서 매우 중요한 문제들 중 하나일 것이다.

대한민국 의료체계는 외관상 자유시장경제적인 것 같지만, 실상은 정부가 강력히 통제하고 있는 상태이다. 우리나라에서는 의사의 경력이나 의술 등과 상관없이 기본적으로 같은 질병이면 같은 수가를 적용한다. 즉, 의사 마음대로 진료비를 받을 수 없다는 뜻이다. 1977년 처음 수가를 책정하면서 의료수가를 당시 의료비에서 45% 인하한 가격으로 정했다. 그 당시 원가가 100원이면 정부가 수가를 55원으로 정하고 그 돈만 받도록 강제했다. 그 당시만 하더라도 건강보험 가입자가 많지 않아서 의사들은 일반 환자들의 진료비로 건강보험의 손해를 보전할 수 있었다. 그런데 1989년 전 국민 의료보험이 시작되었고 의료수가는 제자리여서 의사들은 부득불 안 써도 될 약을 쓰거나 약값 리베이트를 받거나 혹은 환자를 오래 입원시키는 등 비윤리적인 행위를 자행하게 되었다.

그 후 2000년에 직장 의료보험과 지역 의료보험을 합치고 또한 의약분업을 시작하게 되었다. 그 결과, 적자로 몸살을 앓게 된 병의원들은 손해를 메우기 위해 3분 진료를 보편화하였고, 비급여 진료에 눈을 돌리게 되었다.

그러다가 2012년에는 포괄수가제가 도입되었다. 포괄수가제는 환자에게 제공되는 진찰료, 검사료, 처치료, 입원료, 약값 등의 의료서비스 종류나 양과 상관없이 질병마다 정해진 금액만을 지불하는 일종의 정찰제수가다. 당시 제왕절개 수가를 초산 산모 기준 의원의 경우 43만 3,620원, 병원은 39만 1,530원으로 책정했다. 반려견 제왕절개술의 수가가 50만 원인 것과 비교해 '개만도 못한 분만수가'로 화제가 됐다.

포괄수가제 도입 및 의료사고 민형사상 처벌강화로 분만실이 있는 산부인과가 급속히 줄어들었다. 2022년에는 서울아산병원 간호사가 근무 중 뇌출혈로 사망한 사건이 일어났다. 당시 뇌동맥류 수술수가가 화제였다. 이때 뇌동맥류 수술수가는 296만 원이었다. 여러 명의 의사와 간호사가 달라붙어 대여섯 시간 수술하는데도 말이다. 20분가량 걸리는 시력 교정 수술인 라식수술 비용과 비슷했다. 일본의 경우, 뇌동맥류 수술수가는 1,200만 원, 미국은 6,000만 원 정도이다. 똑같은 수술을 한국이 아닌 미국에서 하면 의사는 20배를 받을 수 있다는 뜻이다. 296만 원이면 반려견 수술 비용보다 낮다. 뇌수술도 아니고 강아지 슬개골 탈구

수술이 서울 기준 200~300만 원 선이다. (하주희, 2024)

    2016년에 연세대학교 산학협력단에서 '국민건강보험 일산병원 원가 계산시스템 적정성 검토 및 활용도 제고를 위한 방안 연구: 제2차 연구' 결과를 보고하였다(연세대학교 산학협력단, 2016). 이 보고에서 추정 원가 보전율을 산출하였는데, 그 결과 상급종합병원은 84% 그리고 의원급은 62%에 머물렀다. 환자를 진료하고도 원가 이하의 건강보험 수가를 받는다는 것이다. 예컨대, 병원이 환자 진료에 100원을 썼는데 90원을 돌려받았다면 원가보전율은 90%이다. 특히 국립병원은 67.6%, 공립병원은 69.4%로 나타나 이로 인한 경영난이 심각함을 보여 주었다. 2022년도 국민건강보험공단의 자료에 따르면, 대표적인 필수의료 분야의 원가보전율은 내과 72%, 외과 84%, 산부인과 61%, 소아청소년과 79% 등 모두 100%에 미치지 못했다. 응급실과 중환자실의 원가보전율은 각각 54%, 58%였다. 반면, 영상의학 및 검사 비용 등은 100% 이상 보전하고 있었다(국민건강보험공단, 2024). 이와 같이 왜곡된 의료수가 체계는 임상의사들로 하여금 효율적인 진료에 필수적인 문진과 신체검사에 집중할 수 없도록 만들고 일부 의료인들과 병원들로 하여금 과다한 검사를 통해 경영 적자를 보전하려는 유혹에 빠지도록 원인을 제공하기도 한다. 궁극적으로 이러한 현실은 병원을 방문하는 환자들이 의사와 병원을 불신하게 만드는 결과를 초래하고 있다.

    우리나라 대형병원은 매우 바쁘다. 이렇듯 원가에도 미치지 못하는 의료보험 수가로 인해 자유시장 경쟁체제의 우리나라 의료기관은 박리다매식 진료를 할 수밖에 없는 구조로 너무나 치열하다. 바쁘게 돌아가야만 겨우 적자를 면한다. 환자 한 사람당 3분의 진료 시간도 적자를 보전하려면 지금의 우리 의료체계에서는 과분한 일일지 모른다. 낮은 의료수가에 맞추어 병원을 운영하려면 잠시도 여유를 가질 수 없다. 의사들은 효율을 극대화하기 위해 근거중심의학에만 의존하기 쉽다. 환자를 개인이나 인간으로 대하기보다는 장기나 질병으로 치부하고, 의료 과실과 그에 따른 비용 손실을 줄이기 위하여 방어진료나 과잉진료의 유혹에 빠지기 쉽다.

우리나라의 의료수가는 다른 나라에 비해 매우 저렴하게 책정되어 있으며, 또한 획일화·일반화되어 있어서 의사가 양질의 진료를 시행하는 데 장애가 되고 있음을 정책 입안자들도 잘 알고 있다. 그러므로 궁극적으로 환자들의 이익을 위해 의료수가의 현실화는 절실히 필요한 문제라고 생각된다. 또한 국민도 보다 나은 진료를 지속적으로 받을 권리를 스스로 지키기 위해 의료비용을 조금 더 부담하는 선택을 긍정적으로 검토할 필요가 있을 것이다.

의료 전달체계의 개편

1989년 전 국민 의료보험이 처음 시행될 때에 지역 간 균형적 의료 발전을 위해 진료권 제도를 도입했다. 진료권 제도는 환자가 건강보험으로 진료를 받을 때에 분만, 응급, 기타 부득이한 사유를 제외하고는 건강보험증에 표시된 중진료권 내 병의원에서 자유롭게 진료를 받도록 하는 것이었다. 진료권은 138개 중진료권과 8개 대진료권으로 편성돼 있었다. 1단계 진료는 중진료권의 의원 등을 이용하고, 1단계 의료기관에서 진료의뢰서를 발급받아야 대진료권 의료기관에서 2단계 진료를 받을 수 있었다. 이 제도 덕에 지방에 있는 의원과 병원들이 자리를 잡을 수 있었고, 대형병원으로의 환자 쏠림이 심화하지 않았다.

그러다가 1998년에 모든 병·의원을 1단계 의료기관으로 편입하고 상급종합병원만 2단계로 지정하는 방식으로 병원 분류체계를 바꿨다. 그 결과, 상급종합병원을 제외한 모든 병·의원 사이에 경쟁이 시작되면서 동네의원들이 급속히 사라지기 시작했다. 비교적 경증의 질병이라도 서울 등 대도시 병원으로 환자들이 몰리기 시작하였고, 2004년 KTX가 개통되면서 서울 쏠림 현상이 극대화하기 시작했다(하주희, 2024). 특히 암 등 중증 질환의 경우, 집 근처에 지방 대학병원이 있어도 서울로 올라와 진료를 받는 게 마치 최선을 다하는 환자와 가족의 자세인 것처럼 되어 버렸다. 즉, 정부가 질병의 경중과 상관없이 국민이 원할 때 어디서든 진료를 받을 수 있게 허들을 없앴기 때문에 국민의 상급종합병원 이용을 제한할 방법이 없어진 것이다. 그렇다 보니 대형병원은 개인의원 수준에서 충분히 혹은 더 잘 치료할 수 있는 질병을 가진 환자들까지 진료하게 되고, 개인의원들은 환자들을 치료하는 데 있어서 대형병원으로부터 도움을 받는다고 생각하기보다 대형병원들이 환자를 빼앗아(?) 간다고 느끼는 경우가 많게 되었다.

이렇게 무너진 의료 전달체계 때문에 대형병원부터 동네의원까지 무한경쟁과 적자생존 구조에 빠지게 되었고, 상급종합병원의 경증 환자 진료 비중이 비정상적으로 높아지게 된 것이다. 또한 대학병원의 진료 외 기능인 연구와 교육 등 본질적 기능이 저하되고, 지역의 2차 병원 의료역량이 약화되며, 일차의료 기능 또한 저하되었다. 그러나 이러한 문제에 위기의식을 가진 의료계의 노력으로, 요즘 들어 대형병원들이 환자들의 교육, 이송 그리고 진료의 연속성을 위해 지역사회 의사 및 병원들과 긴밀하게 협력하려는 노력이 점차로 많아지는 추세이다. 이와 같이 상급종합병원과 1차, 2차 의료기관 간에 상호 협력을 강화하기 위한 움직임이 늘어나는 것은 매우 바람직한 일이다.

의료 전달체계를 개선하는 일은 의사들과 병원의 노력만으로 해결할 수 없다. 정부에서 바람직한 의료체계를 정착시키기 위한 정책들을 만들어 체계적으로 시행하는 일 역시 매우 중요하다. 국민 전체를 고려하여 다양한 규모의 병·의원을 개설하고 이들의 균형적인 유지와 발전을 위한 정책들이 펼쳐져야 한다. 의원과 병원 간의 협조에도 정부의 도움이 필요하다. 상급종합병원에서 가벼운 건강 문제에 관심을 두지 않아도 될 만큼의 제도적 뒷받침이 있어야 할 것이다. 여기엔 비현실적인 의료 수가의 현실화도 포함된다. 또한 환자들이 가진 질병의 경중에 따라 다양한 수준의 병·의원에서 적절하게 진료받을 수 있도록 균형 잡힌 의료체계를 만들어 나가야 할 책임도 많은 부분 정부에 있다.

의료보험 보장률 강화

의료보험제도는 제2차 세계대전 이후 유럽의 선진국들이 주도적으로 도입하였으며, 이제는 전 세계 시민의 기본권이 되었다. 우리나라는 지난 1977년 국민소득이 1,000달러에도 채 미치지 못하는 상황에서 부분적으로 의료보험제도를 도입하였고 1989년에 전 국민 의료보험으로 확대해 전 세계에서 가장 빠른 시간 내에 이 제도를 확립한 나라가 되었다. 이와 같이 우리나라에서 자랑스럽게 국민건강보험제도를 운영하고 있지만 우리나라의 건강보험 보장률은 2022년 기준 65.7%에 불과하다 (OECD 평균은 77.2%; 보건복지부, 2024). 이는 전체 진료비 중 평균적으로 65.7%만 건강보험이 보장해 준다는 의미이다. 이 수치는 유럽의 고소득 국가들에 비해 매우 낮은 편이다. 경증 질환을 가진 환자들의 경우에는 나머지 34.3%가 큰 부담이 되지 않겠지만, 중증 질환 환자나 장기간의 치료가 필요한 경우에는 이야기가 달라진다. 중증 질환 환자의 경우 소득 대비 일정 비율 이상의 의료비를 지출하는 재난적 의료비 발생 위험이 크다.

이러한 문제점을 완화하기 위한 정책으로 정부는 여러 가지 보완책을 도입해 왔다. 암 등 중증 질환과 희귀난치성 질환에 대한 산정특례제도와 소득계층별로 다른 기준을 적용하는 본인부담 상한제 등이 그 예이다. 비급여 서비스의 확대로 인해 의료비 본인부담의 감소가 체감할 정도로 뚜렷하지는 않지만 필수적인 의료서비스 이용에 있어서는 과거에 비해 의료비 부담의 문제가 개선되고 있는 추세이다. 하지만 아직도 저소득층에 대한 '재난적 의료비 지원'의 대상과 규모를 확대할 필요가 있다. 또한 아직까지 고액의 본인부담 의료비 발생 위험은 여전히 남아 있다. 이에 대한 가계의 반응이 민간의료보험인 실손보험 가입으로 나타나면서 문제는 더욱더 복잡해진다.

실손보험은 의료보험 보장률이 낮은 우리나라에서 건강보험이 보장하지 않는 비급여 의료비에 대한 부담을 줄이기 위해 도입되었다. 소득, 재산 등의 기준에 따라 보험료가 차등 부과되는 건강보험과 달리 실손보험은 가입자의 소득 수준과 상관없이 보험료가 일괄적으로 책정된다. 따라서 동일한 실손 보험 상품에 가입하더라도 고소득층에 비해 저소득

층은 가계소득 대비 보험료 부담이 더 클 수밖에 없다. 결과적으로, 저소득층과 고령층의 의료 소외 현상도 심화하게 된다. 또한 실손보험에 의한 비급여 진료 횟수가 늘어나면 급여 진료 횟수 역시 덩달아 증가하기 때문에 건강보험 재정도 악화할 수밖에 없다. 이를 해결하기 위해서 정부는 비급여 항목을 급여화하는 정책을 통해 의료보험 보장률을 강화함으로써 국민으로 하여금 실손보험에 들지 않더라도 국가가 건강을 잘 지켜 줄 거라는 확신을 가질 수 있도록 해야 한다.

도전과 과제

의료는 인간의 기본권이며, 의료정책은 모든 사람이 의료에 균등하게 접근할 수 있도록 보장하는 데 그 의미가 있다. 이러한 정책의 특징은 다양한 요구를 충족시키는 포괄적 의료시스템을 만드는 데 중점을 둔다는 것이다. 여기에는 1차 의료, 예방 서비스, 전문 치료 및 정신 건강 지원 등이 포함된다. 다시 말해, 건강 및 복지 정책의 주요 목표 중 하나는 의료 접근성의 격차를 줄이는 것이다.

보건의료에서 시장정의는 주로 자유경쟁과 경제적 효율성에 기반한다. 이러한 관점에서 의료서비스도 다른 상품과 마찬가지로 수요와 공급에 따라 가격이 결정되며, 경제적으로 부유한 사람이 더 나은 의료서비스를 이용할 수 있다. 시장정의는 개인의 경제적 능력과 선택을 중시하며, 보건의료에서도 시장의 자율성을 강조한다. 반면, 사회정의는 의료서비스를 공공재로 보고 누구나 차별 없이 적절한 의료서비스를 받을 권리가 있다고 본다. 사회정의는 의료가 인간의 기본적인 권리임을 강조하며, 경제적 능력에 상관없이 모든 사람이 필수적인 의료서비스를 받을 수 있도록 사회적 제도를 마련하는 것을 목표로 한다. 자유경쟁 시장에서 보건의료의 사회정의가 실현되기 어려운 이유는 의료가 일반적인 소비재와 다르게 필수재이며 소비자의 정보 비대칭이 심하기 때문이다. 환자들은 자신의 건강 상태나 필요한 치료법에 대해 충분한 정보를 가지고 있지 않으며, 이에 따라 의료비용이 높은 경우 생존을 위해 경제적 부담을 감수할 수밖에 없다. 이러한 특성 때문에 시장논리만으로는 의료 접근성을 보장하기 어렵고 사회적 약자가 제대로 된 의료 혜택을 받지 못할 가능성이 크다. 따라서 보건의료에서의 사회정의를 실현하기 위해서는 시장 논리 외에도 공적 개입과 재분배 정책이 필요하다 [Success777(ID), 2023].

현대 의료기술의 발전은 환자에게 더 나은 진단과 치료의 기회를 제공하지만, 최고의 의료서비스는 기술과 인간중심의 돌봄이 통합된 서비스일 것이다. 환자의 개별적 요구를 이해하고 기술적 발전을 최대한 활용하며 소통과 공감을 통해 최상의 의료서비스를 환자에게 제공하는 것이 환자중심 의료의 궁극적 목표일 것이다.

참고문헌

국민건강보험공단(2024). 2022년 기준 진료과목별 급여진료 원가보전율.

김계숙(2016). 호스피스 병동 말기 암환자 가족의 돌봄 경험에 관한 현상학적 연구. 한국가족사회복지학, 52, 35-66.

김대균(2024). 통합 돌봄의 완성: 지역사회 중심의 생애말기 돌봄. 이로운넷.

김현아(2024). 사회문제가 낳은 '응급실 뺑뺑이'. 한겨레신문.

대한의사협회 의료정책연구소(2022). 의료행위의 형벌화 현황과 시사점. 대한의사협회지.

도영경(2017). 환자경험평가를 통한 환자중심성 향상: 근거, 의의, 과제. HIRA 정책동향, 11(3): 7-24.

바른의료연구소(2023). 10년간 인구 4.6% 늘 때 전문의 40.8% 증가. 데일리메디.

보건복지부(2024a). 2022년도 건강보험환자 진료비 실태조사.

보건복지부(2024b). OECD 보건의료 통계(Health Statistics).

안덕선(2019). 사회참여형 의료와 의사양성에 필요한 현실적 당면 과제. 의협신문.

연세대학교 산학협력단(연구책임자 연세대 보건대학원 김태현)(2016). 국민건강보험 일산병원 원가계산시스템 적정성 검토 및 활용도 제고를 위한 방안 연구-제2차 연구.

정영화(2021). 김박사의 공감클리닉. 박영사.

최선(2023). 소송 무서워 분만 피하는 의사들…… 기소 건수 영국의 580배. 메디칼타임즈.

하주희(2024). 의료대란, 어쩌다 여기까지 왔나. 월간조선 뉴스룸.

Churchill, L., Fanning, J., & Schenck, D. (2023). 좋은 의사 나쁜 의사. (정영화, 이경란 공역). 박영사. (원본출판 2013).

Greenhalgh, T. (2014, October). Is evidence-based medicine broken?

Project Syndicate, The World's Opinion Page. Retrieved from http://www.project-syndicate.org/commentary/is-evidence-based-medicine-broken-by-trisha-greenhalgh-2014-10

Marini, M. G. (2020). **이야기로 푸는 의학: 공감과 소통으로 가는 여정**. (정영화, 이경란 공역). 학지사. (원본출판 2016).

Sackett, D. L., & Haynes, R. B. (Eds.). (1976). *Compliance with Therapeutic Regimens*. Johns Hopkins University Press.

Success777 (ID). (2023). 의료시스템과 복지정책. *Happy & Healthy Life*.

제**13**장

질환의 여정에서 되새기는 치유의 의미

정영화[1]

📋 치료를 넘어 치유로

질병을 얻어 질환의 여정에 있는 환자들은 치료(治療: 다스릴 치, 병고칠 료; treatment)[2]를 받기 위해 의료진과 병원을 찾게 된다. 두말할 것도 없이 그들의 목표는 질병이 없는 상태, 즉 완치(cure)[3]에 도달하는 것이다. 그러나 우리 모두가 잘 알다시피 일단 얻은 질병, 특히 만성 질환을 완치한다는 것은 그리 쉬운 일이 아니다. 그렇기 때문에 환자는 자신의

---

1) 강원대학교병원 소화기내과 교수, 울산대학교 의과대학 · 서울아산병원 명예교수, 의료인문학연구소 공감클리닉 소장.
2) 상처나 질병을 낫게 하기 위해 수행하는 일련의 행위들을 통칭하는 말이다. 그 행위로 인해 나타나는 성과나 부작용과 무관하게 환자의 고통을 해소하거나 덜어 주려고 행하는 행위나 방법 혹은 과정을 일컫는다.
3) 완치는 질병이나 상처가 완전히 사라진 상태를 뜻한다. 감기 등의 급성 질환의 경우에는 완치가 가능하지만, 만성 질환이나 대다수 암의 경우에는 완치란 말을 쓰기 힘들다. 비록 오랫동안 질병이 안정되었다 하더라도, 많은 경우에 후유증을 남기거나 재발할 수 있기 때문이다.

질환을 잘 관리하며 살아가야 한다. 그것이 질병을 얻은 후 질병과 함께 살아야 하는 긴 여정에서 우리가 선택할 수 있는 가장 지혜로운 삶의 방식일 수 있다.

완치할 수는 없으나 스스로 잘 다스릴 수 있는 상태, 다시 말해 스스로 병을 낫게 만들 수는 상태를 우리는 치유(治癒: 다스릴 치, 병나을 유; healing)[4]라 칭한다[차돌(ID), 2021]. 치료와 치유가 동시에 성취되는 것이 가장 이상적이지만, 장기간 질환의 여정을 겪는 환자들을 살펴보면 그렇지 않은 경우가 훨씬 더 많다. 치료는 되었지만 치유에 도달하지 못한 경우가 있고, 치료에는 실패하였지만 치유에 도달한 경우도 있다.

많은 연구자의 주장에 따르면, 치료를 넘어 치유에 도달할 수 있는가 여부는 결국 자신의 인생 경험에 담겨 있는 의미를 찾아내는 초월적 감각과 통합 능력의 유무에 달려 있다. 그러므로 치유에 이르는 길이 단순히 발병 이전의 건강 상태로 돌아가는 것을 의미하는 것은 아닐 것이다. 다시 말해, 치유란 자신이 지닌 과거의 상처, 현재의 고통 그리고 미래에 닥칠 죽음의 공포까지도 모두 통합적으로 수용하는 것을 의미한다. 그리고 이러한 통합적 수용 능력은 사랑과 연민의 체험을 통해 획득할 수 있다(박준양, 2020).

---

[4] 미국심리학회(American Psychological Association: APA)의 정의에 따르면, 치유는 심리적 또는 신체적 건강 상태를 개선하기 위해 '마음의 힘'을 활용하는 과정이며, 특히 환자들이 스트레스, 감정적 고통, 트라우마 등을 해소하는 과정을 말한다(*APA Dictionary of psychology*).

누구에게나 치유가 필요하다

다원화 사회에서 복잡하게 얽혀 사는 우리는 누구나 살면서 한 번쯤은 아프게 마련이다. 정도에 차이가 있을지언정 우리는 모두 상처를 입으며 이 세상을 살아간다. 우리는 모두 환자이다. 더욱이 제 잘났다고 뻐기는 사람들, 누굴 가르치려 드는 사람들, 얼굴에 분칠하고 사는 사람들은 좀 더 많은 상처를 입게 마련이다.

사십 년 넘게 의사로 전문가로 교수로 살아온 필자는 아마 상처를 많이 받고 살아온 사람들 중에서도 앞 열에 서 있을 것이다. 이를 증명이라도 하듯이, 필자가 무사히 교수로서 정년을 맞았을 때, 내면 깊숙한 곳으로부터 울부짖는 비명소리가 들렸다. 더 이상은 상처를 견딜 수 없다는 울부짖음이 들렸다. 이 상처들을 보듬지 않고는 아무 일도 할 수 없다는 고백이 들렸다. 절실하게 치유가 필요했다.

가족 간, 직장 동료 간, 각자 속한 영역의 구성원 간의 다양한 관계 속에서 우리는 많은 것을 성취하며 산다. 하지만 동시에 우리는 그 속에서 아파하며 상처를 입기도 한다. 우리를 아프게 하는 것은 무엇일까? 무엇이 우리에게 상처를 주는 것일까? 아마도 관계성의 파괴나 왜곡이 아닐까? 자신 혹은 가까운 이들의 상실 혹은 갑작스러운 관계의 단절, 믿었던 사람의 예기치 않은 배신, 이와 유사한 관계성의 손상이 우리를 고통스럽게 하는 것은 아닐까? 그렇다면 우리는 관계성을 복원하고 성숙시키며 새롭게 창의적인 관계를 형성함으로써 치유의 놀라운 능력을 경험할 수 있지 않을까?

📋 질환의 여정에서 치유가 갖는 특별한 의미

우리는 누구나 살면서 몇 차례의 위기를 맞는다. 그리고 위기의 많은 부분은 건강 문제이다. 물론 부유하게 살고 싶기도 하고 남보다 좀 더 뻐기며 살고 싶은 때도 있지만, 나이 들어 생각해 보면 다 부질없다는 생각이 든다. 특히 심신에 질병을 얻었을 때에는 더욱 그렇다. 건강하게 친구들과 만나서 충주호 유람선을 타고 단양에서 도담 삼봉을 마주하는 것이 최고의 즐거움이라 고백하게 된다.

몸과 마음에 깊은 상처를 입고서야 우리는 치유를 갈망한다. 관계성이 크게 망가진 연후에야 우리는 그 중요성을 깨닫는다. 그제서야 애타게 치유를 향해 달린다. 나 말고 내 친구, 나 잘난 것 말고 네 멋진 모습, 내 노래 말고 함께 부르는 화음, 이런 것들이 눈에, 그리고 귀에 들어오는 시간이 되어야 치유에 다다른 것 아닐까?

몸과 마음이 아픈 이들은 위로가 필요하다. 질환의 여정에는 반드시 친구가 필요하다. 환자들은 마음의 상처를 쓰다듬어 줄 관계성의 회복, 치유가 절실하게 필요하다. 장기간 질환과 함께 걸어야 하는 이들이나 이미 죽음을 앞에 둔 환자들의 경우 섣부른 위로나 헛웃음은 가소롭다. 서둘러 내미는 악수 정도는 외면해도 좋을 거라 벌써부터 마음먹었다. 그까짓 호의에 내줄 마음은 바닥난 지 오래이다.

아픈 이들에겐 진정 치유가 필요하다. 힐링할 수 있는 공간이 절실하게 필요하다. 그러면 좀 더 좋은 것이 아니라 반드시 그래야 하는 것이다. 환자에게 치유는 절실하다. 환자에게 치유는 살기 위해 마셔야 하는 공기와 같은 것이다.

죽음을 앞둔 환자의 치유

인간은 너무나 오랫동안 수많은 죽음을 지켜봐 왔기 때문에 우리는 모두 언젠가 죽을 것이라는 사실을 잘 알고 있다. 그렇기 때문에 우리는 어떻게 '**잘 죽을**' 것인가에 대해서도 많은 고민을 해 왔다. 그 결과, 죽는 일을 치유의 과정으로 인식하는 이들이 점차 늘어나고 있다.

정신과의사인 퀴블러-로스는 사람들이 죽음에 직면했을 때, 다섯 단계를 겪는다고 주장한다. 부인, 분노, 타협, 우울 그리고 수용의 과정이 그것이다(Kübler-Ross, 1969). 이러한 과정에서 인간은 죽음에 대한 가장 큰 두려움, 즉 '심한 고통 속에서 죽음을 맞진 않을까?' 그리고 '낯선 환경에서 홀로 죽음을 맞지 않을까?' 하는 두 가지 두려움을 완화시킬 수 있기를 누구나 원한다. 이러한 바람은 완화의료의 발달에 따라 대부분 성취할 수 있게 되었다. 하지만 죽음의 과정이 어떻게 치유의 의미를 가질 수 있는지에 대한 관심과 이에 대한 자세한 연구는 아직까지 미흡한 실정이다.

처칠 등(Churchill et al., 2023)은 『좋은 의사 나쁜 의사』에서 말기 진단을 받은 후 환자가 자신의 삶이 어떻게 변화했는지에 대해 생각하고 느끼고 알게 되는 과정에 대해 증언한다. 이러한 변화들 가운데 일부는 죽어 가면서 산다는 개념의 핵심과 관련되어 있다. 그녀(환자) 이야기에 나오는 사건과 변화는 특별하지 않다. 하지만 누구나 겪는 이런 경험에 대한 그녀의 통찰은 날카롭고 예리하며 쉽게 논의되지 않는 것들에 대한 지혜를 담고 있다.

특히 그녀가 경험한 치유의 과정, 죽음을 마주한 그녀가 깨달은 치유의 개념 그리고 그 과정에서 가족과 공유한 놀라운 축복이 감동스럽다.

저에겐 옆 동네에 사는 딸이 하나 있는데, 그 아이가 두 딸을 기르고 있습니다. 손녀 아이들은 열 살과 열두 살입니다.

손녀들이 저를 찾아왔는데, 그 애들은 제가 아프다는 걸 잘 알고 있었습니다. 하지만 제가 얼마나 아픈지는 모르고 있었습니다. 그리고 제 생각에 아이들은 제가 죽어 가고 있다는 건 어느 정도 짐작하고 있었지만, 누구도 그 애들에게 그것에 대해 자세히 말해 주지는 않았던 것 같습니다.

우리 집 근처에는 참나무가 아주 많아서 봄에는 참나무가 온 세상을 뒤덮습니다. 침대에 누워서도 참나무 싹들이 돋아나는 것을 볼 수 있습니다. 아이들이 열 살과 열두 살이 되도록 학교를 다녔는데도 도토리가 참나무에서 나온다는 걸 모른다는 사실이 잘 이해가 안 되지만, 애들은 그걸 모르고 있었습니다.

아이들을 데리고 시내에 있는 극장에 공연을 보러 갔다가 돌아와서는 생각했습니다. '오늘은 정말로 좋은 날이구나. 아이들과 이야기를 조금 더 나누면 좋겠다.' 그래서 마실 것을 가지고 발코니로 나가 앉으면서 제가 말했습니다. "얘들아, 할머니가 너희들에게 말해 주고 싶은 것이 있어. 우선 이 도토리의 삶이 어떻다고 생각하는지 내게 말해 줄 수 있겠니?"

그러고 나서 우리는 이야기를 나누었습니다. 도토리가 어떻게 싹을 틔우고 그 작은 뿌리를 내리는지, 어떻게 자라는지, 그리고 충분히 자라면 어떻게 이렇게 큰 나무가 되는지, 그렇게 되기까지 얼마나 오랜 시간이 걸리는지까지 모두 이야기했습니다. 저는 아이들에게 질문을 던져 대답을 아이들로부터 이끌어 냈습니다. 그리고는 참나무가 살아 있는 동안 무슨 일을 했는지에 대해서도 이야기를 나누었습니다. 어떻게 작은 나무가 이렇게 크게 성장하는지, 어떻게 그늘과 산소를 제공하면서 살아 있는 동안 좋은 일을 하는지와 같은 이야기를 나누었습니다.

전 말했습니다. "이 나무는 아마 이백 년 정도 되지 않았을까? 결국 나무는 어떻게 될 것 같아?" 애들은 잠시 동안 아무 말 없이 앉아 있더니 앨리스가 말했습니다. "죽어요." 그래서 제가 말했습니다. "그래, 맞아." 그리고 또 말했습니다. "우리 삶이 딱 그렇단다. 우리도 도토리처럼 그렇게 시작한단다. 저 작은 것들처럼 시작하지. 그리고 영양을 공급받으면 우리는 자란단다. 할머니는 그 단계를, 큰 참나무였던 그 단계를 지나왔고 그 과정을 지나면서 많은 일을 했단다. 할머니는 멋진 삶을 살았단다." 저는 제 삶에서 일어났던 가장 좋았던 일들 중 하나가 바로 그들이 태어난 것이라고 그들에게 말해 주었습니다. 그러고는 이어서 말했습니다. "할머니는 이제 주어진 시간의 끝에 있단다. 그리고 내가 앓고 있는 병이 아주 가까운 미래에 할머니를 죽게 할 거란다."

그들이 정말로 죽음에 대해 깊이 생각하고 있다는 걸 전 알 수 있었습니다. 묻고 싶은 것이 있으면 무엇이든 물어볼 수 있다고 무엇이든 다 대답해 줄 수 있고, 할머니는 아무 것도 두려워하지 않는다고 말해 주었습니다. 이런 사실에 대해 아이들에게 확신을 주었고, 아이들에게 제가 죽음을 어떻게 생각하는지, 저에게 어떤 일이 일어날 것이라고 생각하는지 설명해 주었습니다. 제가 말을 하는 동안 저 자신의 믿음이 더 강해졌습니다. 특정 교단이나 종교에 대한 믿음은 아니지만, 신에 대한 믿음은 그 어느 때보다 더 강해졌습니다.

🩺 치유를 돕는 다양한 방법들

치유는 궁극적으로 관계성의 회복이다. 상처받아 소통할 힘을 빼앗긴 몸과 마음이 온 세상의 긍정적인 에너지와 다시 온전한 관계를 회복하는 일이다. 이 과정을 통해 환자는 자기 자신 그리고 자신의 질환을 이해하고 처한 상황을 있는 그대로 받아들일 수 있게 된다. 나아가, 가족, 친지, 이웃의 고통에 공감하고 이들과 따뜻하게 소통할 힘을 되찾게 된다. 치유는 시공간 그리고 자연과의 관계성도 회복시킨다. 이를 통해 자신에게 닥친 고통이나 죽음까지도 감사한 마음으로 받아들이게 된다.

앞에서 인용한 사례의 경우, 환자는 죽음에 이르는 자신의 여정을 도토리 나무의 일생과 동일시하여 손녀들에게 설명하고 있다. 환자는 이미 자연과의 관계성을 회복하여 자연과 일체감을 가지고 자연의 일부가 된 듯하다. 필자 역시 글쓰기의 과정을 통해 20여 년 전 돌아가신 선친과 훈훈하게 관계성을 회복하는 치유의 과정을 경험하였다. 당신께서 살아 계실 때 베풀어 주셨던 사랑의 표현을 외면하며(?) 살아온 어리석음을 깊이 성찰하고, 나아가 당신의 따뜻한 체온 한 움큼을 그리워하는 귀한 체험을 얻었다.

어느 해 추석 연휴가 끝날 즈음이었다. 아내가 차려 준 저녁을 기분 좋게 즐긴 후 밥상 위에 덩그러니 남겨진 굴비 대가리와 눈이 마주쳤다. 거기서 20여 년 전 돌아가신 선친의 포근한 미소를 보았다. 생전에는 한 번도 뵙지 못했던 흐뭇한 표정을 짓고 계셨다. 너무나 아깝고 소중해서 이내 서재로 달려갔다. 그리고 선친의 미소 한 조각이라도 졸시에 새겨 두려고 진땀을 흘렸다. 일 년여 동안 자연과 가까워지기 위해 애쓴 덕분에 조금이라도 더 솔직해지기 위해 스스로를 쓰다듬은 덕분에 수십 년 동안 상처받아 온 영혼이 치유의 과정을 겪나 보다 생각했다. 그 과정을 통해 시간과 공간을 넘나드는 환희를 맛보며 선친과의 관계를 회복하나 보다 생각했다.

이걸 양보할 순 없다[5]

옛날 명절상 주인공은 굴비
맛있는 대가리는 아버지 것
난 젓가락을 거둔다
하얀 살점을 맡는다

꿀맛이다
살점이 이렇게 녹는데
대가리는 얼마나 맛날까
난 아쉬운 침만 삼킨다

아버지는 혼자 바쁘다
작은 뼈는 잘게 씹고

---

5) 졸시의 처음 제목은 「굴비 대가리」였다. 너무 직설적이고 시의 재미를 반감시킨다는 충고를 받아들여 제목을 바꾸긴 했지만, 아직도 필자의 머리에는 원제가 맴돈다. 요즘 굴비 대가리를 맛으로 즐기는 이는 드물 것이다. 단지 고양이 먹이로만 여길지도 모른다. 그러나 필자는 굴비를 마주할 때마다 아직도 선친이 생각나서 그 맛이 새롭다. 그때마다 선친의 사랑을 기억하며 자식에 대한 사랑을 다짐한다.

큰 것들은 쪽쪽 빨고
버릴 게 하나도 없다

대가리는 억울하다
영문 모르고 벌을 받는다
아이 입을 노린
상해미수죄란다

오늘 밥상에도 맛있는 굴비
이제 대가리는 온전히 내 것
아무도 손을 못 댄다
이걸 양보할 순 없다

− 졸시집 『네가 제일 예쁘다』(정영화, 2022) 중에서 −

    치유에 이르는 길은 매우 다양하다. 각기 다른 성격과 취미의 소유자들은 각기 다른 치유의 방법을 선택하게 마련이다. 치유를 돕는 방법들 역시 매우 다양하다. 휴식, 명상 혹은 단전 호흡과 같이 정적인 방법으로 자신이나 자신이 처한 상황을 성찰할 수도 있고, 요가, 산책, 등산 혹은 다양한 운동을 통해 신체나 에너지와의 관계성을 향상시킬 수도 있다. 음식의 단맛이나 매운맛을 통해 처진 몸과 마음을 위로하기도 하고, 음악, 미술, 영화, 드라마, 독서 등의 도구를 이용해 치유로 가는 길에 도움을 얻기도 하며, 글쓰기, 그림 그리기 등 창작을 통해 스스로를 성찰하고 관계성을 회복해 가기도 한다.

환자의 치유와 따뜻하고 효율적인 돌봄을 위한 협력

환자의 치유를 위해 환자, 보호자 그리고 의료인들이 함께 가는 길은 그리 순탄치 않다. 상호 간에 협력을 통해 유기적으로 힘을 합해야만 비로소 따뜻하고 효율적인 진료, 소위 공감진료를 실천할 수 있다. 그러면 환자의 치유를 돕고 환자를 따뜻하고 효율적으로 돌보기 위해 의료진, 환자, 환자의 가족 그리고 우리 사회와 의료시스템이 해야 할 일들은 무엇인가?

의료인은 환자의 고통에 공감해야 한다. 위기에 처한 환자가 그 누구보다 기대고 싶은 그리고 기댈 수 있는 이들은 바로 전문적인 지식과 기술을 가지고 환자와 질환의 여정을 함께하기로 마음먹은 의료인이기 때문이다. 의사를 포함한 의료인은 당연히 환자를 도와줄 의지는 물론 그들을 도와줄 수 있는 임상 기술과 지식을 준비하는 데 소홀함이 없어야 할 것이다. 그것이 의료인의 존재 이유이며 사명이기 때문이다.

자신이 처한 위기를 해결하기 위해 의료인을 찾는 환자 역시 공감진료를 위해 기여해야 하는 주체이다. "나를 돌봐 달라."라고 요구만 할 것이 아니라 스스로 자신이 해야 할 일들에 대해 곰곰이 생각해야 한다. 전문가인 의료인에게 도움을 청하는 것 못지않게 자신의 행위주체를 유보할 줄도 알아야 한다. 환자로서의 권리를 주장하는 만큼 당연히 감당해야 할 의무도 기억해야만 한다. 의료인을 전문가로 인정하고 그들을 존중하고 신뢰하는 태도를 잊지 말아야 한다.

환자의 가족 역시 공감진료를 위해 동참해야 할 구성원이다. 고통 속에 있는 환자를 애달파하는 것만이 최선의 선택이 아니다. 궁극적으로 최상의 진료 성과를 얻기 위해서는 '좋은' 의사-환자 관계를 형성하는 데 긍정적으로 기여해야 한다. 환자로 하여금 의사를 신뢰하고 존중할 수 있도록 격려하고 스스로도 그렇게 행동하여야 할 것이다.

우리의 의료시스템 그리고 우리 사회는 가장 취약한 계층 중의 하나인 환자의 치유를 위해 과연 무슨 역할을 하고 있는가? 그리고 우리는 끝내 이들을 위해 무엇을 해야 하는 것인가? 고통받는 이웃인 환자에 대한 편견과 따돌림이 그들을 더욱 더 아프고 고독하게 만들고 있지는 않은지 한번 뒤돌아봐야 하지 않을까? 과연 환자의 고통에 공감하는 목소리에 힘을 보탠 적이 있는지 성찰해야 하지 않을까?

인문학의 놀라운 치유력:
문학 읽기와 글쓰기를 중심으로

문학 읽기와 창작의 힘

인문학[6]은 놀라운 치유력을 갖고 있다. 본디 인문학이란 사람을 중심에 둔 학문이지 않은가? 사람의 본성은 물론 사람과 사람, 사람과 사회 간의 관계에 관심을 집중하는 학문이지 않은가? 사람들이 어떻게 살아가는지, 사랑과 미움의 본질은 무인지, 어떻게 하면 서로 어깨동무할 수

---

6) 인문학(人文學, humanities)은 인간과 인간의 근원 문제 그리고 인간의 문화에 관심을 갖거나, 인간의 가치와 인간만이 지닌 자기표현 능력을 바르게 이해하기 위한 종합적인 연구 방법에 관심을 갖는 학문 분야로서, 인간의 사상과 문화에 관해 탐구하는 학문이다.

있는지, 그래서 사회가 따뜻해질 수 있는지 고민하는 학문이 인문학 아닌가?

인문학의 치유력을 논하려면 끝이 없을 것이다. 앞 장에서 열거한 모든 문제들을 인문학적으로 고찰하려 하면 한도 끝도 없을 것이다. 따라서 이 장에서는 그 논점을 최대한 좁혀 문학에 집중해 보려고 한다. 물론 주관적일 수 있지만, 인문학의 핵심은 문학이기 때문이다. 문학 읽기와 글쓰기가 그 중심에 있지 않나 생각되기 때문이다.

문학[7]은 다양한 인간관계를 묘사하는 장르이다. 그러므로 우리는 문학을 통해 다양한 인간상 그리고 인간관계를 관찰하고, 그 속에 감춰진 기쁨, 슬픔, 아픔 등 다양한 감성들을 접하며 이들의 의미에 대해 사고하고 서로 토론할 수 있는 기회를 얻게 된다. 이에 더해 문학은 우리들로 하여금 창조적인 경험을 습득할 수 있도록 기회를 제공해 준다. 다양한 이야기 그리고 그 속에 등장하는 인물들을 통해 무한한 상상력을 발휘할 수 있도록 하는 동시에 다양한 서사 그리고 추론을 우리에게 제공한다. 또한 문학작품에 등장하는 인물들은 상호 간의 관계는 물론 화자와 등장인물, 화자와 독자, 개인과 사회 속으로 우리를 안내함으로써 우리로 하여금 건강, 질병, 돌봄은 물론 이들 상호 간의 관계성을 학습하도록 도와준다. 다시 말해, 문학은 우리에게 치유에 이르는 과정은 물론 그 의미까지도 가르쳐 준다고 할 것이다.

더욱이 글쓰기는 우리를 치유의 길로 한 걸음 더 가깝게 인도할 것이다. 글쓰기는 태생적으로 성찰을 동반한다. 스스로를 뒤돌아보지 않고

---

[7] 문학(文學, literature)은 인간의 사상과 감정을 언어와 글자를 사용하여 표현하는 예술분야로 정의할 수 있다. 이에 비해, 논술이나 해설 같은 설명적 기술은 비문학이라 칭한다.

는 글을 쓸 수 없다는 말이다. 우리는 글쓰기를 통해 자신에게 아니 진정한 자신의 모습에 관심을 갖게 된다. 더불어 글쓰기는 자신이 관찰한 것에 대해 관심을 기울이게 한다. 글쓰기는 일상적으로 접하기 어려운 주제, 경험, 감정에 접근하는 데 친숙할 수 있도록 우리를 안내한다. 이는 낯설지만 신선한 경험이며 낯선 이들을 이해할 수 있게 하는 창구이다. 우리는 이 창문을 통해 예전에는 도저히 함께할 수 없었던 이들과도 손을 맞잡을 수 있다. 다시 말해, 다른 사람들과의 관계성에 좀 더 주의를 기울일 수 있게 된다.

치유 시

선생님의 가르침보다 혹은 목사님의 설교보다 보통 사람이 에둘러 내뱉는 한마디가 혹시 누군가의 삶에 에너지를 보태 줄지도 모른다. 이를 통해 서로 깊은 얘기를 나눌 수 있을지도 모른다. 아픈 마음을 나누면서 고된 질환의 여정을 함께 걷는 계기가 될지도 모른다. 특히 시 쓰기는 쑥스러운 말도 어렵지 않게 꺼낼 수 있도록 힘을 불어넣어 준다. 때론 남의 일인 양 딴청을 피우고 때론 무표정하게 언제 그랬냐는 듯이 돌려서 말하면서 어색함으로부터 달아나게 만들기도 하고 아픈 상처에 약을 발라 주기도 한다.

필자는 이 장의 말미에 졸시 몇 편을 소개함으로써 필자가 치유에 대해 고민했던 과정의 일면을 고백하고자 한다.

필자는 40여 년 동안 의사, 의학자, 교수로서 살아오면서 크고 작은 상처들을 수없이 많이 입을 수밖에 없었음을 고백하지 않을 수 없다. 정년 퇴직을 하고 나니 그 상처들이 너무 아파서 치열한 삶을 그대로 잇기 어려웠다. 그때 필자에게 손을 내민 건 수십 년 동안 잊고 지내던 친구, 시 쓰기였다. 재회한 친구의 위로에 힘을 얻은 필자는 치유의 놀라운 능력에 힘입어 이렇게 다시 걷고 있다.

수십 년 쌓인 상처가 얼추 아물어 갈 즈음, 그래서 '제주의 맑은 공기와 친구가 될 수 있겠구나.'하고 느껴졌을 즈음, 필자는 제주 한 달 살이를 결심하였다.

잡념을 버리고 실컷 걷다 오리라 마음먹었다. 햇볕이 좋은 4월에 아내와 함께 애마를 끌고 떠났다. 그리고 진도항을 거쳐 마침내 제주 중산간 행원[8]에 거처를 마련했다. 어느 정도 제주 공기에 익숙해질 무렵, 함덕해변 서우봉[9]이 포함된 올레길 19코스를 걷기로 했다. 김녕에서 북쪽으로 걸어 볼 계획이었다.

김녕쪽에서 서우봉과 가까운 곳을 찾으니 북촌이 나온다. 우선 북촌항으로 가 보자. 좁은 길을 헤치고 포구에 도착하니 황량하기 그지없다. 누구도 찾을 것 같지 않은 포구이다. 포구에서 서우봉이 보인다. 그런데 좀 멀다. 지도를 살피니 '너븐숭이 기념관'까지 차로 간 후 거기서부터 걷는 게 좋을 듯 싶다.

단출한 건물이 나온다. 너븐숭이 4·3기념관[10]이다. 옆에 추모공원도

---

8) 제주도 구좌읍 행원리는 세계 자연유산마을로 지정된 7개 마을 중 한 곳으로 제주도 동쪽에 위치한다. 국내 최대 규모의 풍력발전단지이고 거문오름에서 흘러나온 용암이 맞닿아 형성된 곳으로 제주 특유의 자연을 느낄 수 있는 마을이다.
9) 함덕해변 옆에 위치한 '서우봉'은 봄이면 샛노란 유채꽃이 활짝 피어나는 제주의 관광 명소이다. 올레길 19코스 '조천-김녕 올레길'의 일부이다.

조성되어 있다. 넓은 뜰이란 뜻을 가진 이곳 너븐숭이[11]는 북촌마을 사람들이 밭일을 마치고 쉬어 가던 곳이란다. 그런데 이곳에서 1948년에 대학살의 비극이 벌어졌다는 것이다. 그로부터 수년 동안 총 4백여 명이 사살되었단다.

추모공원으로 들어서자 '애기무덤'이 보인다. 학살당한 수많은 희생자들 중 어른들은 생존자들에 의해 다른 곳으로 모셔졌지만 어린 아이들은 이곳에 그대로 남겨졌다는 얘기다. 지금 여기에 20기의 애기무덤이 있단다.

아프다. 아픈 마음을 추스를 길이 없다. 이 상처를 어이할까 힘들어하는 나그네에게 비석에 쓰인 싯귀가 눈에 들어온다. 시인이 나그네의 가쁜 숨을 가라앉혀 주는 듯하다. 당신이 말 한마디 못하고 스러져 간 애기들의 끊어지는 아픔에 아련한 끈을 맞댔듯이, 오늘에서야 찾아온 나그네의 부끄러운 마음을 그들에게 데려다준다. 그러고는 상호 간에 등 두드려 줄 기회를 제공함으로써 단 한 번도 마주한 적 없는 이들이 수십 년의 세월을 뛰어넘어 관계성을 회복할 기회를 준다.

---

10) 4·3 항쟁은 1947년 3월 1일부터 1954년 9월 21일까지 7년 7개월에 걸쳐 제주도에서 일어난 사건이다. 4·3이라는 명칭은 1948년 4월 3일에 발생했던 대규모 소요 사태에서 유래하였다. 2003년 정부에서 발간한 「제주 4·3사건 진상조사 보고서」에는 이에 대해 '제주도의 특수한 여건과 3·1절 발포사건 이후 비롯된 경찰 및 서북청년회와 제주도민과의 갈등, 그로 인해 빚어진 긴장 상황을 남로당 제주도당이 5·10 단독선거 반대투쟁과 접목시켜 일으킨 사건'으로 기술되어 있다.
11) 제주어 너븐숭이는 '넓은 돌밭'이라는 의미이다. 그러나 제주 4·3 항쟁 당시 가장 많은 희생자가 있었던 북촌지역의 대명사로도 사용되고 있다. 북촌의 농부들이 일을 마치고 귀가하는 길에 잠시 쉬어 가던 이 지역은 넓은 바위덩어리가 있어서 너븐숭이라 불리었다고 한다.

애기 돌무덤 앞에서

지은이 양영길

한라 영산이 푸르게
푸르게 지켜보는 조천읍 북촌마을
4·3사태 때 군인 한두 명 다쳤다고
마을 사람 모두 불러 모아 무차별 난사했던
총부리 서슬이 아직도 남아 있는
풀 한 포기 자라지 못할 너븐숭이 돌무덤 앞에
목이 메인다

아직 눈도 떠 보지 못한 아기들일까
제대로 묻어 주지도 못한
어머니의 한도 함께 묻힌 애기 돌무덤
사람이 죽으면
흙 속에 묻히는 줄로만 알았던 우리 눈에는
너무 낯선 돌무덤 앞에
목이 메인다
목이 메인다

누가 이 주검을 위해
한 줌 흙조차 허락하지 않았을까
누가 이 아기의 무덤에

흙 한 줌 뿌릴 시간마저 뺏아 갔을까

돌무더기 속에 곱게 삭아 내렸을

그 어린 영혼

구천을 떠도는 어린 영혼 앞에

두 손을 모은다

용서를 빈다

제발 이 살아 있는 우리들을 용서하소서

용서를 빌고

또 빈다

  추모비를 들러 추모관으로 들어갔다. 좀 더 자세한 설명을 접하니 가슴이 무너진다. 희생자들의 입장이 되어 보니 입이 굳어 버린다. 눈물이 사치로 느껴진다. 묵념의 방 앞에 놓인 메모지에 추모의 글을 적어 벽에 붙였다. "너무 큰 슬픔은 입을 얼어붙게 합니다. 당신들 옆에 서서 눈을 떼지 않고 계속 지켜보겠습니다. 2023. 03. 30. yhc" 북촌리 4·3 희생자들에게 작은 위로가 되었을까?

  제주는 아프다. 잊으라 하기엔 그 아픔이 너무 크다. 큰 아픔은 쉽게 잊혀지지 않는다. 위로가 필요하다. 큰 위로가 필요할지 모른다. 등 두드려 주면 될까? 마음 맞추면 될까? 그것만으론 정말 부족하다. 뜨거운 응원이 필요하다.

  엊그제 다녀온 별방진 무밭 풍경이 중첩된다. 무심하게 내동댕이쳐진 무 더미 앞에서 죄인이 된다. 아무런 항변도 못하고 속살을 드러낸 채 넋을 잃었을 그때 북촌 아낙이 떠올라 밤잠을 이룰 수가 없다.

  속죄하는 마음으로 시를 쓴다. 무엇보다 쓰라린 마음을 쓰다듬어 한 조각 쪽잠이라도 애걸하기 위함이다. 그리고 가능하다면, 억울해서 지금도 눈을 감지 못하고 있을 너무나 오랫동안 입을 닫아 이제는 혼저옵서예도 잊었을 북촌 아낙의 눈물을 위로할 수 있으면 하는 소망을 담고 싶어서이다. 필자의 힐링을 위한 표현이자 억울한 북촌 영혼들의 치유를 위한 시 쓰기이다.

무밥

제주의 사월
북촌리 유채꽃이 아프다
맑고 푸르던 하늘마저
더는 모르겠다 짜증을 낸다

별방진 아래
널브러진 무 더미가 안타깝다
같은 제삿날 함께 우는 아낙들은
시린 바닷바람에 넋을 놓는다

어머니께서 날 부르신다
개숫물엔 손가락도 담그기 싫다고 하시던
구십 넘은 어머니께서 날 애타게 부르신다
굵게 썬 무로 한껏 부풀린 무밥을

양푼에 가득 담아 주신다
가마솥에서 갓 퍼낸 따끈한 무밥을
한 종지 간장과 함께 차려 주신다

어머니께서 눈짓으로 물으신다
학교 끝나고 떼로 몰려와 밥솥을 뒤지던
그때 그 맛이냐 물으신다
한 그릇 다 비우고도 입맛 다시던
바로 그 맛이냐고 물으신다

사월의 제주
나뒹구는 북촌리 무가 아프다
나누지 못한 억울한 아픔을 홀로 되씹으며
어머니 오시기만을 기다리고 있다

 선친께서 살아 계셨다면 이제 백세를 훌쩍 넘으셨을 거다. 돌아가신 지 이십 년을 넘기셨어도 필자의 맘속 당신께선 아직도 젊은이시다. 하지만 필자의 마음 한가운데에 무겁게 남아 있는 건 조부님과 선친의 '화해'이다. 지금쯤은 당신들께서 편하게 마주 앉아 추억을 나누실 걸로 굳게 믿지만 그래도 한 뼘 걱정을 실어 시 한 편을 올린다.

콩국수

요즘 들어 콩국수가 참 맛있다
비릿하던 콩국물이 언제부터
이렇게 고소해졌는지 모르겠다

여름마다 할아버지께서는
오랜만에 찾아온 열 살 손주에게
얼음 띄운 콩국수를 사 주셨다
당신께서는 손주 입만 바라보시다가
미지근해져 버린 콩국물을 그냥 삼키셨다
아드님과 나누고 싶으신 말씀과 함께
단숨에 콩국물을 들이키셨다

할아버지께서는 아드님과 한 번도
마주 앉아 콩국수를 드시지 못했다
콩국수의 고소한 비밀을
손주에게만 넌지시 귀띔해 주셨다

당신께서는
열여덟에 낳은 아드님이 어렵다 하셨다
고생만 시킨 아들이 못내 애닯다 하셨다

새 세상에서 할아버지께서는

콩국수를 맘껏 즐기고 계실까
이제는 당신의 귀한 아드님과
고소한 추억을 쌓고 계실까

오늘따라 콩국수가 참 고소하다
하늘에서 부자간에 마주 앉아
넉넉하게 콩국수를 나누시나 보다
(제2회 치유문학상 시부문 당선작, 2024)

환갑을 넘기니 옛 친구들이 아련하다. 너 잘났다 나 잘났다 까불던 옛 추억이 부질없다. 돌고 돌아 다시 선 이 자리가 내 자리인 것 같다. 그래 너도 잘났고 나도 잘났다. 그래서 지구는 둥근가 보다. 그렇지 친구야!

지구는 둥근가 보다

쉬지 않고 달렸다
친구가 앞에서 달렸고
난 그의 뒤통수만 보고 달렸다
어디쯤 왔는지 궁금해서 둘러보았다
처음 그 자리에 내가 있었다
지구는 둥근가 보다

숨이 차서 걸었다
친구는 점점 멀어져 갔고

난 걸음을 세며 힘을 다해 걸었다

세던 숫자가 헷갈릴 즈음

친구의 가쁜 숨소리가 뒤에서 들렸다

지구는 둥근가 보다

돌아서서 친구를 보았다

늘어진 어깨가 땀범벅이어서

다가가 손부채질을 해 주었다

땀이 반쯤 식어 갈 즈음

눈 젖은 친구가 손을 내밀었다

지구는 정말 둥근가 보다

치유 디카시

사진 한 장에 붙이는 마음 한 구절. 마음과 마음을 이어 줄 수 있지 않을까? 누군가의 위로를 갈망하는 아픈 가슴을 쓰다듬어 줄 수 있지 않을까? 넌지시 내미는 손이 포기하고 싶었던 삶을 일으켜 줄 수 있지는 않을까? 사진 한 장에 넋두리 하나씩 붙여 보자.

제13장 질환의 여정에서 되새기는 치유의 의미

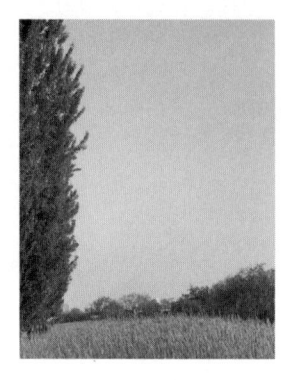

청보리

선유도 가는 길
하늘 가득 푸른 꿈을 먹고
청보리가 벅차게 익어 간다
천년 비밀을 홀로 간직한 채
새 봄 새 희망을 준비한다

(제2회 치유문학상 디카시 부문 당선작, 2024)

질환의 여정에서 치유가 갖는 의미

장기간 질병으로 인해 고통을 겪고 있는 환자들, 특히 위중한 상태이거나 죽음을 앞둔 환자에게 있어서 치유가 가지는 의미는 매우 엄중하다.

치유는 궁극적으로 관계의 회복이다. 질환의 여정에서 치유에 이르게 되면, 환자는 스스로 상처받은 몸과 마음을 감싸안을 수 있고, 주위 사람들의 고통에 공감하며, 나아가 시공간 그리고 자연과 하나가 될 수도 있다. 그러므로 치유의 과정을 지혜롭게 걸어온 환자들은 자신에게 닥친 고통이나 죽음까지도 감사한 마음으로 받아들이게 된다.

치유에 이르는 길은 매우 다양하다. 그럼에도 불구하고 필자는 인문학의 치유력을 강조하고 싶다. 특히 필자의 경험에 비추어 문학 읽기와 글쓰기를 추천하고 싶다. 문학의 힘을 빌려 치유의 길로 나아가기를 권유한다.

우연히 마주친 시 한 조각이 마음과 마음을 이어 줄 수 있지 않을까? 위로가 필요한 이에게 한 자락 햇볕이 될 수 있지 않을까? 포기하고 싶었던 삶에 활력을 줄 수 있지 않을까?

참고문헌

박준양(2020). 치료와 치유. Pharm News. https://m.blog.naver.com/jageunnamu/222498230690

정영화(2022). **네가 제일 예쁘다**. 박영사.

차돌(2021). 치료와 치유의 차이. https//m.blog.naver.com/jageunnamu/222498230690

Churchill, L., Fanning, J., & Schenck, D. (2023). **좋은 의사 나쁜 의사**. (정영화, 이경란 공역). 박영사. (원본출판 2013).

Kübler-Ross, E. (1969). *On Death and Dying*. Mcmillan.

제14장

죽음 앞에서 성찰하는 사도 바울의 치유: 로마로 가는 마지막 여정

최순봉[1]

📋 죽음 앞에 선 사도 바울

일반적으로 사도 바울은 1세기 그리스도교 최초의 선교사이며 신학자로 평가되며, 그리스도의 복음을 전하기 위하여 자신의 삶을 쏟아부은 중요한 인물로 회자된다. 유대교의 배경에서 자란 사울이라 불린 바울에게 예수의 죽음과 부활로 시작된 그리스도교의 움직임은 못내 불편했고, 그 때문에 그는 이 신흥종교에 귀의한 유대인들을 향한 분노를 감추지 못했다.[2] 결국 예루살렘에서 십자가의 형벌로[3] 처형된 예수를 교주로 추종하는 그 유대-그리스도인들이 유대교의 모진 핍박을 받고 흩어져 다마스쿠스에 모여 있다는 정보를 가지고 그들을 다시 핍박하기 위하여 그는 길을 떠난다. 사울은 그곳으로 가는 길에 예상치 못한 사건을

---

1) 서울성경신학대학원대학교 총장.
2) 사도행전 8장 1b~3절이 이를 잘 기록하고 있다.
3) 신명기 21장 22~23절에 따르면 1세기 유대인들은 나무에 달린 자를 저주를 받은 것으로 인식했다.

겪게 된다. 이를 많은 학자가 다마스쿠스 사건으로 칭하는데, 그 내용은 십자가에 매달려 저주를 받아 죽었다고 생각한 예수가 부활하신 그리스도로 자신 앞에 나타난 것이다.[4] 이 사건은 선민사상을 가진 유대교의 엘리트 교육을 받은 청년이었던 사울(바울)을 보편구원의 선포를 담당하는 선교사로 변화시켰다.

바울의 변화는 서양 정신 사조의 새로운 태동과 흐름을 이끌었고 많은 논의의 주제가 되기도 했다. 그리스도교의 전파를 위한 그의 노력은 1세기의 상황에 비추어 보면 대단히 놀라운 행보였다. 바울은 유대인에게는 불필요했던 비유대인을 위한 선교를 시작하여 구원의 새로운 개념으로 보편종교의 길을 열었다. 그가 쓴 여러 서신들은 예수종교의 경전으로 자리를 잡았고, 바울을 예수께서 설파하신 진리를 정확하게 해석한 인물로 평가하게 하였다.[5] 세계사의 중요한 시점에도 그의 서신은 선각자들 주장의 근거로 자리하였고 이를 통한 큰 개혁이 일어나기도 하였다.[6]

초기 그리스도교 공동체의 기록을 담고 있는 사도행전은 바울의 변화를 세 번(9장, 22장, 26장)에 걸쳐 우리에게 전해 준다. 이 세 번의 기록들은 바울로 하여금 새로운 세계를 열게 하는 결정적인 전환점이 흩어진 기독교인들을 잡기 위하여 다마스쿠스로 가는 도중에 부활하신 그리스도와의 만남임을 독자들에게 주지시킨다. 따라서 사도행전을 읽는 사람은 9장 이후에 등장하는 바울의 행적을 보면서, 전반부에 등장하여 활약

---

[4] 다마스쿠스로 가는 길에 부활하신 그리스도와의 만남(Christophany)을 신의 현현(Theophany)으로 해석한다.
[5] 벧후 3:15b-16은 바울에 대한 평가를 매우 잘 보여 주는 본문이다.
[6] 1517년 독일 종교개혁을 이끈 이가 롬 1:17을 통해 이신칭의(justification)를 재발견한 마르틴 루터(Martin Luther)였다.

한 사도 베드로의 사역과 같은 중요한 역할을 1세기 기독교에서 행하는 사람이 바울이라는 사실과 함께, 그에게 나타난 드라마틱한 변화를 통해 바울이 당시에 가졌던 위치를 자연스럽게 받아들인다. 그뿐만 아니라 사도행전의 저자는 일인칭 관찰자 시점에서 기술된 바울의 삶에 나타난 이 독특한 정황을 그의 심리에 대한 묘사와 함께 매우 섬세하게 전달한다. 이러한 기술들은 상당히 긴 역사를 거치는 동안 바울의 변화에 의미를 두고 이를 그의 신앙과 신학의 결정적인 전환점으로 받아들이도록 우리를 이끌어 왔다.

신약성경에 자주 등장하는 바울은 1세기 그리스도교 지도자들 가운데 거의 유일하게 전문적인 신학 교육을 받은 사람으로 평가된다. 그는 후세에 여러 서신들을 남겼고, 그가 쓴 서신들은 그리스도교의 경전인 신약성경의 중요한 신학적 뿌리를 형성하고 있다. 또한 그의 글은 이제 1세기뿐만 아니라 지금까지도 세계사의 중요한 정신적 유산으로 평가되고 있다. 하지만 그리스도인이 된 이후 그의 삶은 현재의 시점에서 평가하면 매우 힘들고 견디기 쉽지 않은 과정이었다. 바울의 일생은 수많은 고난과 기쁨으로 점철되어 있다. 그가 그리스도교의 창시자인지 아니면 예수의 추종자인지가 21세기에도 학자들 사이에서 논쟁적 과제로 끊임없이 다루어지는 주제인 것은 그리스도교에 미치는 그의 영향력이 지대하기 때문으로 보인다.[7]

바울 자신이 자신의 변화를 기술하기 위하여 어떠한 서신도 작성하지 않았다는 사실을 전제로 할 때, 그 변화의 정황을 사도행전에서 세 번(9장, 22장, 26장)이나 반복해서 언급할 필요가 있었을까? 더욱이, 사도

---

7) Wenham, D. (1995). *Paul: Follwer of Jesus or Founder of Christianity*, Eerdmanns. 참고.

바울이 각 교회에 보내는 서신을 쓸 때에는 이미 바울의 변화에 대한 소문이 널리 알려져 있었고(갈 1:23), 서신의 수신자들 역시 그러한 바울의 변화를 숙지하고 있었음을 충분히 짐작할 수 있다.[8] 따라서 바울이 비록 자신의 서신에서 구체적으로 그 변화에 대해 언급하지 않아도 사도행전에 나타난 전회(Wendung; A change in direction)는 바울이 자신의 서신 속에서 종종 암시하는 언어들을 통해 그 내용을 짐작할 수 있었을 것이다.[9]

바울이 삶을 마감하는 마지막 여정의 목적지는 로마였다. 네로의 핍박을 견디며 믿음의 고통을 감내하는 로마 형제들을 위로하려는 바울의 여정은 순교를 각오한 행보였다. 이런 사실에 대한 고백은 그의 마지막 서신에 잘 나타나 있다. 종교적 신념으로 무장하고 살아온 그에게도 죽음의 공포는 피할 수 없는 것이었다. 하지만 그는 자포자기하거나 낙담하지 않고 자신의 믿음이 주는 특별한 치유를 경험하고 이에 관하여 기술한다.

바울은 여러 차례 죽음의 공포에 맞닥뜨릴 때마다 자신의 이익을 구하지 않았다. 끝끝내 그리스도의 복음을 전하다가 투옥되고, 종국에는 로마 감옥에서 생을 마감한 것으로 전해진다. 그러면 바울은 자신의 죽음을 어떻게 받아들였을까?

---

8) Bammel, E. (1968). "Galater 1, 23", *ZNW*(*Zeitschrift fur die neuentestamentliche Wissenschaft*) 59, 108-112.

9) 이에 대한 중요한 구절로 갈 1:16을 사용한다. 특히 상반절에 언급된 부분은 바울이 사도 됨의 중요한 본문으로 취급된다.

📋 사울-바울-그리스도의 사도

사울이라는 이름으로 등장한 유대인 청년은 그리스도인이 되어 복음 전도를 위한 이방인의 사도가 된 후 1차 선교여행을 하는 첫 도착지에서 자신의 이름을 바울로 바꾼다. 그가 로마 시민권을 가진 것(행 16:37; 행 22:27-28)으로 보아 그의 이름이 하나 더 있을 것으로 생각되지만, 또 다른 이름은 지금까지 알려져 있지 않다.[10]

그리스도인 이전의 바울

사도행전에서 사울(바울)은 스데반을 죽이는 일에 찬성하며 등장한다.[11] 자신을 소개하는 부분에서 회심 이전의 자신을 다음과 같이 밝힌다.

나는 유대교 남자이며,
   1) 길리기아 타르수스에서 태어났고,
   2) 이 성에서 자라났으며[12]
   3) 가말리엘 문하에서 교육받았다.

---

10) Bruce, F. F. (1986). Paul: Apostle of the Heart set Free, Eerdmanns. 37-39 참고.
11) Σαυλος δε ην συνευδκων τη αναιρσει αυτου.
12) Van Unnik, W. C. (1973). "Tarsus or Jerusalem. The City of Paul's Youth", Sparsa Collecta, part one, NY. S XXIX, Leiden, 259-320. 이 단어는 바울이 어린 시절을 예루살렘에서 보냈다는 사실을 나타낸다.

바울은 2차 전도여행을 마치고 예루살렘에서 이와 같이 자신을 소개한다. 이러한 소개는 유대인 식자층이 자신을 소개하는 전형적인 방식이다. ① 태어나고, ② 성장하고, ③ 배웠다. 이와 같은 자기소개 방식은 또 다른 곳에서도 발견된다. 그는 유럽의 첫 지역에 세운 빌립보 교회에 보내는 편지에서도 자신이 가진 유대교적 배경에 대해 언급한다. 그는 일곱 가지의 특징을 언급하면서 자신의 그리스도인 이전 모습에 대해 기술한다.[13] 이러한 바울의 과거는 그리스도인이 된 현재의 바울이 가진 가치관과 극명한 차이를 보여 준다.

그리스도인 바울

그는 자신이 그리스도의 사도가 된 것을 신의 부름(κλητος)으로 인식했다.[14] 이 부름은 새로운 과업인 예수종교의 전파와 연결되었고, 이에 따라 그는 세 번에 걸쳐 소아시아와 유럽으로 포교의 영역을 넓혔으며, 이러한 그의 선교여행은 지중해를 아우를 뿐만 아니라 예수종교가 세계종교로 가는 디딤돌을 놓았다. 세 번의 여행을 마치고 예루살렘으로 가기 전에 그는 자신의 계획을 편지 한 통에 담는다. 다음의 내용은 그가 가진 신학적 신념을 추측하게 한다.

---

13) 빌 3:5에서 바울은 자신을 소개한다. ① 8일 만에 할례를 받음, ② 이스라엘 족속임, ③ 베냐민 지파임, ④ 히브리 중 히브리인임, ⑤ 율법으로는 바리새인임, ⑥ 유대교인의 열정을 가진 자임, ⑦ 율법의 의를 따라 흠이 없음. 고후 11:22와 롬 11:1에서도 자신의 배경에 대해 언급한다.

14) Satake, A. (1968/69). "Apostolat und Gnade bei Paulus", *NTS (New Testament Studies) 15*, 96-107 참고.

19. 증거들과 기적들의 권능으로 그리고 [하나님의] 성령의 권능으로, 내가 예루살렘으로부터 원을 그려 일루리콘까지 그리스도의 복음을 가득하게 하였고(으니), 20. 그리스도의 이름이 이미 선포된 어느 곳이든지 복음을 전하려는 열망이 없었으니, 이는 내가 다른 사람이 놓은 기반 위에 집을 건축하지 않기 위함입니다.[15]

마치 지도를 펼치고 있는 것 같은 문장들로 로마인들에게 보낸 편지는 이방인의 사도로서 바울이 새로운 목적을 가지고 움직이려는 의도를 엿보게 한다.[16] 앞서 제시한 로마서의 본문은 바울이 가진 종말적 사고 또한 잘 표현해 준다. 아마도 바울은 자신이 예루살렘으로 돌아오는 시점을 신으로부터 받은 목적을 완성하는 시점으로 여겼던 것으로 보인다. 이 편지를 쓴 목적 중의 하나는 그가 설정한 새로운 선교지역을 로마인에게 알림으로써 그들로부터 도움을 얻고자 함이었다. 즉, 이 지역에는 더 이상 일할 곳이 없다고 생각한 그는 오랜 시간이 걸리더라도 스페인으로 가고자 하는 계획을 세우고 있었다. 먼저, 어려운 사람들을 위하여 소아시아 지역에서 거둔 헌금을 자신이 직접 예루살렘 교회에 전달하고, 그 후에 곧바로 로마로 향할 계획을 하고 있었다.[17] 하지만 그의 계획은 자신의 희망대로 이루어지지 않았다.

그는 예루살렘에 와서 생각지 못했던 상황을 접하고 극단적인 유대인들과의 신학적 논쟁에 휩싸인다. 또한 모두가 도와줄 것으로 생각했던

---

15) 사역.

16) Michel, O. (1966). *Der Brief an die Römer*, Vandenhoeck & Ruprecht, 460.

17) Fitzmyer, J. (1993). *Romans: A New Translation with Introduction and Commentary*, *The Anchor Bible*, *Vol. 32A*, Doubleday, 720-721 참고.

예루살렘의 형제들은 바울이 투옥되는 것을 막지 못했다. 결국 그는 자신이 생각했던 것보다 한참이나 늦은 시점에, 아마도 5~6년 뒤에나 재판을 받아야 하는 죄수의 몸으로 로마에 도착한다. 그 여정은 난파를 넘어 고난이었다.

바울이 스페인으로 가려고 했던 신학적 목적은 모든 민족에게 그리스도의 복음을 전파하고 그들 모두를 구원하는 것이었다. 그리고 그 결과로 유대인도 함께 구원할 수 있으면 좋겠다고 생각하였다. 그는 이렇게 함으로써 자신의 마지막 과업을 완성할 수 있으리라 판단했다. 이런 해석의 근거는 바울이 '원을 그려(κυκλῳ)'란 단어를 사용한 것에서 찾을 수 있다.[18] 바울은 자신을 스스로 '이방인을 위한 사도'라 칭했다. 그럼으로써 그는 지중해를 큰 원으로 그렸고, 자신을 이 원 안에서 아드리안해까지 이르기까지 복음을 전하는 존재로 생각했으며, 이를 넘어 북아프리카를 건너 예루살렘까지 돌아오는 계획을 세운 것으로 보인다. 비교적 후기에 쓴 편지인 로마서에는 바울의 신학적 사유가 잘 녹아 있고, 그가 가진 실질적 종말적 선교의 그림이 잘 나타나 있다.

그러나 그는 이 계획을 다 이루지 못한다. 바울은 로마 교회가 자신을 스페인 선교사로 보내 주기를 희망했을 것이다. 그는 자신이 땅 끝까지 그리스도의 복음을 전하는 하나님의 종이라고 굳게 믿었고 이를 실행하고자 하였다. 그가 스페인을 방문했다는 기록은 여러 곳에서 찾을 수 있다.[19] 하지만 그는 그렇게 찾아가기를 원했던 스페인에서 큰 어려움에

---

18) Liddell & Scott, (1999). *An Intermediate Greek-English Lexicon*, Oxford University press, 455.

19) Murphy-O'conner, J. (2012). *Paul: His story*, Oxford University Press, 220.

봉착한다. 그 어려움은 언어적 장벽이었다. 이베리아 반도에 도착했을 때, 바울은 그곳에서 그리스어를 사용하는 사람을 만날 수가 없었다. 그는 아마도 선교지에서 누구나 부딪히는 익숙하지 않은 언어로 인한 어려움을 경험했던 것 같다.

바울이 스페인에서 겪은 어려움은 자신이 가졌던 계획을 수정할 수밖에 없도록 만든다. 더 이상 서쪽으로 갈 수 없다고 판단한 바울은 이제 다시 동쪽으로 방향을 바꾼다. 이러한 바울의 여정이 그로 하여금 로마를 다시 방문할 수밖에 없게 만들었을 것이라고 많은 학자는 생각한다. 그는 어쩔 수 없이 오스티아의 남쪽을 지나 아피아를 찾는 행로를 선택했을 것이다. 그리고 8년간 생면부지의 디모데를 만나서 에베소로 향한다.

바울이 동쪽으로 향한 것은 그가 생각한 종말의 개념을 바꾸었다는 의미이다. 그는 이러한 생각에 네로의 핍박을 받는 로마의 그리스도인을 위로하기 위하여 다시금 자신의 길을 떠난다. 아마도 이것이 바울 자신이 선택한 여정일 것이다.

사도로서 겪은 고난과 죽음의 위협

그리스도인이 된 이후에 바울이 겪은 고난은 로마로 가는 여정에만 있었던 것이 아니다. 그의 시간은 안락한 삶과는 거리가 멀었다. 그는 자신의 서신 여러 곳에서 자신의 인생에 드리웠던 고난을 스스로 언급한다. 그리고 그는 이러한 자신의 삶을 기독교 이론을 정립하는 데 반영하였고 선교여행을 통하여 곳곳에 전파하였다. 그는 또한 평생 희생하는 삶의 모습을 곳곳에서 보여 주었다. 현재의 기독교는 바울의 등장과 함께 세계종교로 바뀐다. 바울은 자신의 삶을 통해 새로운 지평을 연 것이다. 유대교의 배경을 가진 바리새인으로서는 생각할 수 없었던 종교적 구원, 평등의 세계를 연 것이다. 이것을 가능케 한 선교의 과업을 그는 신이 그에게 준 계시라고 생각했다.

이러한 생각과 목적을 실행한 그의 선교여행은 1세기 당시로 돌아가 보면 대부분 사람들로서는 생각하기 어려운 것이었다. 당시에 변변한 지도도 얻을 수 없었던 바울은 자신이 계획한 전도의 여정을 계속하려고 노력했다. 그 결과, 그의 신학적 신념은 그리스도교의 이론을 정립할 수 있었다. 이러한 바울의 일생에서 가장 주목받는 것은 그가 최초로 행한 선교여행이었다.

> 우리가 주리고 목마르며 헐벗고 매 맞으며 정처가 없고, 또 수고하여 친히 손으로 일을 하며 모욕을 당한 즉, 축복하고 박해를 받은 즉 권면하니 우리가 지금은 세상의 더러운 것과 만물의 찌꺼기같이 되었도다(고전 4: 11-13).[20]

편지의 긴 서론 끝 부분에서 바울은 자신이 선교여행을 하는 가운데 겪은 내용을 사도가 된 이후에 세세히 기술한다. 아마도 이러한 자신의 경험을 기술하면서, 그는 이러한 삶이 자신의 일상과 그리 동떨어져 있지 않았음을 말하고자 했을 것이다. 그는 자신의 이러한 시간이 노예와 같은 대우를 받은 것으로 회상한다.[21] 이러한 바울의 회고는 동시대 다

---

20) Schlatter, A. (1962). *Paulus der Bote Jesu: Eine Deutung seiner Briefe an die Korinther*, Calwer Verlag, 159. 바울은 기술된 많은 고난을 예수님이 겪은 십자가의 수난에 비견하는 의미로 받아들인 것으로 보인다.

른 사람들의 경험과는 비교가 되는 삶의 궤적이었을 것이다.

고린도인들에게 이와 같은 내용의 첫 번째 편지를 보내고 난 후, 두 번째 보내는 편지에서 바울은 자신이 겪은 고난에 대해 다음과 같이 언급한다.

> 내가 넘치도록 수고를 하고 더 많이 옥에 갇히기도 하고 수없이 매도 맞고 여러 번 죽을 뻔했으니 유대인에게 사십에 하나 감한 매를 다섯 번 맞았으며, 세 번 태장으로 맞고 한 번 돌로 맞고 세 번 파선하고 일주야를 깊은 바다에서 지냈으며 여러 번 여행하면서 강의 위험과 강도의 위험과 동족의 위험과 이방인의 위험과 시내의 위험과 광야의 위험과 바다의 위험과 거짓 형제의 위험과 거짓 형제주의 위험을 당하고 또 수고하며 애쓰고 여러 번 자지 못하고 주리며 목마르고 여러 번 굶고 춥고 헐벗었노라. 그것보다 더 날마다 내 맘을 짓누르는 일이 있으니 곧 모든 교회를 위하여 염려하는 것이라(고후 11: 23-28).

고린도에 보낸 두 번째 편지에서 언급한 자신의 고난은 전서의 그것과 비교하면 대단히 심대하다. 하지만 이러한 수고의 가치는 교회를 위한 수고와 염려라고 그는 생각한다.[22] 그리고 이렇게 겪은 자신의 고난을 자신이 튼튼한 육체를 가졌고, 그로 인해 그리스도의 일꾼일 수 있었다고 승화한다.

---

21) Barrett, C. K., (1968). *The First Epistle to the Corinthians*, Black's New Testament Commentary, A & C Black, 111.
22) Furnish, V. (1984). II Corinthians, *The Anchor Bible, Vol. 32A*, Doubleday, 519.

바울의 삶은 당시의 문화적·정치적 가치관에 비추어 볼 때 당시 사람들이 추구할 만한 것은 분명히 아니었다. 당시 사람들의 입장에서는 그의 삶을 본받기가 매우 어려웠을 것으로 충분히 짐작할 수 있다. 이와 같은 과거를 가진, 나이 많은 사도 바울이 이제 고난받는 로마 형제들을 위로하기 위하여 행장을 꾸리는 것이다.

로마로 향하는 바울

바울이 향하는 당시 로마의 상황은 그리스도인에게 결코 호의적이지 않았다. 로마로 떠나는 바울은 어쩌면 이 길이 삶의 마지막이 될 수 있을 수 있다고 생각했을 것이다. 비록 그가 로마에서 환란을 겪는 형제들을 위로하려는 목적을 가지고 있었다 할지라도, 그는 이 여행이 죽음으로 향하는 길임을 직감했을 것이다.

로마의 화재와 네로의 박해

서기 64년 6월 19일 새벽 로마의 막시무스 근처에 있는 한 가게에서 불이 났고 이 불은 9일간 지속되었으며 그동안 로마의 근교까지 불태웠다. 그 결과 인근 14개 도시 중 10곳은 거의 폐허가 되었다. 이를 무마하기 위하여 로마 황제 네로는 기독교인들에게 방화의 범죄를 뒤집어씌웠다. 이 사건을 타키투스는 다음과 같이 기록한다.

> 그리고 그들의 죽음에는 조롱이 따랐다. 그들은 들짐승의 가죽으로 덮혀

있었고 개들에게 찢겨 죽었다. 그들은 십자가에 묶여 있었고, 해가 지고 어두워지면 밤에 등불 역할을 위해 불태워졌다. 네로는 이 구경거리를 위하여 정원을 제공했고 서커스를 열어 (이를) 보여 주는 전시를 했으며, 네로 자신은 전사의 모습으로 전차에 올라 있거나 말을 타고 군중 가운데 있었다.[23]

이와 같은 네로의 야만적인 행위들은 매우 빠르게 로마뿐 아니라 제국 전역에 알려졌고, 65년경에는 에베소에 머무는 사도들에게도 알려졌으며, 이 사건은 바울의 생각을 변화시키기에 충분했다.[24] 핍박이 로마에서 일어난 것이 그가 그곳에서 순교하기로 결심한 것과 무관하지 않을 것으로 보인다. 로마의 형제들을 도와주어야 공동체가 고통으로 신앙을 잃어버리거나 소멸되지 않을 수 있다고 생각하는 한편, 자신도 이제는 더 이상 이 고난을 피하기 어렵다는 사실을 온몸으로 느꼈을 것이다.

사도로 부름을 받은 바울은 자신이 이 땅에서 행해야 하는 과업(Aufgabe)을 이미 다 이룬 것으로 판단하고 자신의 삶을 마감하기 위하여 노구를 이끌고 로마로 향한다. 명목은 고난받는 형제를 위로하는 것이었지만 그의 마음속에서는 이미 죽음을 결심한 것으로 보인다.

로마에서 그를 반기는 사람은 그리 많지 않았을 것이다. 이미 황제의

---

23) Tacitus (1931). The Annals: Text and translation (E. T. J. Jackson), *The Loeb Classical Library*, William Heinemann, 282. "Et pereuntibus addita ludibria, ut ferarum tergis contecti laniatu canum interirent, Taut crucibus adfixi aut flammandi, atque ubi defecisset dies, in usum nocturni luminis urerentur. Hortos suos ei spectaculo Nero obtulerat et circense ludicrum edebat, habitu aurigae permixtus plebi vel curriculo insistens."

24) Murphy-O'conner, Paul: His story, 227.

명으로 많은 그리스도인이 처형을 당한 이후이고, 바울은 자신이 로마로 갈 경우 순교를 피할 수 없다는 사실을 알고 있었을 것이다.[25] 당시 판사는 로마 시민들에게 사형을 판결하기 전에 도주의 기회를 주었고, 죄수 스스로 사형 대신에 망명을 택할 수도 있었다.[26] 그러나 바울은 이를 선택하지 않았다.

사도로서 바울의 소망

바울은 마케도니아의 청년이 나타나 도움을 청하는 꿈을 꾼 후에 본래의 계획을 수정하여 드로아에서 배를 타고 유럽으로 이동한다. 일행은 빌립보에 도착하여 여러 상황을 극복하고 그곳에 유럽의 첫 교회를 세운다. 이 교회는 그가 매우 사랑했던 교회로 보인다. 그리고 빌립보 교회는 로마의 감옥에 갇혀있는 바울을 돕기 위하여 에바브라디도를 보낸다. 바울은 몇 가지 목적을 가지고 그들에게 편지를 썼는데, 그 편지에서 죽음을 염두에 둔 것과 같은 글을 다음과 같이 쓴다.

> 하지만 우리의 나라는 하늘에 있으니, 그곳으로부터 (오시는) 구원자이신 주 예수 그리스도를 우리는 기다리니, 21. 그가 우리의 낮은 육체를 그의 능력의 힘을 따라 그의 영광의 육체와 같은 모양으로 그리고 그를 그리고 모든 것을 그에게 복종시키기 위하여 변형시키실 것입니다(빌 3:20-21).

---

25) 딤후 4:6에는 바울이 자신의 처형이 다가온다고 느끼고 있음을 기술한다.
26) Murphy-O'conner, Paul: His story, 233.

그리스도교의 희망은 지금 생의 너머에 기다리는 신의 세계이다. 바울은 앞서 제시한 본문에서 자신이 가진 진정한 소망을 언급하는데, 이것은 모든 그리스도인이 바라는 소망이다.[27] 이것은 단순히 개인의 삶을 기술한 것이라기보다는 그리스도인이 맞이할 종말의 완성을 표현한 것이다. 인간의 삶을 객관화하는 이 편지는 바울 자신이 현생의 죽음을 믿음의 차원에서 숙고한 것이다. 그는 자신이 신앙하는 예수의 죽음과 부활을 이 땅의 희망으로 선포하였다. 그에게 이 땅의 삶은 희망이 자리하는 곳이다. 따라서 자신이 큰 기대를 가지고 처음 로마를 방문했을 때 기대한 것과 다르게 자신을 그리 환영하지 않았던 로마 형제들에게 닥친 핍박의 소식을 접하고, 비록 자신이 고난을 당할 것을 예상했음에도 불구하고 다시 그곳으로 가겠노라고 신학적 결단을 한 것이다.

로마로 향하는 사도 바울

아마도 급한 성격 때문에 바울은 서둘러 로마로 가려고 했을 것이다. 바울이 약 1,920km나 떨어진 로마로 가는 길은 순탄하지 않았을 것이다. 에게해와 아드리아해를 지나 로마로 가야 하는 긴 여정에서, 겨울이 오면 길고 긴 밤의 행로 그리고 뼈를 파고드는 추위를 피할 수 없음을 잘 알고 있었다. 그래서인지 바울은 "겨울이 오기 전"(딤후 4:21)이란 표현을 편지 말미에 적었다. 바다를 두 번 건너는 길에 익숙한 바울은 여정을 서두르려고 했다. 동행하고자 했던 드로비모는 질병으로 밀레도에 두었고, 로마의 핍박을 두려워한 에라스도는 고린도에 두고 로마로 향한다

---

27) Martin, R. (1976). Philippians, *the New Century Bible Commentary*, Eerdmanns, 147.

(딤후 4:20). 이러한 상황을 감수하고 로마로 가는 바울은 아마도 자신의 머리를 사자의 입에 밀어넣는 심정이었을 것이다. 로마로 가는 바울의 여정은 감옥에서 기술한 마지막 서신인 디모데후서 4장 17절 하반에 잘 표현되어 있다.

바울 일행이 로마에 도착한 것은 서기 65년 가을쯤으로 짐작된다. 이 시점에는 극심한 박해가 어느 정도 누그러졌고 시민들도 어느 정도 정신을 추스를 즈음이었다. 네로는 화재로 재산을 잃은 사람들이 자신을 암살하려는 음모가 있음을 알아차리고 이들을 찾아내 처형하려 했다.[28] 네로의 관심이 귀족들에게 집중되었기에 아마도 바울은 위축된 로마 공동체를 방문하여 그들을 위로하고 그들에게 복음의 의미와 주님의 재림을 보다 의미 있게 선포할 수 있었을 것이다.

다시 찾아온 바울의 활동은 로마 공동체 구성원들에게 불편한 일일 수 있었다. 공동체 구성원들은 자신들이 모임으로 인해서 네로의 경계를 받는 것이 두려웠을 것이다. 그리고 그 당시 바울이 선교지에서 늘 로마인들과 문제를 일으키는 사람으로 알려졌기에 그를 더욱 꺼렸을 것이다. 또 다른 측면에서 로마 교인들은 바울이 지도자의 모습으로 자신들에게 다가오는 것이 그리 달갑지 않았을 것이다. 이런 사실은 바울이 법정에서 재판을 받을 때 단 한 사람도 자신을 돕지 않았다고 말한 것으로 미루어 짐작할 수 있다.

---

28) Murphy-O'conner, Paul: His story, 234.

📋 바울의 죽음과 치유

일반인의 관점에서 보았을 때 파란만장한 삶의 연속이었던 바울의 삶은 그 자신에게 어떻게 인식되었을까? 삶의 마지막 순간, 바울은 로마 감옥에서 범법자로 낙인찍혀 올가미에 씌워졌다(딤후 2:9). 당시 로마는 그리 좋은 사회 안전망을 갖추고 있었던 것으로 보이지 않는다(딤후 1:18). 그가 겪었던 수많은 투옥 경험에 비추어 보더라도, 사회적 불안이 팽배했고, 그리스도인에게 적대적인 상황이 극심했다. 로마 성도들이 그와 거리를 두고 있는 상황이 어쩌면 오히려 그에게 더 안전했을 수 있다. 아주 소수의 사람들만이 바울을 찾아왔을 것이다. 그들은 대단한 용기를 가지고 찾아왔을 것이다. 바울은 자신이 아들처럼 사랑하는 디모데에게 쓴 두 번째 편지에서 고백한다. 자신의 삶을 돌아보며 만족감을 표현한다. 다음의 글은 디모데후서에 기록된 바울의 죽음을 앞둔 심경이다.

> 하지만 주님께서 나에게 (늘) 계셨고 나에게 힘을 주셨으니, 이는 나를 통하여 (복음의) 선포가 완성되어 (그것을) 이방이 듣게 하셨으니, 나는 사자의 입으로부터 구원 받았습니다(딤후 4:17).[29]

이 본문은 두 가지를 주목하게 한다. ① 희로애락을 지나는 자신의 모든 삶에 주님이 함께 계셨다. ② 구원의 복음을 이방인에게 전하는 자신의 과업을 온전히 이루었다. 그는 일관된 삶을 지속한 자신의 마지막인 죽음

---

29) 개인의 사역.

을 받아들였고, 그 죽음은 그에게 일평생 지켜 온 믿음을 알리는 마지막 선포였다. 바울의 삶은 21세기 교육과 사유체계로는 공정하지도 행복하지도 않다. 하지만 로마에서 맞이한 자신의 죽음을 대하는 바울의 심경을 보며 현대인이 가진 죽음 인식의 근저에 놓인 가치를 돌아보게 한다.

> 이는 내게 사는 것이 그리스도니 죽는 것도 유익함이라······.[30] (빌 1: 21)

참고문헌

대한성서공회(1992). **성경전서**.

Bammel, E. (1968). Galater 1, 23. *ZNW (Zeitschrift für die neuentestamentliche Wissenschaft), 59*.
Barrett, C. K. (1968). *The First Epistle to the Corinthians. Black's New Testament Commentary*. A&C Black.
Bruce, F. F. (1986). *Paul: Apostle of the Heart Set Free*. Eerdmans.
Fitzmyer, J. (1993). *Romans: A New Translation with Introduction and Commentary* (The Anchor Bible, Vol. 32A). Doubleday.
Furnish, V. (1984). *II Corinthians* (The Anchor Bible, Vol. 32A). Doubleday.
Liddell, H. G., & Scott, R. (1999). *An Intermediate Greek-English Lexicon*. Oxford University Press.
Martin, R. (1976). *Philippians* (The New Century Bible Commentary).

---

30) 사역: 나에게 생명은 그리스도이며, 죽는 것은 승리하는 것입니다(빌 1:21).

Eerdmans.

Michel, O. (1966). *Der Brief an die Römer*. Vandenhoeck & Ruprecht.

Murphy-O'Conner, J. (2012). *Paul: His Story*. Oxford University Press.

Nestle-Aland. (2013). *Novum Testamentum Graece* (28th ed.). Deutsche Bibelgesellschaft.

Satake, A. (1968/69). Apostolat und Gnade bei Paulus. *NTS (New Testament Studies), 15*.

Schlatter, A. (1962). *Paulus der Bote Jesu: Eine Deutung seiner Briefe an die Korinther*. Calwer Verlag.

Tacitus. (1931). *The Annals: Text and Translation* (E. T. Jackson, Trans.). The Loeb Classical Library.

Van Unnik, W. C. (1973). *Tarsus or Jerusalem: The City of Paul's Youth*. Sparsa Collecta, part one, NY. S XXIX, Leiden.

Wenham, D. (1995). *Paul: Follower of Jesus or Founder of Christianity*. Eerdmans.

제15장

환자중심 의료를 위한 일상적 의료윤리의 재고: 이중 행위주체성을 중심으로

정영화[1]

우리는 왜 서로 다른 꿈을 꾸는가

요즘 의사들과 의료정책 입안자들 간에 줄다리기가 팽팽하다. 정부는 의료 현안을 해결하기 위해 그리고 더욱 효율적인 의료체계를 확립하기 위해 의대 정원을 대폭 늘려야 한다고 주장한다. 의사 수를 늘리지 않고는 문제를 해결할 수 없다고 힘주어 말한다. 의사들은 이러한 정부의 정책이 복잡한 문제를 해결하기에 너무 단편적인 접근이어서 문제를 해결하기커녕 오히려 더 악화시킬 뿐이라고 주장한다. 양측의 주장이나 근거를 듣다 보면 각자의 입장에 일면 타당한 부분도 있다. 그러나 어느 한편이 모두 옳다고 손들어 주기는 쉽지 않은 것도 사실이다.[2]

---

[1] 강원대학교병원 소화기내과 교수, 울산대학교 의과대학·서울아산병원 명예교수, 의료인문학연구소 공감클리닉 소장.
[2] 2024년 2월 정부와 의료계 간에 의대 입학정원과 의료개혁 방향을 두고 벌어진 갈등은 1년이 지나도록 해결의 실마리를 찾지 못하고 있다. 의정은 같은 문제의식을 가지고 있지만, 해결책에 있어서는 양자 간에 큰 이견을 보인다. 이러한 간극이 환자들의 고통으로 이어지고 있어 몹시 안타깝다.

우리는 살면서 이처럼 의견을 모으기 어려운 경우를 자주 겪는다. 하지만 그때마다 깊은 통찰력과 숙의를 통해 이견을 좁혀 가는 지혜를 발휘해 왔다. 이견의 간극이 크면 클수록 문제의 근원으로 돌아가 해법을 찾으려고 노력해 왔다. 도저히 상대방의 주장을 받아들일 수 없는 경우에는 상호 간에 일말의 공통점은 없는지 접점을 찾는 노력을 경주해 왔다. 그럼으로써 넘을 수 없을 것 같던 위기도 종국에는 극복할 수 있었다.

의료에 종사하는 이들이나 의료정책을 입안하는 정부 모두 우리나라의 의료체계에 문제가 있음을 그리고 점점 더 그 심각성이 가중되고 있음을 오래전부터 인식하고 있었다. 환자와 보호자들 역시 '3분 진료'로 대변되는 '무성의하고 차가운' 진료에 불만을 품고 있었다. 특히 지역의료의 붕괴로 인해 수많은 비수도권 국민이 의료의 접근성이란 측면에서 부당한 대우를 받았음을 우리는 모두 인정해 왔다. 거기다가 최근에는 급기야 '응급실 뺑뺑이'[3]와 '소아청소년과 오픈런'[4]이 발생하는 등 환자들이 적절한 진료를 받을 수 없는 지경에 이르렀다. 이는 생명과 직결되

---

[3] '응급실 뺑뺑이'는 환자가 최초로 방문한 응급실에서 치료를 받지 못하고 다른 병원으로 이송되는 현상, 즉 응급실 재이송을 말한다. 2022년 통계를 보면, 우리나라에서 '응급실 뺑뺑이'가 7,634건 발생했는데, 이 가운데 31.4%가 치료할 전문의가 없다는 이유 때문이었다(https://news.sbs.co.kr/news/endPage.do?news_id=N10071431).

[4] 소아청소년과에서 진료를 받기 위해서는 이른 아침부터 대기해야만 하고, 그마저도 제대로 진료받기 힘들다는 표현으로 '소아청소년과 오픈런'이란 용어가 사용된다. 우리나라에서는 수년 전부터 이런 현상이 발생하여 현재까지 지속되고 있다. 정부는 의대정원 확대가 이 같은 문제를 해결할 수 있을 것으로 기대한다. 하지만 현장에서는 소아과 전문의 부족이 오픈런의 근본적인 원인이 아니라는 반론도 만만치 않다. 맞벌이 부부가 늘다 보니 오전에 환자가 집중되는 것이고, 수가 인상 등 적절한 보상이 이루어져야 소아청소년과 전공의 지원을 늘릴 수 있다는 의견이다.

는 필수의료에 종사하는 의사들의 수가 감소하고 이에 따라 환자들이 이용할 수 있는 의료기관의 숫자가 줄어든 결과이다. 이러한 문제의식은 환자와 보호자, 의료인들 그리고 정부 당국이 모두 한결같이 가지고 있다. 단지 그 원인에 대한 진단과 해결책이 다를 뿐이다.

의료정책 입안자들은 말한다. 그건 의료인의 부족에 기인한다고, 의사 수를 늘리면 간단히 해결할 수 있다고. 의사의 머릿수가 늘면 환자가 진료실에서 기다릴 필요가 없을 거라고 강변한다. 의사가 많아지면 지금까지 고생스럽다는 이유로 지원하지 않던 여러 임상과에도 의사들이 몰릴 것이고 비수도권 지역에도 의사들이 어쩔 수 없이 가게 될 거라는 얘기다. 그렇게 되면 끝내 국민이 편하게 의료 혜택을 받을 수 있을 거라고 주장한다.

의사들은 이와 같은 정부 당국의 주장에 동의하지 못한다. 동의하지 못하는 정도가 아니라 필사적으로 반대하고 있다. 자신들의 모든 기득권을 포기하고서라도 이런 정책에 반대해야 한다고 말하고 있다. 지금 우리나라에서 겪고 있는 의료 현안은 의사의 숫자가 아니라 의료 전달체계의 문제라고 말한다. 의료체계를 효율적으로 정비하면 지금의 의사 수로도 충분히 이 문제들을 해결할 수 있노라고 주장한다.

의료정책 입안자들은 또 얘기한다. 의료인들, 특히 의사들은 그동안 많은 특권을 누려 왔다고 강조한다. 전문가로 대접받으면서 다른 이들의 입과 귀를 막아 왔다고, 그러면서 일반 노동자보다 서너 배 높은 보수를 받아 왔다고 강변한다. 이제는 국민이 공정한 사회를 위해 그간 그렇게 뺑뺑이 돌고 푸대접받은 보상을 좀 받아야겠다고 주장한다.

의료인들은 다른 입장이다. 의료인들은 본디 환자중심적[5]이라고 전제한다. 애초에 아픈 이들을 돕기 위해 이 길을 선택했노라 말한다. 물론 생활인으로서의 자신의 미래를 생각하지 않은 것은 아니지만 젊음을 바쳐 수련한 보상으론 그리고 어려운 전문직을 수행하는 대가로는 현재의 보수가 과분한 게 아니라 한다. 앞으로도 긴 시간 동안 봉사하며 살아야 하고 그러려면 경제적으로 어려움이 없어야 하는데 이런 점을 감안하여 주변 사람들의 눈길이 조금만 더 따뜻했으면 좋겠다 한다. 사실 그렇다. 의료인들은 환자들과 함께 걷는 길이 보람될 거라는 믿음에 고된 여정임을 알면서도 기꺼이 그들과의 동행을 결심한다.

우리는 차분하게 생각을 정리해 볼 필요가 있다. 어떻게 하면 이렇게 벌어진 간극을 좁힐 수 있을 것인가? 그 과정을 통해 궁극적으로 따뜻한 진료실을 만들 수 있을 것인가?

우린 이제부터 가장 기본으로 돌아가 의료윤리, 그중에서도 일상적 의료윤리[6]를 얘기할 필요가 있다. 인간이라면 누구나 그래야 하는 규범을 말해야 한다. 마땅히 그래야 하는 일상의 윤리 속에서 우리는 상대방에게 무턱대고 항의만 하고 있지는 않을 것이다. 일상적 윤리를 통해 상호 간에 합의할 수 있는 여지를 발견할 수 있을 것이다. 더욱이, 윤리의

---

[5] '환자중심'이라는 용어를 사용하는 데에는 많은 용기가 필요하다. 또한 많은 이의 동의가 필요하기도 하다. 환자의 뜻을 존중하는 것만이 과연 환자를 위한 일인지 의심스럽기 때문이다. 어떤 경우에는 환자가 윤리적이지 않은 요구를 하기도 하고, 어떤 상황에서는 환자의 뜻과 상반되는 판단이 끝내 환자를 위한 일이기도 하기 때문이다. 하지만 필자는 우리의 논의를 성선설에 기반하여 이끌어 가고자 한다. 환자와 가족들은 치유를 갈망하고 이를 성취하기 위해 의료진을 찾았으며, 그러한 의지에 호응하여 의료진은 최선을 다해야 한다고 전제하고 논의를 진행하고자 한다.

[6] '의료윤리(Medical Ethics)'가 의료행위 전반에 걸친 광범위한 도덕률을 의미한다면, '일상적 의료윤리(Everyday Medical Ethics)'는 우리가 매일매일 살아가면서 부딪히는 일상에서 지켜야 하는 생활 준칙을 의미할 것이다.

원칙 속에서 우리가 합의해야만 우리가 한 약속이 오래 유지될 수 있을 것이다.

그러면 지금 우리가 마주한 갈등을 관통하는 윤리, 서로 동의할 수 있고 서로 동의해야만 하는 의료윤리는 과연 무엇일까? 따뜻한 진료실을 만들기 위해 의료인에게만 강요하는 윤리가 아니라 환자와 보호자 그리고 의료정책 입안자는 물론 우리 사회 구성원 모두에게 요구되는 일상적 윤리는 진정 무엇인가? 이 장에서는 환자중심 의료를 확립하기 위한 일상적 의료윤리를 재정립하기 위해 우선 진료실 갈등의 원인들을 분석함으로써 따뜻하고 효율적인 환자중심 의료를 구현할 수 있는 방안들을 제시하고자 한다. 이러한 해결책을 강구함에 있어 최근에 서사의학(Narrative Medicine)을 연구하는 학자들이 환자중심 의료의 필요성을 강조하며 자주 인용하는 이중 행위주체 이론을 이용하여 의료윤리를 재검토하고 그 과정을 통해 향후 우리의 일상적 의료윤리가 어떻게 재정립되어야 하는지에 대한 지침을 얻고자 한다.

진료실 갈등

사람들은 누구나 살면서 한 번쯤 질병이나 장애를 경험하게 된다. 그리고 이처럼 심각한 상황에 처한 사람들이 곧바로 건강의 균형을 잃게 된다는 사실은 이미 잘 알려져 있다. 이러한 위기의 상황에서 환자와 보호자 그리고 의사를 포함한 의료진이 만나는 장소가 병원의 진료실이다. 그곳에서는 의학적 문제들을 해결함으로써 환자들에게 어떤 형태로든 이익을 주는 일이 의료진과 환자가 지향하는 공동의 목표이다. 진료실에서는 모든 이가 이러한 공공의 지평을 위해 최선을 다한다. 그러나 적지 않은 환자들이 병원에서 받은 진료에 만족하지 못하고 있으며 실제로 치료 성과가 기대에 미치지 못하거나 오히려 환자에게 불이익을 주는 일도 발생한다. 심지어는 환자가 사망하는 최악의 결과를 초래하기도 한다. 이런 경우 환자의 가족들은 종종 병원이나 의료진에게 거세게 항의하거나 '내 가족을 살려내라.'고 절규하기도 한다.

　도움을 청하는 이의 마음은 조급하게 마련이다. 청했다가 거절당하면 어쩌나 하는 걱정이 생기는 것은 인지상정이다. 잘못한 일이 없는데도 작은 소리에 주눅 들어 버리기 십상이다. 또한 병원에서 환자들은 화가 나기 쉽다. 한 시간 넘게 기다린 수고가 허무하다고 느끼는 경우도 많다. 뭔지 모르고 시키는 대로 따라야 했던 자신의 무지와 무능이 몹시 서러울 때도 있다. 내 문제로 고민하고 애썼을 의료진의 준비와 노고를 고마워하기보다 자신의 불편과 고통에 비해 인색한 것 같은 의료진의 마음 그리고 그들의 차가움과 뻣뻣함이 얄밉고 야속할 때도 있다.
　누구든지 병원을 방문하여 도움을 청할 수 있다. 자신이 겪는 고통을 모두 다 터놓고 의논해도 된다. 건강한 삶을 위한 지혜를 부탁해도 괜찮다. 조금도 위축될 필요가 없다. 죄인인 양 고개를 숙일 필요는 더더욱 없다. 의사와 병원은 몸과 마음이 아픈 이들을 도와줄 목적으로 존재하기 때문이다. 그렇다고 의사들이 언제나 환자들이 원하는 방식대로 움직여 주기만을 바라서는 안 된다. 의사마다 환자들을 대하는 방식이 다르고 그것까지도 그들의 치료전략일 수 있기 때문이다. 의료인들에게 당당하게 요구해야 할 것은 빈틈없이 문제를 해결해 줄 수 있는 전문적인 생각과 능력일 것이다. 환자들의 아픔에 공감하고 문제를 해결하기 위해 환자들을 대신해서 고민해 주고자 하는 태도 그리고 이를 위해 철저히 준비된 지식과 기술, 그것들이 진정 우리가 병원을 찾는 이유이고 당당히 요구해야 할 '친절'일 것이다.

병원에서 의료진은 더 나은 방식으로 환자들을 진료하기 위해 항상 노력하고 또 준비한다. 언제든지 고통받는 이들을 정성껏 도와주고자 하는 마음, 더 나은 시설과 최고의 기술 그리고 제한된 시간을 쪼개는 지혜까지도 모두 필수적인 준비물이다. 만약 병원과 의료진이 이와 같이 꼭 필요한 준비에는 소홀하고 백화점식 친절에만 시간을 쏟는다면, 만나는 의사들이 모두 무대 위에 선 미스코리아의 웃음만 닮으려 한다면 엄청난 불행이 초래될 수 있다. 전문인은 전문적인 지식과 기술을 쌓는 데 열정을 쏟아야 하고, 전문인의 전문기술은 있는 그대로 존중되고 발휘되어야 한다.

이와 같은 교과서적 원칙들을 우리는 이미 잘 알고 있다. 그런데도 우리가 모두 따뜻한 진료실을 원하는데도, 요즘 진료실에서 의료진과 환자 간에 갈등이 끊이지 않는 이유는 무엇일까? 환자중심의 의료를 확립하고 따뜻하고 효율적인 진료실을 만들기 위한 기초적인 작업으로서 우리는 무엇보다 현재 우리나라의 진료실에서 발생하는 갈등의 원인을 분석할 필요가 있다. 이를 위해서, 진료실 갈등을 분석한 필자의 저서 『김박사의 공감클리닉』(정영화, 2021)의 일부를 간단하게 요약하고자 한다.

의료사고[7]와 의료과실[8]의 증가

환자의 진료 과정에서는 불가피하게 의료사고가 발생한다. 그리고 진료의 결과가 만족스럽지 못하거나 바라지 않았던 결과가 나타나면 환자와 가족들은 종종 그 원인이 의료과실 때문이라고 주장한다. 의료진이 진료하는 과정에서 과오를 저지른 것이라고 주장한다. 반면, 병원과 의료진은 그 결과의 발생이 불가항력적이었으며 진료 과정의 과실로 인한 것은 아니라고 주장하는 경우가 흔하다. 이러한 관점과 의견의 차이로 인해 병원에서 환자-의사 간 갈등이 드물지 않게 일어나고 있는 것이 현실이다.

고정관념

어려움에 처한 환자들은 마음의 여유가 부족해지기 십상이다. 자신의 질병을 치료하고 의학적인 도움으로 일상을 되찾고 싶은 마음 이외에는 다른 고려가 없어지기 쉽다. 누구든지 갑작스럽게 닥친 위기로 인해 두려움에 휩싸이면 그럴 수 있다. 따라서 병원에서 의사의 설명을 들을 때에도 듣고 싶은 것만 듣고 보고 싶은 것만 보기 쉽다. 의사가 사실을 있는 그대로 설명하고 환자가 이해했는지를 확인까지 한다고 해도 환자가 듣

---

[7] '의료사고'란 보건의료인(「의료법」 제27조 제1항 단서 또는 「약사법」 제23조 제1항 단서에 따라 그 행위가 허용되는 자를 일컫는다.)이 환자에게 실시하는 진단·검사·치료·의약품의 처방 및 조제 등의 행위로 인하여 과실 여부와 상관없이 사람의 생명·신체 및 재산에 피해가 발생한 경우를 말한다.

[8] '의료과실'이란 의료인이 환자를 진료하면서 마땅히 기울여야 할 업무상 주의의무를 소홀히 하여 그로 인해 환자에게 사망, 상해 혹은 치료 지연 등의 손해를 끼친 경우를 일컫는다.

기 싫거나 보기 싫은 것을 흘려버리는 일이 발생한다. 이를 심리학에서는 '확증 편향(Confirmation Bias)'이라고 한다. 이는 누구에게나 어느 정도 존재하는 경향 혹은 오류로서 영국의 심리학자 피터 웨이슨(Peter Wason)이 제시한 개념이다. 이로 인해 인간관계에서 다양한 오해가 발생할 수 있는데, 그 결과는 부정적으로도 긍정적으로도 나타날 수 있다. 확증 편향에 사로잡힌 환자는 흔히 의사가, 병원이 그리고 현대 의학이 반드시 자신을 고쳐 줄 것이라고 믿는다. 의사가 그렇게 말했다고 믿는다. 이렇게 경직된 사고는 끝내 환자-의사 간 갈등을 유발할 수도 있다.

신뢰와 공감 부족

의료진의 공감 부족이 갈등을 일으키기도 한다. 의료진이 아무리 적절하고 효율적인 일처리로 환자를 열심히 돕고 있더라도 사무적인 태도와 단조롭고 차가운 말투가 환자와 가족들의 마음을 무겁게 만들 수 있다. 그리고 이는 환자의 신뢰를 깨뜨리는 결과를 초래하기도 한다. 바쁜 진료 업무 속에서 감정적인 교류를 한다는 것은 말처럼 그렇게 쉬운 일이 아니다. 의료진의 인식 전환이 필요한 일이지만 그 이전에 의료환경의 개선이 선행되어야 할 문제이다.

진료실 갈등을 줄이려면

무엇보다 환자-의사 간에 갈등이 생기지 않도록 의료사고를 미연에 예방하는 일이 가장 중요하다. 이를 위해서 병원이나 의료진이 먼저 최선의 노력을 다해야 한다. 물론 병원에는 어쩔 수 없이 몸과 마음이 불편하고 거동이 부자연스러운 환자들이 모여 들기 때문에 낙상 등의 안전사고 위험이 상존한다. 병원은 환자의 의학적 문제를 진단하고 치료하는 장소이기 때문에 그 과정에 오류나 원치 않는 결과가 발생할 가능성을 내포하고 있다. 언제나 의료사고가 발생할 수 있다는 의미이다. 그러므로 병원과 의료진은 의료사고의 발생을 최소화하기 위해 각고의 노력을 기울여야 한다.

병원과 의료진은 또한 최신의 진단 방법과 치료기술을 습득하고 숙달하는 데 소홀하지 말아야 한다. 이를 통해 오진의 가능성을 최소화하고 최상의 치료를 시행할 수 있어야 한다. 의료사고를 줄이기 위해서는 약물 투여나 처치 등의 진료 과정에 오류가 발생할 가능성을 최소화하는 노력 역시 필수적이다. 혹여 의료사고가 발생한 경우라도 그 사실을 신속히 병원 당국에 알림으로써, 환자의 피해를 최소화하고 유사한 의료사고의 발생을 예방할 수 있도록 힘써야 한다.

동시에 의료진은 환자의 고통에 공감하고 환자와 가족들로부터 신뢰를 받을 수 있도록 힘써야 한다. 또한 환자나 가족들과 마음을 열고 소통할 수 있어야 한다. 환자-의사 간 관계가 원활하지 않거나 갈등이 생겼을 때 병원이나 의료진이 가장 먼저 생각하고 배려해야 하는 대상은 환자와 가족들이다. 의료진과 병원 모두가 다시 한번 환자중심적으로 생각하고 판단해야 한다. 병원의 존재 이유가 무엇인지 의료진의 본분이 무엇인지를 먼저 생각해야 한다. 어떤 태도나 조치가 환자와 가족들을 위하는 것인지를 먼저 생각해야 한다. 그리고 환자와 가족들의 고통에 공감해야 한다. 환자나 가족의 입장이 되어 고통을 함께 느껴야 한다. 물론 환자와 가족들 역시 의학의 한계를 이해하고 어떤 선택이 환자를 위해 최선인지를 생각해야 한다. 이를 위해 병원과 의료진을 신뢰하고 그들의 판단을 존중할 필요가 있다.

환자중심 의료의 필요성

사람들은 다양한 환경에서 다양한 목적을 가지고 타인을 만난다. 혼자서 모든 일을 다 해결할 수 있고 모든 일을 홀로 해결하고자 한다면 그럴 필요가 없을 테지만, 우리는 살면서 누군가와 관계를 맺는 일이 필요하고 그 일이 매우 중요하다는 사실을 너무나 잘 알고 있다. 더욱이 우리가 취약한 상태가 되었을 때, 특히 질병을 얻었을 때, 우리는 누군가의 도움을 절실하게 필요로 한다.

질병을 얻었을 때 도움을 청하기 위해 찾아가는 곳이 병원의 진료실이다. 다시 말해, 진료실은 삶의 위기에 처한 환자들이 고통으로부터 벗어나기 위해 전문적인 도움을 청하는 곳이다. 그러므로 진료실에서는 환자들의 문제를 효율적으로 해결할 수 있어야 한다. 이를 위해서 필수적으로 요구되는 것은 환자와 의사 간의 원활한 소통이다. 환자중심적이고 공감지향적인 소통이다. 이를 통해 따뜻하고 효율적인 진료가 실현되어야 환자들이 만족할 수 있고 진료 성과를 극대화할 수 있다.
의사와 환자 간 소통이 공감적이어야 하는 이유는 예기치 않게 찾아온 질병으로 인해 두려움을 가지고 진료실을 찾는 대부분의 환자가 안절부절못하고 누구에게도 마음을 열기 어려우며 어떤 환경에서도 위축되어 있기 때문이다. 불신, 갈등, 미움 혹은 표현할 수 없는 복합 감정들이 환자들로 하여금 스스로 옴짝달싹하지 못하게 만들 수 있기 때문이다.

따라서 이런 환자들을 마주하는 의료진은 환자들이 두려움을 극복할 수 있도록 도와주어야 한다. 이를 위한 최선의 처방은 공감[9]이다(박형욱, 2021). 환자들로 하여금, 나를 돌봐 주는 의사와 간호사가 의심할 바 없이 내 고통을 공유할 것이라는 생각과 그들은 오롯이 '내 편'일 것이라는 믿음을 갖게 하는 것이 가장 좋은 처방일 것이다.

환자중심 의료를 위해서는 병원과 의료진이 모두 환자를 중심으로 온갖 역량을 모으고 환자의 치유를 위한 결정을 내리려고 노력해야 한다. 환자중심 의료가 행해지면, 환자는 몸과 마음의 평화를 얻을 수 있을 것이다. 환자를 공포로부터 근본적이고 완전하게 해방할 수 없을지라도, 따뜻하게 손을 잡아 주는 의료진의 체온이 환자들을 치유의 길로 안내할 수 있을 것이다.

금지와 대안

환자중심 의료를 실천하는 의사들은 그 방안 중의 하나로, '금지'만 처방할 것이 아니라 '대안'을 제시하라고 말한다.

> 임상의사들은 환자의 임상 자료를 수집하고 분석한 후에 치료계획을 세운다. 세부진단과 치료를 위한 계획을 수립할 뿐만 아니라 최상의 치료 성과를 얻기 위한 환자교육을 계획한다. 환자교육 중에는 "걷기나 등산 같은

---

9) '공감이 최선의 처방'이라는 표현은 저자의 주관이 개재된 주장일 수 있다. 하지만 환자와 가족들의 고통을 공유하는 것이 그리고 그 해결책을 찾기 위해 함께 노력하는 것이 '환자중심 의료'의 첫걸음일 수 있다는 데에는 많은 이가 생각을 같이할 것으로 믿는다.

유산소 운동을 꾸준히 하십시오." "야채와 제철 과일을 충분히 섭취하십시오." "적절히 휴식하는 일이 중요합니다."와 같은 당부가 있다. 이런 지시는 대부분 환자로부터 비교적 긍정적인 반응을 얻는다. 그러나 환자들이 선호하는 것을 금지하는 교육도 있다. "짠 음식을 피하십시오." "설탕 같이 단 것들을 먹지 마십시오." "잠이 오지 않는다고 매일 수면제를 복용하지 마십시오." 적지 않은 환자들은 이와 같은 금지 사항들을 지키기 힘들어한다. 의사가 환자에게 어떤 처방을 하기 전에는 반드시 그 처방이 과연 환자에게 최선인지를 환자의 관점에서 검토해야 한다. 의사에게 손쉬운 처방이 아니라 환자에게 가장 이익이 되는 것인지를 생각해야 한다. 환자의 삶의 질을 고려할 때 과연 그 방법이 최선인지를 환자중심적으로 판단해야 한다(정영화, 2021).

환자중심적으로 진료하기 위해서는 정확하고 세심하게 진단하고 치료 계획을 수립함은 물론 반드시 환자들이 실천할 수 있는 지시와 교육이 동반되어야 한다. 그렇게 함으로써 환자들을 위한 진료를 제공할 수 있을 뿐만 아니라 진정한 의미의 치유를 환자들에게 선사할 수 있을 것이다.

개별화[10]의 미덕

요즘 진료실에서는 과학적이고 객관적인 접근법으로서 현대의학이 강조되고 있다. 진료의 효율을 향상하고 의료사고를 줄일 목적으로 대부

---

10) 의료에서 개별화(Individualization)란 환자 개개인의 다양한 특징에 맞추어 진단과 치료 과정을 특성화한다(Specify)는 의미이다.

분의 진단과 치료 과정에도 알고리즘이 적용되고 있다. 그러나 이렇게 도입된 진료 가이드라인이 개별 환자에게 언제나 '가장 좋은' 선택이 아닐 수도 있다. 다시 말해, 개별 환자가 최상의 진료 성과를 얻기 위해서는 진료 가이드라인을 따르는 것이 최고의 선택이 아닐 수 있다. 최신 지식과 기술에 더해 환자중심의 개별화된 접근법이 반드시 추가되어야 한다. 환자와 공감하고 개별 환자에게 최선인 진단 및 치료법들을 선택하여 시행하는 환자중심 의료야말로 빈 화폭에 개성적인 그림을 그려 감상하는 이들에게 행복을 주는 화가의 솜씨에 비견할 수 있는 환상적인 공감진료[11]일 것이다.

진료실 환경

공감진료를 위해서는 진료실을 좀 더 환자친화적으로 개선할 필요가 있다. 의료진에게 편의를 제공하는 것 이상으로 환자-의사 간 소통을 방해하는 요소들이 진료실에 존재하지 않는지 돌아볼 필요가 있다. 환자가 진료실에서 몸과 마음이 불편하다고 느끼지는 않는지, 환자가 위축될 만한 권위적인 분위기가 조성되어 있지는 않은지 살펴보고 개선할 필요가 있다.

---

[11] '공감진료'란 용어는 '따뜻하고 효율적인 진료' 혹은 '환자의 속마음을 이해하고 존중하는 진료'라는 의미로 필자가 임의로 도입한 말이다. 이런 진료를 지향하는 이들이 '공감진료'린 용어를 함께 사용해 주길 바라는 마음이 간절하다.

이중 행위주체[12]론에 근거한 의료윤리

지금까지 진료실에서 발생하는 갈등의 원인을 분석한 결과, 따뜻하고 효율적인 진료실을 만들기 위해서는 환자중심 의료, 환자가 주인이 되는 진료가 절실하게 필요함을 부인할 수 없다. 이를 위해 우리는 무엇보다 의료윤리, 더욱이 일상적 의료윤리를 공고히 세울 필요가 있다는 사실을 인정할 수밖에 없다. 환자를 돌보는 의료인 그리고 환자들 본인은 물론이고, 환자의 가족을 포함한 돌보미들, 나아가 환자들과 함께 살아가야 하는 사회 구성원에 이르기까지 우리 모두가 지켜야 할, 마땅히 그래야 할 윤리를 정립해야 한다. 여기에는 숭고하게 받들어야 할 윤리 강령도 있을 것이고, 소소하게 지켜야 할 일상적 도덕률도 있을 것이다. 그것이 무엇이든 간에 우리가 모두 한마음으로 규범을 만들고 이를 지켜 나갈 때 비로소 환자중심의 진료실이 탄생할 수 있을 것이다.

의사와 간호사같이 일선에서 의료를 담당해 온 의료인들의 윤리 규범을 담고 있는 강령들은 오래전부터 제정·개정되어 왔다. 더욱이 최근 들어서는, 환자들의 권리와 의무를 공표하는 장전까지 제정되었다. 그러나 이러한 것들은 모두 환자와 의료인의 관계를 수혜자와 시혜자의 관계로 상정하고 상호 간의 의무와 권리를 명시한 규정들이다. 시혜자인

---

12) '이중 행위주체(Double Agency)'란 각기 다른 두 주체가 공동의 목표를 위해 같은 행위를 하기로 약속하고 움직이는 것을 말한다. 테니스의 복식조 혹은 농구의 더블팀에 비견할 수 있을 것이다. 이중 행위주체가 되면 우리는 우리가 가진 능력을 배가시킬 수도 있다.

의료인들은 최소한 이러저러한 배려를 해야 하고 수혜자인 환자들은 이러저러한 의무를 다해야 하는 동시에 이러저러한 권리를 누릴 수 있다는 규범이다. 물론, 주눅 들어 진료실을 찾는 환자들에게 이마저도 복음일 수 있다고 말한다면 여기에 덧붙일 말은 없다. 하지만 우리는 누구나 환자가 될 수 있고 언젠가는 그럴 거라는 사실을 기억한다면, 이제 우리는 반드시 환자가 중심이 되는 진료실을 만들어야 한다.

환자가 중심이 되는 진료실에서 환자와 의료인은 수혜자와 시혜자의 관계에 있지 않다. 상호 간에 동등한 위치에서 소통하여야 한다. 환자는 주눅들지 않고 고개를 들 수 있어야 하고, 의료인은 환자의 가슴속 깊은 곳까지 이해하고 따뜻하게 환자의 손을 잡아 주며 환자의 편에서 동반자가 되어야 한다. 이를 위해서 우리는 지금까지 가졌던 개념, 의료인과 환자와의 관계에 대한 개념을 재정립할 필요가 있다. 환자와 의료인 간의 상호주체성, 즉 수평적 관계를 인정하고 또 이런 개념에 익숙해질 필요가 있다. 의료인은 물론 환자와 보호자 그리고 사회 구성원 모두가 진심으로 이러한 관계를 받아들일 필요가 있다. 이를 위한 기초 작업으로서 서사의학 전문가들이 환자중심 의료를 성취하기 위해 강조하는 이중 행위주체(Double Agency)에 대해 고찰하고자 한다.

이중 행위주체 형성의 득실

환자가 질병을 얻어 의사를 찾게 되면 환자와 의사, 즉 두 행위주체는 환자의 치유라는 공동의 목표를 성취하기 위해 힘을 합쳐 행동하는 이중 행위주체(Double Agency)가 된다. 다시 말해, 환자 측 행위주체가 임상 의사 측 행위주체에 최소한 부분적으로나마 종속되는 것이다. 이와 같이 형성된 이중 행위주체는 환자로 하여금 추가적인 위험을 감수하게 한다. 하지만 동시에 환자가 배가된 힘을 얻을 수 있도록 도와준다. 이런 장점 때문에 환자는 자발적으로 임상의사에게 종속되고 그에 따르는 위험을 감수하는 것이다. 환자는 기꺼이 자신을 임상의사에게 종속시키고 의사가 요구하는 검사와 치료를 받는 것이다.

강조하건대, 임상의사와 환자의 관계는 의도적으로 형성된 비대칭적 관계이다. 환자는 자신의 주치의가 책임감과 관심을 가지고 자신의 문제를 해결하는 데 있어서 의사의 행위주체를 잘 활용할 것이라고 믿고 이렇게 독특한 형태의 관계를 맺는다(Churchill et al., 2023). 다시 말해, 환자가 되면 누구나 겪게 되는 일상적 의료윤리의 형태는 독특한 이중 행위주체의 구조, 리듬 그리고 지평에 의해 규정된다고 할 수 있다. 즉, 환자의 취약성에서 출발한 의사-환자 관계는 이중 행위주체를 형성함으로써 능력을 배가하기 위해 노력하는 구조를 갖는다. 그리고 이중 행위주체는 상호성과 팀워크의 리듬을 가지고 서로를 격려한다. 이중 행위주체의 지평, 즉 환자와 의사가 바라는 공동의 목표는 치유이다. 누구나 완치를 바라지만, 그런 최상의 목표를 성취하지 못하는 경우도 많다. 원치는 않지만 죽음 역시 늘 우리 곁에 존재하는 것도 사실이다. 하지만 어떤 질환의 여정을 겪든지 간에 이중 행위주체의 지평은 언제나 치유이다.

환자가 의사와 이중 행위주체를 형성하면 필연적으로 힘의 불균형이 발생한다. 이런 불균형은 환자의 취약성이 강하면 강할수록 더욱 심화되게 마련이다. 위기에 처한, 그래서 도움이 절실한 환자들은 당연히 취약해질 수밖에 없다. 더욱이, 나이, 성별, 교육 정도 그리고 건강 상태에 따라 취약성의 정도가 강화될 수도 있다 즉, 수없이 많은 요소가 환자와 임상의사 사이의 관계와 균형을 결정 지을 수 있다. 이처럼 도움을 청하는 데 따르는 위험, 즉 의사의 권위를 받아들이기 위한 굴종은 환자가 되면 임상의사와 이중 행위주체가 되기 위해 감수해야 하는 두려움 중의 하나이다.

이중 행위주체론에 근거한 환자중심 의료윤리의 확립

환자중심의 진료실을 만들기 위해서는 이중 행위주체를 형성함에 따라 환자가 감수해야 하는 위험성을 최소화하기 위한 일상적 의료윤리를 확립할 필요가 있다([그림 15-1] 참조).

지금까지 의료윤리는 끊임없이 개선되어 왔다. 의료진의 직업윤리를 확립하고 환자들의 권리를 지키기 위해 각고의 노력을 경주해 왔다. 그럼에도 불구하고 현재의 의료윤리 강령이나 지침들이 과연 환자의 일상적 삶에 적절한 것인지에 대해서는 아직까지 상반된 주장들이 존재하는 실정이다. 지금까지 의료윤리를 확립하고 윤리 지침을 제정함에 있어 주로 직업 윤리적 측면만이 강조되고 환자의 삶이나 의견이 충분히 고려

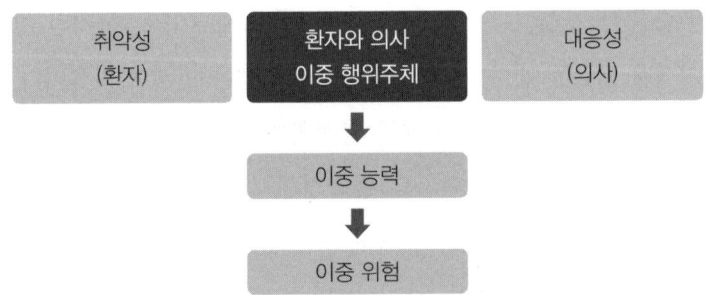

[그림 15-1] 이중 행위주체론: 환자가 의사를 찾게 되면 환자와 의사, 즉 두 행위주체가 합쳐져 이중 행위주체(double agency)가 되는 과정을 거친다.
출처: Churchill et al. (2023).

되지 않았기 때문에 의료윤리 강령이나 지침이 환자의 일상적 윤리를 정립하는 데 크게 도움이 되지 못하는 실정이다. 그러면 진정 환자중심의 의료윤리를 확립하기 위해서 우리는 어떤 노력을 해야 할까?

앞에서 강조했듯이, 이중 행위주체론의 핵심은 '환자의 취약성'과 '의사의 대응성'에 대한 진지한 고려이다. 즉, 환자는 극도로 취약한 상태에 처해 있기 때문에, 환자중심 의료윤리를 확립하기 위해서는 환자의 취약성을 인식하고 이를 감소시키기 위한 임상의사의 대응 방식을 강조하는 일상적 의료윤리를 접목하는 일이 절실하게 필요하다. 이를 위해서는 환자에게 좀 더 온전한 자아를 상기시켜 주거나, 기능은 감소했지만 여전히 가치 있는 신체에 자아가 스스로 적응하도록 환자를 도와줄 필요가 있다.

취약해진 환자의 행위주체는 강력한 힘의 도움을 필요로 한다. 그렇기 때문에, 이 시점의 의료윤리는 치유를 목적으로 하는 동반자 관계로 맺어진 강력한 이중 행위주체가 전제된다. 환자는 치유에 대해 책임을 지겠다는 윤리적 자세를 가져야 한다. 임상의사 역시 자신을 치유하고자 결심하고 이에 따라 행동하려는 환자의 뜻을 공유하고 공동의 목표를 성취하기 위해 전력을 다해야 한다. 이를 위해서는 환자와 의사 간의 신뢰에 기반한 굳건한 동반자 관계가 선행되어야 한다.

의료에서 생명윤리 원칙[13]의 적용과 문제점

지난 수십 년 동안 의료계는 생명을 존중하는 데 필수적인 네 가지 원칙들을 금과옥조로 여기며 이를 지키기 위해 최선을 다해 왔다.

자율성 존중(Respect for Autonomy), 유익성 (Beneficence), 해악 금지 (Nonmaleficence) 그리고 정의(Justice)의 원칙이 그것이다. 그러면 이러한 원칙중심의 의료윤리에는 문제가 없을까? 환자중심 의료를 확립하기 위해 전통적인 의료윤리를 개선할 필요는 없을까?

생명윤리의 원칙들은 지극히 당연하고 마땅히 그래야 하는 도덕률에 기초하고 있다. 어느 누구라도 그 원칙에 대해 이의를 달기 힘들다. 매우 이상적인 상황 그리고 상식적인 관계에서는 당연히 지켜져야 할 원칙들이다. 하지만 환자들이 질환의 여정에서 겪는 일상적 문제들은 이상적인 상황에서 나타나는 것들과 다를 수 있다. 그 이유는 임상적 상호작용이 매우 복잡하고 다양하기 때문이다. 생명윤리의 원칙들은 임상 작용의 이러한 복잡성과 다양성을 과소평가하는 경향이 있어서 전통적인 원칙들을 의사-환자 간의 일상적 윤리에 적용하는 것은 적절치 않을 수 있다. 의료윤리라는 관점에서 보면 전통적 생명윤리는 '일상적으로는 잘 일어나지 않는 문제들에 맞추어진 공식적이고 서투른' 윤리일 수 있다.

생명윤리의 원칙들은 일반적으로 가정 수준(유익성과 무해성)이거나 치유의 근본적인 구조가 잘못 확립되어 다른 방식으로 제기될 때(자율성과 정의)에만 적용할 수 있다. 다시 말해, 임상 상황에서 발생하는 복잡한 윤리적 관계를 해결하기에 전통적인 생명윤리 원칙은 불충분하다.

그러면 이제부터 생명윤리의 네 가지 원칙이 가지고 있는 의미들을 되

---

13) 생명윤리학자 비첨과 칠드리스(Beauchamp & Childress, 1979)는 반드시 지켜야 할 네 가지 생명윤리 원칙을 제시하였다.

새기며 이들이 각각 이중 행위주체 모델에 비추어 어떤 문제점을 가지고 있는지 논의해 보자.

자율성 존중 원칙

자율성은 의료환경에서 환자가 중대한 결정을 내려야 할 때 필수적이다. 당연히 존중되어야 할 환자의 권리이다. 그러나 위기의 순간에 자신의 자율권을 일정 부분 희생하며 의사와 이중 행위주체를 형성한 환자의 입장에서 어떤 중요한 결정을 내려야 할 때 자율권 존중이라는 원칙이 최선인가? 권위 있는 행위주체이면서 가장 적절한 결정을 내리도록 위임받은 이중 행위주체의 일방인 의사가 중요한 결정을 내릴 준비가 되어 있지 않은 상태의 환자에게 스스로 알아서 결정하라고 결정을 미루는 것은 일종의 '배신'이 아닐까?

실제로 환자의 자율성 존중이라는 원칙이 임상의사로 하여금 결정의 부담 그리고 이에 따르는 결과에 대한 책임을 홀로 지지 않고 환자 그리고 가족에게 전가하게 하는 혹은 그들과 함께 부담과 책임을 나누게 하는 도구가 되는 일이 드물지 않다. 진료실에서는 상반되는 상황이 발생하기도 한다. 특히 이중 행위주체의 동반자 관계가 긴장되거나 결렬될 경우, 환자는 이중 행위주체를 단일 행위주체로 되돌리고자 한다. 다시 말해, 자신의 자율성이 최대한 존중되기를 바라게 된다. 이와 같이, 진료실에서 환자의 자율성을 어느 정도까지 존중해 주어야 하는가에 대한 정답은 없는 것 같다. 그러므로 자율성 존중은 의료진과 환자 혹은 의료진과 가족 간에 어느 정도의 신뢰가 존재하는가에 따라 가변적으로 적용되어야 하는 원칙일 것이다.

유익성 원칙

의료에서 유익성 원칙이란 모든 결정과 행위의 목적이 환자에게 유익해야 한다는 것이다. 진료 환경에서 당연히 존중되어야 하는 이 원칙은 사회가 점점 더 다원화하면서 종종 퇴색되기도 한다. 임상연구라는 명분으로 혹은 경제적 효율성이란 이유로 이 원칙이 침해되는 경우가 발생하기도 한다. 임상의사는 면허증을 취득하는 순간 타인의 건강에 관여할 권리를 부여받는다. 그렇다고 어느 누구에게나 어떤 개입을 해도 좋다고 허가된 것은 아니다. 의학적 도움을 청하는 환자에게, 즉 이중 행위주체를 형성한 환자의 의학적 문제에 대해서만 관여할 수 있다. 그리고 잊지 말아야 할 것은 환자에게 이익이 되는 경우에만 개입이 허락된다는 사실이다.

이중 행위주체론에 견주어 이 원칙을 검토해 보자. 환자가 의사와 이중 행위주체를 형성하였을 때, 그 목적은 당연히 환자의 치유, 다시 말해 환자의 이익이다. 그러므로 이중 행위주체가 온전히 작동하는 한 이 원칙은 재론할 필요가 없다. 그러나 자율성과 마찬가지로 환자와 의사의 이중 행위주체성이 위기에 처했을 때에 특히 유익성 원칙이 힘을 발휘하게 된다. 그 시점이 되면 환자는 "내 주치의가 진정 나를 위해 노력하고 있는가?" "이 동반자 관계에서 나의 이익이 보장될 수 있는가?"라고 스스로 되묻게 된다.

이중 행위주체가 추구해야 하는 환자의 이익은 과연 무엇인가? 물론, 질병이 없는 상태로 되돌아 가는 것, 완치가 최종 목표이다. 하지만 완치가 가능한 질병이나 장애가 세상에 얼마나 존재하는가? 대부분의 만성 질환과 난치성 질환 환자들은 완치를 기대할 수 없다. 적절하게 관리하여 수명을 연장하거나 고통을 줄여 주는 노력이 최선인 경우가 많다. 더욱이 불치의 병을 얻어 죽음으로 향하는 여정을 감수해야 하는 환자들도 적지 않다. 이 경우 환자가 얻을 수 있는 최선의 유익은 치유이다. 유익성은 언제나 환자의 이익을 목표로 하지만 보다 광범위한 유익성으로서 치유를 추구하기도 한다. 따라서 어떤 결정 혹은 행위가 환자에게 유익한가를 판단하는 윤리적 원칙 역시 환자와 의사 간의 관계성에 기반을 두고 있다고 할 수 있을 것이다.

무해성 혹은 해악 금지 원칙

환자에게 이익이 되는 경우에만 타인의 건강에 대한 개입이 임상의사에게 허락되듯이, 모든 의료 행위는 환자에게 해악을 끼치지 않을 경우에만 허용된다. 즉, 무해성 혹은 해악 금지 원칙은 반드시 지켜져야 한다. 특히 무해성 원칙은 임상의사가 비밀유지를 위반한 경우와 같이 의사-환자 관계에 문제가 생기거나 손상되었을 때 그리고 어떤 처방에 의해 의도하지 않게 유해한 부작용이 나타났을 때 매우 중요한 방식으로 작동한다.

대부분의 의료 행위는 환자에게 부담을 주게 마련이다. 치료를 받는 동안 환자가 겪을 수밖에 없는 고통, 각종 약물이나 시술의 부작용 그리고 감수해야 하는 사회경제적 비용까지 모두 환자의 부담이다. 환자는 얻을 수 있는 혹은 얻기를 희망하는 이익을 위해 이런 부담을 받아들이는 것이다. 다시 말해, 비용이나 부담이 전혀 없는 의료 행위는 존재하지 않는다고 말하는 편이 옳을 것이다. 따라서 의사는 어떤 결정을 하거나 행위를 실행하기 전에 반드시 환자가 얻을 수 있는 이익에 견주어 환자가 지게 될 부담과 비용을 비교하게 된다. 그 결과, 부담이나 비용에 비해 이익이 많을 경우에만 환자에게 의료 행위를 권해야 한다. 물론 이 경우에 의사는 환자의 고통이나 부담을 최소화하기 위해 최선의 노력을 병행해야 한다.

진료현장에서 무해성의 원칙을 적용하는 데에는 제한점도 있다. 일반적으로 이 원칙은 너무 포괄적이어서, 예컨대 의사-환자 관계가 변화함에 따라 일상적으로 환자의 심신에 어떤 영향을 끼치는지에 대한 윤리적 지침을 제공하지는 못한다.

정의 원칙

정의의 원칙은 자율성 · 유익성 · 무해성과 달리 이중 행위주체가 긴장 상태에 있거나 붕괴될 때가 아니라 이중 행위주체가 작동하기 전에 적용된다. 즉, 의료의 접근성, 의료의 공정 배분 그리고 환자와 의료인의 의무 준수 등에 적용되는 원칙이다.

의료의 접근성과 공정 배분은 일반적으로 병원의 구조, 재정적 인센티브 그리고 때로는 지리적인 문제에 기인한다. 이러한 경우에 정의는 의료정책과 경제성을 판단하는 데 있어서 절대적으로 중심적인 고려 사항이 된다.

의료의 공정성에 해를 끼치는 요소들은 매우 다양하다. 환자가 본연의 의무를 준수하지 않음으로써 의료진을 곤란하게 만들 수 있다. 환자는 임상의사를 이용하여 통제된 물질에 접근하거나 치유에 필수적인 문제에 대한 임상의사의 지침을 따르지 않음으로써 의사-환자 간의 신뢰에 금이 가게 할 수 있다. 반대로, 의사도 스스로 지켜야 할 의무를 위반하여 환자를 괴롭힐 수 있다. 환자를 소비자 혹은 돈을 지불하는 대상으로 치부함으로써 상호 간의 신뢰를 무너뜨릴 수 있다. 이런 상황에 대비한 일상적 의료윤리의 확립이 필요한 이유이다.

의료윤리강령의 문제점과 개선 방향

의료윤리강령의 허와 실

히포크라테스 선서는 의료인의 직업윤리를 대외적으로 천명한 첫 번째 강령이다. 고대 그리스의 의료장인들보다 좀 더 높은 이상을 추구하는 직업인으로 나아가기 위해 의료인에게 요구되는 핵심 요소들을 찾아내고 이를 다짐한 획기적인 노력이었다. 그 이래로 의료인들은 환자의 이익을 강조하고 자신들의 의무를 더해 가며 의료윤리 체계를 개선해 왔다. 그 결과, 의료윤리 분야에 장족의 발전을 가져온 것이 사실이다. 또한 현재 활동하고 있는 의료인들 역시 만족할 정도는 아닐지라도 어느 정도 의미 있는 의료윤리 체계가 확립되었다고 생각하는 경향이 있다. 그러나 의료인문학적 측면에서 고찰해 보면 현존하는 어떤 강령도 그렇게 만족스러운 정도로 개선되지는 못한 것 같다.

의사, 간호사, 보건복지사와 같이 환자들을 돌보는 치유자들은 끊임없이 자신들의 윤리적 행보를 뒤돌아보며 초심을 잃지 않기 위해 노력해 왔다. 그리고 스스로 자신들의 결심을 재확인하기 위해 강령을 제정하고 반복해서 이를 개정해 왔다. 그러나 최근까지 의료인들이 확립한 윤리는 의료인의 직업윤리가 대부분이었다. 의사들은 의사로서 마땅히 해야 할 도리를 강조하고, 간호사나 보건복지사들 역시 자신들의 윤리적 골격만을 강조해 왔다. 무언가 빠진 느낌이 든다. 돌보아야 할 대상, 즉 환자 말이다.

미국의사협회는 1980년 「의료윤리강령(AMA Codes of Medical Ethics)」을 제정하였고 2021년까지 여러 차례 이를 개정하여 왔다(박형욱, 2021). 대한의사협회에서도 2001년 「의사윤리강령」을 제정하여 2017년까지 두 차례 이를 개정하였다(대한의사협회, 2017). 미국의 경우에는 의료인과 환자를 폭넓게 대상자에 포함하려고 노력한 반면, 우리나라의 경우에는 여전히 의사들의 윤리적 지침을 마련하는 데 국한하고 있다. 물론 미국의 「의료윤리강령」에도 원래 의도한 바와 다르게 의사들의 관점이 주로 반영되어 있다. 강령의 서문에는 "주로 환자의 이익을 위해" 개발되었다고 명시되어 있지만 강령에 담긴 내용을 분석해 보면 환자에 대한 그리고 환자가 얻는 이익에 대한 의학적 관점이 주로 담겨 있다. 미국의사협회 강령의 최신판에서도 각각의 원칙들은 여전히 "의사는 ……해야 한다."라는 문구로 시작한다. 더군다나, 의사의 직업적 윤리만을 담고 있는 우리나라의 「의사윤리강령」은 환자의 관점이나 상황에 대한 고려가 매우 부족하다고 할 수 있다.

우리나라의 「의사윤리강령」은 물론이고 미국의 「의료윤리강령」도 의료현장에서 일어나는 대부분의 일이 마치 의사의 책임인 것처럼 표현하고 있다. 그 어디에도 의사-환자 간 관계가 치료적으로 작동하기 위해 필요한 것에 대한 환자의 관점을 언급하거나 이로부터 어떤 지침을 얻어내려고 노력한 흔적은 없다. 단언컨대, 임상의사들이 고정된 윤리적 틀에서 벗어나 환자에게 필요한 것이 무엇인지에 대해 주의 깊게 들을 수 있다면 그들에게 필요한 의료윤리의 본질을 재고할 수 있는 기회가 될 수 있을 것이다.

상대적으로, 「간호윤리강령」은 환자의 구체적인 가치와 의료에 있어서 상호작용의 광범위한 역학에 한층 더 깊은 관심을 기울이고 있다. 환자의 '품위'를 강조하고 있으며, 돌봄을 원하는 사람들이 위기에 처해 있고 취약한 상태라는 사실을 적절하게 반영하고 있다. 이러한 결론은 향후 의료윤리강령을 개정함에 있어 참고할 만하지 않을까 생각된다 (http://www.koreanurse.or.kr).

「의료윤리강령」의 개선 방향

앞에서 기술한 바와 같이, 환자중심 의료를 지향하는 윤리강령을 만들기 위해서는 환자의 관점을 십분 반영할 필요가 있다. 이를 위해 환자들의 내면을 좀 더 심도 있게 파악해야만 한다. 이런 과정의 일환으로 전인적인 치료법을 임상에 적용하는 방법론으로서 인문학적 접근법의 도입이 절실하게 필요하다. 다시 말해, 환자를 장기나 시스템이 아닌 온전한 '인간' 혹은 독립적인 '개체'로 인식할 필요가 있다. 이러한 필요성에 따라 '의료인문학(Medical Humanities)'이 최근에 점점 더 그 가치를 인정받고 있다.

의료인문학은 역사, 철학, 문학, 예술, 음악 분야 등의 관점을 건강,

질병 그리고 의학을 이해하는 데 적용하는 학문이다. 이러한 접근법은 1960년대부터 미국과 영국의 의과대학 교육과정에 포함되었다. 2000년대에 들어와서는 국내 여러 대학에서도 이를 의대 교육과정에 편입하기 시작하였다. 최근에는 환자중심 의료를 실천할 수 있는 임상의사의 양성을 위해 의료인문학의 필요성이 더욱더 강조되고 있다.

의료인문학자들은 인문학이 의학교육에 통합되면 의대생들로 하여금 직업 전문성, 자기 인식, 커뮤니케이션 기술 그리고 성찰과 같은 필수적 자질들을 개발할 수 있도록 도와줄 수 있다고 주장한다(Mann, 2017; Wald, Haramati, Bachner, & Urkin, 2016). 또한 호주의 의료인문학자인 고든(Gordon, 2005)은 의료인문학을 통해 의료와 인간 과학의 단절을 극복함으로써 의료를 최적화할 수 있는 학제 간 교육과 연구를 활성화할 수 있다고 주장한다. 의료인문학 교육이 강화되고 그 결과로 의사들이 환자와 보호자들의 마음까지 함께 치유할 수 있는 능력을 계속해서 함양해 나간다면 우리의 진료실은 더욱 더 풍성하고 따뜻해질 수 있을 것이다.

의료인문학은 근거중심의학에 지나치게 의존하는 현대의학의 '비인간화'를 탈피해 질병의 진단과 치료 과정에 환자의 다양한 인간적인 측면을 반영하고자 하는 의도에서 시작된 의학의 한 분야이다. 의료인에게 문학은 결코 생소한 분야가 아니다. 피바디(Peabody, 1927)는 20세기 초에 이미 "환자를 잘 치료하는 비결은 환자를 인간으로서 돌보아 주는 것이다."라고 주장했다. 이는 20세기 후반에 펠레그리노(Pellegrino)가 주장한 개념, 의학이 가져야 하는 인문학적 특성과 다르지 않다. "의학은 객관적이어야 하지만 동시에 연민을 가지고 있어야 한다. 의학은 과학과 인문학 사이에 자리 잡고 있다. 온전히 둘 중 하나에 해당하지 않으며, 두 가지의 특성을 모두 지니고 있기 때문이다"(Pellegrino, 1984).

의료윤리에 대한 교육은 의사들의 비윤리적 행위를 예방할 수 있을 것이다. 철학·문학·소통학 등을 교육함으로써 의사의 철학적 사고 부족과 환자와의 소통 부재를 극복할 수 있으며, 삶과 죽음의 문제를 자신의 문제로 받아들이고 깊이 고민하는 의사로 성장할 수 있도록 도와줄 수 있을 것이다. 또한 역사를 이해하고 올바로 해석할 수 있도록 교육함으로써 의료계가 처해 있는 어려운 현실을 역사적 관점에서 이해하고 분석하며, 궁극적으로는 앞으로 의료계가 나아가야 할 길을 스스로 찾아낼 수 있도록 도와줄 수 있을 것이다.

의료인 선서와 의학교육에 대한 의료인문학자들의 권고

의료인문학자, 특히 서사의학자들은 의료인 선서와 의학교육에 개선할 점이 있음을 강조한다. 또한 환자중심 의료를 위해 개선해야 할 사항들을 구체적으로 지적한다. 특히 이 문제에 오랫동안 관심을 가지고 심도 있는 연구를 계속해 온 래리 처칠(Larry R. Churchill) 교수 팀의 권고는 우리에게 시사하는 바가 크다고 생각된다. 그들은 다음과 같은 점을 강조하며 권유한다.

- **개념적 및 실용적 권고**
  - 현재의 윤리강령에 포함되어 있지 않거나 잘 반영되어 있지 않은 것이 환자의 관점이라면, 의료계의 지도자들은 **명확한 의견을 가지고 있고 사려 깊은 환자들을 대화에 초대**해야 할 것이다.
  - 표본 집단을 구성하고 **개별 환자와 장시간 대화**하자. 이러한 노력을 계속함으로써 전문가의 가치와 원칙 그리고 덕목과 함께 환자의

가치, 원칙 그리고 덕목을 모두 명문화할 수 있고, 이렇게 확립된 강령들은 광범위한 지지를 받을 수 있을 것이다.
- 이중 행위주체의 양측으로부터 도출한 도덕적 이해에 대해 명확하게 표현하고자 한다면 **1인칭을 복수형으로** 사용해야 할 것이다. 그것은 의사의 강령이 아니고, 병원이 제정하는 자신들의 의무 목록도 아니며, '**우리 모두의' 강령**이어야 한다.

- **의료인 선서에 대한 제안**
  - 나는 내 환자들이 나와 동등한 가치와 존엄성을 가지고 있으며, 단지 그들의 상처와 고통이 그들로 하여금 치료를 청하게 만들었다고 생각한다. 그들을 이해하고 그들의 간청에 반응하는 것이 나의 일에 의미를 부여하고 나를 전문가로 만드는 일이다.
  - 나는 언제나 내 앞에 있는 환자와 그/그녀의 증상들 속에 감추어진 인간의 존재를 확인하기 위해 노력할 것이다.
  - 나는 치유를 신뢰에 바탕을 둔 관계로부터 주어지는 선물로 이해하고, 이러한 관계를 형성하는 기술을 향상시키기 위해 노력할 것이다.
  - 나는 내 지식이 문제를 해결할 수 있고 때로는 환자를 치료할 수도 있지만 진정한 치유를 위해서는 돌봄이 필요하다는 사실을 잊지 않도록 노력할 것이다. 치유 과정에서 '내가 무엇을 알고 있는가.' 뿐만 아니라 '내가 누구인가.' 역시 중요하다는 사실을 잊지 않을 것이다.
  - 나는 내가 선택한 직업에 필요한 심장과 마음의 특성들을 스스로 함양할 수 있는 방법들을 강구할 것이다. 이런 특성들은 보살핌,

배려, 신뢰, 고통과 맞서는 용기와 평정심, 환자에 대한 지지, 겸손 등이다.

- **치유자 교육을 위한 제안**
  - 관계가 치유의 열쇠임을 가르쳐라.
  - 수련 중에 만난 환자들로부터 배우도록 의대생들을 격려하라.

환자중심 의료로 가는 길

 진료실이 환자중심적이고 공감지향적으로 변화해야만 따뜻하고 효율적인 진료를 통해 진료 성과를 극대화할 수 있다. 환자중심 의료를 확립하기 위해서는 무엇보다 환자와 의료인 간 수평적 관계에 기반한 일상적 의료윤리를 재정립할 필요가 있다. 이러한 의사-환자 관계를 강조하는 이중 행위주체론의 핵심은 환자의 취약성과 의사의 대응성이다. 그러므로 환자중심의 일상적 의료윤리를 정립하기 위해서 우리는 환자의 취약성을 인식하고 이를 감소시키고자 하는 임상의사의 대응 방식을 강조하는 일상적 윤리를 확립할 필요가 있다.
 현재의 의료윤리강령이나 지침에는 의사-환자 간의 일상적 윤리에 그대로 적용하기에 적절치 않은 점들이 적지 않다. 그 이유는 임상 상호작용이 매우 복잡하고 다양하기 때문이다. 그리고 전통적인 생명윤리 원칙들이 이러한 임상 작용의 복잡성과 다양성을 과소평가하기 때문이다. 우리나라와 미국의 의료윤리강령에서는 모두 의사-환자 관계가 치유적으로 작동하기 위해 필요한 환자의 관점을 언급하거나 이로부터 어떤 지침을 얻어내려고 노력한 흔적을 찾기 힘들다.

환자중심의 일상적 의료윤리를 정립하기 위해서는 환자의 관점을 충분히 반영할 필요가 있다. 이를 위해서는 인문학적 접근법을 통해 환자들의 내면을 좀 더 심도 있게 파악하고 이해해야만 한다. 이런 과정을 통해서 환자중심 의료윤리를 확립하고 전인적인 접근법을 임상에 적용할 수 있을 것이다.

참고문헌

대한간호협회(2023). **한국간호사 윤리강령 & 의사윤리지침 개정판**.
대한의사협회(2017). **의사윤리강령 & 의사윤리지침 개정판**.
박형욱(2021). 대한의사협회 의사윤리지침과 미국의사협회 의료윤리규약의 비교 분석. **한국의료윤리학회지**, 24(4), 385-408.
정영화(2021). **김박사의 공감클리닉**. 박영사.
정영화(2022). **김박사의 공감진료 스토리**. 박영사.

Beauchamp, T. L., & Childress, J. F. (1979). *Principles of Biomedical Ethics*. Oxford University Press.
Churchill, L., Fanning, J., & Schenck, D. (2023). **좋은 의사 나쁜 의사**. (정영화, 이경란 공역). 박영사. (원본출판 2013).
Gordon, J. (2005). Medical humanities: To cure sometimes, to relieve often, to comfort always. *Medical Journal of Australia, 182*, 58.
Mann, S. (2017). Focusing on arts, humanities to develop well-rounded physicians. *AAMC News*. Retrieved from https://news.aamc.org/medical-education/article/focusing-arts-humanities-well-rounded-

physicians/

Peabody, F. W. (1927). The care of the patient. *JAMA, 88*, 877.

Pellegrino, E. (1984). The humanities in medical education: Entering the post-evangelical era. *Theoretical Medicine, 5*, 253-266.

Wald, H. S., Haramati, A., Bachner, Y., & Urkin, J. (2016). Promoting resiliency for interprofessional faculty and senior medical students: Outcomes of a workshop using mind-body medicine and interactive reflective writing. *Medical Teacher, 38*, 525-528.

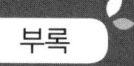

서사의학 북클럽 중계

- 부록 1 북클럽 I: 창의성을 가르칠 수 있는가
- 부록 2 북클럽 II: 교육의 정치학
- 부록 3 북클럽 III: 근거중심의학과 이야기의학: 조화로운 커플

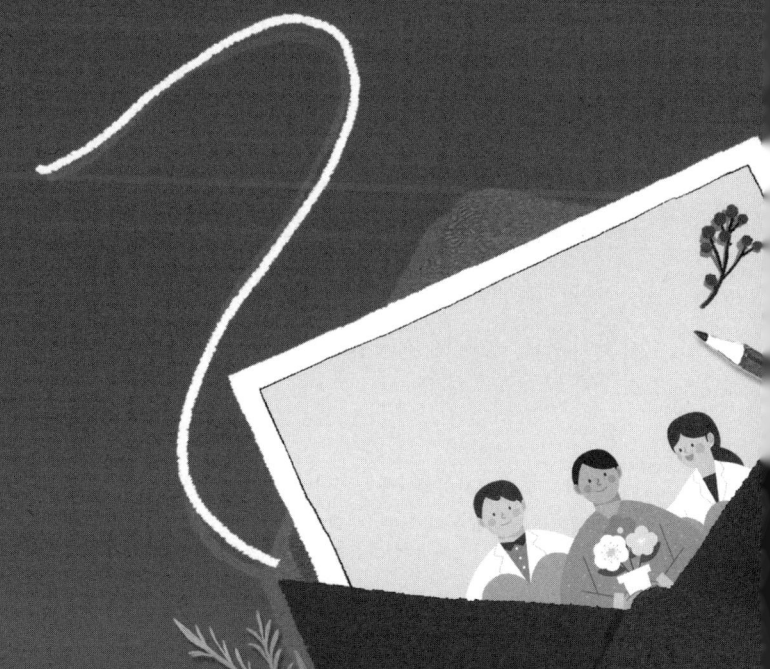

부록 **1**

북클럽 I: 창의성을 가르칠 수 있는가[1]

발제: 김민화[2]

'창의성을 가르칠 수 있는가?'의 문제를 다루는 이 장에서는 의과대학에서 창의적 글쓰기를 가르칠 때 고려해야 할 주요 전제들에 대해 먼저 이야기를 합니다. 우선 저자들은 창의성은 타고난 능력이라고 봅니다. 즉, 창의성 교육은 새로운 것을 배우는 것이 아니라, 이미 존재하는 창의성을 발휘하도록 돕는 과정이며, 학생들이 내면적으로 지니고 있는 창의적 사고와 감수성을 개발하고 표현할 수 있도록 지도하는 것이 목표라고 말합니다. 두 번째 고려할 사항은 창의적 작업과 의과대학 경험을 연결하는 것이라고 말합니다. 창의적 글쓰기 활동은 학생들이 환자와 소통하는 과정에서 정서적으로 더 민감해지고 공감할 수 있도록 하기 위해서인데, 환자의 병력을 단순히 기록하는 것에 그치지 않고 환자의 입장에서 그들의 이야기를 글로 표현하는 연습을 통해 더 깊은 이해가 가능해진다고 보는 것이지요. 동시에 저자들은 창의적 작업의 공유가 매우 중요하다고 강

---

[1] 리타 샤론 외, 『서사의학이란 무엇인가』, 제10장 '창의성을 가르칠 수 있는가'.
[2] 신한대학교 유아교육과 교수, 내러티브 상담 전문가 및 슈퍼바이저.

조합니다. 창작 활동은 개인적인 경험에만 국한하지 않고 다른 사람과의 상호작용을 통해 발전하기 때문에 서로의 글을 읽고 피드백을 주고받는 과정에서 사고의 폭이 넓어지고 새로운 시각을 습득할 수 있다고 말합니다. 동시에 이런 과정에는 창의적인 평가 방법이 필요합니다. 일반적인 시험과 같은 계량적 평가보다는 창작 과정에서 학생들이 경험하는 변화와 사고의 확장을 평가하는 것이 중요합니다. 예를 들어, 글쓰기 전후의 사고 변화를 비교하는 방식의 평가가 가능하겠지요.

저자들은 다양한 창의적 글쓰기를 통해 학생들의 감수성과 사고력이 확장되었던 사례들을 보여 줍니다. 영화 시나리오 쓰기 작업에서는 한 학생이 노인 환자와 어설픈 의과대학생의 관계를 묘사하는 시나리오를 작성했는데, 그 시나리오 안에는 환자에게 무엇을 물어야 할지 몰라 당황하는 학생이 결국 환자와 서로의 과거 경험을 공유하면서 이해와 공감이 형성되는 과정이 등장합니다. 이러한 글쓰기 경험을 통해 글을 쓴 학생은 환자와의 대화에서 중요한 질문을 던지는 법을 터득하게 되었다고 볼 수 있겠지요. 문학적 형식을 빌린 글쓰기 작업에서는 자메이카 킨케이드(Jamaica Kincaid)라는 미국 유색인 여성 작가의 매우 짧은 단편 「소녀(Girl)」를 참고하여 의료현장에서 실천기반 학습을 주제로 한 글쓰기를 진행했던 사례를 보여 줍니다. 처음에는 '실천기반 학습'을 단순히 개념으로만 정의했던 참여자들이 글쓰기 후에는 매일의 일상 경험과 이론적인 배움을 통합하는 과정으로 이해하게 되었던 과정이 잘 소개되어 있습니다.

의과대학에서 창의적 글쓰기 수업은 어떻게 구성되고 어떤 특성이 있을까요? 창의적 글쓰기 수업은 일반적인 인문학 글쓰기 수업과 큰 차이는 없지만 다음과 같은 특성들이 있다고 합니다. ① 학생들을 작가처럼 대하며 창의적 사고를 장려하는 것이 중요합니다. 단순히 의학적 지식을 익히는 것이 아니라 자기 경험을 창의적으로 표현하는 능력을 강조합니다. ② 짧고 간결한 글을 다루어 부담을 줄입니다. 학생들은 짧은 글을 통해 핵심적인 감정을 표현하고 피드백을 빠르게 받을 수 있습니다. ③ 열린 해석이 가능한 글쓰기 지시문(prompt)을 활용합니다. 예를 들어, "대기실에 관해 써 보세요." 같은 지시문은 학생들이 다양한 방식으로 접근할 수 있도록 합니다. ④ 글쓰기를 읽기와 병행하여 서로의 글에 피드백을 제공하게 함으로써 사고의 확장과 깊은 대화를 유도합니다. ⑤ 구체적인 장면과 감정을 묘사하는 능력을 강조합니다. 환자와의 대화, 병원에서의 경험을 사실적으로 기록하는 것이 중요한 훈련이 될 수 있습니다. ⑥ 은유적 표현과 창의적 언어 사용을 장려합니다. 의학적 경험을 은유적으로 표현함으로써 더욱 풍부한 의미를 전달할 수 있습니다.

저자들의 안내를 고려하며 저 나름대로 창의적 글쓰기를 위한 활동을

짧은 시 읽고 창작하기	예) 함민복의 시 「반성」을 읽고 유사한 형식으로 짧은 시를 창작하는 활동을 통해 일상의 단순한 경험을 시적으로 표현하는 연습을 해 본다.
긴 시 읽고 반응하는 글쓰기	예) 김혜순의 「아침 인사」를 읽고 자신의 일상과 감정을 반영하는 글을 작성해 본다. 개인적인 경험과 문학적 감수성을 연결할 수 있다.
주어진 장면 보고 글쓰기	예) 영화 〈잉글리쉬 페이션트(English Patient)〉의 한 장면을 바탕으로 '돌봄의 방'에 대해 서술해 본다. 이 과정에서 환자를 돌보는 과정에서 느낄 수 있는 감정과 경험을 깊이 탐색하게 도울 수 있다.
	예) 뭉크의 「아픈 아이(The Sick Child)」 그림을 보고 환자 가족의 심경을 표현하는 글쓰기를 해 본다. 이 활동을 통해 질병과 가족 간의 감정적 역학을 이해하도록 도울 수 있다.

구성해 보았습니다.

　창의적 글쓰기 수업에서 무엇보다 주의해야 할 점은 평가의 문제인 것 같습니다. 저자들은 평가와 관련해서 다음과 같은 요소들을 강조합니다. ① 계량적 평가보다는 학생들의 글에 대한 관심과 감동을 표현하는 것이 중요합니다. ② 학생들이 추상적인 표현을 사용하면 구체적인 요소를 질문하여 사고를 확장하도록 유도합니다. ③ 글쓰기에서 예기치 않은 주제가 나오더라도 이를 긍정적으로 받아들이고 창의적인 표현을 존중해 줍니다. ④ 학생들의 글을 읽을 때, 표현된 내용뿐만 아니라 표현되지 않은 부분에도 주의를 기울이고, 중요한 요소가 빠져 있다면 그 이유를 탐색하는 과정이 필요합니다.

　마지막으로, '창의성을 가르칠 수 있는가?'의 문제를 다뤄 보겠습니다. 창의성을 가르칠 수 있는가에 대한 질문은 단순한 '예' 또는 '아니요'로 답할 수는 없을 듯합니다. 창의성은 선천적으로 존재하는 능력이라고 말해지곤 하지만 교육을 통해 개발되고 표현될 수 있는 능력이기도 하기 때문입니다. 창의적 글쓰기는 학생들이 감정적으로나 인지적으로 새로운 사고방식을 경험하도록 돕기 때문에 의과대학에서 창의적 글쓰기는 학생들이 기존의 틀에서 벗어나 사고할 수 있고, 특히 환자의 이야기를 기록하고 해석하는 과정에서 단순한 정보 전달을 넘어 더 인간적인 의료적 접근방식을 탐색할 수 있도록 도울 수 있다고 생각됩니다. 또한 창의적 글쓰기를 통해 학생들은 자신의 내면을 탐색하고 의료인으로서의 정체성을 형성하는 기회를 가질 수 있을 것입니다. 결국, 창의성을 가르친다는 것은 새로운 사고의 가능성을 열어 주는 것이며, 창의적인 사고를 할 수 있도록 자극하는 것입니다. 이를 통해 학생들은 정해진 의학지식과 임상술기를 익히는 것뿐만 아니라, 환자의 삶과 경험을 이해하는 공감적 태도를 함양할 수 있을 것입니다. 결국 창의성은 정형화된 지식을 뛰어넘는 사고의 확장을 가능하게 함으로써 더 유연하고 인간적인 의료의 실천으로 이어질 것이라고 저자들은 강조합니다.

토론 진행: 이경란

이[*]: 중요한 논제를 잘 정리해 주시고 '창의적으로' 창의적 글쓰기 활동도 제안해 주셔서 감사합니다. 이번 모임의 주제인 '창의력을 어떻게 가르칠 수 있는가?'를 논의하기 전에 지난 모임에서 이야기를 나누었던 '의사들에게 창의력이 왜 필요한가?'의 문제를 한 번 더 짚어 볼 필요가 있을 듯합니다. 아무래도 의과대학에서 학생들을 오래 가르쳤고 의료현장에서 임상경험이 많으신 선생님들께서 먼저 의견을 말씀해 주셨으면 좋겠습니다.

정: 대학병원을 비롯한 대형병원들은 환자들이 가진 주요 문제들을 효율적으로 분석하여 비교적 정확하게 진단하고 치료계획을 세울 수 있는 의학적 역량을 가지고 있다고 여겨지고 있습니다. 그런데 계속해서 밀려드는 위중한 환자들을 대하다 보면 의사들이 개별 환자들의 개인적인 문제까지 모두 존중해서 환자를 전체적으로 이해하기가 쉽지 않습니다. 일단 어떤 질병을 가졌다고 진단되면 동일한 치료와 경과 관찰을 시행할 대상으로 다루어지곤 합니다. 소위 임상 경로(clinical pathway)에 태워 정해진 일정에 따라 동일한 검사, 치료, 경과 관찰을

---

[*] 서사의학 북클럽 모임은 특정한 주제에 대해 한 사람이 발제를 한 후 그 주제를 중심으로 이 책의 공동저자들인 북클럽 회원들이 자유롭게 토론하는 방식으로 진행하였다. 토론 내용에 초점을 두기 위해 토론자 이름은 약자로만 표기한다.

하곤 합니다. 즉, 프로토콜(protocol)에 의한 진료가 선호되는 것이지요. 임상 경로에 따른 진료는 환자들을 효율적으로 관리할 수 있는 장점이 있습니다. 진료 시간을 절약할 수 있고 의료과실을 줄일 수 있으며 진료비를 절감할 수 있습니다. 환자나 의사 모두에게 비교적 안전한 길을 안내하는 역할을 하고 있는 것도 사실입니다. 때문에 효율을 중시하는 의료시스템하에서는 선호되는 진료 방식이고, 국가에서도 권장하고 있는 진료 방식입니다.

그러나 프로토콜에 의한 진료는 개별 환자가 호소하는 불편이나 개별 환자에 특이적으로 발생하는 문제들을 조기에 발견하고 적절히 대처하기 어렵게 할 수 있습니다. 동일한 질병을 가지고 있는 환자라 해도 환자마다 매우 다양한 상태에 놓여 있게 마련이니까요. 저의 경우, 제가 돌보는 간암 환자 수십 명이 동시에 입원해 있는 경우에도 똑같은 상태라고 이야기할 수 있는 환자는 거의 없었습니다. 환자들을 개별화하여 환자중심적으로 돌보기 위해서는 소위 임상 경로를 그대로 따르기보다 개별 환자의 상태를 환자중심적으로 고려하는 태도와 사고가 꼭 필요한데, 저는 그러한 사고를 '창의적 사고'라고 생각합니다.

이: 그럼 '창의력을 가르칠 수 있는가?' 문제로 다시 돌아가 보겠습니다. 저는 킨케이드의 글인 「소녀」를 이용해서 레지던트들이 능숙함을 보여야 하는 역량들을 강화하는 과정이 눈에 띄었습니다. 즉 '환자 돌봄' '의학적 지식' '실천기반 학습과 향상' '시스템기반 실천' '전문직업성' '대인기술과 의사소통' 같은 역량들을 「소녀」라는 글의 형식으로 다시 써 보게 하는 과정이 정말 흥미로웠습니다. 사실 이 글은 영국 식민지 하의 카리브해 어느 섬에서 권위적인 어머니가 딸을 훈육하는 내용입니다. 일상에서 해야 하는 일과 행동 방식을 훈육하는 지시 내용이 너

무나 꼬질꼬질하다 할 정도로 세부적이어서 읽으면서 많이 불편했던 작품이었습니다. 그런데 창의적 글쓰기 수업 사례를 읽으면서 '무엇인가를 안다는 것의 핵심은 디테일에 있구나.'를 새삼 깨달았습니다. 동시에 학생들이 일상을 탐구하고 성찰하도록 촉진하고 자신들이 참여하는 일을 여러 방향으로 생각하도록 자극하는 창의적 글쓰기를 위해 좋은 내러티브를 발굴하는 작업이 중요하겠다는 생각도 들었습니다.

김: 저는 예과 1학년 학생들과 킨케이드의 글을 수업에서 다루어 보았습니다. 이 글과 어울리는 시각적 자료 선택하기, 이 글의 리듬을 상기시키는 음악 찾아보기, 이야기의 배경과 맥락 상상해 보기, 화자가 다른 문장 찾기, 자기 자신에게 지시문 써 보기 등을 시도해 보았는데, 창의적이고 흥미로운 반응들이 있었습니다. 또 다른 수업에서는 좋은 의사가 되기 위해 최선을 다했음에도 그 결과에 좌절하여 자살한 어떤 의사 이야기를 다룬 우리나라 단편소설을 같이 읽었습니다. 그리고 초등학생, 의대를 준비하는 고3, 부모, 조부모, 체육학과 친구 등 여러 다른 대상에게 의과대학생으로서의 자신을 이야기하는 글쓰기를 해 보았는데, 이는 이야기를 하는 대상에 맞는 어투와 어휘를 사용하는 경험을 해 보게 하고 싶었기 때문입니다. 공감이 되게 잘 쓴 친구들도 있고 대상에 맞는 어휘를 잘 선택하지 못한 학생들도 있었습니다. 수업 시간이 짧았고 임상의사로서 글쓰기에 피드백을 주는 것이 어려웠지만 학생들에게서 가능성은 본 것 같습니다. 우리 학생들도 기회만 주어지면 좋은 글을 쓸 수 있겠다는 생각을 했습니다.

정: 교육 현장 이야기를 실감 나게 해 주셔서 감사합니다. 우리나라 의과대학에서 의료인문학 관련 수업이 어느 정도 진행되고 있는지에 관해서도 정보를 나눠 주시면 도움이 될 것 같습니다.

박: 저희 학교에서는 예과에서 의료인문학 선택수업으로 글쓰기와 의학, 의학과 역사 등 여러 창의적 수업을 진행하고 있는 것으로 알고 있습니다. 10여 년 동안 학생들이 쓴 시들을 모아 시집으로 만들었다는 이야기도 들으면서 학생들의 변화가 궁금하기도 했고요. 그런데 어려운 점은 학생들이 본과에 왔을 때 인문학적 사고를 계속하도록 동기를 부여하고 도움을 줄 수 있을까 하는 문제인 듯합니다. 저는 개인적으로 실습 나온 학생들에게 'Doctoring(의사되기)' 수업을 하고 있습니다. 좋은 의사가 되려면 임상술기도 익혀야 하고 인성도 갈고 닦아야 하는데 그림, 글쓰기 등이 두 영역을 연결하는 주요 매개가 될 수 있을 듯합니다. 임상 실습 중인 학생들이 스스로를 뒤돌아볼 수 있는 기회를 가질 수 있으면 좋겠지만 현재 교육 현실에서 학생들의 주된 관심사는 어떻게 하면 환자를 좀 더 잘 볼 수 있을까, 어떻게 하면 좋은 성적을 받을 수 있을까입니다. 이런 문제들이 해결되어야 할 숙제인 듯 합니다.

정: 사실, 교육을 잘하고 있는 대학에서도 의과대학 전체 커리큘럼에서 의료인문학이나 서사의학에 시간을 할애하기는 어렵습니다. 이런 현실에서 어떻게 창의적인 의사를 만들 수 있을까 의심이 들 수도 있습니다. 하지만 짧은 시간 안에서도 분명 학생들을 변화시킬 수 있는 부분이 있다고 생각합니다. '디테일을 쓰고 솔직하게 쓰는' 글쓰기 훈련을 통해 평소에 환자와의 관계 속에서 느낀 감정을 글로 쓰는 병행기록을 쓰도록 동기를 줄 수 있다면, 분명 성찰하는 의사를 길러 낼 수 있다고 생각합니다.

유: 저는 정신분석학을 했는데, 내러티브 메디슨 공부를 하면서 전경과 후경에 관한 게슈탈트 이론이 생각났습니다. 의료인들이 글쓰기를 통해서 자기 자신을 표현하고 그 표현한 것들을 스스로 다시 한번 읽어 보

는 과정, 다른 사람들과 함께 나누는 과정을 통해 '나의 시각'이 어디에 집중되어 있는지 볼 수 있는 좋은 계기가 될 수 있겠다는 생각이 들었습니다. 어쩌면 창의성이라고 하는 것은 우리를 더 열 수 있는 중요한 도구, 의료인들이 새로운 것을 받아들일 수 있는 어떤 여지를 주는 것이 아닌가 생각해 보았습니다.

사실, 지난번 모임에서 어떤 교수와 학생 이야기를 다룰 때, 저는 마음의 상처나 상실감은 학생 스스로 또는 교수 스스로 다뤄야 할 문제가 아닐까 한다는 의견을 냈었습니다. 내가 왜 그런 의견을 냈을까 내내 고민하다 깨닫게 된 것은 나의 이런 시각이 카운슬러가 되기 위해 내가 받은 교육과 수련의 결과라는 사실이었습니다. 오늘 창의성에 대한 글을 읽으면서 의료인들도 자신들이 받았던 교육과 수련의 결과로 가지게 된 관점을 넘어서서 새로운 관점을 가지도록 할 수 있지 않을까 하는 생각을 해 보았습니다. 내 안에 투사된 것, 타인에게 투사하는 것, 내가 보지 않고 피하는 것들이 글쓰기에 담긴다면, '우리가 피하는 것이 무엇일까?' '내 안에 담겨 있음에도 보지 못하는 것들이 무엇일까?' 이런 것을 '볼 수' 있게 될 것 같습니다. 그렇게 된다면 의료인들이 조금은 더 열린 시각으로 환자에게 집중할 수 있게 되지 않을까 하는 생각을 해 보았습니다.

조: 제가 한 가지 더 말씀드리면, 혹시 인문학을 하는 선생님들이 의과대학 학생들을 교육하는 현장에 참여하게 된다면, 의과대학 학생과 일반 학생이 전혀 다르지 않다는 선에서 출발해 주면 좋겠습니다. 의과대학 학생들이 의학을 공부하고 인턴과 전공의 과정을 거치면서 인문학적 시각이 좁아진다고 말할 수는 있지만, 읽기나 글쓰기를 할 때 그냥 보편적인 학생으로 대해 주고 정확한 피드백을 준다면 분명 발전 가능성

을 보일 것이라고 생각합니다.

철: 이건 어떤 설교를 해야 하는지와 관련된 저의 개인적 관심에서 여쭤 보는 것인데, 의료인들은 환자가 어려운 단계에 있을 때 정확하고 솔직하게 이야기를 해 주는지 아니면 희망과 동기를 주기 위해 되도록 긍정적인 말을 하는지 궁금합니다.

조: 사실, 이 질문에 대한 정답은 없습니다. 개인적으로는 우선 근거중심적 답변을 주려고 합니다. 현대의학으로는 여기까지 가능하고 여명이 어느 정도 남아 있고 중간에 겪을 일들은 이런 일들이 예상된다고 설명합니다. 하지만 환자들이 겁을 너무 많이 먹으면 좌절하고 낙심하게 되어 오히려 삶의 질이 떨어지게 됩니다. 그렇게 해서는 안 된다는 것이 저의 생각이기 때문에, "여명은 이 정도이지만, 최선을 다하겠습니다. 같이 최선을 다해 봅시다."와 같은 희망적인 말을 꼭 덧붙입니다. 환자에 대한 이해와 환자에 대한 따뜻함을 잃지 않는 선에서 근거중심적 설명이 이루어져야 한다고 생각합니다.

정: 제가 조금 보태면, 가장 중요한 것은 의사와 환자, 의사와 환자 가족 상호 간의 신뢰라고 생각합니다. 그리고 신뢰받는 의사의 첫 번째 특성은 진실된 의사, 거짓말 하지 않는 의사라고 생각합니다. 아주 심각한 상황에 대해 환자에게 어느 정도로 사실을 말해 주어야 하는지의 문제가 종종 대두됩니다. 그런데 저의 경험에 의하면 환자들은 알고 싶은 만큼 묻는 것 같습니다. 마음이 준비된 만큼 물어봅니다. "제가 암인가요?" "제가 얼마나 살 수 있을까요?"와 같은 어려운 질문을 할 때 저는 가능한 한 솔직히 말해 주면서 이 말을 꼭 덧붙입니다. "저는 당신과 이 길을 함께 갈 것입니다."

조: 공감 능력이 정말로 필요한 직업인 의료인들, 특히 미래의 의료인들에

게 인문학 수업이 꼭 필요하다는 것에는 동의하지만, 우리 현실에 적용하기에는 많은 어려움이 있지 않을까 하는 생각이 듭니다.

안: 제가 리타 샤론과 서사의학에 관한 공부를 하면서 알게 된 것은 서사의학이 본격적으로 수면 위로 등장한 것은 2000년대이지만 이미 그 이전에 1980년대부터 20여 년간 리타 샤론이 이와 관련된 논문을 쓰고 있었다는 사실입니다. 현재 시점에서 보면 40여 년간 서사의학 운동을 하고 있다고 볼 수 있지요. 그렇다면 비록 척박한 현실이라 해도 우리의 시작이 이후 10년, 20년 후의 발전된 모습의 첫걸음이 되지 않을까 희망해 봅니다. 그리고 아까 환자들에게 진실을 말해 줄 것인가, 희망을 줄 것인가 이런 이야기를 많이 나누었는데, 그 이야기를 들으면서 저는 어느 현장에서나 똑같다는 생각을 했습니다. 저는 글쓰기 지도를 할 때 가능하면 정확하게 개선될 수 있는 지점들을 짚어 줍니다. 그런데 그렇게 하려면 학생의 글을 아주 자세히 읽어야 합니다. 그리고 진실되게 그 학생의 글에 대해 나도 함께하고 있다라는 것을 전해 주면 그다음 글이 확실히 나아지는 경험을 합니다. 진료실에서 환자를 만나는 것이나 글쓰기 수업에서 학생들을 대하는 것이나 똑같이 정확한 사실을 전달하는 것과 나의 진심을 전하는 것 두 가지 요소가 같이 있을 때 가장 효과가 있다는 생각이 듭니다.

현: 저는 서사의학 수업사례 가운데서 굉장히 구체적이고 실감 나게 다가오는 글과 매우 추상적으로 쓰인 글 두 개를 병렬해서 비교해 놓은 부분에 관심이 많이 갔습니다. 이렇게 구체적이고 실감 나는 글을 쓰게 하기 위해 어떤 노력이 필요할지, 어떤 지시문(prompt)을 주어야 할지 고민이 됩니다.

안: 의사들이 어떤 동기로 글쓰기나 인문학적 가치에 관심을 가지게 되는지

궁금합니다.

정: 서사의학이 공론화된 것은 20여 년밖에 안 되었지만, 그 이전에도 생각 있는 의사들은 아픈 경험에 대한 성찰의 과정을 거치면서 서사의학의 정신과 기술을 이미 실천하고 있었고, 지금도 실천하고 있다고 생각합니다. 다만 학교교육과 수련 과정에서 조금 더 일찍 서사의학적 역량을 길러 준다면 더 좋지 않을까 생각하는 것이지요.

재: 제가 학교에 다닐 때는 의료인문학 교육이 전혀 없었는데, 이제 선생이 되어 돌아와 보니 조금씩 의료인문학 수업이 진행되고 있습니다. 이 과정에서 학생들이 조금씩이라도 변화하는 모습을 보면서 교육을 통한 변화가 가능하다고 생각합니다.

돈: 오늘도 역시 '좋은 의사란 무엇인가?'에 대해서 다시 한번 생각해 보는 시간이었습니다. 좋은 의사는 '지식과 기술을 많이 알고 있어서 물리적인 병을 잘 고치는 의사'이면서 '환자의 아픔에 공감할 수 있는 의사'이기도 하다는 생각을 합니다. 저의 경우 더 젊었을 때는 물리적인 병을 잘 고치는 의사가 좋은 의사라는 것에 조금 더 무게를 두고 있었는데, 나이가 들고 이런저런 경험을 하면서 공감하는 의사가 더 좋은 의사일 수도 있겠다는 생각을 점점 더 하게 되었습니다. 공감하는 능력을 배양하는 데 창의성을 향상시킬 수 있는 글쓰기가 중요하겠다는 생각을 하면서 여러 가지 숙제가 많이 생긴 시간이었습니다.

부록 **2**

북클럽 II: 교육의 정치학[1]

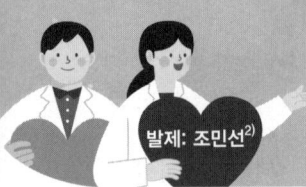

발제: 조민선[2]

    오늘 함께 이야기 나눌 주제는 교육의 정치학입니다. 이번 주제가 장애인(crippling)이나 성소수자(queering) 이야기를 포함하고 있어서 선생님들의 의견이 더욱 궁금합니다. 'crippling'이라는 말은 장애인을 부르는 멸칭 중 하나인데, 이런 말은 정상과 비정상의 기준에 대해, 다수와 소수의 문제에 대해 다시 생각해 보게 합니다. 실제로 심리학자인 융은 『무엇이 개인을 이렇게 만드는가?』라는 책에서 추상적인 평균에 대해 이런 질문을 합니다. "어떤 자갈밭의 모든 돌의 무게를 재고 그 평균이 145g이라는 결과를 얻었을 경우, 딱 145g인 돌을 찾을 수 있을까?" 실제로 정확하게 145g인 돌은 찾기도 어려울 뿐아니라 145g짜리 돌들을 찾는다 해도 그 돌들은 모양이 결코 똑같지 않을 것입니다.

    저자들은 교육과 학습이 근본적으로 정치적 행위(political acts)라고 주장합니다. 사전적으로 정치(政治)는 '통치자나 정치가가 사회 구성원들

---

1) 리타 샤론 외, 『서사의학이란 무엇인가』, 제6장 '교육의 정치학'.
2) 서울소방찾아가는상담실 수석상담사, 의료인문학연구소 공감클리닉 책임연구원.

의 다양한 이해관계를 조정하거나 통제하고 국가의 정책과 목적을 실현시키는 일'이라고 정의되어 있고, 또 다른 의미로는 '개인이나 집단이 이익과 권력을 얻거나 확장하기 위해 사회적으로 교섭하고 전략적으로 활동하는 일'이라고 되어 있습니다. 그러므로 저자들이 '교육의 정치학'이라는 말로 전하고 싶은 것은 교육과 학습이 조정과 통제, 이익과 권력을 위한 행위일 수 있다는 것일 듯합니다.

　서사의학은 청자와 화자 사이, 교수와 학생 사이, 의료인과 환자 사이에서 일어나는 협력적인 관계의 모형이자 그에 상응하는 과정을 다룹니다. 그런데 저자들은 이러한 서사의학 영역에서도 전통 의학의 위계적이고 억압적 권력의 작동이 그대로 반복될 위험이 있다고 말합니다. 그래서 장애를 가진 사람이나 성소수자를 새로운 관점에서 재조명하여('낯설게 만들기') 다양한 의견을 조율하고 지식이나 행동의 기반을 다시 개념화해 보는 것이 필요하다고 말합니다. 이는 지식을 가르치는 교육자들도 자신이 가르치는 지식 자체를 비판하는 노력을 동시에 시도해 보아야 한다는 것으로 이해됩니다. 이 지점에서 저는 저자들의 다음과 같은 말이 인상적이었습니다. "나는 '나'의 교육과 정치가 계속 성장하고 있음을 인정하며 겸손하게 쓴다. 이것은 내 실천이 다른 교사, 학자와 분리되어 있지 않다는 말이다." 저에게는 이 말이 '나는 옳은 것을 향해 성장하는 사람이다.'라는 말로 이해가 되었습니다.

　'장애인 정치학과 보건의료인문학의 의료화'를 논하는 부분에서 저자들은, 이전에는 주로 환자의 심리를 가르쳐서 아픔의 경험을 이해하도록 도왔다면, 이제는 '우리(의료인)'가 '그들(환자)'을 환원적 연구 대상으로 보기보다 환자의 목소리를 직접 들을 수 있도록 도와야 한다고 말합니다. 그리고 이 과정에서 '전문가 대 환자'라는 인위적 이분법을 깨고 질환과 돌봄에 관한 자신의 경험을 탐구하도록 교육하는 것이 중요하다고 말합니다. 자신의 경험에 대한 탐구를 통해 전문가로서 타인의 이야기를 잘 들을 수 있게 하는 것이 중요하다고 말합니다. 소방관 상담을 주로 하고 있는 저의 경험에 비추어 보면 소방관들이 피해자에게 반응하는 것도 각자의 방식에 따라 다르다는 걸 발견하곤 합니다. 어떤 소방관은 문제를 해결하는 데 집중하기도 하고("정신 차리세요! 집안에 누가 있습니까? 가지고 나와야 할 것이 있나요?"), 어떤 소방관은 피해자를 안정시키는 데 먼저 초점을 맞추기도 합니다("정신 놓지 마시고 우선 호흡하세요. 숨을 들이쉬세요."). 다양한 환자를 대하는 의료인들에게도 자신이 어떤 스타일의 의료인인지 아는 것이 중요할 것 같습니다.

저자들은 자신들이 서사의학을 교육하던 초기에 참여자들이 스스로의 경험을 탐구하게 하기 위해 질환 회고록 읽기, 학생 자신의 질환 서사 또는 돌봄 서사 쓰기, 만성질환을 앓는 사람의 구술사 인터뷰 등을 과제로 내었고, 이 작업을 하는 자신들을 설교하는 교사가 아니라 공동학습자, 촉진자로 생각했다고 합니다. 이는 기존의 권력과 특권의 틀에서 벗어나 학생들 각자의 전문성을 보고자 했던 시도였는데, 막상 그 과정에서 질환과 관련된 회고록 집필자 대다수가 계층적으로, 인종적으로 특권층이었다는 사실을 깨닫게 되었다고 합니다.

우리가 혹은 내가 당연하다고 생각해서 의심하지 않는 것들이 실상은 매우 중요하고 때로는 위험하다는 사실을 저는 소위 '뇌병변 장애인'이 하는 강연을 들으며 깨달았던 경험이 있습니다. 그분은 "여러분이 '비장애인'이면 저는 그저 '장애인'입니다. 그러니 저를 '장애우'가 아닌 '장애인'으로 불러 주십시오."라고 하더군요. 이때 제가 깨닫게 된 것은 그 말을 하는 그 순간 그 분은 '환자'가 아니라 '시민'이라는 사실이었습니다.

그래서 저는 '장애학적 관점과 의학적 관점을 진정으로 결합하는 것이 가능할까?'의 문제를 깊이 다루고 싶은 마음이 있습니다.

의료적 관계가 상호적이고, 인터뷰(Interview, 면담)가 서로(inter) 보는 (view) 것이라면, 이 서로 보는 관계에서의 평등은 전문가로서의 지식과 권위를 포기하는 것이 아니라 상대를 더 잘 보기 위해, 더 만족스러운 전문가적 관계를 위해 상호성과 투명성을 향해 나아가는 것이라고 저자들은 이야기합니다. 또한 상호 관계에 대한 경직된 사고에서 편안함을 느낄 때 폭력의 가능성이 있다고 이야기합니다. 학생/참가자들이 읽고 쓰고 함께 나눌 것을 요청받을 때 촉진자가 교육 권력에 주의를 기울이지 않으면 감시의 환경이 될 위험이 있다고도 강조합니다. 그러므로 서사의학 교육을 실천하려는 사람이라면 "어떤 교육적 틀이 보건의료인문학에서 윤리적 실천으로 나아갈 수 있도록 교사와 촉진자를 도울 수 있을까?"라는 질문을 피해 갈 수 없다고 말하면서 자신들 나름의 대응 방식을 제시해 봅니다. 우선 저자들은 '서사적 겸손'이라는 개념을 제시합니다. 의료인 자신의 배경이 타인의 관점과 가치를 해석하는 방식에 영향을 준다는 것을 인정하자는 것입니다. 두 번째로는 '서사적 맥락' 개념을 제시합니다. 즉, 질병의 생리적 결정 요인만큼 구조적 힘(빈곤, 의료 접근성, 젠더 폭력 등)을 중요하게 고려해야 한다고 말합니다. 그리고 마지막으로 '참여적 교육학'을 말합니다. 즉, 짧은 워크숍에서도 '말하고 있는 화자가 누구인지 이해시키고, 학생/참가자의 역할이 교육의 공동창조자임을 알게 해 주는 것'이 중요하다고 말합니다.

마지막으로, 저자들은 서사의학을 통해 흔히 '비정상'이라고 간주되는 소수자들에 대한 정치학을 이해해 보고, '친숙함'과 '낯섦'의 의미를 다시 생각해 보는 과정이 보건의료의 자기 비판적 분석을 촉진할 것이며, 이를 통해 보건의료가 향상될 수 있을 것이라고 전망합니다. 어떻게 보면 여기 모인 분들도 여러 영역에서 전문적 작업을 해 오면서 쌓아 온 각자의 전문적인 '익숙함'을 '서사의학'이라는 '낯섦'을 통해 다시 보기를 하고 있는 것이지 않을까 생각해 봅니다.

토론 진행: 이경란

이: 환자와 의사 관계에 스며들 수 있는 힘의 불평등을 예민하게 의식하는 서사의학을 가르치는 교실에서도 불균형이 겹겹이 존재할 수 있다는 자기 고백을 듣고 있는 듯합니다.

안: 이 글은 무엇이 옳고 그르다는 분명한 위계를 다시 생각해 보는 것이 우리에게 필요한 태도라고 얘기하는 것 같습니다. 요즘엔 학생중심 교육이라고 해서 교사는 지식을 전달하고 학생들은 그것을 흡수하는 일방적 관계가 아닌 학생들 스스로 무엇인가 해낼 수 있도록 도와주는 것이 더 훌륭한 교육적인 태도라고 말하곤 합니다. 하지만 실제 현장에서 실천하고자 할 때 쉬운 일은 아닌 듯합니다. 저도 새로운 학기를 시작할 때는 학생중심 교육을 해 보겠다고 결심하곤 하는데 학기가 지나다 보면 학생들보다 제가 더 말을 많이 하고 있음을 발견합니다. '교사'는 지식을 주는 사람, '학생'은 지식을 받아들이는 사람이라는 위계를 저도 모르게 설정하고 있는 것이 아닌가 생각해 봅니다. 그런 태도를 조금 더 내려놓아야 할 필요를 생각해 봅니다. 그리고 'disabled'라는 말이 '능력이 없다(dis-abled)'는 의미에서 '장애인'이라는 의미로 사용되는데, '정치적으로 올바르게' 만들려면 '다르게 능력 있는(differently abled)'으로 의미를 바꿔야 한다는 말을 합니다. 특히 '농

공동체' 이야기를 읽으면서 어떤 사람들이 '장애인'인 것은 우리가 그렇다고 규정했기 때문이 아닌가 하는 생각을 해 보게 되었습니다.

유: 여기 나오는 주제 중 상호주관성(intersubjectivity)에 관심이 많습니다. 텍스트(text)와 관계적 텍스트(relational text)라는 말이 나오는데, 만약 서사의학이 교육모델로 가게 되면 우리가 읽는 것은 텍스트이지만 우리가 교육하는 대상은 '관계적 텍스트'가 되어야 할 듯합니다. 그리고 '서사적 겸손(narrative humility)'이라는 말이 어려웠습니다. 앞에서 '다르게 능력 있는(differently abled)' 개념을 말씀하셨는데, 이때 무엇에서 다른가의 문제는 여전히 남아 있는 것 아닌가 하는 생각이 들고, 그렇다면 우리가 과연 완벽하게 중립이 될 수 있을까 하는 생각도 듭니다. '겸손'에 대해서도 생각해 보면 의사들의 경우 아무리 내려놓는다 해도 본인들의 전문적인 관점, 살아온 삶의 경험과 지식 같은 것들을 내려놓기는 쉽지 않을 것입니다. 그래서 '상호주관성'이라는 말이 중요한 듯합니다. 의사들도 자신의 것을 내려놓기 위해 노력해야 하지만 환자들이 의사들의 관점을 얼마나 인정하고 존중하는 노력을 하고 있을까도 생각해 보아야 하고, 그런 '상호주관성'이 만나는 지점을 찾는 것이 중요하지 않을까 합니다. 그렇다면 어떻게 '상호주관적 공간(intersubjective space)'을 찾을 수 있을까 생각해 보게 됩니다.

이: 저도 '인터뷰(interview)'라는 단어를 서로(inter)와 보다(view)로 나누어 설명하는 것을 보면서 상호주관적 만남에 대해 다시 생각해 보게 되었습니다. 보통, 특히 병원에서는 인터뷰(면담)을 할 때 한쪽에서 질문을 하고 다른 쪽에서 대답을 하게 되기 쉬운데 '이렇게 일방적이기 쉬운 인터뷰가 원래는 서로-보기였구나.' '서로 보는 두 사람의 관계를 의미하는 것이구나.' '인터뷰란 서로의 관계에서 벌어지는 것이

구나.' 이런 생각을 해 보게 되었습니다. 나아가, 익숙하게 사용하는 말을 낯설게 하면서 알게 되는 말의 힘에 대해서도 다시 생각해 보게 되었습니다.

유: 미국에서 소수자로 살다 보면 권리를 인정받고 싶고 내 목소리를 내고 싶은 게 사실인 것 같습니다. 저는 미국에서 '화병'에 걸렸던 사람들 인터뷰를 했었는데, DSM에서 '화병'을 인정하고 있지 않기 때문에 화병에 걸린 사람들은 '우울증'으로 진단받아야 의료보험 적용을 받을 수 있었습니다. 논문 주제를 어떻게 잡아야 할지 고민했던 때가 생각나서 의견을 내 보았습니다.

박: 사실 이 글에서는 용어들이 어려워서 마치 난독증에 걸린 사람처럼 이해가 잘되지 않아 힘들었습니다. 저도 '인터뷰'에 대한 정의를 보면서 면담을 일방적인 것으로 보는 것이 아니라 서로를 보고 판단하고 상호 만족이 있어야 일을 시작할 수 있겠다는 생각이 들었습니다. 또 한 가지, 장애 이야기를 할 때 'disabled'를 '다름'으로만 접근한다면 통상 장애(disability)를 가진 사람들에 대해 소위 능력이 있는 'abled'한 사람들에게 통상적으로 권장되는 공감과 배려는 불필요한가 하는 생각이 들었습니다. 환자의 배경 등을 고려하면서 환자를 판단하자는 말에 동의합니다. 그러면서도 환자와 이야기를 하면서 느끼는 주관적인 감정이 혹시 환자를 치료할 때 정말 필요한 객관적인 접근에 부정적인 영향을 끼치지는 않을까 하는 우려도 됩니다. 그래서 저는 환자의 말을 잘 들어 주고 이해하고 공감하는 태도가 가장 필수적인 태도가 아닐까 합니다. 사실 진료를 하다 보면 모니터만 보고 끝나는 경우도 있습니다. 그렇게 하기보다는 한 번의 손잡음, 한 번의 눈맞춤, 환자의 말을 잘 들어 주고 환자의 이야기에 공감하기 등이 당장 내가 할 수 있는

일, 의사로서 지향해야 하는 길이 아닐까 하는 생각을 했습니다. 30년 동안 해 왔던 의사의 길을 어떻게 더 낫게 바꿀 수 있을까, 어떤 목표를 향해 나아갈 수 있을까 고민하고 반성하는 시간이었습니다.

옥: 저도 이 글을 읽어 내기가 쉽지 않았습니다. 그러면서도 의료인문학 수업을 한다고 하면서 제가 했던 것들이 얼마나 폭력적일 수 있었는지를 생각해 보게 되었습니다. 여기 보면 '자신에 대해 써 보자.' '좋았던 스승, 가장 안 좋았던 스승에 대해 써 보자.'와 같이 경험적인 이야기를 하게 하면서 학생의 사생활에 주의를 기울이지 않는 것이 폭력과 감시 활동이 될 수도 있다는 말이 나오는데, 그 이야기를 읽으면서 특히 의대에서는 교수가 한 학기에 그 학생들을 한 번밖에 못 보는 경우가 많은데 그런 방식이 좋은 방식이 아니었다는 생각이 듭니다. 특히 퀴어에 대해 설명하는 부분에서 제일 인상 깊었던 곳은 "불변하는 것처럼 보이는 분류에서 편안함을 느끼는 곳에 폭력의 가능성이 머문다."라는 문장이었습니다. 의사는 아는 사람, 환자는 모르는 사람, 그래서 따라야 하는 사람, 나는 가르치는 사람, 학생은 따르는 사람, 이런 것들에 대해 제가 생각해 보지 않았고 그래서 편안했었다는 것을 반성하는 계기가 되었습니다.

상호주체성에 대해 여러분이 말씀하셨는데, 의사와 환자의 위계에 대한 저의 경험을 나누고 싶습니다. 얼마 전 어떤 환자가 1년 전에 척추마취를 했는데 너무 힘들었으니 이번에는 꼭 전신마취를 하고 싶다고 하였습니다. 그런데 저희는 그런 경우 보통 척추마취를 권하고 있고, 또 1년 전 차트에 이분이 척추마취로 고생을 했다는 기록 없이 그냥 척추마취를 시행했다고만 간단히 적혀 있어서, 환자분께 "작년 기록지에 별말이 없는데요."라고 했더니, 환자분이 "그렇게 써 놓을 리가 없죠."라고 하면서 본인은 너무너무 힘들었다고 계속 주장하는 거예요. 그런데도 저는 환자의 말보다는 차트를 믿고 전신마취보다는 척추마취를 계속 권하였습니다. 결국은 안전하게 잘 끝내긴 했지만 저와 그 환자의 관계를 다시 생각해 보니 '내가 의사로서 더 많이 알고 있으니 내 말을 따르세요.'라는 태도를 가지고 있던 것이었습니다. 또 다른 에피소드로, 이번에는 제가 환자 보호자로 담당의를 만났던 경험입니다. 저희 가족 중 한 명이 수술을 받아야 해서 관련된 의사들이 수술에 대해 의논하는 자리에 참여하게 되었어요. 검사 이야기가 나와서 제가 검사를 왜 하는지, 검사를 하면 결과가 어떻게 달라지는지 이런 것을 질문했는데, 그중 한 분이, 제가 동료 의사임에도 불구하고, 설명을 제대로 해 주기보다는 "아유, 믿고 따라와야죠." 하시더라고요. 그 순간 "아니, 왜 제가 꼭 믿고 따라야 하지요."라는 말이 목까지 나오다 멈추었습니다. 비교적 전문적 지식을 갖고 있다고 생각할 수 있는 동료 의사에게도 그분은 '이 영역은 내 전문 분야이고 의사가 알아서 해 주는 것이니 환자는 그냥 따라와야지 무슨 말이 그렇게 많으냐.' 하는 태도를 보인 것이지요. 그래서 '의사인 동료에게도 이렇게 대한다면 일반 환자들은 정말 질문도 한 번 제대로 못 하겠구나.' 하는 생각이 들었고, 의사인 저도 그분의 전문적 설명이 잘 이해되지 않았는데 일반 환자들은 더 이해하기 어렵겠다는 생각이 들었습니다. 의사로서의 제 경험과 환자 보호자로서의 제 경험 두 가지를 생각하면서 의사와 환자의 위계질서를 넘는 것은 쉬운 일은 아니라는 생각이 들었습니다.

장: 처음에는 사회정의, 상호주관성, 폭력, 이런 문제가 그렇게 복잡하다고 생각하지 않았는데 이야기를 나누다 보니 많이 복잡한 문제라는 생각이 듭니다. 교실, 진료실, 상담실에서 교사, 의사, 상담사가 아무래

도 '학생을 위해, 환자를 위해, 내담자를 위해' 앞에서 끌어가는 부분이 분명히 있는데, 이런 부분이 어떤 점이 폭력적일 수 있는지에 대해 결국은 많은 논의를 통해 합의가 필요하겠다는 생각이 들었습니다. 교실에서, 진료실에서 무엇이 폭력이고 무엇이 폭력이 아닌가에 대해 충분한 담론적 토의가 일어나고 그것에 대한 어떤 합의가 이루어져야 할 필요가 있을 것 같습니다.

이: 저희가 한 달에 한 번, 두 시간밖에 이야기를 나누지 못하지만 이 과정이 지금 얘기하신 그런 합의를 향해 나아가는 과정이기를 기대합니다.

안: '인터뷰'라는 말에 대한 정의를 들으면서 서사의학에서 말하고자 하는 것이 결국 '친숙함을 찾는 것이 아니라 경계 위나 경계 너머의 낯섦의 존재 상태를 긍정하는 것'이라는 말이 전체 결론이자 핵심이 아닌가 합니다. 사실 이 시간에도 우리 각자는 '내가 지금까지 생각해 왔던 것이 잘못된 것인가? 뭔가 모든 것을 다 내려놔야 하는 건가?' 이런 고민이 있을 것 같은데, 그런 성찰의 계기가 되어 주고 있는 듯합니다. 내가 익숙하게 당연하다고 생각하는 것에 한번쯤 의문을 던져 보기라고 할까요. 예를 들면, 환자는 진료실에서 '의사가 말해 주는 의학적 진단과 치료를 듣는 대상'으로 간주되어 왔다면, 그런 환자 개념을 낯설게 해서 '환자는 진료실에서 스스로 자신이 느끼는 고통에 대해 얘기하고 도움을 청하는 존재'로 인정해 줄 수 있지 않을까 하는 생각을 해 보게 되었습니다. 동시에 현재 의료인들이나 의과대학 학생들이 이런 환자 개념에 대해 얼마나 공감할지 궁금증이 들기는 합니다.

정: 우선 희망을 가지기 위해 말씀을 드리자면, 우리가 상호주관성에서 시작해서 '전문가가 기득권이나 권위의식을 내려놓자.' 이런 이야기까지 진전되고 있는데, 저는 이런 말이 전문가로서의 전문지식을 다 포기

하자는 말은 아니라고 생각합니다. 의학적 관점에서 먼저 말씀을 드리면, '환자'는 의학적인 문제가 있어서 병원을 찾아 도움을 청하는 사람입니다. 반대편에 있는 '의사'는 열심히 의학을 공부하고 의학적 기술과 지식을 쌓아 환자를 도와줄 지식과 능력, 도와줄 마음을 가지고 있는 사람입니다. 이것을 바꾸자는 것은 아닙니다. 리타 샤론도 그런 뜻이 아닐 겁니다. 그렇다면 상호주관성이란 무엇인가. 지금까지 의사는 베푸는 사람, 환자는 받는 사람으로 생각되었다면, 그래서 "그러니까 나를 믿고 따라 오세요. 내 말대로 하세요." 이런 태도였다면, 이제는 환자의 입장에서 환자의 문제를 파악하고 그것을 해결하기 위해 같이 노력하자는 것입니다. 그러기 위해서는 공감이 중요합니다. 공감이란, 첫째, 상대방의 입장이 되어야 합니다. 의사는 환자 입장이 되어야 합니다. 환자의 입장이 되어야 진정하게 환자의 문제를 해결해 줄 수 있고 위로를 줄 수 있습니다. 또한 환자들은 각각 다르므로 개별화를 해야 합니다. 의학적 문제를 의사의 입장이 아닌 환자 한 명 한 명 개별화된 개인의 입장에서 해결해 주자는 것이 서사의학의 목적이라고 생각합니다. 그러면 "의사들이 어떻게 그렇게 할 수 있을까?"라는 말씀들을 하시는데, 저는 자기 성찰을 하면 공감이 가능해진다고 생각하고, 문학 읽기, 글쓰기 등이 자기 성찰에 좋은 방법이라고 생각합니다. 우리 모임이 이런 문화를 퍼뜨리고 널리 알리고 실천하는 출발이라고 생각합니다.

이: 이 글에서는 낯설게 하기를 '집처럼 편하지 않게(un-homely)'라고 표현합니다. 교사, 의사, 부모, 상담사로서 너무 편안하면 그건 좀 의심을 해 봐야 하는 상황일 수 있겠다는 생각이 듭니다. 나를 불편하게 만들어 보는 작업, 그것이 성찰의 시작이 아닐까 합니다.

박: 사실 서사의학은 의사들이 먼저 고민해야 하는 것인데, 인문학 하는 분들이 관심을 가지고 뭔가 개선하기 위해 노력하는 것에 감사한 마음이 큽니다. 나아가야 할 좋은 방향에 대한 이야기여서 힘들더라도 끝내 좋은 방향으로 갈 수 있을 것 같습니다. 더 많은 의사가 참여할 수 있도록 같이 노력할 필요가 있을 듯합니다.

성: 저는 장애, 퀴어 같은 단어들이 마치 관련된 사람들을 부정적으로 보게 하는 말인 것 같아서 많이 불편했습니다. 동시에 나의 불편감이 장애, 퀴어 자체에 대한 편견, 정상과 비정상을 이분화하는 편견 때문일까라는 생각도 해 보게 되었습니다. 장애 문제를 다룰 때 정상과 비정상이라는 이분법은 피해야 하지만 그럼에도 나아질 수 있는 부분이 있다면 의학적 기술 등으로 도움을 줘야 하는 것은 아닌가 하는 생각도 듭니다. 장애에 대해 '다르게 능력 있는(differently abled)'이라는 말도 있지만, '신체적으로 어려운(physically challenged)'이라는 말도 있습니다. 이 말은 신체적으로 어려움이 있다면 어려움이 없는 쪽으로 의학적 기술을 이용해 도와주어야 한다는 의미를 내포하고 있다고 생각됩니다.

그리고 이 글에서 '상호관계 만들어 가기'를 이야기하면서 "여기서 평등이란 의사, 간호사, 학자가 자신의 지식과 권위를 포기하는 것을 의미하지 않는다."는 이야기를 하는데, 그렇다면 우리가 나아가야 할 길이 윤리적으로 합의가 되고 그런 방향에서 지식 등을 충분히 활용한다면 어렵고 복잡한 상황을 잘 해결할 수 있지 않을까 하는 생각이 듭니다. 물론 합의 과정이 어렵고 복잡할 수 있지만, 그런 의미에서 같이 글을 읽고 이야기를 나누면서 생각을 정리할 수 있는 이 시간이 유익하다고 생각합니다.

정: 상황이 어렵다고 생각하실지 모르겠는데, 제 주변의 동료 후배들 중

이런 부분에 대해 마음을 털어 놓는 사람들도 많아지고 있고 의대 교육에 의미 있는 변화가 일어나고도 있습니다.

철: 신학에서도 약자로 여겨지는 사람들, 여성들, 아이들, 약한 나라들, 보호받지 못한 사람들에 대한 이야기가 많이 나옵니다. 저는 전문가들의 능력과 가치, 그들이 그 능력을 얻기 위해 들인 노력을 높게 평가합니다. 그들이 받는 평가가 정당하다고 생각합니다. 동시에 전문적인 능력과 가치를 지닌 사람들이 스스로를 특별한 사람인 양 생각하는 것도 잘못이라고 생각합니다. 신학의 관점에서 보면, 예수님은 가장 높은 곳도 아시면서 가장 낮은 말구유에서 태어나셨습니다. 가장 가난하고 약하고 소외되고 힘없는 사람들을 도우셨지만, 동시에 부자와 왕들, 지식인들도 구하셨습니다. 그런 사람들도 똑같이 연약하고 외롭고 힘들고 책임 많은 사람들이니까요. 그래서 우리는 양쪽을 다 보아야 한다고 생각합니다.

김: 연구자 입장에서 인터뷰를 하는 연구자의 주관을 배제하고 대상의 온전한 이야기를 듣고자 노력하지만, '그게 정말 가능할까?' 하는 고민을 할 때 구성주의 입장에서 인터뷰를 연구하는 샤마즈(Charmaz)를 만났습니다. '인터뷰를 하는 사람과 받는 사람이 서로 간에 영향을 주고받지 않을 수 있는가? 정말 객관이라는 게 가능한가? 인터뷰 대상이 가지고 있는 생각들이 인터뷰를 하는 사람에게 영향을 주고 인터뷰를 하는 사람 역시 인터뷰 대상에게 영향을 주기 때문에 결국에 인터뷰를 통해서 밝혀내야 되는 것은 둘 사이의 교류를 통한 변화의 과정이다.' 이런 이야기를 합니다. 서사의학에서 상호주관성을 이야기 할 때 상호적으로 변화해 가는 과정을 추적하는 장치들이 있으면 좋겠다는 생각을 하는데, 사실 샤마즈의 연구를 보아도 그 변화의 과정을 성공적으

로 담아 놓지 못했고, 저도 교사들과 만나면서 그 만남을 통해 변해 가는 과정을 보면서도 그것을 어떻게 글로 담아 내야 할지 아직 만족스러운 방법을 찾지 못한 상황입니다. 그래서 서로 간에 영향을 주고받는다는 상호작용에 대한 연구가 더 깊고 넓게 이뤄져야 하겠다는 생각이 들었습니다. 그런 면에서 이 글에서 다루는 '교육과 정치성' 주제는 누군가의 권익과 이익을 보호하는 태도의 정치성이라는 참으로 어려운 과제라는 생각이 듭니다.

부록 **3**

북클럽 III: 근거중심의학과 이야기의학
– 조화로운 커플[1]

발제: 김경옥[2]

 이 책은 이탈리아의 의학자 마리아 마리니(Maria Giulia Marini)가 내러티브 메디슨(Narrative Medicine)을 근거중심의학 그리고 임상연구와 연관 지어 소개하는 책입니다. 특히 이 책을 추천하는 파우자 라바니 등의 말처럼 이 책은 근거중심의학(Evidence-Based Medicine: EBM)이 좀 더 폭넓게 시행될 수 있게 하는 개념적 토대로서의 내러티브 메디슨을 충분한 근거를 들어 소개하고 있고, 의사들을 교육하는 과정에서 주로 사용되어 온 환자에 대한 단편적이고 과학 중심적인 시각이, 결과적으로 의사들로부터 공감을 앗아가고 있음을 잘 보여 줌으로써 의사들의 수련 방식을 재평가할 필요가 있음을 절감하게 하는 책이라고 말할 수 있습니다. 'Narrative Medicine'을 '이야기의학'으로 번역한 역자들의 결정을 존중해서 이번 발제에서는 '서사의학' 대신 '이야기의학'과 '내러티브 메디슨'을 혼용해서 사용하겠습니다.

---

1) 마리아 마리니, 『이야기로 푸는 의학』, 제1장 '근거중심의학과 이야기의학: 조화로운 커플'.
2) 동국대학교 의과대학, 동국대학교 일산병원 마취통증의학과 교수.

오늘은 특히 이 책의 첫 장인 '근거중심의학과 이야기의학–조화로운 커플'을 중심으로 이야기를 나눠 보고자 합니다. 마리니는 내러티브 메디슨이 임상과학과 인문학/사회학을 잇는 '다리'가 될 수 있다고 은유적으로 설명합니다. 윌리엄 셰익스피어의 작품 『말괄량이 길들이기』에 등장하는 남자 주인공 페트루치오와 여자 주인공 카타리나 사이의 전투적이고 정열적인 관계가 오늘날의 근거중심의학 시대에 내러티브 메디슨을 묘사하는 가장 적절한 비유인 듯하다고 말합니다. '그렇게 서로 다르고 각자의 개성을 지키는 데 양보가 없는 두 연인'이 그 많은 차이에도 불구하고 끝내 조화를 이루어 냄으로써 두 사람 모두에게 추진력이 되고 주변에 빛을 발하게 되듯이, 오늘날 EBM과 내러티브 메디슨도 그런 관계를 맺을 수 있고 맺어야 한다고 말하고 있습니다.

마리니는 먼저 '근거중심의학이 어디에서 출발하여 어디까지 왔는가?'에 대해 그 역사적 궤적과 특징을 살펴보고 나서 '왜 이야기의학이 필요한가?'를 설명함으로써 두 영역 사이의 조화로운 관계가 왜 필요한지 설득력 있게 논합니다. 마리니의 설명처럼, 현대의학과 임상연구의 초석이 된 근거중심의학, 즉 EBM은 1970년대에 역학자 데이비드 새켓(David Sackett)이 임상연구 방법론에 표준화를 획기적으로 도입함으로써 시작되었다고 볼 수 있습니다. 새켓의 연구들은 임상연구의 설계, 실행, 무작위 임상시험 보고를 표준화함으로써 과학 문헌에서 편견을 줄이는 방법들을 소개하였고, 의학의 온정주의적(paternalistic)이고 자기 의뢰적(auto-referral) 접근법에서 벗어나 더 과학적인 접근법으로 변화되어야 한다고 주장하였습니다. 처음에는 '의학 문헌에 대한 비판적 평가'라고 불리던 연구에 대한 이런 윤리적·과학적 접근은 나아가 임상의사들이 의학의 과학적 발전과 보조를 맞추는 데 도움을 주기 위해 시도

되었고, 마침내는 1996년 새켓의 정의처럼, '개별 환자들을 돌보기 위한 결정을 내릴 때 그 시대에 선택할 수 있는 최선의 근거를 양심적으로 그리고 명확하게 사용하는 방법'으로 발전하게 됩니다. 개별 담당 의사의 주관적인 판단에 의존하던 기존의 돌봄 방식에서 벗어나, 보다 믿을 만하고 체계적인 방법으로 연구를 수행할 수 있는 대안으로 EBM이 처음 제시되었습니다. 이제 발전을 거듭하여 오늘날 EBM은 세계보건기구(WHO)로부터 임상 과학 발전의 주요 동력으로 인정받고 있습니다. EBM에 기반한 권고사항들은 이제 좋은 진료의 기준이 되었을 뿐 아니라, 임상의사와 의료관리자, 보험산업의 의사결정 도구로도 활용되고 있습니다. 나아가 법정에서는 의료과실 여부를 판단하는 기준으로까지 사용되고 있습니다.

이렇게 가치 있다고 인정받고 있는 EBM에 대해 마리니는 그 한계도 다시 생각해 보자고 주장합니다. 가장 중요한 한계 중 하나는 임상시험을 계획하고 시행하는 연구자들이 보편적인 양상과 결과의 일반화를 위해 연구자가 정의하는 특정 대상집단(populations)과 환자집단에 집중하면서 개인은 간과하는 경향입니다. 사실 '보편적 양상'과 '개인적 해결책' 사이에 일어날 수 있는 갈등과 모순은 '개별 환자들을 돌보기 위한'이라는 새켓의 EBM 정의에 이미 암시되어 있었는데, '개별(individual)'이라는 단수와 '환자들(patients)'이라는 복수가 나란히 병치되어 있기 때문입니다. 오늘날 EBM이 환자들의 개별성 문제를 이차적인 배경에 국한하는 상황이 좀 더 분명해지면서 과학계 내부에서도 EBM에 대한 비판적 의견이 높아지고 있는데, 특히 영국의 일차의료과 교수 트리샤 그린할(Trisha Greenhalgh)은 "근거의 홍수에서 의사를 구하자."라고 말합니다. 그는 "이제는 근거의 홍수에서 의사를 구하고 제약회사들이 마케

팅 전략으로 의사들을 현혹하는 것을 중단시켜야 한다. 연구의 환자집단에 대한 보편적 결과들이 개별 환자의 신체와 질환을 관찰하는 것보다 더 비중 있게 이용되어서는 안 된다. 역학적 근거는 환자에게 무엇이 중요하고 이것을 이루기 위해 최선의 방법이 무엇인지 의료진이 함께 논의하고 결정하는 것을 가능하게 한다. 이렇게 함으로써 우리는 현재의 한계를 뛰어넘는 근거중심의학을 만들고 환자들의 질환 경험을 설명하고 훌륭한 진료를 성취할 수 있는 전체적인 접근법을 개발할 수 있을 것이다."라고 하였습니다.

영국의 임상의사들을 대상으로 2014년에 그린할이 진행한 연구는 "EBM이 제대로 작동하지 않는다고 생각하는가?"라는 질문에 반 정도가 '그렇다.'라고 대답하였다는 흥미로운 결과를 보여 주고 있습니다. EBM이 제대로 작동하지 않는다고 대답한 의사들이 제기한 이유로는, "① 연구와 임상시험이 가능하지는 않지만 의학적 관습상 유용하다고 입증된 다른 대안들(요가, 명상 등 대체의학)을 전혀 고려하지 않는다. ② 학계나 의료 관련 회사처럼 이해관계가 있는 사람들이 유령질환(예, 여성성욕장애)을 만들어 내기도 한다. ③ 실제로는 복잡하고 예측하기 힘든 현실 진료에서 EBM이 부적절한 의사결정 도구로 사용되기도 한다." 등이 있습니다. 이러한 조사 결과는 요즘 사용되는 과학적 방법론에 불확실성이 존재한다는 사실을 시사한다고 마리니는 강조합니다.

마리니가 제기한 근거중심의학의 또 다른 한계로는, "① 중증 또는 노인 환자가 연구 대상에서 제외되곤 하면서 근거중심의학이 아닌 근거편향의학이 될 수 있다. ② 대단위의 표본수는 통계적으로는 의미가 있지만 임상적으로는 가치가 없을 수도 있다. ③ 학술지들은 치료 효과에 긍정적인 결과를 포함하는 임상시험 논문을 주로 게재하는 편향성을 보인다. ④ 논문 업적에 대한 부담감이 결과 조작, 과장, 배제, 가짜 상관성으로 이어질 수 있다. ⑤ 대규모 임상시험을 할 수 없는 경우, 너무 혁신적인 내용이어서 과학계에서 무시당하는 경우, 통계적 잡음 등이 진정한 발견을 감춰 버리기도 한다. ⑥ 근거중심 과학논문 작업틀의 지나친 구조화가 막대 그래프나 도표 등으로 표현하기 어려운 지식은 전달하기 어렵게 만들고, 정량적 결과가 아닌 가치를 강조하는 논문은 게재될 가능성을 낮게 만든다." 등이 있습니다.

바로 이런 EBM의 한계 때문에 이야기의학, 즉 내러티브 메디슨이 필요하다고 마리니는 강조합니다. EBM은 최신 과학으로 가는 방법일 수 있지만, 의학은 연구 바깥의 실제 현실에서 얻을 수 있는 것, 나아가 의료진, 환자, 돌보미 세계의 복합성과 주관성을 보여 주는 이야기, 즉 내러티브에도 관심을 가져야 하기 때문입니다. 그래서 내러티브 메디슨은 그린할처럼, "의료진과 환자 사이에서 일어나는 무엇이다. 질병이 발생하기 이전에 일어난 일들에 대한 정보를 모으는 일부터 어떻게 질병이 나타났는지에 대해 신체적 · 심리적 · 사회적 · 존재론적 양상까지 모두 수집한다."라고 정의할 수 있고, 리타 샤론처럼, "질환의 스토리들을 파악하고 해석하며 그것을 통해 내러티브의 능력을 동원하여 환자를 진료하는 의학"이라고도 정의할 수 있을 듯합니다.

마리니는 또한 의사가 환자의 말과 행동, 신체적 소견과 침묵 등으로 표현된 복합적인 질환 내러티브에 귀를 기울일 때 이러한 진단적 청취에는 문학작품을 읽을 때처럼 듣는 사람의 내적 자원(기억, 연상, 호기심, 창의력, 해석력 등)이 총동원된다고 말합니다. 그리고 의사들이 질환 스토리를 들으면서 환자들의 질문에 명쾌한 정답이 없는 경우가 흔하다는 사실을 깨닫게 되면, 이럴 경우 불공평한 상실과 불의의 비극을 목격하며 견디는 용기와 너그러움이 필요하다는 사실을 알게 되면, 의사들이 '임상적 내러티브 업무'라고 할 수 있는 것들을 더 잘할 수 있게 된다고 말합니다. 이때 '임상적 내러티브 업무'란 '치료를 위한 협력관계를 구축하고, 감별진단을 진행하면서 신체적 소견과 검사 결과를 정확하게 해석하고, 환자의 경험에 공감하여 이를 전달하며, 이 모든 일의 결과로 환자가 효과적인 치료를 받도록 하는 일련의 과정'을 의미한다고 할 수 있습니다. 이렇게 환자와 의료진을 연결하고, 근거중심의학과 내러티브 중심의학을 연결시키고, 임상과학과 인문과학을 연결하는 다리를 놓는 것이 바로 내러티브 메디슨, 이야기의학이라고 마리니는 강조합니다.

토론 진행: 이경란

이: 근거중심의학이 어떻게 시작해서 어떻게 발전하게 되었는지, 어떤 장점과 한계를 가지고 있는지 이해하기 쉽게 설명해 주셔서 감사합니다. 근거중심의학이라고 할 때 '근거'가 연구 결과를 의미하는 것이라면, 과학적인 연구와 표준화로 의학적 수준을 높이려는 수많은 의학자의 노력은 당연히 높게 평가받아야 할 것입니다만, 동시에 그 과정에서 간과되고 있는 것에도 관심을 두어야 한다는 저자의 말에 고개를 끄덕이게 됩니다.

옥: 저는 의사로서 지금까지 EBM이 전부라고 생각하고 석학들이 연구한 결과에 전적으로 의지하고 있었습니다만, 이 장을 발제하면서 EBM의 한계에 대해서도 생각을 해 보게 되었습니다.

현: 저도 마리니가 근거중심의학의 문제점을 지적하면서도 결코 근거중심의학을 배제하자고 하는 것이 아니고 근거중심의학과 이야기중심의학

이 결합해야 한다고 말하는 것이 인상적이었습니다. 이러한 균형잡힌 시각이 무엇보다 필요할 것 같습니다.

정: 이 책을 쓴 마리니는 이탈리아 의학자입니다. 미국 컬럼비아 대학교 중심의 내러티브 메디슨이 서사역량을 강화하는 교육에 많은 초점을 맞추고 있다면, 마리니는 질환 이야기들을 모아 분석하는 작업에 초점을 맞추고 있습니다. 유럽에서 진행되는 내러티브 메디슨의 다양한 실천 양상과 성과를 볼 수 있어서 흥미로웠습니다. 저는 진료실에서의 내러티브 메디슨에 관심이 있는데, 어떻게 하면 환자들의 마음을 열 수 있을지, 어떻게 하면 환자들의 이야기를 잘 들을 수 있을지, 그런 내러티브 기술을 의료인들이 어떻게 습득할 수 있을지 그런 이야기를 더 나눠 보고 싶습니다.

철: 이 글에서는 제약회사와 의사들을 이분화하고 있는 듯 보이지만, 사실 제약회사에서 EBM 이론을 만들고 그것으로 의사들을 설득했던 사람들도 의사들이라는 생각을 해 보게 됩니다. 저도 EBM을 신조처럼 맹신했던 사람이었는데, 오늘 EBM의 한계에 대해 많은 생각을 해 보게 되었고, 특히 환자 입장에서 경험한 것들을 되돌아보니 의사들이 환자의 이야기를 듣기보다는 검사 결과로 나오는 수치를 더 중요하게 생각했던 것이 EBM적 사고 때문이었겠다는 생각을 해 보았습니다.

정: 의사 입장에서 변론을 좀 해 보자면, '의사들은 정말 내 이야기를 안 들어 주는구나. 그냥 통계나 수치에만 집착하는구나.' 이런 비판적 견해에도 불구하고 환자들에게 많은 시간을 할애하기 어려운 현실 속에서도 환자들의 이야기를 잘 듣고자 노력했던 동료 선후배 의사들도 분명 존재한다는 사실을 알려 드리고 싶습니다. 동시에, 그럼에도 환자 이야기를 더 잘 듣고 더 환자중심적 의료로 나아가기 위해 고민해

야 부분들이 여전히 많이 있다고 생각합니다. 의대 교육에 의료인문학이 필수적으로 들어가고는 있지만, 의사들의 내러티브 역량을 향상시킬 수 있는 내러티브 메디슨은 아직 많이 도입되고 있지는 않습니다. 이를 개선하기 위해서는 무엇보다도 'Narrative Medicine'이라는 용어와 개념을 우리말로 정착시키는 과정이 우선되어야 할 것 같은데, 'Narrative'라는 말을 어떻게 풀어야 할지가 참 어려운 문제인 듯합니다. '이야기'는 익숙하지만 너무 폭이 넓어 보이고, '서사'라는 용어는 낯설다고 하시는 분들이 많고, 그렇다고 '내러티브'로 그냥 사용하기에는 외래어를 그대로 사용하는 것에 대한 저어함이 있어서 여전히 숙제로 남아 있는 부분입니다.

김: 저는 "환자의 이야기를 들을 때 혹은 누군가의 이야기를 들을 때 우리가 선형적인 어떤 틀을 가지고 이야기를 들으려 하거나 어떤 틀이 있는 이야기들을 만들어 내려고 하는 것이 강압적이다."라는 말이 눈에 들어왔습니다. 내러티브 상담을 할 때 어떤 구조를 염두에 두고 정체성 문제에 접근하곤 했는데, 그런 접근이 합당한 것인지 다시 생각해 보게 되었고, '내러티브에 저항하기(Against Narrative)' 개념이 흥미로웠습니다. 이 부분이 정리가 되면 상담가로서 교육자로서 혹은 의료인들이 '중증 환자의 이야기를 들을 때 어떤 태도와 어떤 이해를 가질 수 있는가?'의 문제에 새롭게 다가갈 수 있을 듯합니다.

안: 저는 어디선가 "우리에게는 증언을 강요하는 그런 문화가 있다."라는 이야기, 즉 증언 강요의 폭력성에 대한 자료를 읽은 적이 있습니다. 강요된 증언을 한 후 남아 있는 감정에 대한 이야기였습니다. 그렇다면 의사들이 서사의학을 통해 서사역량을 키울 때는 섬세한 관찰력으로 말하기를 원하지 않는 환자의 상황도 세심하게 관찰해 내는 역량까지

키워야 할 것 같다는 생각을 했습니다.

유: 서사의학에서는 "환자들이 전하는 이야기를 **빠른** 시간에 정확하게 공감적으로 의사들이 들을 수 있고 이해하는 것을 목적으로 한다."라고 말하는데, 이 중에서 의사가 원하지 않는 것은 하나도 없을 것 같습니다. 누구나 **빠른** 시간에 듣고 싶고, 정확하게 듣고 싶고, 공감적으로 듣고 싶지 않겠습니까. 그런데 왜 이게 잘 안되는 것인지 생각을 해 보았습니다. 상호주관적 관계(intersubjectivity)에 대한 논의에서 생각해 보면, '타자들을 잘 알고 있다는 환상(illusion of full appreciation of others)'에 대한 이야기가 나옵니다. 서로에 대해서 충분히 다 알고 있다는 환상이 상호주관성 안에 전제로 깔려 있다는 말이지요. 어쩌면 환자들은 '의사들은 우리를 항상 이해하겠지.'라고 기대하고 있을 수 있지만, 사실 의사들이 받는 훈련은 많은 부분이 과학에 근거한 수련일 것이니 실제 진료 상황에서는 그동안 사용해 왔던 방식을 조금은 내려놓아야 할 것 같습니다. 그래서 오늘 이 글을 읽으면서도 계속해서 드는 생각은 서로에게 다가가고 싶지 않은 마음이 아니라 다가가고 싶다는 마음이 있다는 전제하에 서로 간에 믿고 신뢰하는 분위기를 만들어 가는 것이 필요하다는 생각입니다. 그러니 자꾸만 서로를 적대적으로 대하게 하는 표현들은 조심하면서 서로에게 다가갈 수 있는 방향으로 갔으면 좋겠고, 우리 서사의학 공부 팀의 작업들이 그런 노력의 일부가 되면 좋겠다는 생각이 들었습니다.

성: '다른 사람의 시각을 이해하고 인정하는 것은 어렵다. 다른 사람들에 대한 시각을 더 다층화하고 다각화해서 바라보는 역량을 키우는 것이 중요하다.'라는 생각을 해 보게 됩니다. 서사의학이 이런 역량을 더 키워 줄 수 있다면 더 효과적이고 더 공감적인 의료가 가능하지 않을까

합니다.

박: 우리가 서사의학을 이야기할 때 가장 중요한 것은 환자의 말을 자세히 들으려는 의사의 마음과 역량이라는 말을 많이 합니다. 그런데 상대방의 말을 얼마나 잘 들어 주는가의 문제는 단지 진료실의 문제만이 아니라 우리나라 사회 전체의 성숙과도 관련이 있어 보입니다. 진료실에서 의사가 환자의 말에 잘 귀 기울여 주고 환자들이 의사의 말을 존중해 주듯이 사회 전체적으로도 다른 사람의 말에 귀 기울여 주는 열린 마음이 성숙하기를 기대해 봅니다.

찾아보기

인명

ㄱ

김준혁 155

B

Benjamin, J. 51
Buber, M. 45

C

Carver, R. 97
Charon, R. 23, 49, 155, 162, 177, 330, 354

D

Depardon, R. 216

E

Emanuel & Emanuel 328

F

Freud, A. 50
Freud, S. 50, 297

G

Gawande, A. 181

H

Hosseini, K. 97
Husserl, E. 45

K

Kleinman, A. 163

M

Mehl-Madrona, L. 27

S

Sullivan, H. S. 51

W

Winnicott, D. W. 51

용어

3차원적 탐구 공간 250
4·3 항쟁 406

B

B형간염 318
B형간염 바이러스 319

ㄱ

가부장적 모델 332
간암 318

간호윤리강령 463
갈등적 관계 138
감정 일기 94
개별화 449
경청 274
경험의 맥락적 특수성 242
고정관념 444
공감 45, 46, 79, 274, 285, 303, 448
 -관계적 공감 86
 -받아들여진 공감 86

-인지적 공감 83
　　-정서적 공감 83
　　-직관적 공감 83
　　-체화된 공감 87, 89
공감의 다층성 83, 89
공감의 순환적 과정 84
공감적 반응의 체화 96
공감적 이해 89
공감적 주의갖춤 상태 87
공감진료 268, 290, 322, 450
공감평정검사 81
공동 창조자 52
공유된 주관적 앎 60
공적 재원 374
공통된 본질 244
관계성 회복 371
관계적 공감 86
관계적 왜곡 66

구성주의 근거이론 248
굴비 대가리 398, 399
〈굿닥터〉 128, 129, 135
권위적 관계 135
〈그들의 소리를 들으라〉 216
그리스도인 바울 422
근거이론 연구 247
근거중심의학 240, 362
글쓰기 91, 403
금지와 대안 448
기교 207

ㄴ

내 편 의사 299
내러티브 29
내러티브 메디슨 20
내러티브 탐구 249
내러티브적 사고 양식 188

내부자적 관점 72
너븐숭이 406
네로의 박해 428
노인의 취약성 176

ㄷ

다마스쿠스 사건 418
다문화적 공감훈련 112
다양한 관점 이해 96
다학제적 접근 258
돌봄 401
동영상 만들기 215, 219

ㄹ

로마의 화재 428

ㅁ

마음 읽기 84

「무밥」 409
무해성 459
문학 220, 403
문학 읽기 91, 402
문화기술지 245
문화적 겸손 73
문화적 민감성 247

ㅂ

「바람, 저편」 220, 230
바람직한 의사상 298
바람직한 의사-환자 관계 287
바울의 죽음 433
받아들여진 공감 86
방어진료 378
배려 274
「별것 아닌 것 같지만 도움이 되는」 97
별방진 무밭 408

병원 만족도조사 286
병행기록 202
보건의료인 444
부정적 진료 태도 280
비언어적 공감훈련 112

ㅅ

사도 바울 417
사도행전 418
사례연구 252
사울 421
사회참여형 375
살아있는 인간 망 63
살아있는 인간 문서 63
상징 171
상호놀이 71
상호주관성 45, 46, 50, 87, 89
상호주관적 관계 140, 148

상호주관적 관계성 234
생명윤리 원칙 455
생생한 경험 244
서사기술 32
서사역량 30, 33, 73, 156, 351
서사의 경청 66
서사의학 20, 33, 46, 147, 239
『서사의학이란 무엇인가』 155
서사의학적 관계 140, 148
서사적 글쓰기 115
성찰적 글쓰기 158, 192
소아청소년과 오픈런 438
소통 285
소통 능력 314
소통 부족 280
수용과 공명 86
숙의적 모델 336
『숨결이 바람 될 때』 231

시 쓰기 404
시간 161, 162
시뮬레이션 91, 93
시점 165
신뢰 312, 314
신뢰감 274

ㅇ

애기무덤 406, 407
언어의 사물화 190
『에브리맨』 159, 329, 347
역할극 91
연민 84, 297
『연을 쫓는 아이』 97, 101
연합 41
영화 219
올레길 405
완치 391

외부자적 관점 72
욕동 이론 50
『위트』 329, 342
유익성 458
윤리 115
은유 171, 173
응급실 재이송 366, 438
의료 전달체계 382
의료 효율 향상 371
의료과실 444
의료보험 보장률 384
의료사고 378, 444
의료수가 현실화 379
의료윤리 440
의료윤리강령 461, 462
의료인 439
의료인 선서 465
의료인문학 463

의료정책 입안자 439
의료체계 365, 376
의사윤리강령 462
의사-환자 갈등 270
의사-환자 관계 135, 282, 322, 325
의학 드라마 126
의학교육 358, 465
의학교육 평가인증 기준 213
이매뉴얼과 이매뉴얼 네 모델 330, 331, 352
『이반 일리치의 죽음』 329, 338
이중 행위주체 234, 451, 452
인간중심 연구실행 258
인문학 402
인지적 공감 83
일상적 의료윤리 440

ㅈ

자기 성찰 86, 94
자세히 읽기 35, 82, 96, 157
자유간접화법 168
자율성 존중 457
장애물 311
재현 40
적극적 청취 305
전문가 123
전문직업성 220
전이 51
전이공간 56
전이대상 57
전이현상 56
전인적인 교육체계 373
접근성 308
정보전달적 관계 135
정보제공 모델 333

정서적 공감 83
정의 460
제퍼슨 공감 척도 80
제한된 3인칭 화자의 시점 166
존중 274
『좋은 의사 나쁜 의사』 312
좋은 의사-환자 관계 267, 295
주관적 경험 242
주의 39
죽음 395
직관적 공감 83
진료 가이드라인 450
진료경험 271
진료실 295, 441, 447
질적연구 241, 242
질환 서사 55, 156, 218, 234
질환의 여정 391, 394, 414

ㅊ

참여 중심 학습 108
참여적 관찰자 55
창의적 글쓰기 35, 158, 197
창작 402
창조적 활동 195
체화된 공감 87, 89
충분한 설명 274
충분히 좋은 어머니 52
치료 391
치료적 동맹 354
치유 391, 433
치유 디카시 413
치유 시 404
치유력 402
친절한 의사 315

ㅋ

「콩국수」 411
클로스 리딩 157

ㅌ

타인지각 45
토론 91
투사적 동일시 51

ㅍ

패러다임적 사고 양식 188
포괄수가제 380
표현적 소통 86
프레임워크 분석 256
플래시백 164
플롯 찾기 195
필수의료 366, 368

ㅎ

합의적 검증 53
해석과 상상 96
해석자 27
해석적 모델 334
해악 금지 459
현상학적 연구 243
혼합연구 254
화병 66
환자의 이웃 320
환자의 자율성 354
환자중심 의료 240, 361, 373, 439, 447
환자중심 의료윤리 454
환자중심 의료환경 376
회피적 관계 138
히포크라테스 선서 326, 461

저자 소개

정영화(Chung Young-Hwa) 대표저자

서울대학교 의과대학을 졸업하고 서울대학교병원에서 전공의와 전임의 수련을 받았다. 울산의대·서울아산병원 소화기내과에서 겸임교수를 역임하였으며 현재 강원대학교병원 소화기내과 교수이다. 그리고 울산의대·서울아산병원 명예교수이며 의료인문학연구소 공감클리닉 소장이다. 최근에는 의료인문학과 의료윤리에 관심을 가지고 공감클리닉을 만드는 일에 힘을 쏟고 있다.

저서로 『사는 재미』(박영사, 2024), 『간기능검사 돋보기』(학지사메디컬, 2023), 『김 박사의 공감진료 스토리』(박영사, 2022), 『네가 제일 예쁘다』(박영사, 2022), 『김 박사의 공감클리닉』(박영사, 2021), 『Individualized Therapy for Hepatocellular Carcinoma』(Wiley, 2017), 『Systemic Anticancer Therapy for Hepatocellular Carcinoma』(Editor, Jin Publishing Co., 2011), 『간을 아끼는 지혜』(고려의학, 1996) 등이 있고, 역서로 『좋은 의사 나쁜 의사』(공역, 박영사, 2023), 『이야기로 푸는 의학』(공역, 학지사, 2020) 등이 있다.

김경옥(Kim KyungOk)

서울대학교 의과대학을 졸업하고 서울대학교병원에서 마취통증의학과 전공의 및 전임의 과정을 수료하였다. 영국 SOAS 한국학교실에서 연수(2014~2015)하였으며 현재 동국대학교 일산병원 마취통증의학과 교수로 재직하고 있다. 역서로 『내러티브 메디슨: 병원에서의 스토리텔링』(공역, 학지사, 2019)이 있고, 서사의학과 의료인문학 교육에 지속적인 관심을 가지고 있다.

김민화(Kim Min Hwa)

성균관대학교 아동학과를 졸업하고 동 대학원에서 아동학 박사학위(아동발달심리 전공)를 받았다. 현재 신한대학교 유아교육과 교수이며, 내러티브상담전문가, 독서심리상담전문가로 활동하고 있다. 저서로 『내러티브 상담』(공저, 학지사, 2023), 역서로 『트라우마 이야기치료』(공역, 학지사, 2020) 등이 있다. 한 사람의 작은 이야기가 사람 사는 세상을 만드는 데 기여하기를 바라고 있다.

김병익(Kim Byung Ik)

한양대학교 의과대학을 졸업하고 동 대학병원에서 전공의 과정을 수료하였으며 30여년 간 성균관의대 강북삼성병원 소화기내과에서 겸임교수를 역임하였다. 현재 강북삼성병원에서 명예교수로 진료하고 있다. 최근엔 어려운 의료환경에서 의사와 환자가 편안한 관계를 가질 수 있는 방안을 모색하는 일에 관심을 두고 있다.

박능화(Park Neung Hwa)

고신대학교 의과대학을 졸업하고 서울아산병원 소화기내과에서 전임의 과정을 수료하였으며 현재 울산대학교 의과대학 울산대학교병원에서 소화기내과 교수로 재직 중이다. 임상 및 기초 연구에 관심을 가지고 그 결과를 다수의 국제 저명 학술지에 발표하였다. 최근에는 특히 환자들과의 따뜻한 소통과 공감진료에 관심을 가지고 있다.

박성재(Park Sung Jaea)

인제대학교 의과대학을 졸업하고 부산백병원에서 전공의 및 전임의 과정을 수료하였으며 현재 인제대학교 의과대학 부산백병원에서 소화기내과 교수로 재직 중이다. 특히 의과대학 학생부학장을 역임하면서 의대생들의 인성교육에 힘을 쏟았다. 최근에는 의료인문학과 서사의학을 의과대학 교육과정에 접목하는 데 관심을 기울이고 있다.

성정혜(Sung Junghye)

이화여자대학교 영어영문학과를 졸업하고 동 대학원에서 영어영문학 박사학위(소설 전공)를 받았다. 현재 이화여자대학교 호크마교양대학 강사이며, 소수자 목소리 내기, 포스트휴먼 정서 연구, 서사의학에 관심을 가지고 있다. 역서로 『행복의 약속』(공역, 후마니타스, 2021), 최근 논문으로 「『우리가 볼 수 없는 모든 빛』에 나타난 비선형적 서사 읽기: 스피노자의 변용과 연관 개념으로」(2024)가 있다.

안동현(Ahn Dong Hyun)

서울대학교 영어영문학과를 졸업하고 동 대학원에서 영어영문학 박사학위(소설 전공)를 받았다. 현재 서울신학대학교 교양교육원 부교수로 재직하고 있으며, 최근에는 서사의학과 독서치료, 교양교육에 관심을 가지고 있다. 대표 논문으로 「독서치료 맥락에서 본 마사 누스바움의 시민교육론」(2022), 「과학논픽션 문학으로서 『침묵의 봄』의 의의」(2023) 등이 있다.

안지위(Ahn Jiwei)

가톨릭대학교 대학원 교육학과 박사과정(독서 교육)을 수료하였고, 독서교육 전문가로 활동하고 있다. 의료인을 위한 독서 및 글쓰기 교육에 관심이 있으며, 의료인문학연구소 공감클리닉 책임연구원으로서 서사의학 연구에 참여하고 있다. 저서로 『그림책 독서활동 레시피』(공저, 경기도도서관정책과, 2024), 『모던 북경』(디자인하우스, 2010), 논문으로 「의료인의 병행기록 쓰기 사례 연구」(2024)가 있다.

유달석(Yoo Dal Seok)

클리블랜드 클리닉에서 채플린 레지던트로 임상목회교육을 이수하였고, 에모리대학교에서 정신건강과 목회상담의 상호문화적 이해를 연구하여 박사학위를 받았다. 현재 서울성경신학대학원대학교 상담학 전공 조교수로 재직 중이며, 임상전문분야는 우울증, 중독, 트라우마이다. 최근에는 서사의학과 함께 트라우마 및 애착장애에 대한 학제간 접근에 주목하고 있다.

이경란(Lee Kyung Ran)

이화여자대학교 영어영문학과를 졸업하고 동 대학원에서 영어영문학 박사학위(소설 전공)를 받았다. 이화여자대학교 이화인문과학원 연구교수를 역임했고 현재 의료인문학연구소 공감클리닉 연구위원장으로 서사의학을 현장에 적용할 다양한 방법을 모색하고 있다. 저서로 『로지 브라이도티, 포스트휴먼』(커뮤니케이션북스, 2017), 역서로 『좋은 의사 나쁜 의사』(공역, 박영사, 2023), 『이야기로 푸는 의학』(공역, 학지사, 2020) 등이 있다.

이 돈(Lee Don)

한양대학교 의과대학을 졸업하고 서울아산병원 소화기내과에서 전임의 과정을 수료한 후 동 병원 건강의학과에서 임상교수를 역임하였다. 현재 누리꿈서울아산내과의원 원장이다. 소화기내과 분야의 논문을 다수 발표하였으며 최근에는 환자와의 원활한 소통과 따뜻한 의사-환자 관계에 관심을 가지고 현장에서 이를 실천하고 있다.

이주철(Lee Joo Cheol)

한국외국어대학교 독일어학과를 졸업하고 헬싱키경제대(HSE)에서 MBA 과정을 수료하였다. 서울성경신학대학원대학교에서 목회학석사(M.Div.)와 신학석사(Th.M.)를 취득했으며, 현재 동 대학원대학교 박사과정을 밟고 있다. 현재 대천교회에서 사역 중이며, 최근에는 은혜받은 시간, 건강, 재능을 이웃들과 나누고 싶은 생각으로 충만해 있다.

조용균(Cho Yong Gyun)

한양대학교 의과대학을 졸업하고 동 대학병원에서 전공의 과정을 수료하였다. 현재 성균관의대 강북삼성병원 소화기내과 교수이며, 건강의학 부원장으로 재직하고 있다. 오랫동안 바이러스성 간염, 간경변증 및 중증 간질환 환자를 진료해 왔으며, 최근에는 의과대학생을 대상으로한 서사의학 교육에 관심을 가지고 있다.

조민선(Cho Min Sun)

경기대학교 상담심리전공 일반대학원 박사과정에 재학 중이다. 경찰청 지정/긴급심리지원 상담원, 강원랜드 임직원상담실 센터장을 역임하였고, 현재 서울소방찾아가는상담실 수석상담사 및 서울시대한적십자가 상담활동가로 활동하고 있다. 연구 분야는 재난과 재해 등 삶에서 만나는 고통이 자해와 자살 혹은 애도와 이겨냄으로 성장하는 여정이다.

최순봉(Choi Soon Bong)

아세아연합 신학대학교와 총신대학교 신학대학원을 졸업하고, 독일 Eberhard-Karls-Universität에서 바울신학으로 신학 박사학위를 받았다. 현재 서울성경신학대학원대학교 교수 및 총장으로 재직하며 후진 양성에 매진하고 있다. 학문적으로는 사도 바울의 계시 이해와 바울 서신의 주석과 해석에 많은 관심을 가지고 있다.

연구소 소개

공감 Empathy 의료인문학연구소 공감클리닉(ecps.co.kr)

본 연구소는 특히 인간에 대한 애정을 가지고 인문학적 접근에 관심 있는 전문가들의 지혜를 모아 의료인문학적 관점에서 환자에게 최대한의 이익을 가져다줄 수 있는 방안을 모색하고 환자들과 함께 손잡고 질환의 여정을 동행할 수 있는 길을 찾고자 설립되었다.

본 연구소는 궁극적으로, 따뜻하고 풍성한 진료실을 조성하고자 하는 각계의 전문가들, 환자, 보호자 그리고 의료정책 입안자들의 노력이 합쳐져 우리의 진료실이 모두 공감클리닉으로 변할 수 있기를 소망하고 있다. 이를 위해, 북클럽, 세미나, 강좌 등을 통한 전문가 양성, 환자와 의료인 상담, 교육자료 개발, 의료인 양성 교육기관 및 병원 관계자들과의 간담회, 관련 도서 발간 등의 사업을 진행하고 있다.

서사의학
−의료인문학의 임상활용법

Narrative Medicine: Clinical Application of Medical Humanities

2025년 9월 1일 1판 1쇄 인쇄
2025년 9월 10일 1판 1쇄 발행

지은이 • 정영화 · 김경옥 · 김민화 · 김병익 · 박능화 · 박성재
　　　　성정혜 · 안동현 · 안지위 · 유달석 · 이경란 · 이돈
　　　　이주철 · 조민선 · 조용균 · 최순봉

펴낸이 • 김진환

펴낸곳 • ㈜ 학지사

04031 서울특별시 마포구 양화로 15길 20 마인드월드빌딩

대표전화 • 02-330-5114　　팩스 • 02-324-2345

등록번호 • 제313-2006-000265호

홈페이지 • http://www.hakjisa.co.kr
인스타그램 • https://www.instagram.com/hakjisabook

ISBN 978-89-997-3496-0　03510

정가 23,000원

저자와의 협약으로 인지는 생략합니다.
파본은 구입처에서 교환해 드립니다.

이 책을 무단으로 전재하거나 복제할 경우 저작권법에 따라 처벌을 받게 됩니다.

출판미디어기업 학지사

간호보건의학출판 **학지사메디컬** www.hakjisamd.co.kr
심리검사연구소 **인싸이트** www.inpsyt.co.kr
학술논문서비스 **뉴논문** www.newnonmun.com
교육연수원 **카운피아** www.counpia.com
대학교재전자책플랫폼 **캠퍼스북** www.campusbook.co.kr